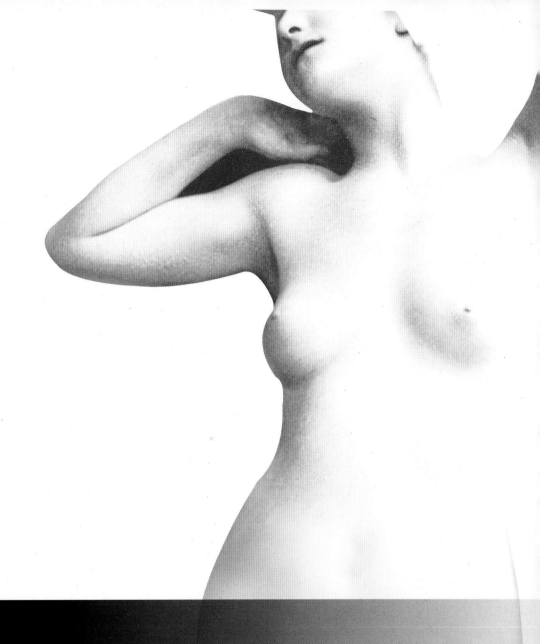

现代韩国乳房整形术

（韩）安相泰　主编

高景恒　主审

金光逸　张　晨　主译

辽宁科学技术出版社

图书在版编目（CIP）数据

现代韩国乳房整形术 /（韩）安相泰主编；金光逸，
张晨主译.—沈阳：辽宁科学技术出版社，2016.6
ISBN 978-7-5381-9766-2

Ⅰ.①现… Ⅱ.①安… ②金… ③张… Ⅲ.①乳房–整
形外科学 Ⅳ.①R655.8

中国版本图书馆 CIP 数据核字(2016)第070854号

出版发行：辽宁科学技术出版社
　　　　　（地址：沈阳市和平区十一纬路29号 邮编：110003）
印 刷 者：辽宁新华印务有限公司
经 销 者：各地新华书店
幅面尺寸：210mm×285mm
印　　张：28
插　　页：4
字　　数：400千字
出版时间：2016年6月第1版
印刷时间：2016年6月第1次印刷
责任编辑：寿亚荷　郭敬斌
封面设计：刘冰宇
版式设计：袁　舒
责任校对：徐　跃

书　　号：ISBN 978-7-5381-9766-2
定　　价：298.00元
邮购热线：024-23284502
编辑电话：024-23284363　23284370
E-mail:guojingbin@126.com

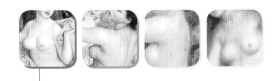

译者

主　审　高景恒

主　译　金光逸　张　晨

副主译　王洁晴　王志明　万连壮

参　译　金光逸　大连艾加艾整形医院

　　　　　张　晨　大连大学附属新华医院整形外科

　　　　　王洁晴　大连大学附属新华医院整形外科

　　　　　王志明　辽宁营口协和美容医院

　　　　　万连壮　大连大学附属新华医院整形外科

　　　　　刘志刚　大连大学附属新华医院整形外科

　　　　　葛春颖　大连大学附属新华医院整形外科

　　　　　姜晓丽　大连大学附属新华医院整形外科

　　　　　刘一东　大连大学附属新华医院整形外科

　　　　　杨　薇　大连大学附属新华医院整形外科

　　　　　丑维斌　大连大学附属新华医院整形外科

　　　　　梁秀清　大连医科大学附属第二医院

　　　　　宋立男　大连爱德丽格医疗美容医院

　　　　　王香平　大连爱德丽格医疗美容医院

　　　　　曹　帅　大连爱德丽格医疗美容医院

　　　　　吕　宁　大连艾加艾整形医院

　　　　　陈　亮　大连艾加艾整形医院

　　　　　郭　健　山东烟台华怡整形医院

秘　书　刘一东

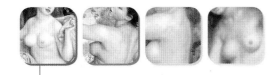

编写人员

대표저자 *Editor*

안상태　Sangtae Ahn　　　　　　　　가톨릭의대 성형외과

집필진 *Contributing Authors*

김잉곤　Inggon Kim　　　　　　　　압구정 필 성형외과
김진영　Jinyoung Kim　　　　　　　아름다운나라 성형외과
민경원　Kyungwon Min　　　　　　　서울의대 성형외과
박진석　Jinseok Park　　　　　　　박진석 성형외과
방사익　Saik Bang　　　　　　　　　성균관의대 성형외과
손문방　Moonbang Sohn　　　　　　연세 성형외과
심형보　Hyungbo Sim　　　　　　　바람 성형외과
안희창　Heechang Ahn　　　　　　　한양의대 성형외과
엄진섭　Jinsup Eom　　　　　　　　울산의대 성형외과
유대현　Daehyun Lew　　　　　　　연세의대 성형외과
이백권　Paikkwon Lee　　　　　　　에비뉴 성형외과
이은정　Eunjung Lee　　　　　　　　이정자연미 성형외과
이택종　Taikjong Lee　　　　　　　울산의대 성형외과
이홍기　Hongki Lee　　　　　　　　이미지 성형외과
이희영　Heeyoung Lee　　　　　　　강남 성형외과
정재호　Jaeho Jeong　　　　　　　　노블레스 성형외과
홍윤기　Yoongi Hong　　　　　　　　바람성형외과

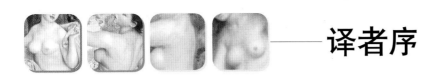——**译者序**

在近20年里，韩国整形美容外科发展较快，他们在鼻、眼睑、乳房、耳部、面部轮廓整形等很多方面的进展令人瞩目，所取得的经验对我国近年鼻整形、眼睑整形、面部轮廓手术等发展都产生了较大影响。

近年国内在乳房整形美容方面也有许多译著，但多为欧美整形外科医生的著作。由于国人在形体特点、乳房形态及体积、瘢痕形成特点等与欧美人存在巨大差异，因此在引进相关技术时还存在与国人形体特征特点结合的摸索过程。韩国是我国的近邻，在女性形体特征特别是乳房解剖与形态方面与国人有很多相似之处，且国内关于韩国乳房整形翻译的书籍不多。本书是大韩整形外科医师协会乳房整形外科专家们的智慧结晶，反映了韩国乳房整形外科的近况。因此，当我们看到本书的样书时，决定不遗余力地将其译成中文。以金光逸医生为首席翻译的医生翻译团队，在繁忙的临床工作之余，历经一年的辛勤劳动将本书译成中文，填补了国内这方面的空白。

在翻译本书的时候，我们发现在乳房美容整形手术的很多方面，韩国同行与我们面临许多类似的问题，如隆乳术假体选择的原则、假体植入层次选择的依据、包膜挛缩的预防与治疗、巨乳缩小及乳房松垂的矫正方法、顽固的乳头凹陷的治疗以及乳房再造所面临的挑战等。对待这些问题，韩国专家在引进欧美整形外科先进理念和技术方面作了全方位积极大胆的尝试与改进，他们在临床上所获得的经验对我国乳房整形美容外科更具有参考借鉴作用。

本书内容涵盖了隆乳术、包膜挛缩的处理、巨乳缩小术、乳房悬吊术、乳头缩小术、乳头凹陷矫正术及乳房再造术等诸多乳房整形美容外科的内容。作者们秉承韩国医生的一贯风格，对于每一部分内容均从术前诊断、手术设计、手术操作细节、术后处理等方面详尽地介绍了韩国当代著名整形外科医生的理念与临床经验，配以大量清晰的照片和示意图，使读者能够快速理解和准确掌握本书所介绍的内容。

　　尽管我们对本书的翻译投入了大量精力，但由于水平有限，出现差错在所难免。希望读者在阅读的过程中，批判地看待书中的每一句话，也希望读者对本书尚需改正之处不吝赐教。

译者

2015年岁尾

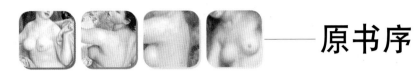 ——原书序

2000年之后的韩国，随着女性希望拥有傲人胸部需求的增加，隆胸、乳房缩小及乳房再造等乳房成形术也在快速增加。相对于既往注重眼鼻等颜面部美容改善的韩国，乳房成形术的开发及研究发展多依赖于很早之前就开始注重均衡体型的欧美及南美国家的医生。随着海外著名的医生所著乳房手术的著作被引进韩国，对我们学习新的技术给予了很大的帮助。但是由于欧美人的体型、体格等身体构造以及皮肤、软组织、肌肉等组织的特性与东亚人不一样，所以在实际工作中无法照搬照抄他们的手术原则和方法。最近，随着韩国整形外科医生乳房成形手术的经验不断增加，利用各种研讨会及学术大会进行经验交流的机会也大大增加，不过由于完善的技术不是一朝一夕可以形成的，所以实际工作中总会留有一些遗憾。我们切实感到很多整形医生面对乳房手术，需要以介绍手术技能及手术实例为主的书籍，用来提高术前设计、手术操作及术后处置等方面的技能。但是面对庞大的资料收集整理、执笔、编辑等事务，由于时间和人力不足而迟迟未能执笔。2007年6月，我们向韩国国内乳房手术经验丰富的多位专家告知了执笔的意向并发出了求助的邀请，结果得到了绝大多数专家的欣然应允。由于有些著者的编著内容有重复的情况，所以进行了部分调整，但为了尽可能地展现各位著者宝贵的临床经验，在部分章节中列出了多位著者。由于多位著者参与了编著，执笔方式呈现多样化，有可能对本书的一贯性有一定的影响，但我们尽了最大的努力使本书尽可能地反映出著者所要表达的意图。

在这里请允许我向那些将自己的宝贵经验毫无保留地与我们分享

的各位著者表示深深的感谢，也对帮助我实现了长久以来夙愿的君子出版社的张珠艳社长表示感谢。还要对多方面给予帮助的君子出版社的金英善先生，编辑权英贞先生，以及提供了通俗易懂的图解的文升浩先生表示感谢。

虽然还有诸多未尽之处，但经过1年准备以及为期1年的执笔，以及6个月的校稿时间，这期间倾注了18位著者的心血，如果这本著作能对有志于乳房成形术的各位整形外科同行有些许的帮助，我们将感到非常高兴。

安相泰

2009年10月26日

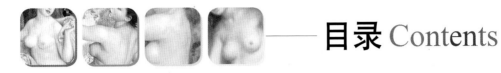目录 Contents

第3部分

乳头矫正术（Aesthetic surgery for the nipple）···263

第4部分

乳房再造术（Breast reconstruction）···289

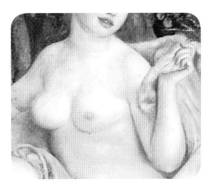

第1部分 隆胸术
Breast augmentation

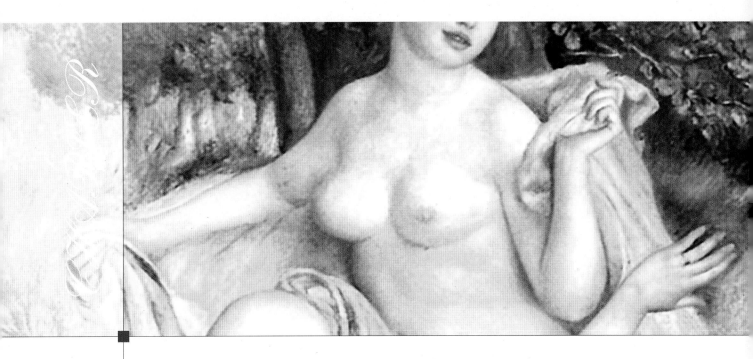

01 | 隆胸术
Breast augmentation

　　乳房手术作为一种患者术后满意率高的手术，对整形外科医生来说是一种既有吸引力又有些顾虑的手术，究其原因就是因为隆胸术比其他任何美容手术都具有更高的修复率。在韩国尚没有准确的统计，但在美国则有20%的修复手术的比例。为了降低修复率，术前要认真检查患者，准确掌握问题点，并且需要与患者充分沟通，确定合适的手术计划。术前除了掌握患者的性别、身高、体重，还要对是否有吸烟史、心血管疾病、肺部疾病、糖尿病、丙型肝炎、免疫系统疾病有详细的了解，并且检测目前的身体健康状况，还要留意是否处于服药过程中且药物中有无激素，是否是妊娠期以及是否有体重变化等。据美国资料，美国女性中12.5%的人有罹患乳腺癌的可能性，而在韩国，乳腺癌的发病率呈不断增加之势。所以术前要确认患者是否有乳腺癌发病的家族史，是否曾经有过乳腺疾病，并且有必要告知患者术前和术后需要进行定期的乳腺检查。为了让患者有一个合理的期待值，需要对患者进行相关乳房假体各种疑问的详细解答，对由于乳房假体的植入可能会带来的体表可触及，可看到假体轮廓、变形、移位、破裂或者外漏，包膜挛缩以及乳头感觉、对哺乳的影响、不对称等术后可能发生的各种并发症进行耐心的解释并取得理解。Tebbetts（2006）建议术前要和患者取得如下的手术同意书："如果术前在乳房及其周边可以触摸到肋骨，则术后将可以触及乳房假体的边缘"；"由于近年来开发的乳房假体为了延长假体的寿命，增加了假体外膜的厚度，所以对瘦弱、乳房小的患者，更容易触及假体"；"如植入过大的假体，随着年龄的增加可能会使皮肤变薄，乳房下垂"；"为了防止假体折叠，需要在假体腔内填充足量的内容物，所以只能比正常乳房组织更加坚硬"；"如果不接受乳房假体被触及，或者期待与正常乳房组织完全一样的隆胸术，建议不要接受隆胸术"。这样做，可以使得患者在术前就抱有合理的期待值，从而提高手术的满意度，更重要的是可以准确掌握情况，确定完善的手术计划。为了成功实施隆胸术，要根据患者的身体条件和审美，选择合适的乳房假体种类、大小以及切口位置和假体植入的层次。这三种选择各自可选择的余地大，有各自的优缺点，而且每个不同个体乳房的大小和形状都不一样，单纯用某一种假体、切口、植入层次，不会在所有手术中取得满意的结果。

1.乳房假体的选择

1) 大小

乳房假体的大小由术前患者的期望及身体条件来决定。决定大小的重要因素包括术前乳房的基底宽度和高度（base width,height）、乳头的位置、乳房下皱襞、腋前线、乳房间距离、软组织的容积等，如果无视这些解剖指标则不会取得自然的隆胸效果（**图1-1**）。乳房的宽度与患者的体型、胸围相关联，是最主要的指标，挑选乳房假体时要选择比乳房基底宽度窄的假体（**图1-2**）。乳房假体在同样基底宽度的情况下，其突度也各不相同，所以对于那些胸廓相对较窄又希望胸部丰满的患者，使用突度高的假体会取得满意的效果（**图1-3**）。

2) 盐水假体（Saline）与硅凝胶假体

1992年，美国食品药品管理局在对硅凝胶乳房假体的安全性提出疑问并禁止出售后，只允许在乳房再造或者用于研究目的的部分隆胸术中使用硅凝胶假体，并且要求美国的乳房假体制造公司曼陀（Mentor）公司和麦格（lnamed,Allergan）公司进行为期10年的多机构核心研究（**图1-4**）。根据他们提供给FDA的研究结果表明，在初次进行隆胸术的患者，曼陀公司根据对551名患者术后3年的跟踪调查，术后包膜挛缩发生率为8.1%，假体破裂发生率为0.5%，修复手术率为15.4%。而麦格公司根据对455名患者术后6年的跟踪调查，术后包膜挛缩发生率为14.8%，假体破裂率为5.5%，修复手术率为28%。Holmich等（2003）根据这些统计结果分析，推算出最近开发出的三代硅凝胶乳房假体在术后3年没有假体破裂的忧虑，5年后的假体破裂率为2%，10年后则为15%。FDA接受了两个公司的研究结果，做出了硅凝胶乳房假体与全身性免疫疾病、结缔组织疾病、恶性肿瘤的发生无关的结论，并且认为随着乳房假体设计的改善和假体表面处理技术的不断改进，假体的破裂或者包膜挛缩的发生频率并不很大，所以在2006年11月开始重新允许在美国境内出售硅凝胶乳房假体。在这期间韩国只允许使用盐水乳房假体（盐水充注假体），但在2007年7月之后也开始允许硅凝胶乳房假体进口和出售，从而增加了隆胸假

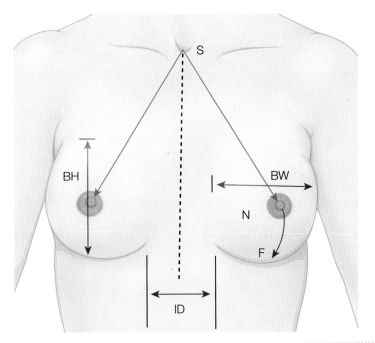

图1-1 术前乳房测定

S-N.胸骨上凹切迹到乳头间距离。N-F.乳头到乳房下皱襞间距离。
BW.乳房基底宽度。BH.乳房高度。ID.乳房间距离。

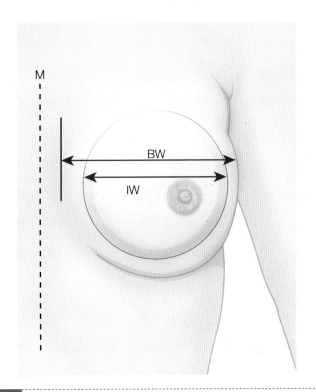

图1-2 假体的选择

假体宽度要比乳房基底宽度小0.5~1.0cm。M.胸骨正中线。IW.假体的宽
度。BW.乳房基底宽度。

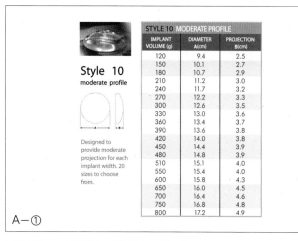

Style 10 moderate profile

Designed to provide moderate projection for each implant width. 20 sizes to choose from.

A—①

STYLE 10 MODERATE PROFILE		
IMPLANT VOLUME (g)	DIAMETER A(cm)	PROJECTION B(cm)
120	9.4	2.5
150	10.1	2.7
180	10.7	2.9
210	11.2	3.0
240	11.7	3.2
270	12.2	3.3
300	12.6	3.5
330	13.0	3.6
360	13.4	3.7
390	13.6	3.8
420	14.0	3.8
450	14.4	3.9
480	14.8	3.9
510	15.1	4.0
550	15.4	4.0
600	15.8	4.3
650	16.0	4.5
700	16.4	4.6
750	16.8	4.8
800	17.2	4.9

Style 110 moderate profile

Designed to provide moderate projection for each implant width. 15 sizes to choose from.

B—①

STYLE 110 MODERATE PROFILE		
IMPLANT VOLUME (g)	DIAMETER A(cm)	PROJECTION B(cm)
90	8.7	2.0
120	9.0	2.4
150	9.7	2.5
180	10.3	2.7
210	11.1	2.8
240	11.7	2.9
270	12.3	3.0
300	12.6	3.1
330	12.8	3.1
360	13.5	3.2
390	13.7	3.2
420	13.9	3.3
450	14.3	3.3
480	15.1	3.3
510	15.5	3.4

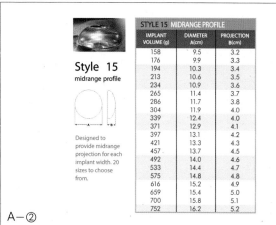

Style 15 midrange profile

Designed to provide midrange projection for each implant width. 20 sizes to choose from.

A—②

STYLE 15 MIDRANGE PROFILE		
IMPLANT VOLUME (g)	DIAMETER A(cm)	PROJECTION B(cm)
158	9.5	3.2
176	9.9	3.3
194	10.3	3.4
213	10.6	3.5
234	10.9	3.6
265	11.4	3.7
286	11.7	3.8
304	11.9	4.0
339	12.4	4.0
371	12.9	4.1
397	13.1	4.2
421	13.3	4.3
457	13.7	4.5
492	14.0	4.6
533	14.4	4.7
575	14.8	4.8
616	15.2	4.9
659	15.4	5.0
700	15.8	5.1
752	16.2	5.2

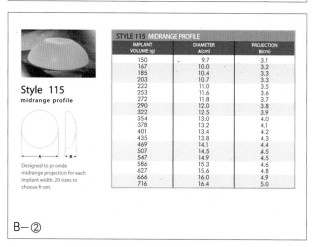

Style 115 midrange profile

Designed to provide midrange projection for each implant width. 20 sizes to choose from.

B—②

STYLE 115 MIDRANGE PROFILE		
IMPLANT VOLUME (g)	DIAMETER A(cm)	PROJECTION B(cm)
150	9.7	3.1
167	10.0	3.2
185	10.4	3.3
203	10.7	3.3
222	11.0	3.5
253	11.6	3.6
272	11.8	3.7
290	12.0	3.8
322	12.5	3.9
354	13.0	4.0
378	13.2	4.1
401	13.4	4.2
435	13.8	4.3
469	14.1	4.4
507	14.5	4.5
547	14.9	4.6
586	15.3	4.6
627	15.6	4.8
666	16.0	4.9
716	16.4	5.0

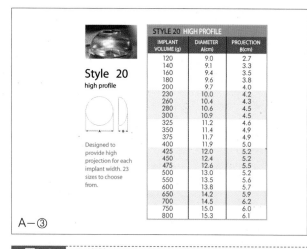

Style 20 high profile

Designed to provide high projection for each implant width. 23 sizes to choose from.

A—③

STYLE 20 HIGH PROFILE		
IMPLANT VOLUME (g)	DIAMETER A(cm)	PROJECTION B(cm)
120	9.0	2.7
140	9.1	3.3
160	9.4	3.5
180	9.6	3.8
200	9.7	4.0
230	10.0	4.2
260	10.4	4.3
280	10.6	4.5
300	10.9	4.5
325	11.2	4.6
350	11.4	4.9
375	11.7	4.9
400	11.9	5.0
425	12.0	5.2
450	12.4	5.2
475	12.6	5.5
500	13.0	5.2
550	13.5	5.6
600	13.8	5.7
650	14.2	5.9
700	14.5	6.2
750	15.0	6.0
800	15.3	6.1

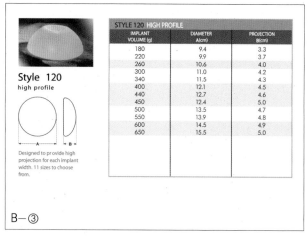

Style 120 high profile

Designed to provide high projection for each implant width. 11 sizes to choose from.

B—③

STYLE 120 HIGH PROFILE		
IMPLANT VOLUME (g)	DIAMETER A(cm)	PROJECTION B(cm)
180	9.4	3.3
220	9.9	3.7
260	10.6	4.0
300	11.0	4.2
340	11.5	4.3
400	12.1	4.5
440	12.7	4.6
450	12.4	5.0
500	13.5	4.7
550	13.9	4.8
600	14.5	4.9
650	15.5	5.0

图1-3 目前韩国已有或者准备引入的麦格胸假体的种类和规格

A. 光面圆形硅凝胶假体；10型　低突/15型　中突/20型　高突。

B. 毛面圆形硅凝胶假体；110型　低突/115型　中突/120型　高突。

C—①

STYLE 68 SMOOTH ROUND
LOW PROFILE ANTERIOR DIAPHRAGM VALVE

FILL VOLUME (cc)	DIMENSIONS AT MINIMUM		DIMENSIONS AT MAXIMUM	
	DIAMETER (cm)	PROJECTION (cm)	DIAMETER (cm)	PROJECTION (cm)
125-145	9.5	2.6	9.3	3.2
150-170	10.0	2.7	9.9	3.2
175-195	10.6	2.8	10.4	3.3
200-220	11.0	3.0	10.9	3.4
225-245	11.4	3.1	11.3	3.4
250-270	11.9	3.2	11.7	3.5
275-295	12.2	3.3	12.1	3.6
300-320	12.5	3.4	12.4	3.7
325-345	12.9	3.5	12.7	3.8
350-370	13.3	3.6	13.2	3.8
400-420	13.5	3.8	13.4	4.2
420-440	13.9	3.9	13.8	4.1
440-460	14.2	3.9	14.1	4.1
480-500	14.5	4.0	14.4	4.3
525-545	14.8	4.2	14.7	4.5
550-570	15.1	4.3	15.0	4.5
600-620	15.4	4.4	15.3	4.6
640-660	15.8	4.5	15.7	4.7
680-700	16.2	4.5	16.1	4.7

D

STYLE 168 BIOCELL® TEXTURED ROUND
MODERATE PROFILE ANTERIOR DIAPHRAGM VALVE

FILL VOLUME (cc)	DIAMETER (cm)	PROJECTION (cm)
120-150	9.0	3.0
150-180	9.6	3.3
180-210	10.2	3.4
210-240	10.6	3.7
240-270	11.1	3.8
270-300	11.6	3.9
300-330	11.9	4.1
330-360	12.3	4.2
360-390	12.7	4.2
390-420	13.0	4.5
420-450	13.4	4.5
450-480	13.7	4.6
480-510	14.1	4.6
510-540	14.4	4.6

C—②

MODERATE PROFILE ANTERIOR DIAPHRAGM VALVE

FILL VOLUME (cc)	DIMENSIONS AT MINIMUM		DIMENSIONS AT MAXIMUM	
	DIAMETER (cm)	PROJECTION (cm)	DIAMETER (cm)	PROJECTION (cm)
120-150	9.0	3.0		
150-180	9.6	3.3		
180-210	10.2	3.4		
210-240	10.6	3.7		
240-270	11.1	3.8		
270-300	11.6	3.9		
300-330	11.9	4.1		
330-360	12.3	4.2		
360-390	12.7	4.2		
390-420	13.0	4.5		
420-450	13.4	4.5		
450-480	13.7	4.6		
480-510	14.1	4.6		
510-540	14.4	4.6		
550-600	14.6	4.9		
600-650	15.0	5.0		
650-700	15.2	5.3		
700-750	15.6	5.4		
750-800	15.9	5.6		
800-850	16.4	5.6		

E

STYLE 468 BIOCELL® TEXTURED ANATOMICAL
FULL PROFILE ANTERIOR DIAPHRAGM VALVE

FILL VOLUME (cc)	WIDTH (cm)	HEIGHT (cm)	PROJECTION (cm)
195-205	10.0	10.5	4.0
230-240	10.5	11.0	4.2
270-285	11.0	11.5	4.3
300-315	11.5	12.0	4.6
350-370	12.0	12.5	4.8
380-400	12.5	13.0	4.9
450-475	13.0	13.5	5.3
495-520	13.5	14.0	5.5
560-590	14.0	14.5	5.7
620-650	14.5	15.0	5.9

C—③

HIGH PROFILE ANTERIOR DIAPHRAGM VALVE

FILL VOLUME (cc)	DIMENSIONS AT MINIMUM		DIMENSIONS AT MAXIMUM	
	DIAMETER (cm)	PROJECTION (cm)	DIAMETER (cm)	PROJECTION (cm)
160-175	9.0	3.9	8.8	4.3
200-220	9.6	4.2	9.5	4.6
240-260	10.2	4.4	10.0	5.0
280-300	10.6	4.7	10.5	5.2
320-340	11.1	4.9	11.0	5.3
350-380	11.6	4.9	11.4	5.5
400-430	11.9	5.0	11.7	5.9
425-455	12.3	5.3	12.1	5.9
465-505	12.6	5.6	12.5	6.1
500-540	13.0	5.7	12.8	6.3
550-590	13.3	5.8	13.1	6.4
600-640	13.7	6.0	13.5	6.6
650-700	14.0	6.1	13.8	6.9
700-750	14.4	6.2	14.1	7.1
750-800	14.6	6.5	14.4	7.2
800-850	15.0	6.7	14.7	7.2

图1-3 （续）目前韩国已有或者准备引入的麦格胸假体的种类和规格

C. 光面圆形盐水假体；68型　低突/68型　中突/68型　高突。

D. 毛面圆形盐水假体；168型　中突。毛面解剖型盐水假体；468型　全充满假体。

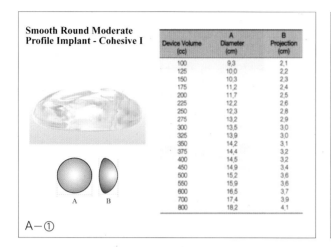

Smooth Round Moderate Profile Implant - Cohesive I

Device Volume (cc)	A Diameter (cm)	B Projection (cm)
100	9.3	2.1
125	10.0	2.2
150	10.3	2.3
175	11.2	2.4
200	11.7	2.5
225	12.2	2.6
250	12.3	2.8
275	13.2	2.9
300	13.5	3.0
325	13.9	3.0
350	14.2	3.1
375	14.4	3.2
400	14.5	3.2
450	14.9	3.4
500	15.2	3.6
550	15.9	3.6
600	16.5	3.7
700	17.4	3.9
800	18.2	4.1

A—①

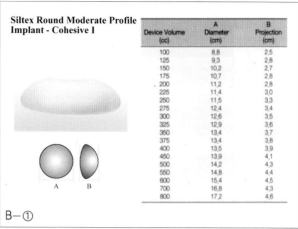

Siltex Round Moderate Profile Implant - Cohesive I

Device Volume (cc)	A Diameter (cm)	B Projection (cm)
100	8.8	2.5
125	9.3	2.8
150	10.2	2.7
175	10.7	2.8
200	11.2	2.8
225	11.4	3.0
250	11.5	3.3
275	12.4	3.4
300	12.6	3.5
325	12.9	3.6
350	13.4	3.7
375	13.4	3.8
400	13.5	3.9
450	13.9	4.1
500	14.2	4.3
550	14.8	4.4
600	15.4	4.5
700	16.8	4.3
800	17.2	4.6

B—①

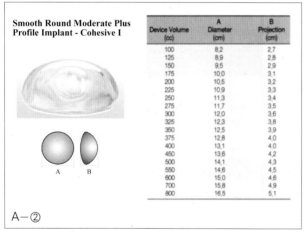

Smooth Round Moderate Plus Profile Implant - Cohesive I

Device Volume (cc)	A Diameter (cm)	B Projection (cm)
100	8.2	2.7
125	8.9	2.8
150	9.5	2.9
175	10.0	3.1
200	10.5	3.2
225	10.9	3.3
250	11.3	3.4
275	11.7	3.5
300	12.0	3.6
325	12.3	3.8
350	12.5	3.9
375	12.8	4.0
400	13.1	4.0
450	13.6	4.2
500	14.1	4.3
550	14.6	4.5
600	15.0	4.6
700	15.8	4.9
800	16.5	5.1

A—②

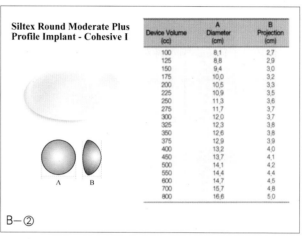

Siltex Round Moderate Plus Profile Implant - Cohesive I

Device Volume (cc)	A Diameter (cm)	B Projection (cm)
100	8.1	2.7
125	8.8	2.9
150	9.4	3.0
175	10.0	3.2
200	10.5	3.3
225	10.9	3.5
250	11.3	3.6
275	11.7	3.7
300	12.0	3.7
325	12.3	3.8
350	12.6	3.8
375	12.9	3.9
400	13.2	4.0
450	13.7	4.1
500	14.1	4.2
550	14.4	4.4
600	14.7	4.5
700	15.7	4.8
800	16.6	5.0

B—②

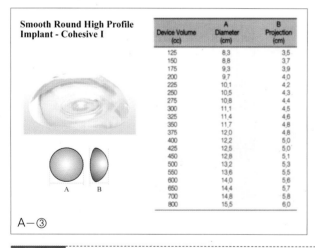

Smooth Round High Profile Implant - Cohesive I

Device Volume (cc)	A Diameter (cm)	B Projection (cm)
125	8.3	3.5
150	8.8	3.7
175	9.3	3.9
200	9.7	4.0
225	10.1	4.2
250	10.5	4.3
275	10.8	4.4
300	11.1	4.5
325	11.4	4.6
350	11.7	4.8
375	12.0	4.8
400	12.2	5.0
425	12.5	5.0
450	12.8	5.1
500	13.2	5.3
550	13.6	5.5
600	14.0	5.6
650	14.4	5.7
700	14.8	5.8
800	15.5	6.0

A—③

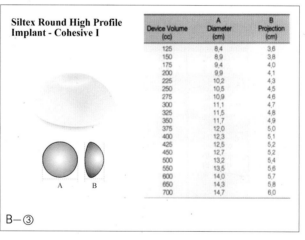

Siltex Round High Profile Implant - Cohesive I

Device Volume (cc)	A Diameter (cm)	B Projection (cm)
125	8.4	3.6
150	8.9	3.8
175	9.4	4.0
200	9.9	4.1
225	10.2	4.3
250	10.5	4.5
275	10.9	4.6
300	11.1	4.7
325	11.5	4.8
350	11.7	4.9
375	12.0	5.0
400	12.3	5.1
425	12.5	5.2
450	12.7	5.2
500	13.2	5.4
550	13.5	5.6
600	14.0	5.7
650	14.3	5.8
700	14.7	6.0

B—③

图1-4 目前韩国已有或者准备引入的曼陀胸假体的种类和规格

A.光面圆形硅凝胶假体；中突/中突Plus/高突。

B.毛面圆形硅凝胶假体；中突/中突Plus/高突。

Smooth Round Saline Moderate Profile Implant

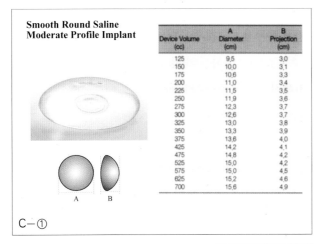

Device Volume (cc)	A Diameter (cm)	B Projection (cm)
125	9.5	3.0
150	10.0	3.1
175	10.6	3.3
200	11.0	3.4
225	11.5	3.5
250	11.9	3.6
275	12.3	3.7
300	12.6	3.7
325	13.0	3.8
350	13.3	3.9
375	13.6	4.0
425	14.2	4.1
475	14.8	4.2
525	15.0	4.2
575	15.0	4.5
625	15.2	4.6
700	15.6	4.9

C-①

Siltex Round Saline Moderate Profile Implant

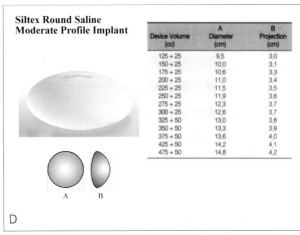

Device Volume (cc)	A Diameter (cm)	B Projection (cm)
125 + 25	9.5	3.0
150 + 25	10.0	3.1
175 + 25	10.6	3.3
200 + 25	11.0	3.4
225 + 25	11.5	3.5
250 + 25	11.9	3.6
275 + 25	12.3	3.7
300 + 25	12.6	3.7
325 + 50	13.0	3.8
350 + 50	13.3	3.9
375 + 50	13.6	4.0
425 + 50	14.2	4.1
475 + 50	14.8	4.2

D

Smooth Round Saline Moderate Plus Profile Implant

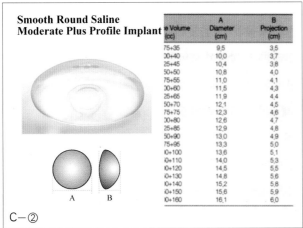

Device Volume (cc)	A Diameter (cm)	B Projection (cm)
75+35	9.5	3.5
00+40	10.0	3.7
25+45	10.4	3.8
50+50	10.8	4.0
75+55	11.0	4.1
00+60	11.5	4.3
25+65	11.9	4.4
50+70	12.1	4.5
75+75	12.3	4.6
00+80	12.6	4.7
25+85	12.9	4.8
50+90	13.0	4.9
75+95	13.3	5.0
0+100	13.6	5.1
0+110	14.0	5.3
0+120	14.5	5.5
0+130	14.8	5.6
0+140	15.2	5.8
0+150	15.6	5.9
0+160	16.1	6.0

C-②

Siltex Contour Profile Moderate Saline Implant

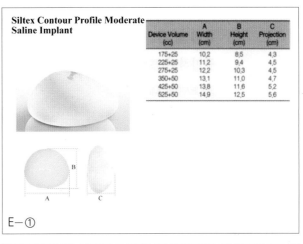

Device Volume (cc)	A Width (cm)	B Height (cm)	C Projection (cm)
175+25	10.2	8.5	4.3
225+25	11.2	9.4	4.5
275+25	12.2	10.3	4.5
350+50	13.1	11.0	4.7
425+50	13.8	11.6	5.2
525+50	14.9	12.5	5.6

E-①

Smooth Round Saline High Profile Implant

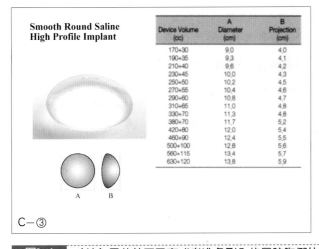

Device Volume (cc)	A Diameter (cm)	B Projection (cm)
170+30	9.0	4.0
190+35	9.3	4.1
210+40	9.6	4.2
230+45	10.0	4.3
250+50	10.2	4.5
270+55	10.4	4.6
290+60	10.8	4.7
310+65	11.0	4.8
330+70	11.3	4.8
380+70	11.7	5.2
420+80	12.0	5.4
460+90	12.4	5.5
500+100	12.8	5.6
560+115	13.4	5.7
630+120	13.8	5.9

C-③

Siltex Contour Profile High Saline Implant

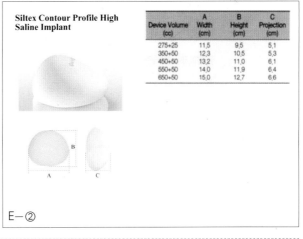

Device Volume (cc)	A Width (cm)	B Height (cm)	C Projection (cm)
275+25	11.5	9.5	5.1
350+50	12.3	10.5	5.3
450+50	13.2	11.0	6.1
550+50	14.0	11.9	6.4
650+50	15.0	12.7	6.6

E-②

图1-4　（续）目前韩国已有或者准备引入的曼陀胸假体的种类和规格

C. 光面圆形盐水假体；中突/中突Plus/高突。

D. 毛面圆形盐水假体；中突。

E. 毛面解剖型盐水假体；中突/高突。

体的选择余地。在西欧国家则是在允许使用硅凝胶假体之后，其使用率便急剧增加。以法国为例，在不过1～2年的时间内硅凝胶假体使用率便达到了90%。据统计，韩国在2008年从曼陀公司和艾尔健公司进口的隆胸假体中硅凝胶假体占了90%～96%。在美国，由于硅凝胶假体被禁止使用了15年，而且对新的医疗用品的引入多少有些保守，所以原来预测硅凝胶胸假体的普及会经历很长时间，但从2007年之后硅凝胶假体隆胸就占据了初次隆胸手术的60%。加拿大在2008年以蒙特利尔的整形外科医生为对象进行了一项调查显示，在做隆胸手术时有45%的医生首选了硅凝胶胸假体，45%的医生首选了盐水胸假体，剩余10%的医生将选择权交给了患者本人，但现在则呈现出使用硅凝胶胸假体急剧增加的趋势。Rohrich和Reece（2008）通过文献综述对盐水假体和硅凝胶假体的并发症发生率作了比较，结果是假体破裂率各是1%～16%和0.5%～10%，包膜挛缩发生率各是5%～16%和5.6%～13.2%，修复率各是6%～12%和5.1%～7.5%。但是以上数据由于各位学者的研究时间以及提出报告的时间不同，难以作为客观的比较，而且是对20～30年前使用的制品的研究，而不是最近使用的第三代硅凝胶假体，所以无法完全接纳他们的观点。有一点需要明确，就是不论使用何种类型的制品，都要向患者提前告知乳房假体不是可以永久使用的。盐水乳房假体的缺点就是可以看到或者触及假体的轮廓或者折叠的部位，以及手感不佳；其优点就是内容物为天然物质，可以调节注入的量和切口线短，容易感知内容物外漏，再次手术比较容易，价格低廉等。硅凝胶假体的优点则是乳房的外形自然，假体折叠可看到及可被触及的程度轻，手感自然等；其缺点则是内容物为异物，无法调节内容物的量和切口线较长，为了确认是否外漏需要核磁共振技术，价格相对较贵等。从手术安全性或简便性来考虑的话可以使用盐水假体，从手感和外形方面考虑的话使用硅凝胶假体为宜，但最终还是要以患者的想法和身体条件给予慎重考虑为好。现在大多数整形医生的共识是对于消瘦、乳房组织不足的患者还是以使用硅凝胶假体为宜。

3）光面假体（Smooth）和毛面假体（Textured）

长久以来，人们认为毛面假体比光面假体包膜挛缩的发生率要低。Spear等（2000）通过对众多文献报告调查的结果，得出了将光面盐水乳房假体植入乳腺下间隙时，包膜挛缩的发生率为23%～40%，而毛面假体的包膜挛缩发生率则为2%～29%的结论。但当乳房假体植入胸大肌下间隙时，光面假体的包膜挛缩发生率也不过1%，所以这些差距不成为问题。毛面假体虽然包膜挛缩率低，但价格更贵，有可能会看到折叠或皱褶。所以当乳腺组织足够丰富，可以将假体植入乳腺下间隙时，毛面假体更为适宜，而植入胸大肌后间隙时植入光面假体也无妨。

4）圆盘形假体（Round）和解剖型假体（Anatomic）

在乳房假体中，anatomic这一用语又被表述为shaped或者tear-drop，适用于胸廓上下距离长、乳房位于胸部下方的患者，多用于更需要增加胸下部乳房容积的情况。有些人会提出anatomic是否可以被称为anatomic，round在体内能否anatomic化的疑问。Round在充盈略有不够的状态下在宽松的剥离腔内虽然可以anatomic，但这种情况下折叠处可以被看到，而且假体的折叠也会使其寿命缩短。而

anatomic则是被设计成无论是站姿还是卧位都可以保持其外形，所以如果在剥离腔内发生旋转则会带来不愿看到的结果。为了防止这种情况的发生，需要在术后给予穿戴辅助性内衣,并且在乳房的上部给予2周左右的压迫包扎为好。Round可以给各种形态的胸部带来好的效果，但对于那些消瘦、乳房下皱襞位置较高、胸廓窄小、乳房下垂的患者来说，使用后可能造成乳房上部过度丰满，所以对以上情况的患者可以使用anatomic。

2.切口的选择

为了减轻或掩藏因隆胸手术带来的切口痕迹，有多种切口的选择。现在普遍使用的是乳晕周围、乳房下皱襞、腋窝、脐部等切口。可以根据乳晕大小、乳房下皱襞的位置、患者的要求来选择切口的位置。

1）乳晕周围

乳晕周围切口位于乳房的中央，可以适用于各种乳房假体的植入和组织层次的剥离。此方法对需要降低乳房下皱襞或需要抬高乳房时有效，对锥状（tuberous）乳房需要改变乳腺组织的情况时是最合适的方法。乳晕的直径是手术最大的限制，直径达到2.5cm时，可以做到乳晕半周大约4.0cm的切口长度。当乳晕的颜色浅，或者界限不清时不容易掩藏手术痕迹，要予以注意。有些报道称乳晕周围切口术后乳头的感觉迟钝或者哺乳能力下降。

2）乳房下皱襞

乳房下皱襞切口是隆胸手术中最简便的方法，不但不用伤及乳腺组织，而且可以直接进入乳腺下间隙或胸大肌下间隙，其手术视野也比其他任何方法都要好。还可以根据假体的不同种类调整切口的长度，切口痕迹则只有在卧位时才可以看到。在乳房过小导致乳房下皱襞不明显、乳房萎缩明显、乳房下皱襞与乳晕间距离过短时，切口线的位置则难以确定，从而有时会导致术后切口痕迹位于乳房下皱襞线以下而易于被人看到。这些情况下，要根据假体的直径特别留意使切口线位于新的乳房下皱襞线上。所以，乳房下皱襞切口最适用于术前术后乳房下皱襞线几乎位于同样位置的隆胸术。

3）腋窝

腋窝切口最大的优点就是术后胸前没有手术痕迹。切口位于容易被掩藏的位置，术中也不会伤及乳腺组织。这个方法特别适用于乳房小但松垂不明显、乳房下皱襞不明显或者乳晕很小的人。如果加入内窥镜，给予精确剥离以及确切的止血，则可以达到更好的效果。但是由于切口距离剥离区域较远，如果手术经验不足可能造成双侧不对称或者假体植入位置不正确。另外，如果需要再次手术时，则多需要其他的手术切口。对于需要改变乳腺组织的情形，不适宜使用水滴形假体以及较大的假体。

4) 脐部

脐部切口是近年来新开发的手术方法，可以在不显眼的脐部留下手术痕迹，通过皮下隧道到达胸部，然后用组织扩张器的水压形成剥离腔隙。这种方法较比胸大肌下剥离和乳腺下剥离更为容易。虽然和腋窝切口一样不会在胸部留有手术切口痕迹，但由于切口长且接近胸部，手术的精确度有所降低，假体的位置有可能发生移动，而且难以使用硅凝胶乳房假体。虽然在美国也有应用，但是由于是未得到FDA认可的方法，医患发生纠纷时处理起来会有麻烦。如需要包括止血以及二次手术时往往需要其他的手术切口，这些是其缺点。由于需要在上腹部做皮下隧道，所以在给皮下组织薄弱的瘦弱者或不宜做皮下隧道的肥胖者做手术时要格外注意。对于乳房下皱襞不明显或者乳晕直径小的人来说，则不失为一种优点较多的术式。

3.假体的植入位置（图1-5）

1) 乳腺下

胸部有一定的乳腺组织以及皮下组织，可以充分覆盖假体时，假体放置在乳腺后间隙内可以达到满意的效果。软组织量不充足时，乳房上部假体轮廓被看到的可能性较大。有些报道认为此种方法包膜挛缩的发生率较高，而且会影响乳房造影检查。

2) 肌肉下

可以将假体全部用肌肉所覆盖，是为不让假体轮廓外露以及减少乳房包膜挛缩发生率而设计的一种方法。但是此种方法不但无法使假体充填乳房的下部，无法形成明显的乳房下皱襞，而且还会随着时间的推移，发生假体上移或乳房假性下垂。这是由于在肌肉将假体上推的状态下，乳房组织由于重力作用而下垂造成的。最近由于新的手术方法出现及假体开发，包膜挛缩发生率不断下降，所以没有必要让肌肉组织完全覆盖住假体，而且从解剖学上来说剥离前锯肌下方也不合理，所以这种方法几乎不使用。

3) 胸大肌下

是将假体的上部置于胸大肌下，下部则位于乳腺组织下的一种方法。这种方法包膜挛缩的发生率与前锯肌下放置假体的方法相似，但更容易进行乳房造影检查。而且由于在皮下软组织相对较少的乳房上部由肌肉覆盖假体，所以乳房上部的外形更加自然。由于剥离是在胸大肌下的疏松组织层面进行，所以假体腔隙的剥离更加容易，乳房腺体的血液供应得以很好保留，可以安心地进行手术操作。但是这种方法对产后的乳房萎缩、乳房下垂以及乳房发育很小的患者可能造成双峰乳房（double-bubbie deformity），所以要小心。

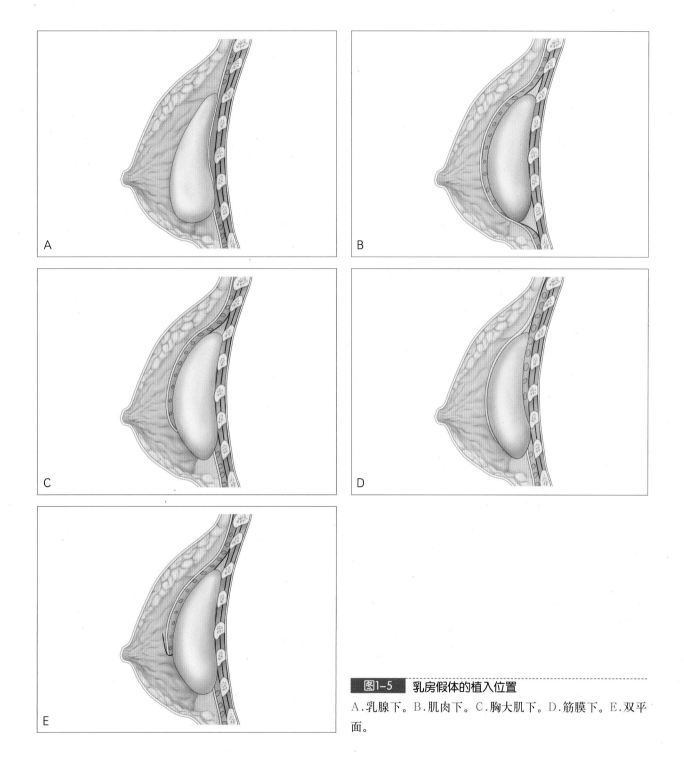

图1-5 乳房假体的植入位置

A.乳腺下。B.肌肉下。C.胸大肌下。D.筋膜下。E.双平面。

4）双平面

这是为了弥补胸大肌下放置假体的不足之处，根据Tebbetts（2001）的学说，将术后双峰现象的危险性降到最低的一种手术方法。与胸大肌下植入假体的方法类似，但是不同之处在于将乳腺下剥离不仅仅限于乳房下部，而且继续向上剥离。对于乳房很小的患者剥离到距离胸大肌下缘以上2～3cm，而对乳房软组织丰富且下垂的患者则剥离到乳晕上端的位置。这样的双平面剥离腔隙对各种大小及外形的胸部，可以更加容易地植入假体和软组织的再分布，使得乳房下部的外形更加自然美观，还可以预防双峰畸形乳房。

5）胸大肌筋膜下

是在胸大肌筋膜下剥离腔隙放置假体的方法。可以比乳腺下放置假体的方法增加覆盖假体的软组织的量，也可以预防胸大肌下放置假体时随着胸大肌的运动出现胸部变形的情况。这种方法的另一个优点就是剥离的腔隙可以牢牢地固定住假体，防止解剖假体的转位。这种方法作为近年来开发的方法，使用者正在逐渐增加。

4.自体脂肪隆胸术

目前有很多没有经过专门教育、培训的医生认为利用自体脂肪隆胸手术简单而施行这个手术，但事实上这种术式潜藏着许多问题。1987年美国整形外科协会认为自体脂肪隆胸术不但可能诱发组织的瘢痕、囊肿（oil cyst）、钙化等并发症，还可能妨碍乳腺癌的诊查，所以禁止这项手术的施行。但是经过热衷这种方法的医生的不断研究和开发，其效用性开始得到认可。2007年在American Association of Plastic Sugeons和Northeastern of Plastic surgeons的学术大会上进行了问卷调查，结果136名应答者中认为"是可以安全使用的方法"的为16%，"绝对不能允许使用"的为7%，"在告知患者不确定性和所有可能的并发症后可以使用"的占36%，"可以仅仅用于研究"的为41%。与其他部位的脂肪填充不同，由于自体脂肪隆胸时每次的脂肪注入量、注入的次数、已经注入的方法很重要，所以要由经验丰富的专家来进行。术前要对钙化、多发性囊肿、感染、影响乳腺癌等可能发生的并发症给予患者详细说明，术后有必要通过定期体检，进行乳房造影术、超声波检查、CT断层扫描、磁共振等长期跟踪检查。

5.非手术隆胸

最近出现了不用手术、利用外部负压装置进行隆胸的方法。这种方法利用像胸罩一样的装备，每天对乳房进行10～12小时20mmHg的真空压力，据说这样持续10周，可以增大到原先胸部的98%。虽然治疗后效果可持续的只占55%，但具有无痛、没有手术风险的优点。但是这种结果并不是经过长期、广泛的研究得来的数据，而且这种方法可以增大的效果不过100～110mL，明显少于隆胸需要的量，而且不同的人产生的效果也各不同。

参考文献

[1] Alpert BS, Lalonde DH. MOC-PS^{SM} CME article: Breast augmentation. Plast Reconstr Surg 2008;121:1-7.

[2] Cairns TS, de Villiers W. Capsular contracture after breast augmentation: A comparison between gel- and saline-filled prostheses. S Afr Med J 1980;57:951.

[3] Coleman SR, Saboeiro AP. Fat grafting to the breast revisited: Safety and efficacy. Plast Reconstr Surg 2007;119:775-785.

[4] Cunningham B. The Mentor core study on silicone memorygel breast implants. Plast Reconstr Surg 2007;120(Suppl. 1):19S-29S.

[5] Cunningham BL, Lokeh A, Gutowski KA. Saline-filled breast implant safety and efficacy: A multicenter retrospective review. Plast Reconstr Surg 2000;105:2143.

[6] Hamas RS. The postoperative shape of round and tear-drop saline-filled breast implants. Aesthetic Surg J 1999;19:369.

[7] Hurst NM. Lactation after augmentation mammaplasty. Obstet Gynecol 1996;87:30.

[8] Hyakusoku H, Ogawa R, Ono S, Ishii N, Hirakawa K. Complications after autologous fat injection to the breast. Plast Reconstr Surg 2009;123:360-370.

[9] Khouri RK, Schlenz I, Murphy BJ, Baker TJ. Nonsurgical breast enlargement using an external soft-tissue expansion system. Plast Reconstr Surg 2000;105:2500.

[10] Pound EC III, Pound EC Jr. Transumbilical breast augmentation(TUBA): Patient selection, technique, and clinical experience. Clin Plast Surg 2001;28:597.

[11] Rohrich RJ, Clark CP III. Controversy over the silicone gel breast implant: Current status and clinical implications. Texas Med 1993;89:52.

[12] Rohrich RJ, Reece EM. Breast augmentation today: Saline versus silicone-what are the facts? Plast Reconstr Surg 2008;121:669-672.

[13] Silverstein MJ, Handel N, Gamagami P. The effect of silicone gel-filled implants on mammography. Cancer 1991;68:1159.

[14] Snell L, Baxter N, Semple JL. A survey of attitudes of Ontario plastic surgeons leading up to the return of silicone implants. Plast Reconstr Surg 2008;122:148e-149e.

[15] Spear SL, Bulan EJ, Venturi ML. Breast augmentation. Plast Reconstr Surg 2006;118:188S-198S.

[16] Spear SL, Elmaraghy M, Hess C. Textured-surface saline-filled silicone breast implants for augmentation mammaplasty. Plast Reconstr Surg 2000;105:1542.

[17] Spear SL, Murphy DK, Slicton A, Walker PS. Inamed silicone breast implant core study results at 6 years. Plast Reconstr Surg 2007;120(Suppl. 1):8S-18S.

[18] Spear SL. Fat for breast: Where are we? Plast Reconstr Surg 2008;122:983-984.

[19] Tebbetts JB. Dual plane breast augmentation: Optimizing implant-soft-tissue relationships in a wide range of breast types. Plast Reconstr Surg 2001;107:1255.

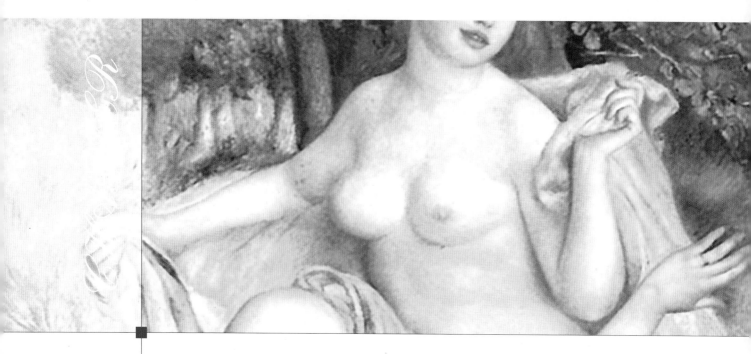

02 腋窝切口行胸大肌下隆胸术

Transaxillary subpectoral breast augmentation

　　隆胸术时手术切口的选择往往取决于手术医生的习惯。手术方法就如同铜钱的两面，总是会有优点和缺点，对于术者个人来说，如果认为某种特定的手术方式优点大于缺点，选择这种手术方式就是最好的手术方法。笔者在施行隆胸手术时则首选腋窝切口，并在此书中就此切口方法进行研讨。在此之前，所有术者要将"隆胸手术是非常敏感且需要持续管理的一种手术"的观念放在心上。另外，对于术者来说最重要的是好的手术结果。为了达到最好的手术效果，基本的手术手技是必须具备的，同样重要的是合适的患者选择。合适的患者指的是那些具备可以获得满意效果的解剖学基础的人，以及对手术结果有着合理期待值和理解的人。即使再好的手术效果，如果受术者不满意则不能称为好的手术结果。笔者认为在与患者的沟通中，最重要的部分就是对术后可能发生的各种并发症的详细说明。医生要知道由于网络的高度发达，现在大部分受术者掌握的有关隆胸术的知识量远远超出医生们的想象，在术前沟通中过于列举手术的各种优点对取得受术者对医生的信赖没有帮助。

1.手术患者的选择

选择隆胸手术患者时要考虑的是：第一，患者胸部是否有病理性因素；第二，患者胸部外形的解剖学状态；第三，胸前软组织的状态。对于病理性因素要询问有无乳腺癌的家族史，最近是否做过乳房的检查。解剖学状态的因素则要考虑胸壁的外形，左右是否有不对称。胸前软组织的考量上要注意乳腺的大小和皮下软组织的量，乳晕的大小和位置，乳房下皱襞的位置等，最后还要考虑皮肤的弹性。笔者在遇到有乳腺癌家族史的求美者时则不建议手术。另外对30岁以上的患者，如果最近6个月内没有做过乳腺癌的检测，则要建议患者进行术前乳腺癌检测。最后，为了让患者对自身的手术结果有个主观的满意感，让患者在术前对自己的身体状态有充分的正确认识非常重要，这就需要向患者详细说明术前胸部的解剖学状态，同时给予由此会带来何种可预见的手术结果的详细说明也非常重要。只有这样，才会满足患者对预想的术后乳房的大小及触感的期待。

2.手术患者的分类

笔者将隆胸手术患者大体分为三大类：第一，根据乳房大小分类；第二，根据乳晕位置分类；第三，根据胸廓外形分类。

1）根据乳房大小分类

根据乳房大小分为三种类型用于术前沟通：

（1）第一类是几乎没有乳腺组织的。以笔者的经验这类患者大概有30%。从外观上可见以乳晕为中心没有任何软组织的隆起，不论是站位还是卧位，甚至前倾身体也没有任何隆起。以患者的自我感觉，胸罩会上下左右旋转，所以大多数患者都佩戴能够紧紧勒住胸部的胸罩。

（2）第二类是受术者中人数最多的，大概占60%以上。从外观上，卧位时看不到任何的软组织隆起，坐位时几乎看不到胸前部隆起，但是前倾身体时则会观察到一定程度的隆起。患者往往因为胸罩向上移动，所以总会不由自主地左右移动乳罩。

（3）第三类占大概10%的比例。胸部有一定的隆起，但感觉不满意，希望胸部更加饱满。外观上来看，在卧位时有一定的隆起，坐位时可看到隆起。佩戴乳罩时不感到负担，但是相比乳罩大小感觉乳房不能填满乳罩。

2）根据乳晕的位置分类（SN−NAC）

术前对乳晕进行测量，对乳晕和胸壁之间的位置进行评估，并对术后可预测的手术效果给予患者详细的说明非常重要。

把胸壁比作画布的话，乳晕就是画在画布上的花和果实。如同配置合适的花和树可以造就美丽的画面，乳房假体的合适位置可以塑造出美丽的乳房形态。

测定是以胸骨上突为起始点，到双侧乳晕复合体形成的三角形的三个边的距离（**图2-1A，B**）。

（1）第一种是由这三点构成的三角形为等边三角形。可以预测最理想的隆胸手术效果（NAC类型，**图2-2A**）。也就是说，这时上身的长宽比例达到了均衡的胸部情况。

（2）第二种是低腰等腰三角形，即从起始点到双侧乳晕复合体的距离比乳头间距离短。这时乳晕复合体间距离较长，发生上身的长度比宽度小的情形，这种情况下可以使用比期待的乳房大一号的乳房假体（**图2-2B**）。

（3）第三种是高腰等腰三角形，即从起始点到双侧乳晕复合体的距离比乳头间距离更长，多发生在上体长、胸壁窄、乳头间间距窄的情形，这种情况下可以使用比期待的乳房大小小一号的假体（**图2-2C**）。

（4）第四种是三角形呈倾斜状态的三角形（**图2-2D**）。因三角形边长的那一侧乳房大小比边长短的那一侧乳房要大，所以遇到这种患者时要注意假体大小的选择。更为重要的是，要让患者意识到因为术前即两侧大小不一、不对称，所以不可能术后调整为两侧的完美对称。其原因就是虽然理论上左右乳房的重量调整是可能的，但是因乳房容量的差异带来的皮肤松弛度的差异不可能通过暂时的扩大而矫正，所以不可能矫正隆胸后皮肤质感的不同，即通过多年的自然下垂过程的乳房软组织的质感与经过一次手术后扩张的软组织的质感是不同的，其差异也是不可调整的。

3）根据不同胸壁外形的分类

胸壁的外形在隆胸术中也很重要。很多患者期待丰满且内收、乳沟明显的乳房形态。但是实际情形是一种误解，要向患者解释那是需要通过内衣的穿戴形成的。

（1）凸出型：如同鸟类的胸部一样前胸壁凸起的胸部，往往会带来比期待更为向两边撤开的外形，所以相比高凸假体，选择假体基底宽度比假体凸度更大的中凸型号假体为更适合。

（2）凹陷型：与凸出型相反，有的患者胸前壁向后凹陷。这种情况下，要降低假体的预想高度，且双侧假体间距离会感觉更加接近，所以选择高凸型假体为更合适。

3.切口位置的选择及标记剥离范围

切口位置的选择大多取决于手术医生个人的选择。笔者认为手术方法如同铜钱的两面，总是各自存在优点和缺点，对于每位不同的手术医生，如果认为某种手术方式其优点大于其缺点，那么这种手术方式对于术者来说就是最好的手术方法。

30多年来施行腋窝切口方法的很多，也是笔者的首选，对于二次手术则首选乳晕切口。笔者认为腋窝切口的优点在于手术瘢痕可以被遮盖，几乎看不到，由于手术是按照解剖学构造来进行，可以减少手术时间，损伤乳头乳晕支配神经的概率不大，可以在不涉及乳腺的情形下进行手术，可以预防乳腺炎等

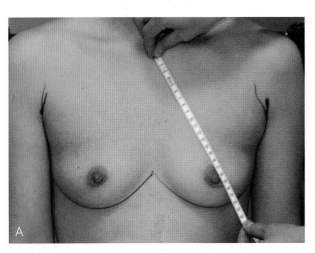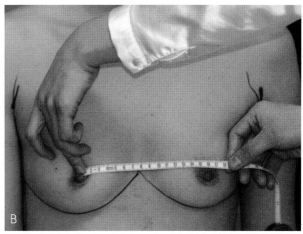

图2-1 胸骨上突部与乳头乳晕复合体形成的三角形设计

A.胸骨上突到乳头乳晕复合体之间的连线。B.两侧乳头乳晕复合体之间的连线。

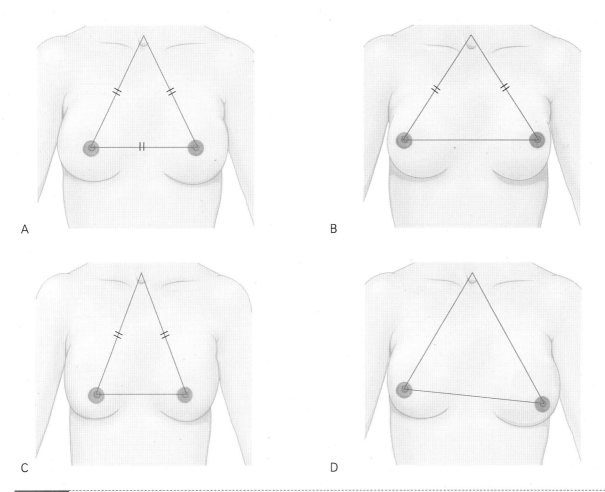

图2-2 NAC类型

A.NAC1型。B.NAC2型。C.NAC3型。D.NAC4型。

并发症。其缺点则是为了形成正确的乳房假体腔隙需要熟练的手术经验。在乳房呈圆形、乳房下缘发育欠佳的情形下，乳房下缘的剥离更加困难，此时更需要熟练的手术技能。另外，就是二次手术时会有限制（包膜挛缩去除术、破裂假体的取出术、假体位置异常的矫正术等）。

术前标记剥离范围

术前为了决定假体腔隙的剥离范围，即术前给予剥离范围的体表标记。笔者的方法如下：

（1）患者笔直坐位下，取双臂紧贴腋窝的姿势（**图2-3A**）。

（2）在腋窝最高点标记位置作为腋窝切口的起始点（**图2-3B**）。

（3）在胸壁外侧沿上臂与胸外侧相贴的位置画线。这条线基本上就是放置乳房假体的剥离腔隙外侧范围（**图2-3C**）。

（4）术前沿着乳房下皱襞标记的乳房下皱襞线（**图2-3D**）。

（5）将上臂外展90°，显露出腋窝，沿腋前线画线。此标记线与之前标记的胸外侧线有所延续（切口在此线内侧进行，终止于腋窝内）（**图2-3E**）。

（6）从腋窝最高点开始向腋窝内做3～5cm的切口。此时没有必要一定沿着原有腋窝皱褶处切开，重要的是向后延续的切口要位于腋窝内。切口的长度根据假体的大小而选择。使用盐水假体时不超过2～3cm，使用硅凝胶假体时往往超过3.5cm。

（7）在（6）的操作结束后，让患者双手掐腰，观察切口线是否可见，如果可见到切口及时给予调整。

（8）在原有乳房下皱襞线下，标记植入假体后预计的新的乳房下皱襞，并作为剥离腔隙的下界（在患者躺在手术床后，经测定后标记最终的乳房下皱襞线）（**图2-3F**）。

（9）在卧位，参考从乳晕中心到新的乳房下皱襞线的距离决定最终的乳房下皱襞线（此时设计的线不要比坐位时设计的线高）。笔者的做法是根据使用的假体大小来决定。比如假体大小小于250mL的时候，选择从乳晕到乳房下皱襞为8～8.5cm的距离；选择250～300mL大小的假体时，则选择8.5～9.0cm的距离。此线将与胸壁外侧剥离线交界（**图2-3G**）。

在切口的设计上，重要的是在使用硅凝胶假体时切口长度最好设计充分。与其因为切口过小而造成切口部位撕裂、瘢痕明显，不如切口多长出1cm来可以轻柔地进行手术操作，减少术后切口瘢痕为好。另外，植入乳房假体时相比切口处，切口内侧的软组织或者肌肉组织的腔隙扩张更为重要。

4.假体的植入位置选择

乳腺下还是肌肉下？将乳房假体植于哪个层次的最主要因素是术后乳房美学结果。也就是说，虽然我们都知道将假体植入胸大肌下层可以增加假体周围的血液供应，减少包膜挛缩的发生率，但是对某些患者，如果放置在乳腺下间隙会比放置在胸大肌下的乳房更加美丽，那么即使包膜挛缩发生的可能性略

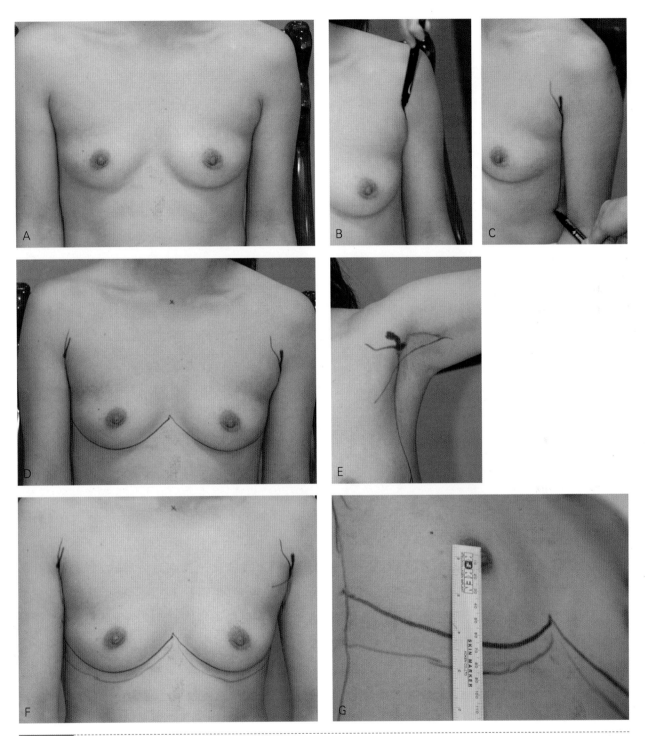

图2-3　标记剥离范围

A.坐直状态下将双臂紧贴胸廓外侧。B.在腋窝部最上端画一标记点。C.设计外侧剥离范围线。D.设计乳房下皱襞线。E.沿着腋窝前缘画线，此线与C的外侧剥离线相交。F.画出新的乳房下皱襞线。G.根据使用的乳房假体的直径调整乳头中心到新的乳房下皱襞线的距离。

大一些，也要选择乳腺后间隙。笔者在实际工作中大约80%患者会选择胸大肌后间隙，这里有预防术后并发症的考虑，更多的原因是大部分患者乳房的大小属于本文所述乳房大小的分类中第一及第二类，所以为了使假体前面尽可能多地覆盖人体组织而施行了这种术式。其余20%左右的患者选择了乳腺下间隙放置假体。特别是伴随乳房下垂的时候。如果乳头乳晕复合体在乳房下皱襞下方2cm时，可以通过乳腺下腔隙植入乳房假体来取得自然的胸部效果；如果乳头乳晕复合体位于乳房下皱襞3cm以上时，则需要同时施行乳房悬吊术。

选择假体的前提条件大概分为两大类，即假体的大小和假体的质量。首先在大小的选择上，笔者选用最多的是250～300mL大小的假体。在乳房假体大小的选择上，需要考虑的是基于整体的容量和假体的形状来判断假体基底大小和凸出部的相互关系，也就是说，选择何种比例的假体。笔者首选中突的假体（moderate prlfile），但胸部较狭长时，使用高突的假体（hi-profile）。在内容物的选择上，由于生理盐水和硅凝胶各自密度的不同而有较大的差异。在使用硅凝胶假体时，如果以盐水为基准，选择大约比盐水假体大20mL的假体。例如，盐水假体为250mL时，硅凝胶假体则要选择270mL。其次，在假体的选择上，相比表面粗糙、有突起的毛面假体，更倾向于选择表面材质略薄的光面假体。笔者向患者推荐假体的基本准则是：对于把手术安全放在第一位的患者以及胸前有充足的软组织可以充分覆盖假体而不被触及的患者，推荐使用盐水假体；而对于体格消瘦即使放在胸大肌后间隙也有可能被触及假体的患者，以及较安全性更为注重手感的患者，皮肤张力较大的患者，则推荐使用硅凝胶假体。

5.手术方法

1）全身麻醉下取仰卧位，从乳房下皱襞以及腋窝切口处向胸大肌外侧剥离范围注入肿胀液，在防止出血同时还可以使得剥离更加容易进行（**图2-4A**）。

2）沿着腋窝切口设计线切开皮肤，用勾镊夹住切口上缘做皮下剥离直到胸大肌外侧缘（图**2-4B**）。操作如同腋臭手术皮下剥离在皮下浅层进行。特别小心不要向腋窝深部脂肪层剥离。如图所示，在画斜线处进行剥离（**图2-4C,D**）。在上后方有腋窝动静脉和神经丛走行，在这个部位进行错误剥离，容易造成腋窝和上臂的感觉异常。剥离的方向要面向内侧稍下方，即乳头乳晕的方向可安全剥离。

3）到达胸大肌外侧缘后，向左右扩大剥离，确认胸大肌外缘以及肉眼确定周围组织（**图2-4E**）。此时紧贴胸大肌外侧缘给予上下剥离为最安全的方式。此时要小心胸外侧动静脉（lateral thoracic artery & vein）以及肋间神经（intercosto brachial nerve）等。

4）探入手指，在可触及的范围内用手指进行剥离。手指剥离的优点是可以进行细致的剥离。将手指可触及的软组织给予轻柔的剥离以确保充足的空间（**图2-4F**）。

5）在手指可以剥离的范围进行剥离后，腔隙内植入剥离子向剥离腔隙的上部直到锁骨下2～3cm的范围（**图2-4G,H**）。

6) 将剥离子轻柔地植入胸骨内侧并进行剥离。剥离到距离胸骨中心外侧约1.5cm，因为距离胸骨中心外侧1.0cm处有乳房内动脉（intemalmammary artery）的穿支走行。以腋窝切口为中心点向下内下方胸骨外侧缘进行剥离。此时与其说用分离血管的感觉，不如说是用向内推离血管的感觉来进行剥离。此时内侧下缘有较大直径的血管分支，要小心剥离（**图2-4I. J**）。

7) 沿胸骨外侧缘的剥离进行到乳房下皱襞线后，进行乳房下部的剥离。此时用向下推离的感觉来进行剥离。乳房下皱襞的剥离进行到差不多时用剥离子具左右移动，确认有无软组织构成阻碍的情况（**图2-4K**）。这样的检查最终用手指探入腔隙内，探查有无软组织索条阻拦的情况。要确认在乳房下缘有没有横行的软组织索条没有被剥离。

8) 乳房下皱襞的剥离结束后，进行外侧的剥离以取得设计好的假体腔隙（**图2-4L**）。重要的是所有的剥离均要以推离的方式进行。

9) 完成了设定好的剥离腔隙后，用生理盐水冲洗并给予止血。腋窝切口隆胸手术时，较大的出血多发生于腋窝起始点处的胸外侧动静脉（lateral thoracic artery & vein）的分支，肉眼比较容易发现这些出血并止血。腔隙内侧的出血经生理盐水冲洗，压迫后容易止血。压迫后在腔隙内部深处仍然有持续出血时，可能是粗暴的剥离造成了肋间穿支动静脉部分破裂所造成，此时需要通过内窥镜或者乳晕切口寻找出血点并给予确切的止血。确定止血充分后行对侧隆胸术。最后用稀释碘伏进行冲洗。

10) 植入乳房假体后，用器械进行最终乳房形状的调整，多需要调整腔隙外侧以形成合适的乳房外形。这时最重要的是要确保腔隙内有充足的空间，使得假体在腔隙内没有任何的紧迫感。

11) 植入引流管后，在胸大肌的起始部用4-0可吸收线缝合固定，以及缝合皮下组织，最后用5-0尼龙线缝合关闭手术切口。

12) 用弹性胶带（fixoml tape）在乳房上下部进行压迫粘贴，形成乳房的上下界。腋窝和胸大肌起始部给予加压包扎固定后，弹力绷带给予胸部包扎。

13) 术后按摩从术后第3天开始，相比用手按摩，建议采用俯卧位压迫胸部的按摩方式。按摩每次10分钟以上，每天3次。至少持续3个月以上的时间。

14) 压迫包扎在术后4天给予去除，之后戴用高弹力胸衣1个月。

15) 从术后1~6个月尽可能不戴胸罩，以形成更加自然的轻度下垂的乳房形状。

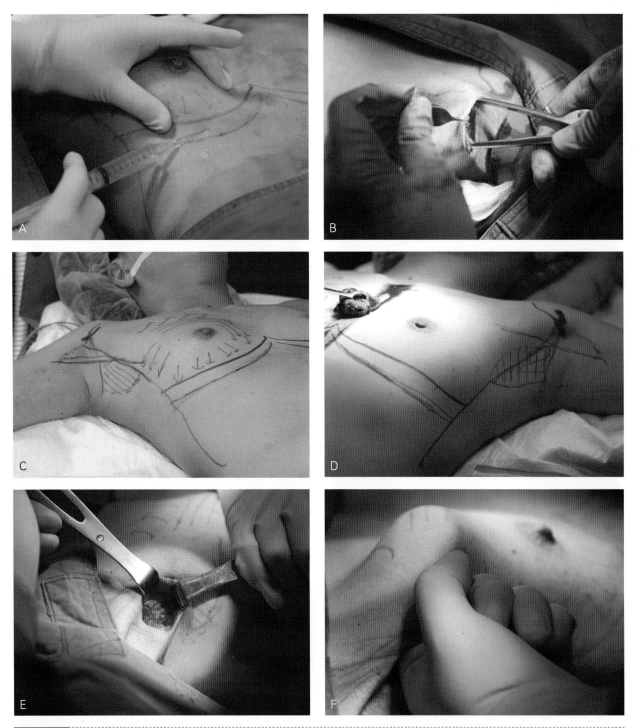

图2-4　手术方法

A. 经剥离范围前沿注入肿胀液。

B. 从腋窝切口皮下剥离至胸大肌的外侧缘。

C, D. 图中斜线处为皮下剥离范围。

E. 剥离至胸大肌外侧缘后，肉眼确定胸背动脉和肋间臂神经等重要结构。

F. 用手指沿着胸大肌深面尽可能扩大剥离范围。

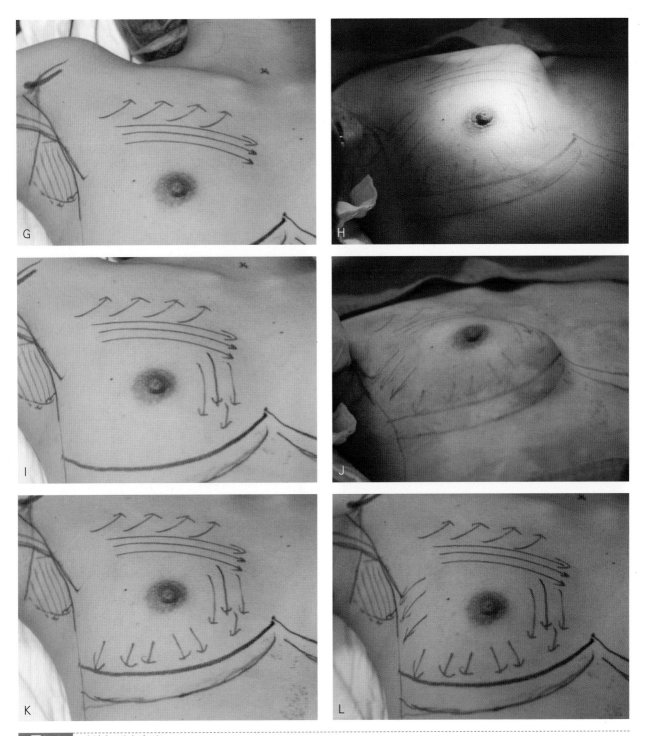

图2-4 （续）手术方法

G. 利用手指样剥离器具剥离腔隙的上缘。

H. 剥离时按照上推的方向进行。

I, J. 剥离完腔隙上缘后进行腔隙内侧缘的剥离。

K. 内侧缘剥离结束后，接着进行下缘的剥离。

L. 下缘剥离结束后，最后进行外侧缘的剥离，植入假体后最后的外形依靠外侧缘剥离来调整。

6.手术实例

下面介绍笔者执刀的隆胸术的实例（**图2-5～图2-12**）。

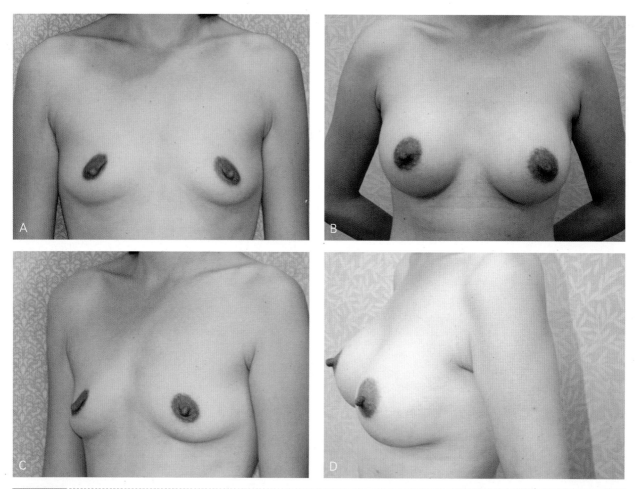

图2-5　35岁女性，产后乳房萎缩，欲增大乳房。根据乳房大小分类（BS，2），乳晕位置分类（NAC，1型），使用中突286mL假体

A,C.术前。B,D.术后。

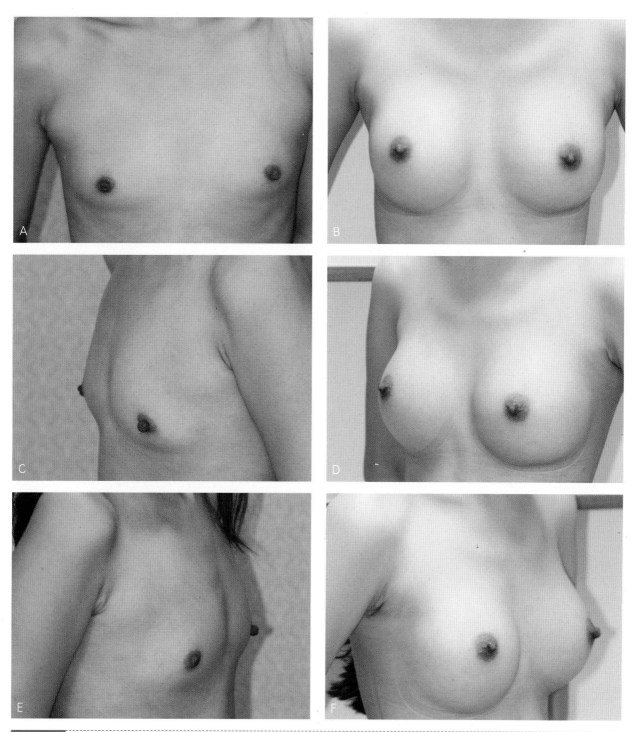

图2-6 25岁未婚女性。根据乳房大小分类（BS，1），乳晕位置分类（NAC，2型），使用中突265mL假体
A，C，E.术前。B，D，F.术后。

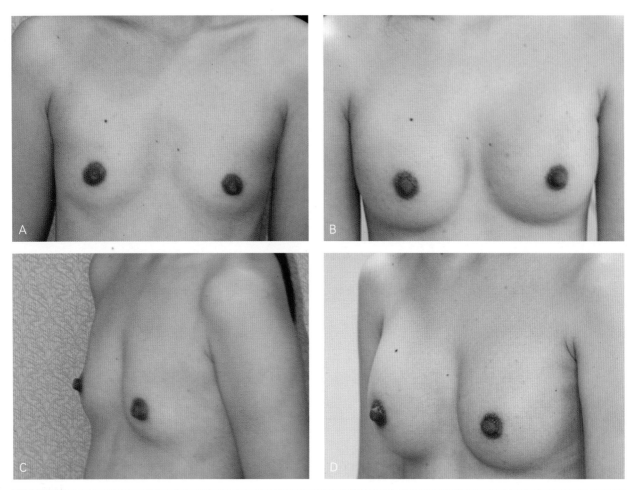

图2-7　28岁未婚女性。根据乳房大小分类（BS，1），乳晕位置分类（NAC，1型），使用中突234mL假体
A，C.术前。B，D.术后。

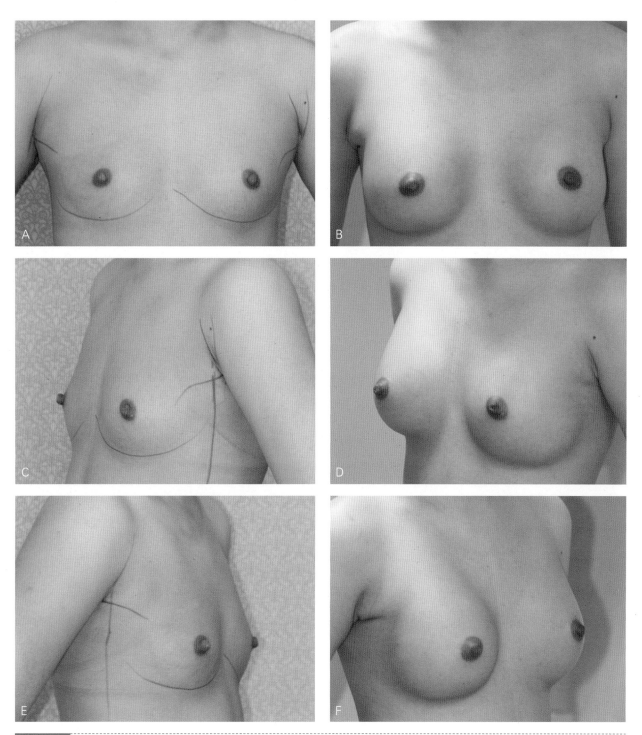

图2-8　28岁未婚女性。根据乳房大小分类（BS，1），乳晕位置分类（NAC，1型），使用234mL假体
A，C，E.术前。B，D，F.术后。

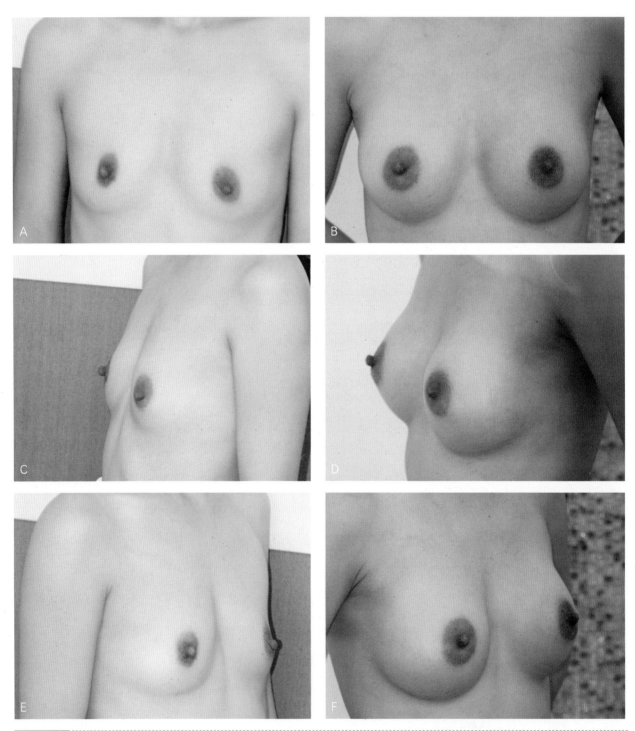

图2-9 35岁已婚女性。根据乳房大小分类（BS，2），乳晕位置分类（NAC，3型），使用中突286mL假体
A、C、E.术前。B、D、F.术后。

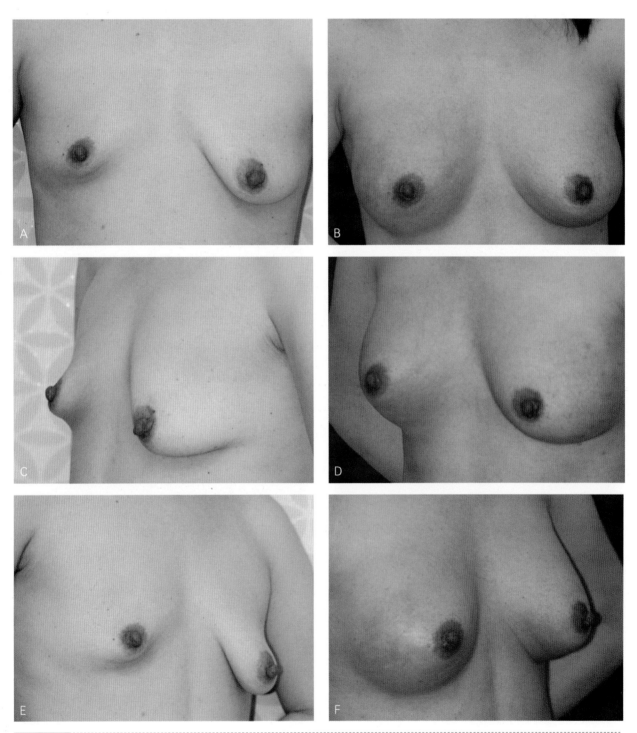

图2-10 32岁未婚女性。主诉左右明显不对称。根据乳房大小分类（BS, 3），乳晕位置分类（NAC, 4型），右侧使用中突265mL假体，左侧使用高突230mL假体

A, C, E. 术前。B, D, F. 术后。

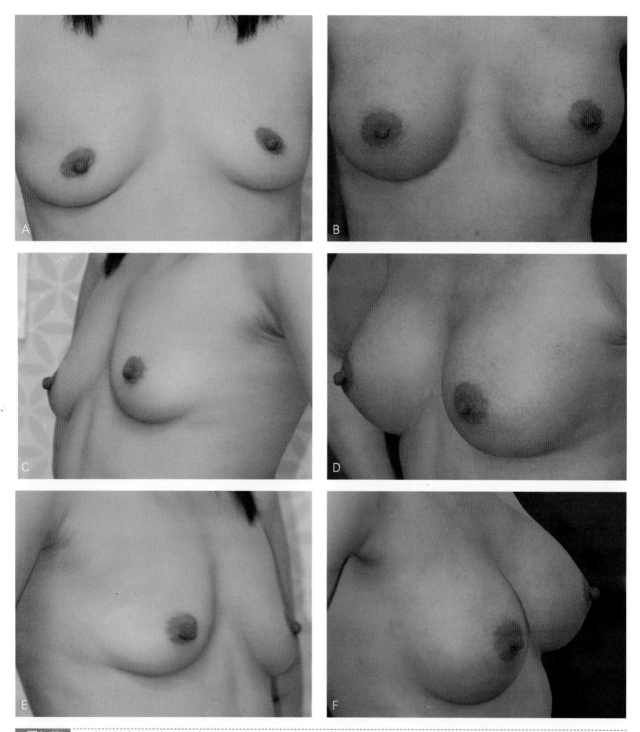

图2-11 38岁已婚女性。根据乳房大小分类（BS，3），乳晕位置分类（NAC，3型），使用中突265mL假体
A，C，E．术前。B，D，F．术后。

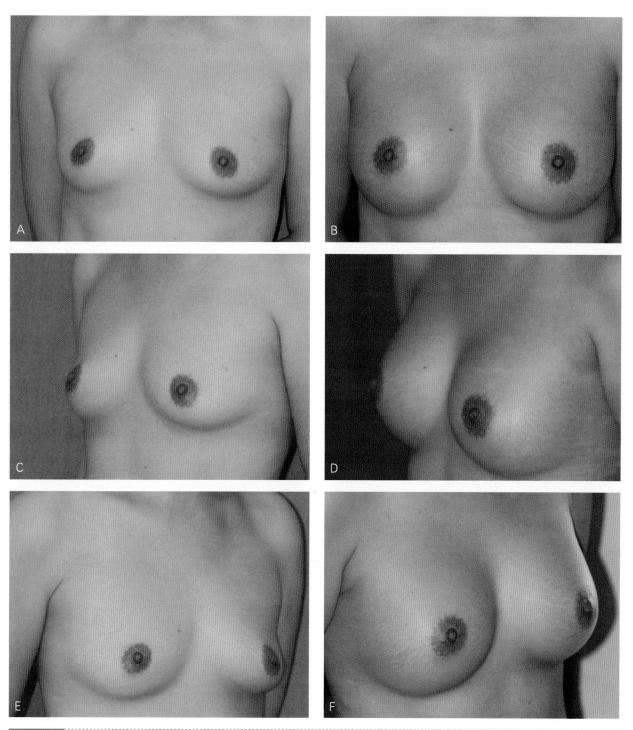

图2-12 40岁已婚女性。根据乳房大小分类（BS，3），乳晕位置分类（NAC，2型），使用中突265mL假体 A，C，E.术前。B，D，F.术后。

参考文献

[1] Agris J, Dingman RO, Wilensky RJ. A dissector for the transaxillary approach in augmentation
[2] mammaplasty Plast Reconstr Surg 1976;57: 10.

Eiseman G. Augmentaion mammaplasty by the axillary approach. Plast Reconstr Surg 1974;57:229.

[3] Hoehler H. Breast augmentation: The axillary approach. Br J Plast Surg 1973;26:272.

[4] Tebbetts JB. Transaxillary subpectoral augmentation mammaplasty: Long-term follow up and refindments.
Plast Reconstr Surg 1984;74:636.

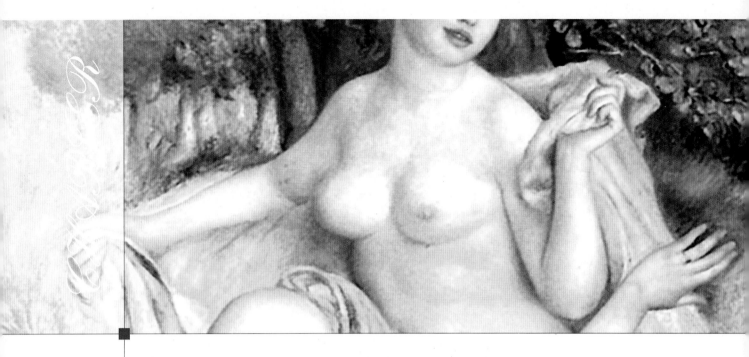

03 腋窝切口行筋膜下隆胸术
Transaxillary subfascial breast augmentation

　　隆胸术的术式根据切口线的位置分为：利用腋窝切口的方法，通过乳晕的方法，通过肚脐的方法，利用乳房下皱襞切口的方法。根据假体放置的层次分为：肌肉下、乳腺下、筋膜下等方法。不可能用单一的手术方法给所有患者做手术，要根据患者的条件和状态选择合适的手术方法。在这里要介绍的筋膜下隆胸术最初由巴西的Graf等人发表之后被广为传播，不但通过腋窝切口可以施行，而且还有通过其他切口进行筋膜下隆胸术的报道。筋膜下隆胸术将乳房假体植于包绕胸大肌前面的筋膜下，可以防止随着胸大肌的活动出现假体变形，而且假体位于坚韧的筋膜后面，可以起到比乳腺下间隙隆胸更多一层的被盖。

1.乳房的手术解剖学

乳房由胸大肌前的乳腺组织及其他软组织组成。乳腺组织被浅筋膜所包裹，胸大肌则被浅层和深层的胸大肌筋膜所包绕。在乳腺组织和胸大肌之间，在浅层筋膜和胸大肌浅层筋膜之间，有一层疏松结缔组织层，乳腺下隆胸就是将乳房假体植于此层次。筋膜下隆胸术则是在胸大肌前面剥离胸大肌浅筋膜和胸大肌之间的间隙，并将假体植于此间隙内（**图3-1**）。胸大肌浅层筋膜上面始于锁骨被覆胸大肌，内侧始于胸骨，外侧则与前锯肌和腹外斜肌筋膜相延续，下方与腹直肌筋膜相延续。

2.术前检查及处置

与其他隆胸方法一样，术前要对乳房大小和对称性、乳头乳晕的位置、乳房有无松弛以及松弛程度进行测定，并进行乳房造影术。如果想要达到隆胸效果长期稳定，则覆盖假体的软组织量就要充分。假体被植入体内，其本身就可能压迫软组织，时间久了就可能造成组织变薄，而且随着时间的增加、组织老化会不可避免地造成皮下脂肪层的减少以及肌肉量的减少。所以在术前测定中最重要的是乳房基底宽度和乳房上部皮肤的厚度。测量乳房基底宽度后可以避免使用宽度比乳房基底宽度更宽的假体，万一使用了宽度比乳房基底宽度更宽的假体，会出现看出乳房假体轮廓的情况。如果乳房上部皮肤厚度不超过2cm而施行筋膜下隆胸术，随着时间的推移，将来有可能出现可看到假体轮廓的情况。如果皮肤薄，术后早期由于筋膜的支撑作用看不到假体的轮廓，但随着时间的推移和年龄的增大，由于皮下脂肪的减少可能会出现看到假体轮廓的情况。所以乳房上部皮肤厚度超过2cm的患者，以施行筋膜下隆胸手术为宜（**图3-2**）。

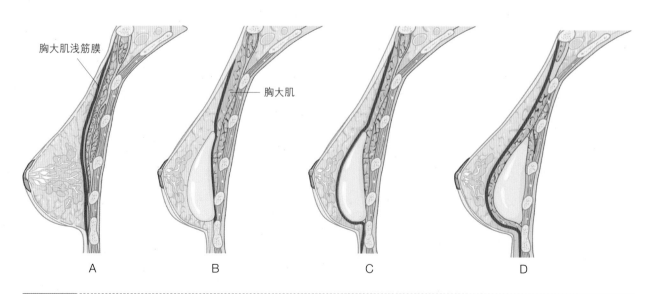

胸大肌浅筋膜

胸大肌

A   B   C   D

图3-1   A.乳房断面图   B.乳腺下假体植入图   C.筋膜下假体植入图   D.胸大肌下假体植入图

3.术前设计

在站立位做术前设计。标记出原来的乳房下皱襞线以及剥离的范围并画线。通常内侧达到胸骨中线旁开1.5cm处，外侧达到腋前线。上方达到第二肋间，下方达到新设计的乳房下皱襞线的位置。新的乳房下皱襞线设定在原先乳房下皱襞线的下方1.5~2.0cm。腋窝切口线的设计也在站立位标记，将双臂外展90°，在最前面的腋窝皱襞（anterior axillary fold）后面2.0cm，作一平行于皱襞的切口标记线。使用盐水假体时设计为3cm，使用硅凝胶假体时设计为4~5cm。在双臂下垂状态下观察是否可以看到切口线。

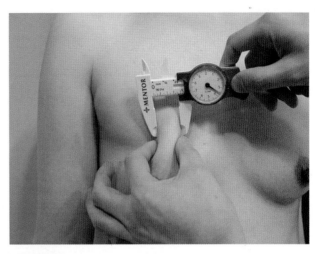

图3-2　乳腺组织的捏挤实验

4.手术方法

全麻状态下患者平躺于手术台，双臂外展90°。用0.1%利多卡因和1∶500000肾上腺素肿胀液注入胸前手术部位，双侧各100mL，主要注入乳腺组织和胸大肌之间（图3-3）。肿胀液可以减少术中的出血量，使剥离更加容易。另外，使用布比卡因做肋间神经阻滞可以减轻术后的疼痛感。按照切口设计线切开皮肤，通过皮下脂肪层到达胸大肌外侧缘，手术进行到这里与胸大肌后隆胸术没什么区别。为了让胸大肌外侧缘更加容易看到，充分剥离切口部位的皮下组织后，不是沿着胸大肌的下面剥离，而是将覆盖肌肉的筋膜用拉钩拉起，并将筋膜

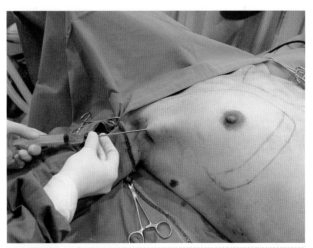

图3-3　注入肿胀液

做一切口切开（图3-4，图3-5）。沿着胸大肌的前面，用组织剪进行剥离，在肉眼可见的范围内剥离筋膜3~4cm，然后用手指探入给予剥离。如果没有内窥镜，在超过手指可剥离的范围内，用Agris-Dingman 剥离子小心地在术前所设计的剥离范围内剥离。如果有内窥镜，可以用电刀准确地进行剥离，但也要小心不要使筋膜撕裂。胸大肌筋膜在上部较厚，比较容易剥离，但在下部则逐渐变薄，所以

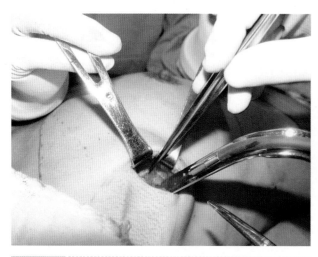

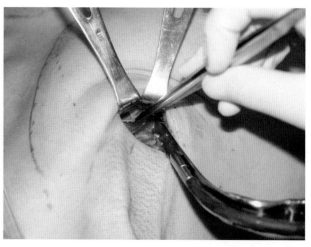

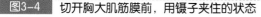

图3-4 切开胸大肌筋膜前，用镊子夹住的状态　　图3-5 切开胸大肌筋膜后，用镊子夹住的状态

在剥离下部时要格外小心。剥离最内侧和下边时要注意维持筋膜的延续，在这些部位如果筋膜破裂就会变为皮下剥离。维持筋膜的连续性可以对防止假体轮廓可见以及假体出现皱褶起到帮助作用。对事先标记的剥离范围的剥离结束后，植入测试用临时假体，注入生理盐水以确认剥离是否彻底以及决定植入假体的大小。这时如果感觉剥离不充分，则在临时假体在腔隙内的情况下放入剥离子具给予再次剥离（**图3-6**）。剥离结束后，确定无活动性出血，剥离腔隙用抗生素的生理盐水反复冲洗。用抗生素进行冲洗可以预防术后感染及包膜挛缩的发生。冲洗结束后，留置负压引流管，将假体植入剥离的腔隙里。放置假体时注意不要使假体表面受到损伤。切口处进行皮下及皮肤缝合关闭。术后在术区压迫包扎固定。

5.术后处置

术后1~2天拔出引流管，第3天开始进行轻柔的乳房按摩以维持剥离腔隙的空间。前5天用绷带压迫固定手术区域，之后用乳房固定用束身衣来固定乳房的形状。缝合线在术后7天拆除，可以使用1个月防止瘢痕增生的软膏，使得瘢痕的增生最小化。

6.筋膜下隆胸术的优缺点

胸大肌下隆胸术最大的缺点之一就是偶尔会有假体随着肌肉的活动而发生假体位置的移动或者乳房形状变形的副作用，特别是多见于经常从事健身活动的女性。筋膜下隆胸术则不会出现这种情况，而会塑造出自然的乳房外形。胸大肌下隆胸术的其他优点是术后包膜挛缩发生率相对较低，而在筋膜下隆胸术也同样是术后包膜挛缩发生率较低。筋膜对于假体来说又多了一层天然的被盖组织，而且筋膜下隆胸术相比乳腺下隆胸术多了一层坚韧的筋膜包绕，可以起到预防假体轮廓可见或假体褶皱的情况发生。对于那些有隆胸意愿的人来说，对术后疼痛的恐惧往往是她们迟疑不决的原因。在隆胸术中出现疼痛的最大原因就是胸大肌的剥离，而在筋膜下剥离术式中不用剥离胸大肌所以可以显著减少术后的疼痛。由于通过腋窝切口施行的胸大肌下或者乳腺下隆胸术已经很普遍，所以在对于施行筋膜下隆胸术来说，技术上没有什么大的困难，熟练掌握此术式不用很长时间。但对于皮肤薄的人来说，仅仅依靠薄弱的筋膜，不能完全消除可看到乳房假体轮廓的隐患。而且随着人体逐渐衰老，皮下脂肪层也将逐渐变薄，所以对于皮肤薄的人来说，筋膜下隆胸术

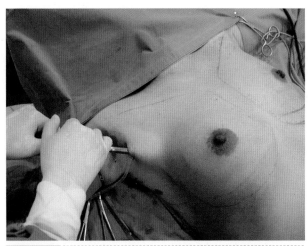

图3-6　利用Agris-Dingman 剥离子进行筋膜剥离

不是适合的术式。筋膜下隆胸术只适合于乳房上部皮肤厚度超过2cm的人。

7.手术实例

下面介绍笔者用筋膜下隆胸术进行过的一些手术实例（图3-7~图3-12）。

筋膜下隆胸术具备上述多种优点，选择合适的患者，在无法实施胸大肌下隆胸时不失为一种好的隆胸术式。

参考文献

[1] Go′es JC, Landecker A. Optimizing outcomes in breast augmentation: Seven years of experience with the subfascial plane. Aesthetic Plast Surg 2003;27: 178.

[2] Graf RM, Bernades A, Auerswald A, and Damasio RCC. Subfascial endoscopic transaxillary augmentation mammaplasty. Aesthetic Plast Surg 2000; 24:216.

[3] Graf RM, Bernardes A, Rippel R et al. Subfascial breast implant: A new procedure. Plast Reconstr Surg 2003;111: 904.

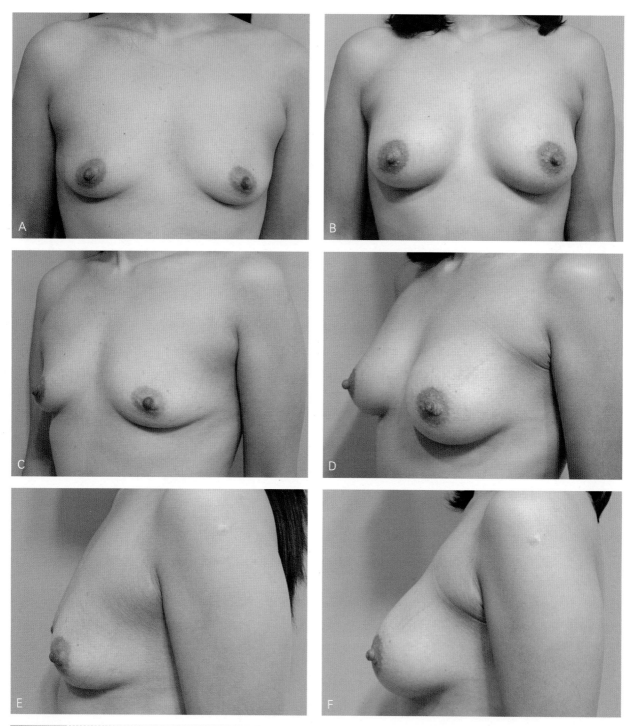

图3-7 女性患者。利用200mL生理盐水袋假体进行筋膜下隆胸，术后6个月时的状态
A，C，E.术前。B，D，F.术后。

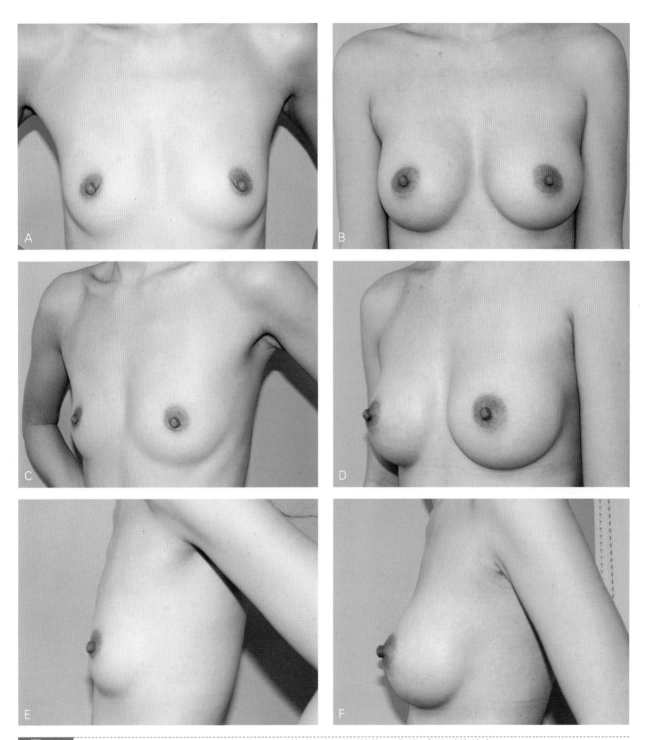

图3-8　27岁女性患者。利用230mL生理盐水袋假体进行筋膜下隆胸，术后6个月时的状态
A，C，E.术前。B，D，F.术后。

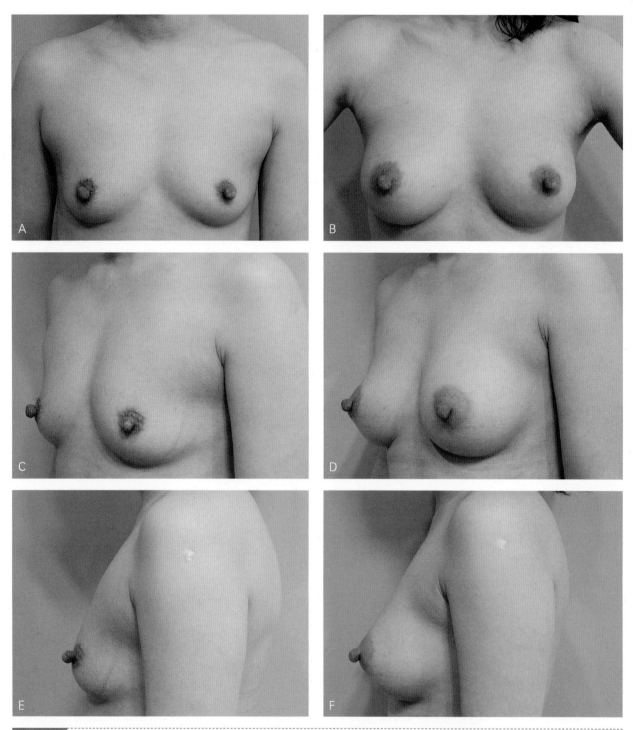

图3-9 27岁女性患者。利用230mL生理盐水袋假体进行筋膜下隆胸，术后6个月时的状态
A，C，E．术前。B，D，F．术后。

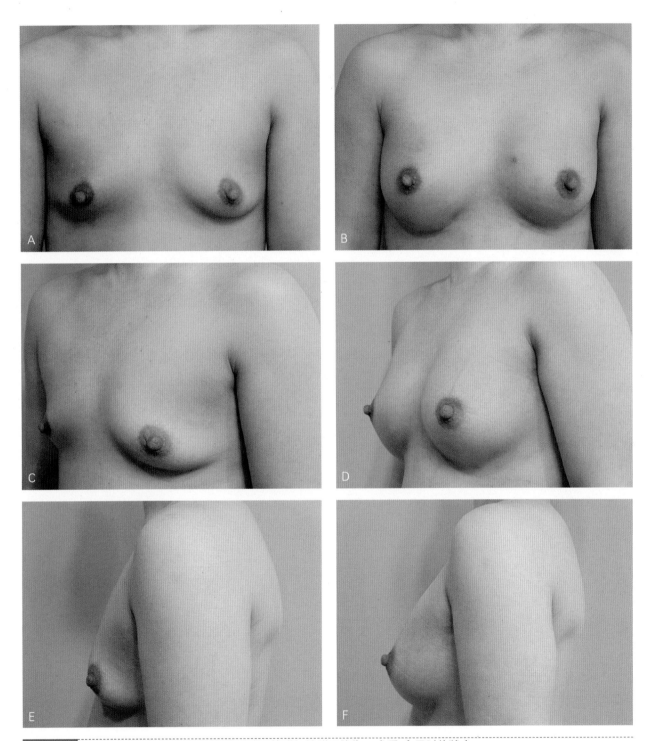

图3-10 42岁女性患者，利用225mL硅凝胶假体进行筋膜下隆胸，术后1个月时的状态
A,C,E.术前。B,D,F.术后。

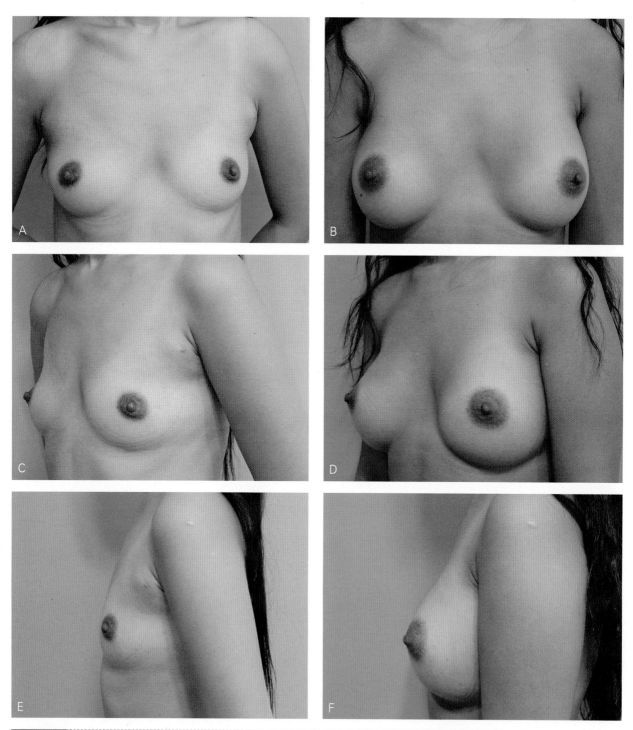

图3-11 28岁女性患者，利用250mL生理盐水袋假体进行筋膜下隆胸，术后2年时的状态
A，C，E.术前。B，D，F.术后。

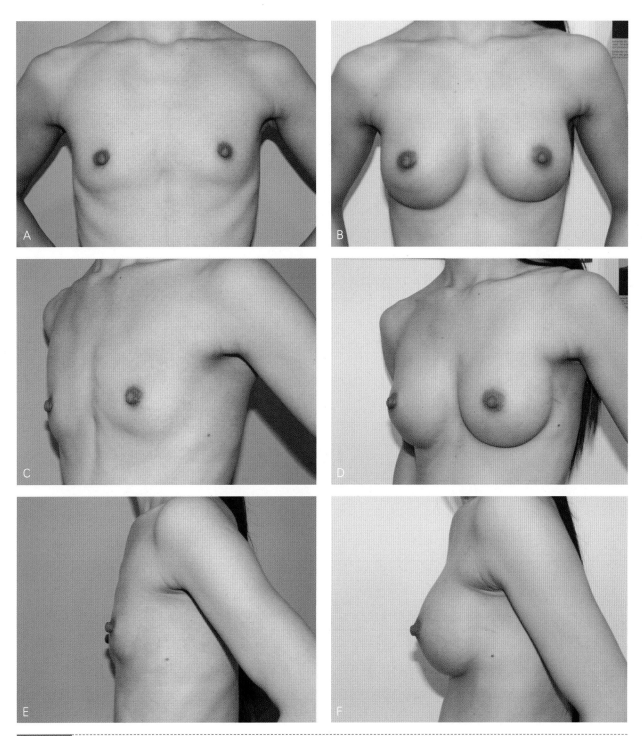

图3-12　26岁女性患者。利用200mL硅凝胶假体进行筋膜下隆胸，术后3个月时的状态
A，C，E．术前。B，D，F．术后。

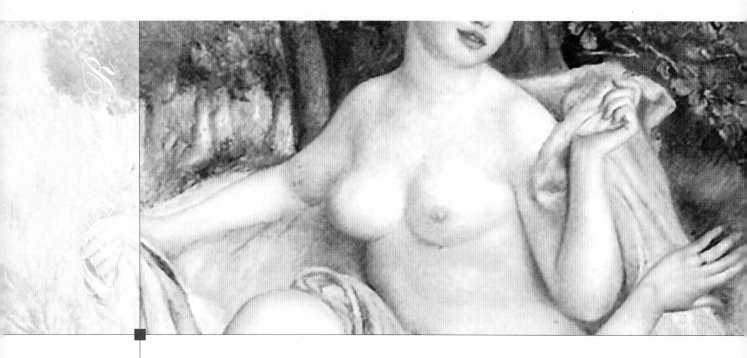

04 乳晕切口隆胸术
Periareolar approach for augmentation mammoplasty

　　隆胸术切口包括腋窝切口、乳房下皱襞切口、乳晕切口、乳头切口以及脐部切口等。乳晕切口位于乳房中心，容易接近乳腺下、胸大肌下以及胸大肌筋膜下层次。而且在施行隆胸手术的同时，可以进行乳晕缩小、乳头乳晕矫正，还可以进行隆胸术后包膜挛缩的处置。

　　另外，在进行双平面隆胸时，乳晕切口也是一种容易接近术区的切口。即在乳房下垂、乳房下端软组织过于丰满膨大，将假体植入胸大肌下层次时，容易发生双峰情况，此时通过乳晕切口可以进行双平面剥离并植入假体，防止上述情况的发生。只是在乳晕直径过小时，在通过乳晕切口剥离的过程中，由于手术器械或者术者的手指频繁接触切口周围的皮肤，可能出现皮肤碾挫伤甚至部分皮肤坏死（**图4-1**）。在乳晕直径过小时，需要考虑避免乳晕切口或者可以延长切口线的特别的方法。

1.乳头乳晕复合体的感觉神经支配

在施行乳晕切口隆胸术之前，掌握乳头乳晕复合体的支配神经的解剖很重要。乳头乳晕的外侧接受第4肋间神经支配，内侧则接受第3、第4肋间神经的皮支支配（**图4-2**）。支配乳头乳晕外侧感觉的第4肋间神经皮支分为浅层分支及深层分支，深层分支在胸大肌筋膜内沿着乳房下端走行3~4cm，然后以U形反转通过乳腺组织的外下方向乳头乳晕走行。这个走行方向在体表上反映为左侧4点，右侧8点方向（**图4-3**）。对乳房感觉起到重要作用的第4肋间神经皮支穿出的部位多在胸大肌的外缘和第5肋骨相交的部位外侧33mm，上方8mm的交叉点为

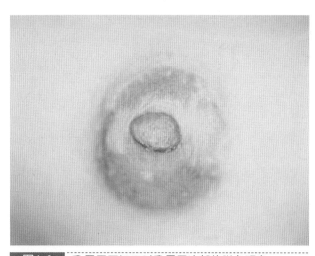

乳晕周围切口时乳晕周边部的脱色现象

圆心的直径大概为2.5cm的圆形范围内（**图4-4**）。所以在乳房缩小手术时，为了避免损伤第4肋间神经皮支，在切除乳房基底部时，要在乳房基底部保留大概1.0cm的软组织以及小心处理以上的部位，则会保留乳头乳晕的正常感觉。另外，在进行胸大肌下剥离操作时，要从内侧向外侧进行，这样可以使神经被拉的张力减少，也是减少神经损伤的一种方法。靠近胸骨的第3、第4皮支前方分支则通过皮下脂肪层通向内侧乳晕边界部位，所以设计乳晕切口线时尽量避免靠近乳晕边缘内侧对保留乳头乳晕的正常感觉也是重要的。实际工作中选择乳晕边缘切口和乳房下皱襞切口，这两种术式术后的乳头乳晕的感觉变化没有差异，即隆胸术后的感觉变化是随着神经张力及神经分布变异而发生变化。相对于乳房组织相对丰富的患者，那些胸廓小、皮下软组织较少的患者发生感觉变化的概率要大，其理由就是如上所述的神经被牵拉的张力变大或者神经的分布密度下降。所以植入相对于患者胸廓大小容量过大的假体可能会造成隆胸术后乳头乳晕感觉的异常变化。

2.乳头乳晕复合体的血液供应

乳房的主要供应动脉是胸廓内动脉、胸廓外动脉及后方的肋间动脉。其中胸廓内动脉对乳头乳晕复合体的血液供应最重要。这条动脉通过4个穿支和4~6个肋间动脉前方分支向乳头乳晕复合体供应血液。这些分支主要穿过第3、第4肋间上行。在肌肉下剥离时，彻底止血对于防止术后因为血肿而发生包膜牵缩是必需的，对术后的恢复也很重要。所以熟悉这几条分支的走行位置非常重要（**图4-5**）。做肌肉下剥离时在肉眼可视条件下用长柄电凝便于止血。胸骨附近的血管穿支在距离中线约1.0cm处前行，所以剥离内侧时要避免在距离胸骨1.0cm内进行剥离。特别要注意避免在剥离内侧时因器械等原因造成

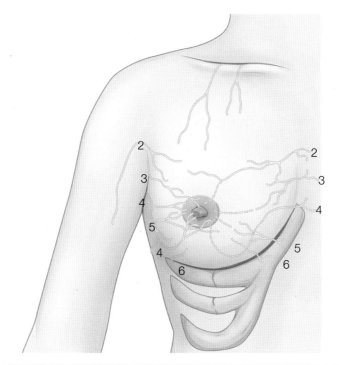

图4-2　第3~第5肋间神经是乳头乳晕的主要感觉神经

前皮支

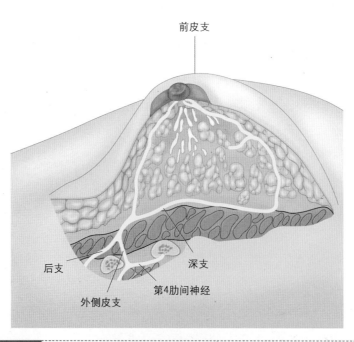

后支

深支

外侧皮支

第4肋间神经

图4-3　第4肋间神经的深层分支在胸大肌筋膜下向下走行3~4cm后以U形翻转向上，支配乳头和乳房外侧面的感觉

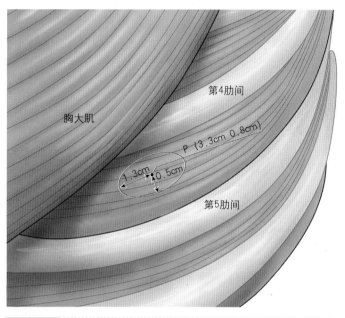

第4肋间

胸大肌

P (3.3cm 0.8cm)

1.3cm   0.5cm

第5肋间

图4-4 　对乳房感觉起到重要作用的第4肋间神经穿出位置

胸骨骨膜或者肋软骨骨膜损伤。因为从内侧软骨膜或者骨膜穿行的小的血管分支出血，即使使用电凝也不易止血，而且此部位的损伤会成为术后疼痛和不适的主要原因。所以剥离此处时，在距离软骨膜8～10mm前利用电凝止血及剥离为好。特别在胸大肌下剥离时，如果无法直视术野只是依靠手指或者器械进行剥离可能会造成血管穿支受牵拉而断裂。即使当时没有出血，术后也有发生肌肉内出血或者延迟出血的可能，所以尽可能地直视术野进行彻底止血，对术后的恢复是必需的。

3.乳房腺体和筋膜之间的关系

通过乳晕切口进行胸大肌下剥离，需要对乳腺组织、浅筋膜、胸大肌筋膜等解剖构造进行了解。乳房从组织胚胎学上起源于皮肤的附属器（skin appendage），位于皮下浅筋膜内侧。皮下浅筋膜又分为浅层和深层，乳腺组织在这两层结构之间（图4-6）。浅筋膜（superficial layer or superficial）与乳房组织的真皮层紧密相连，不易分离。但浅筋膜深层（deep layer of superficial faxdia）则更加明确地将乳腺组织最下缘与胸大肌之间分离。在皮下脂肪浅筋膜的深层结构与胸大肌筋膜之间存在疏松网状结缔组织。

乳晕切口隆胸手术结束后，在关闭切口时，将皮下脂肪层内筋膜层给予正确缝合，可以有效减少皮肤切口瘢痕变宽。包绕胸大肌的筋膜起始于胸骨，向下与腹直肌、前锯肌、腹外斜肌等相延续，向外包绕胸大肌的外侧缘形成腋窝筋膜（axillary fascia），进而在施行乳晕切口隆胸术时，必须通过多层筋膜才能到达胸大肌。

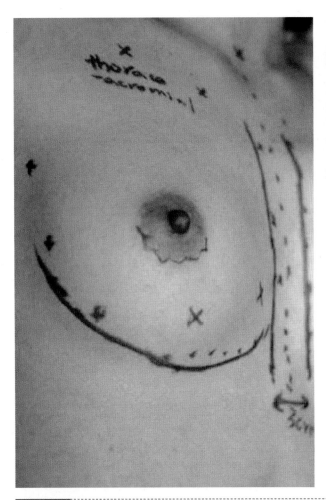
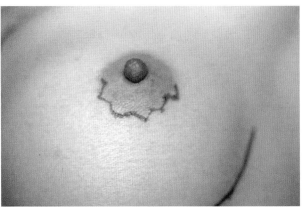

图4-5　隆胸手术时需要小心确认血管穿支的位置和乳晕切口线

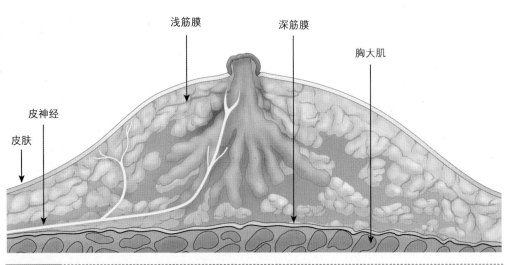

浅筋膜　　深筋膜　　胸大肌

皮神经

皮肤

图4-6　乳腺组织位于皮下脂肪层浅筋膜的深、浅层之间

4.乳房下皱襞的构造

乳房下皱襞是乳房内容物与外形做界限的部分。在青春期之前乳房下缘境界不清，但进入青春期后开始形成并逐渐明显，并决定了乳房下缘的界限。从组织学上来看，胸大肌和前锯肌的前面始终存在皮下组织浅筋膜与深筋膜，这些结构以多种形式与乳房下皱襞部位的真皮层相延续。特别是从胚胎学上来看，乳腺组织存在于皮下浅筋膜再次分为深筋膜与浅筋膜之间的层次中，所以在乳房下端也可以看到分为两层的筋膜结构。从组织学上看乳房下端的形成过程中，深筋膜与浅筋膜在互相融合的状态中与乳房下皱襞部位的真皮层相连续。但是在部分情况下，从筋膜直接发出纤维与真皮层形成一种韧带形态的结合（**图4-7**）。通常乳房下皱襞的位置在第5、第6、第7、第8肋骨的前弓（anterior arch），多数在相当于第6肋的位置。此结构的临床意义在于隆胸手术时即使进行了胸大肌后的剥离，在肌肉前面仍然维持着正常结合在一起的浅筋膜与乳房下皱襞真皮组织之间的解剖学结合。此时如果将大号乳房假体植入胸大肌下，或者乳房下垂、乳房下端组织致密且饱满时，在下垂的假体轮廓与正常维持的乳房下皱襞之间会出现双峰现象（**图4-8**）。所以为了防止这种双峰现象的发生，必须要做胸大肌筋膜与在其前方的

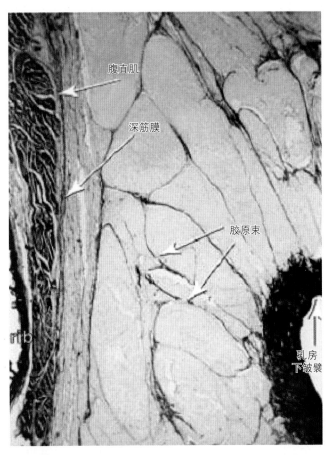
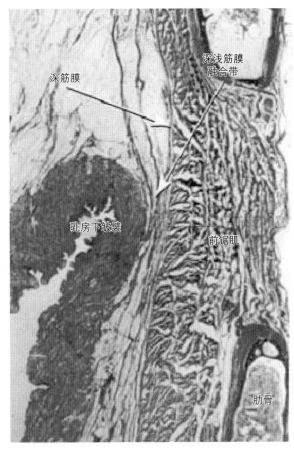

图4-7 乳房下皱襞由两层筋膜融合或者下方筋膜发出纤维条索连接乳房下皱襞处的真皮组织而形成

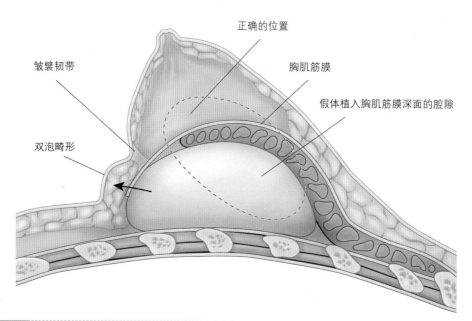

皱襞韧带

正确的位置

双泡畸形

胸肌筋膜

假体植入胸肌筋膜深面的腔隙

图4-8 在已有的乳房下皱襞的结构尚未分离的情况下，胸大肌下植入假体时会发生双峰现象

筋膜之间的剥离。切断胸大肌下缘的双平面隆胸术就是为了防止这种现象的方法之一。

最新的研究显示，乳房下端总是位于胸大肌起始部的下方，从胸大肌起始部到乳房下端的距离，在内侧和中部各为不同，平均在1.9~2.5cm之间。可以认为，只要胸大肌下剥离能够正确进行到乳房下端，胸大肌就会全部从肋骨起始点被分离开。即哪怕不用特意切断胸大肌，也会将胸大肌从起始部分离，从而可以获得自然的双平面剥离的手术效果。

5.术前设计及假体的选择

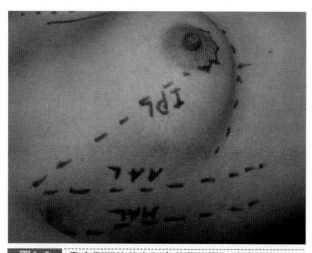

图4-9 乳房侧面的前方剥离范围不要超过腋前线

术前设计对于隆胸手术非常重要。首先垂直画一条胸骨中央线。在此线外侧各1.5cm处，左右各画一条垂直线。在手术操作时，剥离范围不要在此线以内进行。其理由就是为了预防损伤胸骨旁血管穿支造成的出血，还为了防止两侧乳房过度向内靠拢。为了标记胸大肌的外侧缘在体表的投影线，画一条从肩峰（acromion）到乳晕外侧缘的斜线。为了选择假体大小先测量患者术前胸廓的宽度。选择患者胸部可以容纳的假体，可以减少术后触感或者感觉变化以及波纹状乳房的发生。特别是外

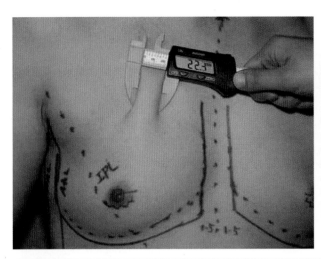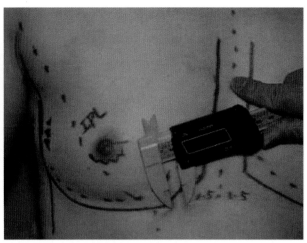

图4-10 捏挤实验

在胸上部乳房厚度小于2cm的情况下，建议进行胸大肌下植入假体。乳房下端厚度小于0.5cm时要保留胸大肌。

侧缘的剥离不超过腋前线是减少肋间神经损伤的方法。选择超过了胸廓范围的假体可以增加发生波纹状乳房的可能性（**图4-9**）。首先将事先准备好的合适的各种假体放入胸罩内让患者佩戴，然后让患者挑选自己满意的乳房假体，这样可以减少术后患者的不满。另外，考虑假体半径，决定新的乳房下皱襞位置。也就是说，设定假体中心位于乳头下面，选择新的乳房下皱襞线。此时，乳头到新下皱襞的距离大于原来的距离。在东亚人群中，乳房下皱襞线虽然随着假体的大小有所差异，但通常是在距离乳头6~8cm的位置。只是还要考虑术后乳头的位置向上移位的情况，向两侧水平展开双臂后胸部与乳头的位置，大概就相当于术后的位置。进而如果术前患者的乳房下皱襞线与乳头乳晕的距离充足时则不需要降低乳房下皱襞线，这种情况占30%~40%。特别是乳房下垂明显的患者，由于存在双峰现象的可能，有时需要不降低乳房下缘或者将假体植入乳腺下层次。为了决定假体植入的层次，测量乳房上部的皮下组织厚度会有所帮助。在将乳房组织拉紧的情况下，如果皮下组织厚度不超过2.0cm，则将假体植入胸大肌下，这样对术后的触感、外形以及防止波纹状乳房的发生会有帮助。乳房下部的皮下组织厚度在0.5cm时不能切断胸大肌的起始部（**图4-10**），其理由就是支撑乳房假体的软组织量薄弱，会造成假体轮廓在体表被触及或者向下垂的现象。此时要保留胸大肌。

在术前要决定选择毛面还是光面假体。硅凝胶假体可以某种程度上减少波纹状乳房的发生，但也不完全是。在做毛面假体时，剥离腔隙与假体大小相似为好，因为假体表面将与周围组织相附着，如果腔隙过大则假体不易着床。有人主张光面假体相比毛面假体波纹状乳房发生的可能性略低，特别是在可覆盖假体的软组织很薄弱的人更是如此。只是有主张认为毛面假体相比光面假体包膜挛缩发生率低。特别是在腺体后隆胸时，毛面假体可以降低包膜挛缩发生率。

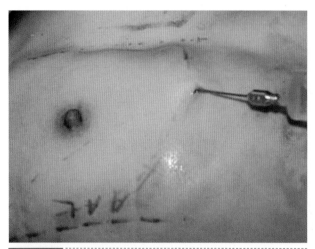

图4-11 注射稀释的含有肾上腺素的利多卡因溶液。可以预防出血，且容易剥离，对术后的疼痛也有缓解作用

6.注入肿胀液

在做切口之前，将肿胀液用钝头针注入胸大肌下或者乳腺组织下。这样可以减少术中出血，而且可以使得肌肉下或者乳腺下剥离更为容易。肿胀液注入口在新的乳房下皱襞线上，1～2mm长，此切口在术后也可以用作负压引流管的出入口。另外，在乳晕切口线周围注入肿胀液可以减少切口处的出血（**图4-11**）。最近有一部分医生认为这种肿胀液的注入对术中电凝的操作有妨碍，所以不注入肿胀液。

7.乳晕边缘切口 (Periareolar incision)

做乳晕边缘切口要尽量避开乳晕内侧。因为在乳房内侧有支配乳头乳晕复合体的感觉神经第3、第4前方皮支通过皮下脂肪层接近内侧乳晕的位置。通常切口顺着乳晕的下半部弧线切开。切口长度则使用盐水假体时要比使用硅凝胶假体时要小。顺着乳晕边缘行Z形切口有多方面的优点（**图4-12**），即由于乳晕的边缘不是整齐的边缘，所以不规则的切口线会使得切口痕迹不显眼而且更自然。另外，Z形切口可以使切口线得到延长，有利于手术器械的伸入及植入假体时提供更大的空间。在伤口恢复过程中，由于互相牵拉的力量方向不同，切口痕迹不显眼，这道理就和W形切除瘢痕的方法类似。选择施行乳晕

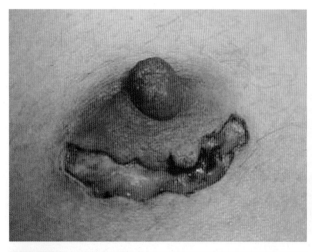

图4-12 锯齿状切口展开后，可以增加切口的长度

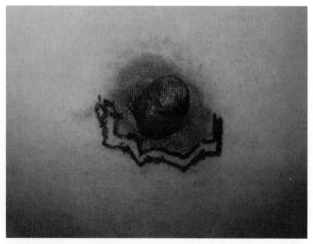

图4-13 乳晕直径小的时候，为了增加切口长度而进行的切口设计

切口隆胸术时乳晕直径要大于3.0cm，这样才能顺利地将假体植入。如果在乳晕直径过小时，仍需要选择乳晕切口施行隆胸术，则需要在既往的乳晕边界下方的皮肤上追加额外的切口以延长切口的长度（**图4-13**）。在开始乳晕切口隆胸手术时，通过切口置入手术器械以及手指的探入、假体的植入等过程中可能造成皮肤损伤。所以尽可能地使切口长度延长，利用有伸缩性的橡胶手套等在术中给予保护相关部位为宜（**图4-14**）。这些方法可以保护切口周边的皮肤，具有避免乳晕颜色变淡、伤口不显眼的

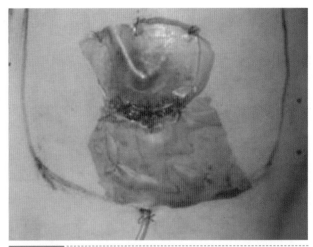

图4-14 保护膜覆盖乳晕切口，可以在术中保护皮肤

优点，同时还可以防止假体在植入时接触到乳头内分泌的乳汁。在假体植入过程中接触乳汁等引起感染也会成为术后包膜挛缩的原因。

8.皮下剥离

通过手术切口，利用Metzembaum或者锐利的Bovie向乳房下方进行3~4cm的皮下剥离，此时被掀起的皮瓣要保持一定的厚度，尽可能地彻底止血，要尽可能地避免用钝性分离。另外此时切开的皮下筋膜层，在随后的缝合中的正确缝合可以预防术后瘢痕增厚或瘢痕扩展，所以要在直视下进行皮下组织剥离为好（**图4-15**）。自切口向下3~4cm皮下剥离的原因是为了尽可能地减少乳腺组织的损伤以及容易接近胸大肌。乳腺组织为半锥形的构造，在乳头乳晕直后方厚度为最厚，越往边缘则越薄，所以这种剥离可以将对乳房组织的损伤降为最低，且容易接近胸大肌。

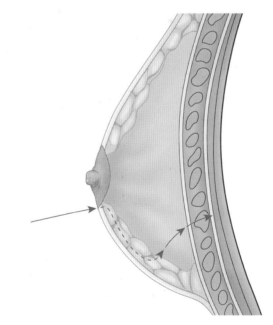

图4-15 皮下剥离时，向乳房下方剥离3~4cm，可以减少乳腺组织的损伤

9.乳腺组织的切开及假体腔隙的形成

1）乳腺组织、筋膜下及胸大肌下剥离

　　将皮下组织的剥离准确进行到乳房下端的合适部位后，用拉钩牵拉，显露乳腺组织。在显露的乳腺组织上做一横行切口，长3～4cm，彻底止血后，向两侧牵拉切开的乳腺组织，可以看到包绕乳腺组织的筋膜组织，剪开薄弱的筋膜组织即可看到覆盖红色胸大肌的胸大肌筋膜。在这两层结构之间存在疏松的网状组织。如果需要在乳腺后植入假体，则在此层次剥离出合适的腔隙。如果需要胸大肌筋膜后植入假体，首先根据胸大肌外侧缘斜型走向确定胸大肌的位置，然后剪开部分胸大肌筋膜，用手指或者钝头剥离子进行胸大肌筋膜后剥离。胸大肌筋膜由上到下厚度逐渐变薄，有时剥离下面时会有筋膜撕裂，使得假体在乳房下部会位于乳腺后面。在乳房上部剥离的胸大肌瓣下，如果包含一部分胸大肌则会增加覆盖假体的软组织量，特别是在乳房上部过于平坦或凹陷时，可以用部分胸大肌来增加乳房上部的丰满程度。如果需要胸大肌后植入假体，则需要完全掀起胸大肌，即从胸大肌的外侧缘利用器械（Allis calmp）提起胸大肌，利用在电刀在下端做一小切口，然后利用钝头的剥离子或者手指在胸大肌下剥离假体腔隙（**图4-16**）。然后在确认胸大肌下面的同时，用长柄的电刀等扩大假体腔隙。术者佩戴手术头灯（head lamp），可以更好地确认胸大肌的下缘。如果不需要切断胸大肌，则通过以上操作将假体腔隙向上、向下或者向内进行扩张。剥离范围则根据术前设计，上缘达到第2肋，外侧缘达到腋前线，内侧则到距离胸骨中线1.5cm处在直视下进行剥离。

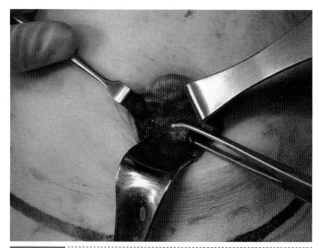

图4-16　掀开胸大肌的外侧缘

　　血管穿支的彻底止血，对于预防术后因血肿造成的包膜挛缩以及加快术后恢复是非常重要的。特别是要避免在距离胸骨中线1.0cm之内进行剥离操作，这样可以最大限度避免因血管穿支受损而出现的出血，还可以避免胸骨附近的骨膜或者软骨膜受损，对术后的恢复有帮助。剥离侧面的时候，较比利用Bovie进行剥离，利用器械（Allis calmp）在直视下向外分离假体腔隙可以确认从肋间穿出的第4肋神经，从而可以避免神经损伤，要特别留意神经是从下外方穿行上来的。外侧面的彻底止血也是必需的。在剥离乳房下皱襞时，如果肌肉的完全离断不是必需的，则将部分胸大肌向上推移（partial transaction），这样可以维持胸大肌的解剖学连续性，只是最大限度地弱化肌肉的力量。这对术后假体不上移，并可以很好地在腔隙内着床有帮助。

2）双平面剥离

有些情况下需要胸大肌的彻底离断。在乳房下端非常饱满，以及伴随乳房下垂时需要双平面剥离。通常在乳房下端非常饱满时，没有胸大肌的离断而直接将假体植入胸大肌下时，由于乳房下皱襞的解剖结构依然存在，发生双峰的可能性较大，所以这时需要将胸大肌下缘离断并将假体的下部分置于乳腺下间隙的双平面剥离。双平面剥离也常用于包膜挛缩的治疗上，在去除包绕假体的增厚包膜的同时，利用双平面剥离可以扩张假体腔隙的空间，使得部分假体位于新的剥离腔隙内，从而降低包膜挛缩的复发率。在手术方面，如同胸大肌下剥离一样，通过乳晕切口到达乳腺组织，纵行切开乳腺组织后利用器械将乳腺组织牵拉开，到达乳腺下间隙。在事先设计好的剥离范围内进行乳腺下间隙剥离后，利用Allis clamp（艾利斯钳）掀开胸大肌外侧缘进行胸大肌下间隙剥离的操作也如同胸大肌后间隙的剥离。肌肉下剥离范围也同样是内侧到胸骨附近，上面到第2肋给予充分的剥离，然后用电刀向下将胸大肌下方横行切断。用Allis clamp夹住胸大肌，再用电刀切断胸大肌，即使肌肉因电刺激发生收缩也不会影响操作。一边彻底止血一边切断胸骨附近的胸大肌附着点，但注意不要太向上位置切断，特别在乳房下缘中部及胸骨附近有进入胸大肌的血管穿支，要确认后给予确切止血。另需要在距离胸骨中线1.0cm处，将胸大肌附着处部分肌肉沿着胸骨给予保留，其理由是容易找到肌肉内出血位置可以确切止血，且在假体基底如同船板一样放置在肌肉上后可以起到支撑作用。另外，保留肌肉与皮下深筋膜的融合结构可以防止术后乳房下端因假体重量过度下垂（**图4-17**）。当然这种切断胸大肌的术式，术前要确认乳房下端皮下组织厚度在0.5cm以上，这样才能防止因为假体而造成乳房下垂现象。沿着胸骨进行的胸大肌附着点分离不能位置太靠上，因为可能造成出血以及假体过度向内侧靠拢。乳腺组织下方的剥离越多，被切断的胸大肌向上移位的程度就越大。乳房下面（subglandular space）的剥离要有所限制，尽可能只在需要切断胸大肌的范围内进行乳房下面的剥离。这样胸大肌可以在植入假体后向上移位2～4cm，使得

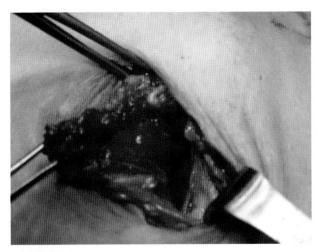

图4-17 切断胸大肌起始部时保留1cm左右的肌肉组织为好

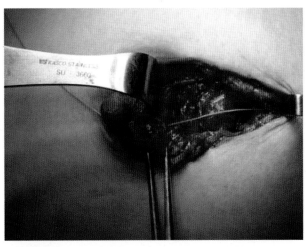

图4-18 进行双平面剥离时，假体上方被覆胸大肌，假体下方放置在乳腺组织下方

假体上方有胸大肌覆盖，防止术后乳房上端萎缩塌陷（**图4-18**）。当然如果乳房下垂程度明显，则可以扩大乳房下面的剥离范围，使得胸大肌进一步向上边移位。

10.止血及假体腔隙的冲洗

肉眼可见的出血需要彻底止血，特别是植入假体后术区内的血肿可能诱导纤维过度增生且成为包膜挛缩的原因之一，所以必须彻底地止血。乳晕边缘切口时，术者可以利用佩戴头灯在直视情况下进行电刀止血，比其他手术方法更容易止血（**图4-19**）。直视情况下仍然不能止血时，可以用纱布块填塞出血部位，轻压10分钟左右也会对止血有帮助。乳房假体腔隙用稀释碘伏溶液及含有抗生素的生理盐水进行冲洗。如果需要留置引流，则将引流管通过乳房下端注入肿胀液的注入口引出。引流管在引流不多的情况下在术后3天内给予拔出。

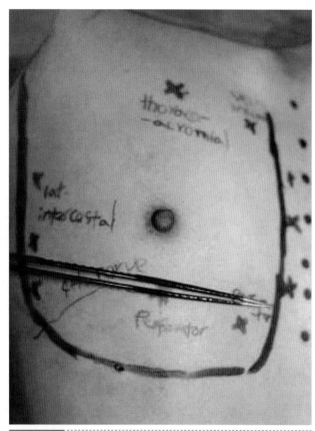

图4-19 头部尖、柄部长的电凝有助于胸大肌下远处的止血

11.假体的植入

1）盐水假体的植入及生理盐水的注入

处理盐水假体时，要更换为没有滑石粉的新的手术手套，排出假体内的空气。将完全排出气体后的假体，像卷烟叶一样通过乳晕边缘切口植入。为了避免盐水假体在植入过程中与周边皮肤组织或者乳房实性组织相接触，可以用塑料膜（Tegaderm）等包绕假体后再植入（**图4-20**），这是为了隔绝假体和皮肤正常菌群——葡萄球菌（staphylocomLus epidermidis）之间的接触。有些报道认为上述菌株即使使用碘伏等强力杀菌剂也不会被杀

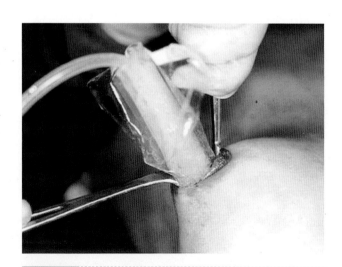

图4-20 植入生理盐水袋胸假体时，用塑料布包裹假体以隔断与周边组织的接触

死，而且可以确认的是，在发生包膜挛缩的包膜内有此菌在繁殖，所以要对上述菌株或为包膜挛缩发生的原因这点予以警惕。注入生理盐水时最好是封闭的状态，即不要将要注入的生理盐水暴露于空气中，而是用三通等装置直接将生理盐水注入。注入的生理盐水容量依据生产商家推荐的注入量给予注入，然后拔出注入口。拔出注入口后探入手指确定阀门关闭是否严密。另外，确认假体是否翻转。如果假体在腔隙内发生翻转，假体中央部位的凸出点则可能会通过薄弱皮肤被触及。

2）硅凝胶假体的植入

植入假体前切口周围用酒精或者生理盐水给予清洗、消毒。然后切口部位外敷黏性切口保护膜（Tegaderm），只剪开切口线位置，用拉钩牵拉出可以植入假体的空间。手术手套换成没有滑石粉的手套。在植入前打开假体的包装，用一只手给予假体持续的压力，另一只手反复将假体挤入。这时如果过度用力或者指甲过长会对假体造成损伤，所以需要轻柔操作，必要时使用抗生素软膏或者杆菌肽锌皂等润滑液使假体的植入变得容易（**图4-21**）。假体植入后仍需要用手指探入来确认假体是否前后翻转，并且手指探查假体的边缘然后给予适当扩

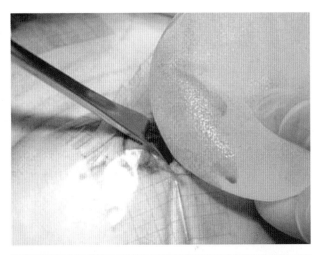

图4-21 碘伏溶液及润滑液会有助于硅凝胶假体的植入

充腔隙。另外，将假体前后、左右给予推动来确认假体腔隙是否均衡。如果假体的表面不平整，则通过剥离使假体腔隙与假体的大小几乎一致。

12.缝合

找到切断的乳腺组织的两端，用2-0 vicryl缝线缝合。这时因为是通过掀开胸大肌外侧缘进入胸大肌后间隙，所以不需要缝合胸大肌，即使是行双平面隆胸时切断了胸大肌也不需要刻意缝合胸大肌断端。确认胸大肌正确覆盖了假体后，对位缝合乳腺组织。根据情况也可对位缝合胸大肌筋膜，预防胸大肌被过度牵拉，也可防止因胸大肌的活动产生假体的变形，而且可以在假体外多一层软组织保护。皮下组织

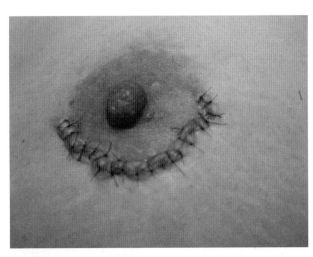

图4-22 包括乳腺组织，皮下筋膜层的逐层缝合有助于瘢痕的最小化

的缝合使用4-0 vicryl，此时正确对位缝合皮下浅筋膜层，对于防止术后手术瘢痕过宽会起到重要的作用。最后用6-0 nylon缝线缝合关闭皮肤（**图4-22**）。

13.其他

在乳晕直径过宽时，可以在乳头周边做切口达到乳晕缩小的效果。若同时需要行隆胸手术，则不需要另外做切口，而是在乳晕缩小的范围内通过同一切口行乳腺下或者胸大肌下剥离并植入胸假体。为了防止术后乳晕直径再次扩大，用可吸收线给予乳晕皮下环形荷包缝合为好。初始时乳晕周边会有褶皱，但随着恢复时间的延长就会恢复平坦（**图4-23**）。

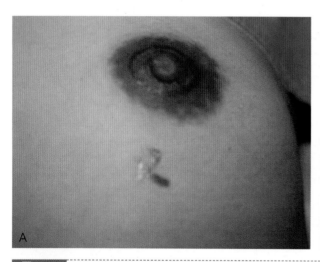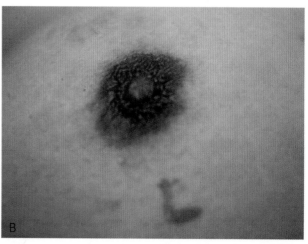

图4-23 乳晕缩小术

A.术前设计。B.术后。

14.手术实例（图4-24～图4-30）

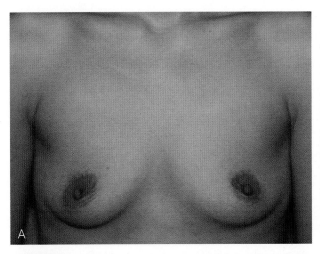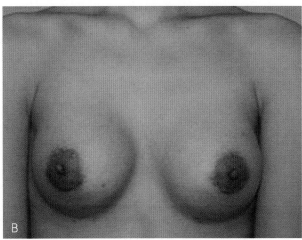

图4-24　A.术前。B.术后6个月，乳晕切口双平面，硅凝胶假体280mL

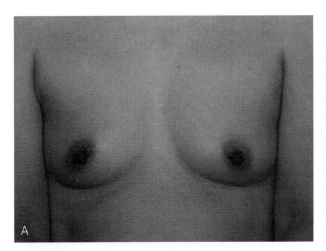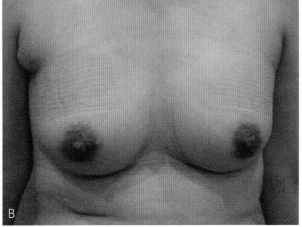

图4-25　A.术前。B.术后4个月，乳晕切口胸大肌下间隙，硅凝胶假体250mL

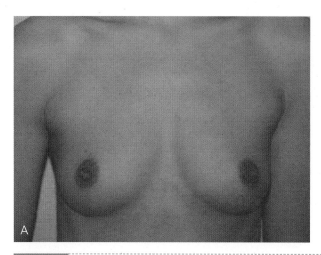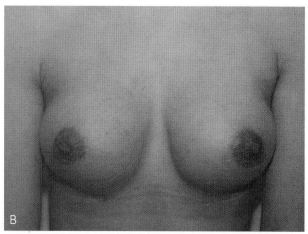

图4-26 A.术前。B.术后4个月，乳晕切口双平面，硅凝胶假体270mL

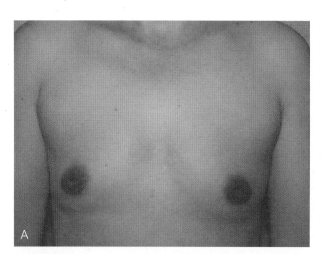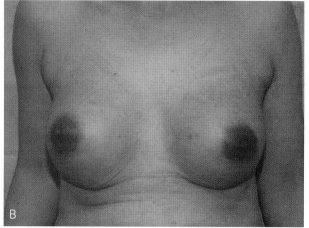

图4-27 A.术前。B.术后4个月，乳晕切口胸大肌下间隙，硅凝胶假体230mL

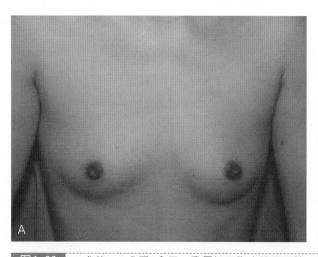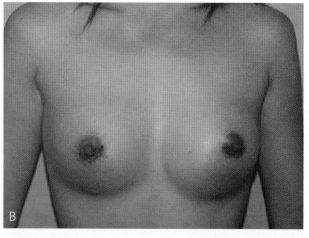

图4-28 A.术前。B.术后2个月，乳晕切口胸大肌下间隙，硅凝胶假体260mL

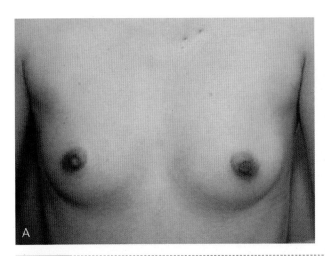
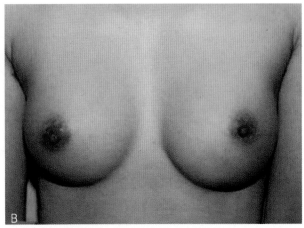

图4-29　A.术前。B.术后4个月，乳晕切口胸大肌下间隙，生理盐水袋假体250mL+25mL

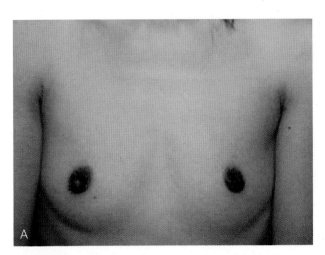
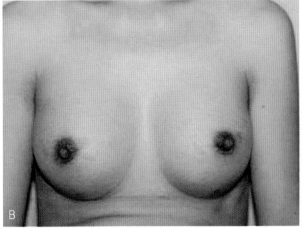

图4-30　A.术前。B.术后3个月，乳晕切口胸大肌下间隙，硅凝胶假体270mL

参考文献

[1] Brad RN, Granger BW, DMD; and Vijay P. Khatri. Inframmary crease: Positional relationship to the pectoralis major muscle origin. Aesthet Surg J 2007;27:509-512

[2] Charles D, Muntan BS, Michael JS. Inframmary fold: A histologic reappaisal. Plast Reconstr Surg 2000;105(2):557.

[3] David AH. Breast augmentation: Choosing the optimal incision, implant and pocket plane. Plast Reconstr Surg 2000;105: 2202.

[4] Gryskiewisz JM, Hatfield AS. "Zig-zag" way line periareolar incision. Plast Reconstr Surg 2002;110:1778-1783.

[5] Hwang K, Jung CY, Lee WJ, Chung IH. The lateral cutaneous branch of the fourth intercostal nerve relating to transaxillary augmentation mammoplasty. Ann Plast Surg 2004; 53(1): 27-30.

[6] Ingrid S, Rafic K, Helmut G, Jurgen H. The sensitivity of the nipple-areola complex: An anatomic study. Plast Reconstr Surg 2000;105:905.

[7] Jenny C, Alberto E. Alternative technique for breast augmentation in patients with a small nipple-areolar complex diameter. Aesthet Surg J 2005;25(2):117-25.

[8] Lee EJ, Jung SG. Submuscular augmentation mammaplasty using a perinipple incision. Ann Plast Surg. 2004;52(3):297-302.

[9] Mark M, Stanley A, Navin K. Nipple areola complex sensitivity after primary breast augmentation: A comparison of periareolar and inframammary incision approaches. Plast Reconstr Surg 2000;105:905.

[10] Mladick RA. 'No-touch' submuscular saline breast augmentation technique. Aesthetic Plast Surg. 1993;17(3):183-92.

[11] Petrus V, MB Ch B, Hons B Sc, M Med Sced, M Med Plast & Rekons. The Blood Supply to the Nipple-Areola Complex of the Human Mammary Gland. Aesth Plast Surg 2004;27: 393-398.

[12] Ruth MG, Afranio B, Ronald R, Luiz Roberto RA, Rosana Cristina CD, Andre A. Subfascial breast implant : A new procedure. Plast Reconstr Surg 2003;111(2):904-908.

[13] Sarhadi NS, J Shaw Dunn, LEE FD and Soutar DS. An anatomical study of the nerve supply of the breast including the nipple and areola. Br J Plast Surg 1996; Apr;49(3):156-64.

[14] Scott L. Spear, Erwin J. Bulan, and Mark L. Venturi Breast augmentation. Plast Reconstr Surg 2004;114: 73e.

[15] Tebbetts JB. Achieving a predictalble 24-hour return to normal activities after breast aurmentation: Part II. Patient preparation, refimed surgical techniques, and instrumentation. Plast Reconstr Surg 2002;109(1):306-307.

[16] Tebbetts JB. Dual plane breast augmentation: Optimizing implant-soft tissue relationships in a wide range of breast types. Plast Reconstr Surg 2006;118: 81S.

[17] Tebbetts JB. Transaxillary subpectoral augmentation mammaoplasty: a 9 year experience. Clin Plast Surg 1988;15(4):557-68.

[18] Wuringer E, Mader N, Posch E, and Holl J. Nerve and vessel supplying ligamentous suspension of the mammary gland. Plast Reconstr Surg 1998;101:1480.

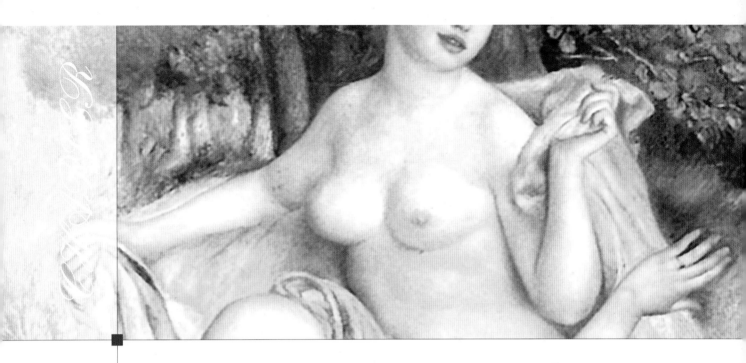

05 乳头乳晕横切口（乳晕Ω形）隆胸术
Transareolar-perinipple (Areolar 'Omega') breast augmentation

最终影响隆胸手术效果的因素有假体的大小、假体的植入位置和切口的位置。隆胸手术时，多采用腋窝切口、乳房下皱襞切口、乳晕边缘切口、脐部切口等，每种切口有各自的优缺点，且根据手术医生熟练程度和判断而选择具体的术式。在西方国家多选择乳晕下皱襞切口，在韩国则多选择腋窝切口。这些手术切口对假体要植入的腔隙的形成具有方法论上的意义，但也和最终术后的瘢痕会到什么程度有直接的联系。在上述手术切口之外，还有一种在术后瘢痕方面有很大优点的乳头乳晕横切口（乳晕Ω形），在适合这种手术切口的隆胸术时，这种切口不失为一种好的方法（**图5-1**）。乳晕Ω形切口不仅在手术瘢痕方面具有卓越的优点，还因为可以在直视下施行手术，可以进行彻底止血以防止术后血肿的发生，并且避免不必要的组织损伤从而明显降低术后的疼痛感。减少血肿的生成，不仅可以减轻疼痛，还可以减少术后包膜挛缩的发生率。此外，直视下进行手术操作，可以准确进行假体腔隙的剥离，从而显著降低术后双侧乳房不对称的并发症。

Pitanguy在1978年首次发表了乳晕横切口（transareolar incisinon）的报道后，由于乳晕瘢痕、乳头的感觉异常、假体疝出、乳腺组织的感染、包膜挛缩等并发症的发生率

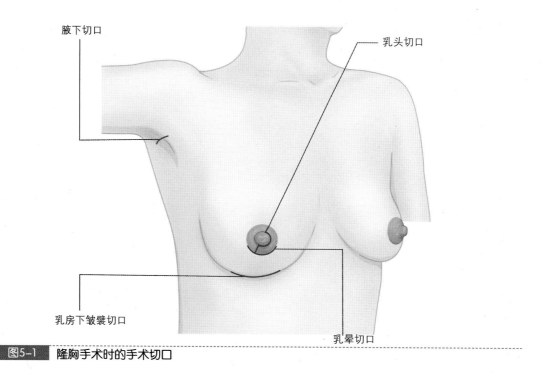

腋下切口

乳头切口

乳房下皱襞切口

乳晕切口

图5-1 **隆胸手术时的手术切口**

较高以及术后哺乳障碍等原因，没有能够得到普及使用和发展。对此笔者想在既往Pitanguy的术式基础上，在切开方法以及剥离方法上，提出一种可以预防并发症的改进的手术方式。这种手术方式相比以往乳晕周围隆胸术具有手术切口瘢痕几乎看不见（**图5-2**），且对哺乳没有影响的特点。

手术切口瘢痕不明显的原因是：①切口瘢痕不是一条直线，是中间不连续的Ω形，所以不明显。②皮肤切口位置和假体植入的腔隙入口相互分离，可以减少因假体或者术后按摩对皮肤张力的作用，可以使得瘢痕缩小。③乳晕的表面由于多个乳腺导管（Montgomery areolar glands）开口而呈不规则状，

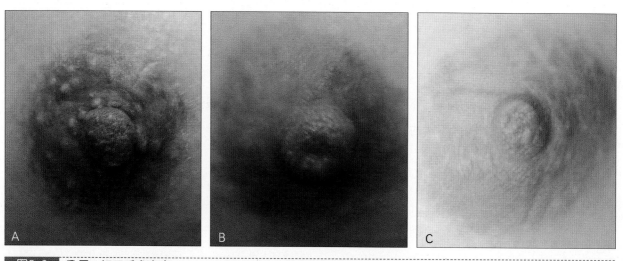

图5-2 **乳晕Ω切口手术瘢痕**

A.术后2周。B.术后2个月。C.术后12个月。

所以相比光滑的表面更容易隐藏瘢痕。④虽然每个个体有所差异，但大多数乳晕的颜色在中央部分颜色单一（monotonous），在其周边则是颜色逐渐变淡，且不规则，所以乳晕边缘切口的瘢痕比较显眼，而乳晕Ω形切口瘢痕则保留单一的瘢痕。⑤相比周围皮肤组织乳晕的表面呈现不规则的颜色分布，所以在术后早期（2个月）瘢痕不易被看到。

1.适应证

在使用盐水假体时，乳晕直径在2.5cm以上；使用200～250mL硅凝胶假体（cohesive gel）时，乳晕直径在3.0cm以上；使用250mL以上硅凝胶假体时，乳晕直径在3.5cm以上。

2.手术过程

1）手术设计时要考虑的事项（主要是使用硅凝胶假体时）

第一，通过乳晕Ω形切口可以剥离出设计大小的假体腔隙，但笔者的经验是在皮肤软组织厚度大于2cm的时候剥离筋膜下腔隙；在软组织皮肤厚度小于2cm时，则做胸大肌下腔隙。第二，乳房假体的基底宽度由乳房基底的宽度和皮肤厚度来决定。第三，乳房假体的位置位于以乳头为中心的正后方，假体腔隙的大小要比假体的直径大2～3cm。第四，术前不对称的乳头或者乳房下皱襞在隆胸后，其不对称依然存在，特别是不对称的乳头会在术后更加明显。这点术前要向患者交代清楚。这是由于乳房假体需要始终位于乳头的中心点后面，即乳头要位于乳房最突出的部位。在乳头的不对称超过2cm的明显不对称时，可以同时行乳头位置矫正的手术。虽然有违原则，但在乳房下皱襞不对称时可以尽可能地矫正两侧乳房下皱襞的不对称，这样可以使得术后双侧乳房的不对称有所改善。第五，术前乳房体积有轻微差异时不需要放置不同的假体。轻微的乳房大小不同达到完全矫正比较困难，也没有必要。术前与患者沟通时也要告知患者术后双侧乳房会存在不对称。只是在差异超过50mL时可以选择不同大小的假体。但在某些患者术前即感到自己双侧乳房大小差异明显时，以及医生的客观判断也有双侧不对称时，20～30mL程度的差异也可以考虑使用不同大小的假体。第六，术前要正确观测患者的胸廓外形，在两侧胸廓不对称时，对于假体的选择要慎重，因为即使使用了同样的假体也会有两侧不对称的情况出现，所以这时候要考虑使用凸度不同的假体。

2）术前设计

测定从胸骨上凹、胸骨中线以及乳房下皱襞线到两侧乳头的距离，从而判断双侧是否对称及程度。测定乳房基底宽度及皮肤厚度，然后与患者沟通决定假体的大小。皮肤的松弛程度也可以成为决定假体大小的考虑因素之一。标记以乳头为中心的假体腔隙的大小即剥离范围，预估胸大肌的位置。

Ω形切口的设计为在患者的右侧乳晕为1—7点方向，左侧乳晕为11—17点方向，横穿乳晕围绕乳头

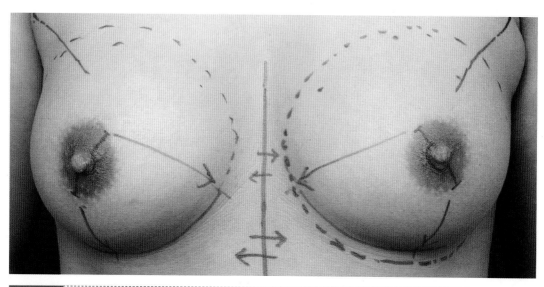

图5-3　乳晕Ω形切口线及皮下剥离方向等术前设计

的切口线（**图5-3，图5-4**）。皮肤切口及剥离
方向是基于对支配乳头感觉的第4肋间神经的外
侧分支保护而设计的（**图5-5**）。有人认为乳
头乳晕复合体的感觉大约79%有第4肋间神经参
与，大约57%有第3、第4肋间神经参与。此外
有时也有第5肋间神经的参与。各肋间神经分为
前支（anterior cutaneous branch）和外侧支
（lateral cutaneous branch），其前支都走向
皮下组织的表层（superficial layer），然后到
达乳晕内侧。本术式切口在乳晕中央部，向内
侧剥离时紧贴乳腺组织，所以可以预防肋间神
经前支的损伤。肋间神经的外侧支，在93%的

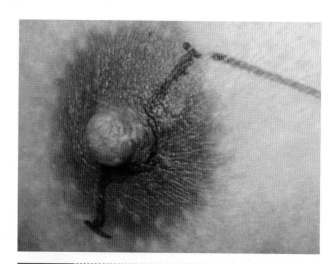

图5-4　乳晕Ω切口线近图

情况下通过深部通路（deep course），沿着胸大肌筋膜走行，在乳头后深部向乳头穿出到达乳头，大
约7%的情况下和前支一样沿着皮下组织走行到达乳头的外侧。所以施行本术式时从内侧紧贴胸大肌进
行筋膜下剥离可以有效防止外侧支的损伤。乳头感觉消失不是在于切口的位置，而是在剥离假体腔隙时
出现。在放置较大假体时，为了剥离假体腔隙，不管肌肉下层次或者筋膜下层次，往往是在向外侧剥离
腔隙时损伤肋间神经外侧支，从而造成乳头的感觉消失。所以在剥离假体腔隙时小心操作不要损伤肋间
神经是非常重要的。

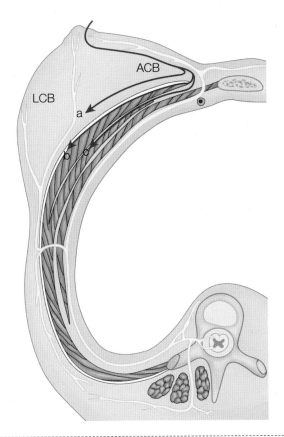

图5-5 乳头的感觉神经和乳晕 Ω 切口线以及剥离方向

图中蓝线标示的是剥离通路。剥离腔隙可以是乳腺下，筋膜下或胸大肌下。ACB.前方分支。LCB.外侧分支。a.乳腺下腔隙。b.筋膜下腔隙。c.胸大肌下腔隙。

3）手术方法

所有的手术均在全麻下进行。在事先标记好的 Ω 形切口线切开皮肤（**图5-6**）。向下内侧乳房内侧缘在皮下组织和乳腺组织之间进行剥离，此时乳腺组织呈现白色的实质性组织，皮下软组织呈现柔软的黄色组织，所以容易区分（**图5-7～图5-9**）。分离初期乳头周围皮下组织不容易区分，在此部位紧贴乳腺组织进行剥离，小心不要使乳晕皮肤过薄。之后在乳房下内侧确认筋膜（**图5-10**），进行设计好的假体腔隙剥离。施行筋膜下腔隙时切开筋膜，在筋膜与肌肉之间进行剥离形成预想中的腔隙大

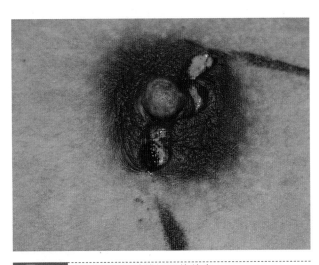

图5-6 按照切口设计线切开的状态

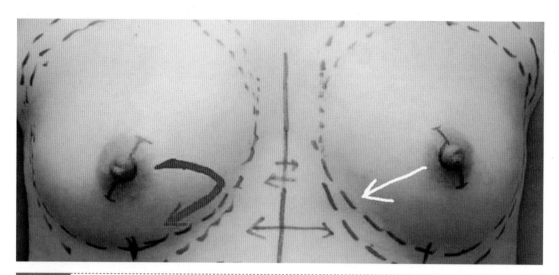

图5-7 标示切开后进行皮下剥离的方向

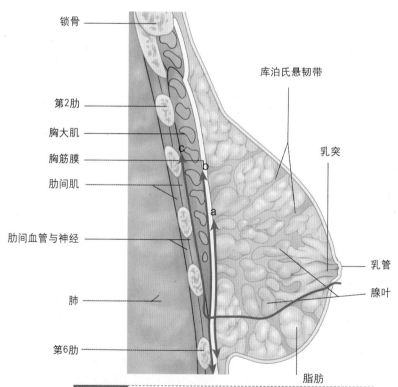

锁骨

第2肋

胸大肌

胸筋膜

肋间肌

肋间血管与神经

肺

第6肋

库泊氏悬韧带

乳突

乳管

腺叶

脂肪

图5-8 乳晕Ω形切开后皮下剥离及腔隙形成的断面图
a.乳腺下腔隙。b.筋膜下腔隙。c.胸大肌下腔隙。

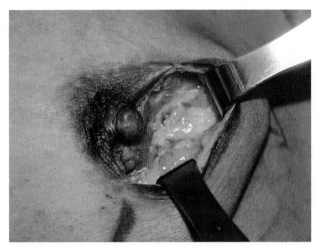

图5-9 沿着皮下组织与乳腺组织间进行剥离的状态。下方可见白色的乳腺组织

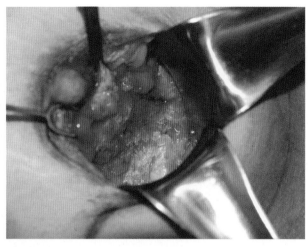

图5-10 剥离层次达到筋膜的状态。将乳腺组织向外侧牵引后在内下侧可见到略显白色的筋膜组织

小，过程中可以直视下进行止血操作（**图5-11，图5-12**）。这时首先找到胸大肌筋膜比先进行腹直肌及腹外斜肌筋膜剥离更为容易。此时胸大肌筋膜与相邻腹部筋膜，前锯肌筋膜之间的界限不很清楚，但只要在足够深的层次进行剥离即可获得满意的筋膜下腔隙（total subfascial pocket）。之后用足够量的生理盐水反复冲洗腔隙，通过Ω形切口植入假体（**图5-13，图5-14**）。为了防止术后感染，假体在植入前要浸泡在抗生素溶液中。用碘伏再次进行切口周围皮肤消毒，用拉钩充分拉开切口下组织，在尽可能不碰触切口的情况下将假体植入。将假体植入后，将乳房下内侧切开的筋膜组织用可吸收线缝合关闭（**图5-15～图5-17**）。这个操作是为了将假体和皮下组织分离，从而形成完整的假体腔隙，而且在植入的假体较大时，可以起到防止假体上移造成乳房外形变形的作用。乳晕部位的切口分别进行皮下组织及皮肤缝合（**图5-18，图5-19**）。

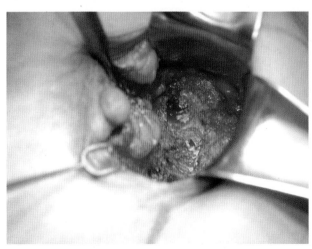

图5-11 胸大肌筋膜附着在乳腺组织上将其牵拉的状态。下面可见胸大肌

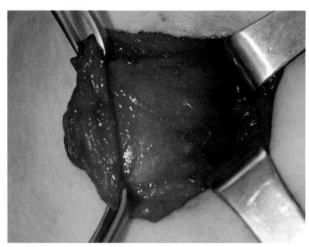

图5-12 筋膜下剥离结束后的状态

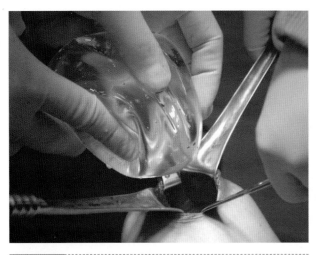

图5-13　通过乳晕Ω形切口，植入265mL、中突、光面硅凝胶假体的情况

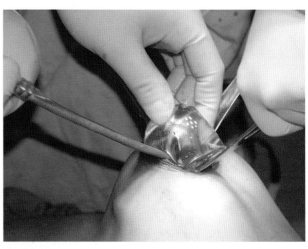

图5-14　植入假体的情况

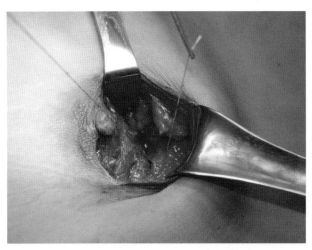

图5-15　为了缝合筋膜，将下方的腹部肌肉筋膜牵开的状态

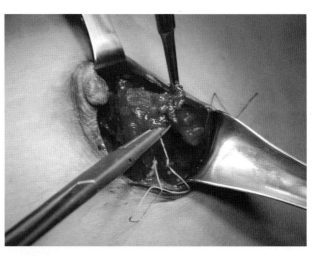

图5-16　夹起乳腺下筋膜的状态

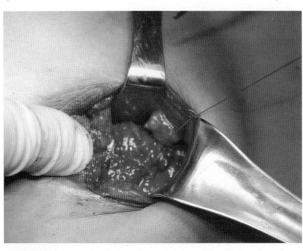

图5-17　进行筋膜缝合的状态

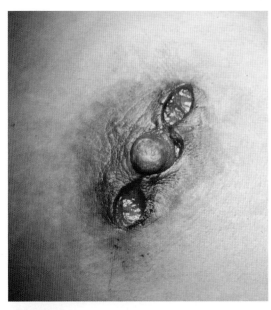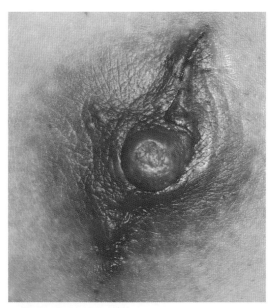

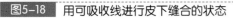
图5-18 用可吸收线进行皮下缝合的状态　　图5-19 缝合皮肤后的状态

3.优缺点

从隆胸术后手术瘢痕方面考虑，乳晕 Ω 形切口是最理想的一种术式，即手术瘢痕局限在乳晕范围内，而且切口位于乳房中央，即使没有内窥镜等手术设备也可以在直视下进行剥离、止血以及正确的假体腔隙的形成，通过最大限度减少血肿的形成使得术后疼痛很轻微，可以早期恢复正常日常生活，也可以将包膜挛缩的发生率降到最低。本术式的缺点则是相比其他手术方式，假体腔隙的剥离需要更长的时间，以及需要一定的手术经验和手技。

4.术后处置

术后即刻给予乳房的包扎外固定，用棉垫和弹力绷带给予适度的轻微压迫包扎。术后第1天去除外包扎，换穿乳托内衣以固定乳房位置。术后第1天开始即可进行包括淋浴在内的所有日常生活。切口缝线在术后1周给予拆线。术后1～3周进行假体的推动锻炼。术后3周到6个月进行乳房的按摩。使用毛面假体时从术后3周到6个月进行轻柔的压迫按摩。胸大肌下隆胸后1个月内避免大幅度的上肩活动，之后进行强度小的运动，大强度运动则在术后3个月开始。筋膜下隆胸时术后1周到一个半月要进行小强度的运动，之后即可进行大强度的运动。

5.手术实例（图5-20～图5-23）

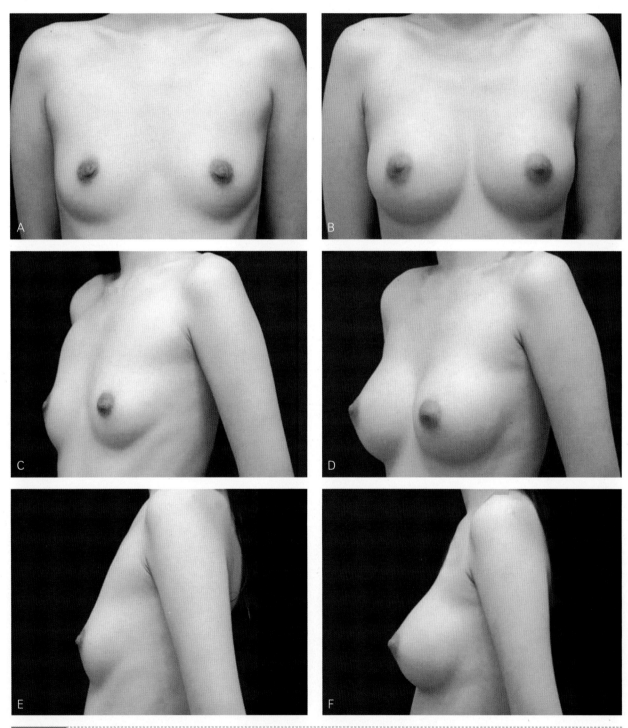

图5-20 乳晕Ω形切口，胸大肌下间隙，光面，低突270mL黏胶假体，术后3个半月

A，C，E.术前。B，D，F.术后。

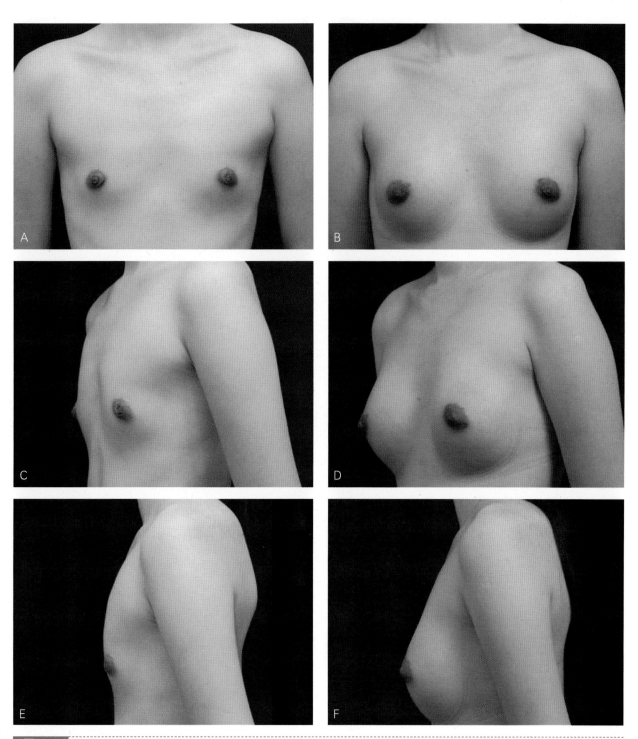

图5-21 乳晕Ω形切口，筋膜下间隙，光面，中突265mL黏胶假体，术后5周
A, C, E.术前。B, D, F.术后。

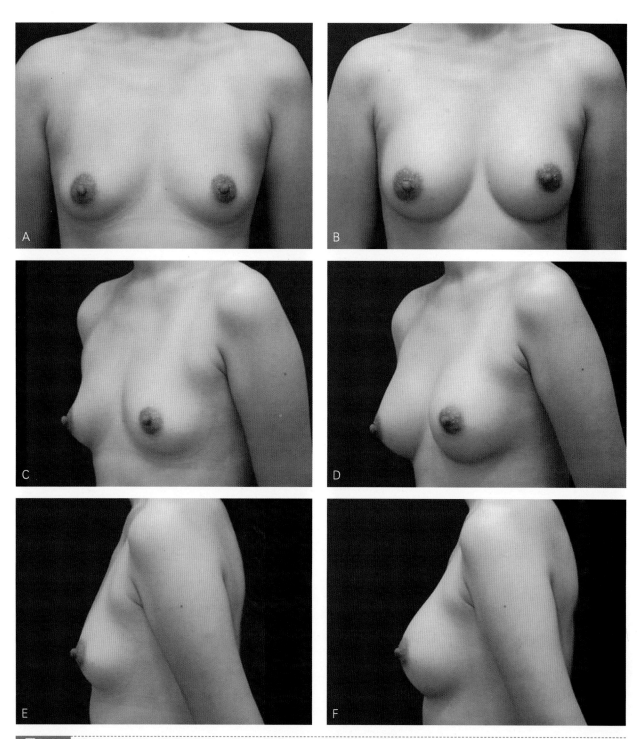

图5-22 乳晕Ω形切口，筋膜下腔隙，光面，低突270mL黏胶假体，术后4个月
A,C,E.术前。B,D,F.术后。

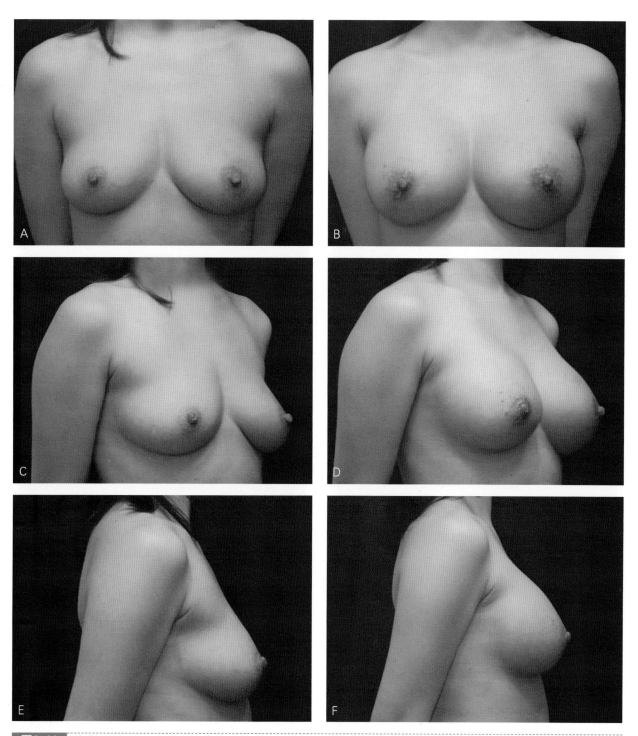

图5-23 乳晕Ω形切口，筋膜下腔隙，光面，低突270mL黏胶假体，术后2周
A，C，E.术前。B，D，F.术后。

参考文献

[1] Lee PK, Kim JH, Seo BC, Oh DY, Rhie JW, Ahn ST. Transareolar-Perinipple Dual Pockets Breast Augmentation. J Korean Soc Plast Reconstr Surg 2007;34(1):93-98.

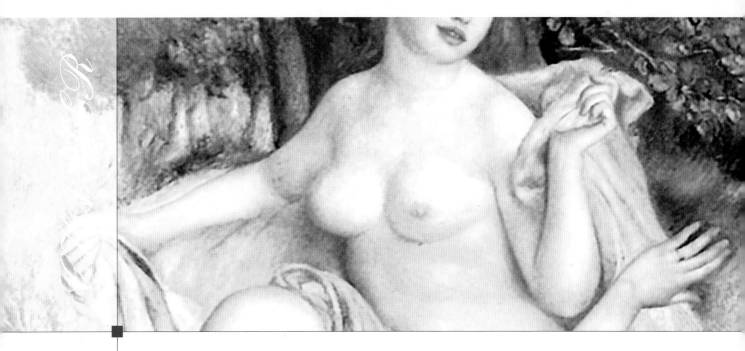

06 乳房下皱襞切口隆胸术
Inframammary breast augmentation

　　在美国、欧洲及南美多利用乳房下皱襞切口进行隆胸术。比基尼文化和大众浴池的差异可以造成不同切口选择，但是对胸部整形影响最大的是胸大肌的起始部，下皱襞韧带、胸大肌筋膜、前锯肌、腹外斜肌等乳房下部的解剖结构来说，乳房下皱襞切口是最容易显露上述结构的术式。该切口能很好地区分解剖结构，最能适应患者的解剖状态从而取得最满意的结果，而且需要修复手术时可以给术者提供很好的手术视野，使得术者更容易地接近术区。

1.术前设计（图6-1）

　　首先标记现有的乳房下皱襞线，然后根据假体的种类和大小决定新的乳房下皱襞线。切口的位置位于乳头中央线偏外侧为好，如果过于偏斜虽然容易接近胸大肌的外侧缘，但是瘢痕会容易外露，所以笔者的经验是在乳头中央线两侧，将外侧和内侧比例定为2∶1或者3∶1为好。切口定在新的乳房下皱襞线上或者其上5mm左右的位置为宜。因为切口位于乳房下皱襞线上或者稍微偏上的位置时，术后切口瘢痕最容易被隐藏。切口线的长度在使用盐水假体时为25～30mm，在硅凝胶假体时根据假体的大小为35～45mm。

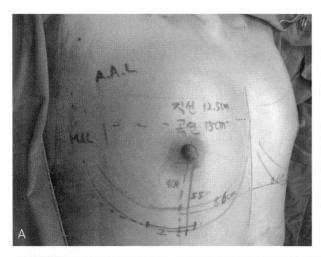
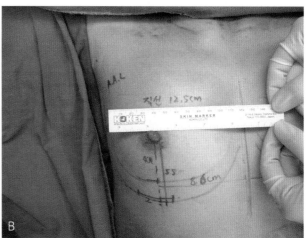

图6-1 设计案例

此患者身高154cm，体重51kg，胸下部围度79cm，乳头平面上的组织厚度为15mm，乳头-乳房下皱襞之间距离为4cm，乳头平面上胸骨中央—腋前线直线距离为12.5cm。AAL.腋前线。MAL.腋中线。

A，B.将乳房下皱襞线下移1.5cm。将乳头-乳房下皱襞距离设计为5.5cm。切口长度设计为4cm且经过乳头的垂直线与切口线的相交点将切口分为2：1。假体为麦格115～203mL。

2.手术过程（图6-2）

1）切口～胸大肌筋膜

切开皮肤后，到达皮下脂肪层，再下面到达浅筋膜（superficial fascia）的浅层及其下面的脂肪层，在脂肪层深面是浅筋膜的深层。在浅筋膜浅层和深层之间有乳腺组织存在，浅筋膜深层后面有疏松结缔组织，再其后有胸大肌筋膜浅层覆盖胸大肌，胸大肌后面则有胸大肌筋膜深层包绕。在胸大肌的起始部第4～6肋软骨处，胸大肌没有深层筋膜包绕而是牢固地附着在深部组织。在其上部存在胸大肌筋膜深层结构，在胸大肌筋膜与肋骨之间有疏松的结缔组织。

2）胸大肌浅面的剥离（图6-3）

术前根据胸廓情况或乳房体积的大小决定是乳腺后或者胸大肌筋膜后方，还是双平面剥离，然后在乳腺后和胸大肌之间剥离出空间，其空间位于浅筋膜深层结构与胸大肌筋膜之间。此层结构有疏松结缔组织，给予确认后沿着此层面给予剥离。在此过程中，助手在牵拉时注意不要将切口线的下面从腹壁上被掀起，使得术后新的乳房下皱襞准确地位于术前决定好的位置上。

3）胸大肌的后方剥离（图6-4）

将假体植入胸大肌后间隙或者剥离双平面时需要掀开胸大肌。确认胸大肌的外侧缘，沿着胸大肌外侧缘进行剥离。从附着牢固的胸大肌起始部略上方开始剥离时，可以看到胸大肌筋膜深层后方有疏松的结缔组织，沿着此层次剥离可以避免出血。在胸大肌筋膜后剥离出空间后放入扩张器并给予扩张将胸

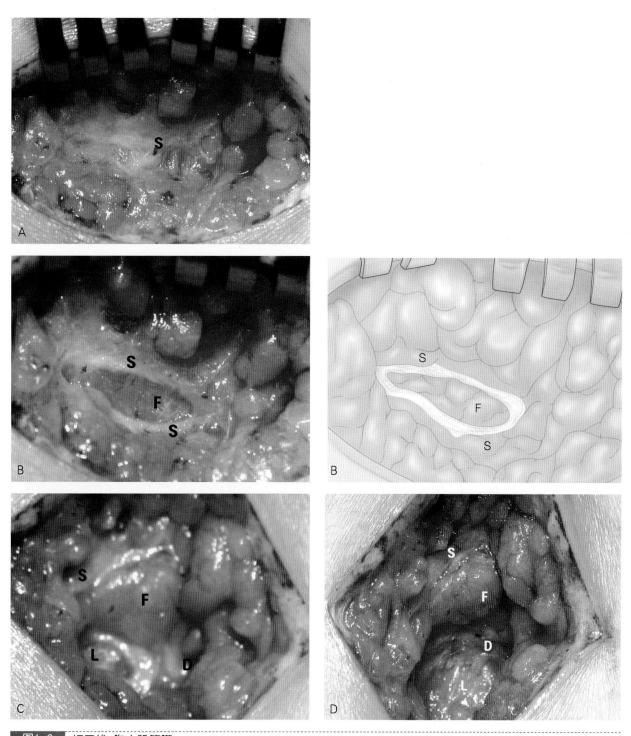

图6-2 切口线-胸大肌筋膜

A. 皮下脂肪下方可见浅筋膜的浅层（S）。

B. 切开浅层（S）后显露脂肪层（F）。

C. 脂肪层（F）下方可看到浅筋膜的深层（D），图中左侧可见到深层（D）打开后显露出来的疏松结缔组织（L）。

D. 打开深层（D）后显露出疏松结缔组织的状态。

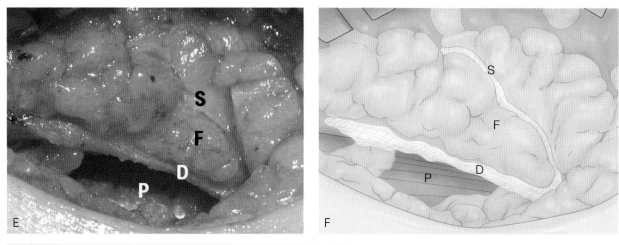

图6-2 （续）切口线–胸大肌筋膜

E.沿着疏松结缔组织层略作剥离即可见到深层（D）下面的胸大肌筋膜（P）。

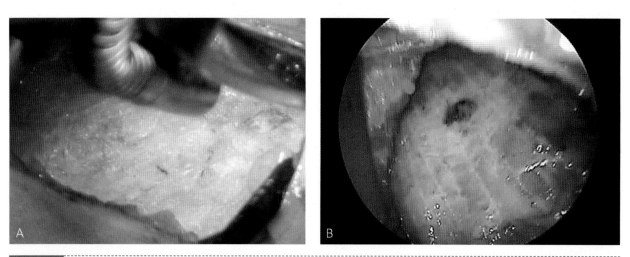

图6-3 胸大肌前方剥离

A.从下极侧，沿着疏松结缔组织进行剥离的图像。

B.利用内窥镜对浅筋膜深层与胸大肌筋膜之间的腔隙拍摄的图像。可以看到胸大肌筋膜。

大肌掀起，然后利用电刀给予离断。如果不使用扩张器，则用拉钩拉开并掀起胸大肌，在其深面向下剥离。利用扩张器时，扩张成期望的乳房大小的150%，确认腔隙的形状，并将剥离不足的部分给予再次剥离。

4）胸假体的植入

完成假体腔隙的剥离后，为了避免皮肤上皮组织或者其他异物随着进入，外敷Tegaderm（透气胶膜）后将假体植入。植入硅凝胶假体时一只手抓住并挤压假体，用另一只手的手指向腔隙内推送假体，同时防止推入的假体被挤出。这时可以涂抹利多卡因或者抗生素软膏以起到润滑的作用。

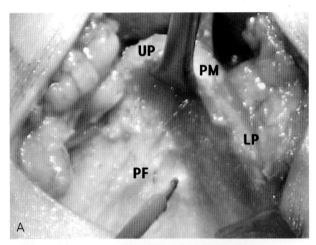

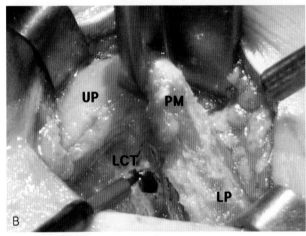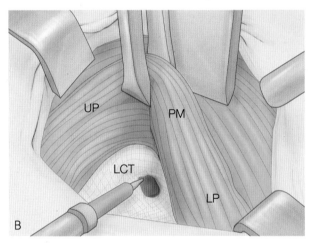

图6-4　胸大肌后方的剥离

（PM.胸大肌。UP.上部。LP.下部。PF.胸肌筋膜。LCT.疏松结缔组织）

A.沿着胸大肌外侧缘打开胸大肌筋膜前图像。

B.打开胸大肌筋膜后可见到疏松的结缔组织，要沿着这个层次进行胸大肌后方的剥离。

5）缝合

用可吸收线缝合浅筋膜深层，然后缝合皮下及皮肤。

3.术后处置

相比其他隆胸切口，此切口与假体植入的位置最近，术后皮肤上的细菌感染侵入乳房内部的可能性也最大。所以术后最少使用1周抗生素，并给予伤口的管理。拆线后使用瘢痕贴或者瘢痕膏尽量避免切口瘢痕的增生，根据假体的位置，在乳房上半部的内容物过于饱满时可以做向下推送假体的按摩或者外戴固定乳房上部胸带。如果乳房下半部过于饱满时，可以外戴将假体向上推送的束身衣。

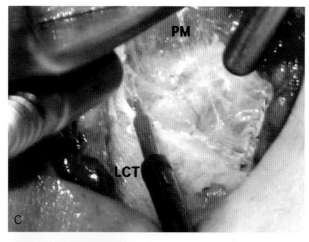

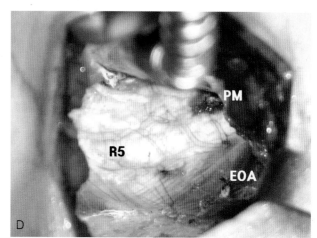

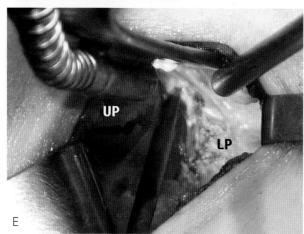

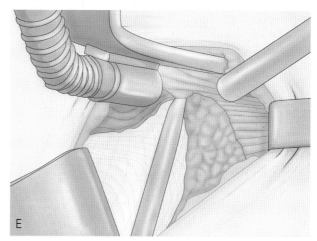

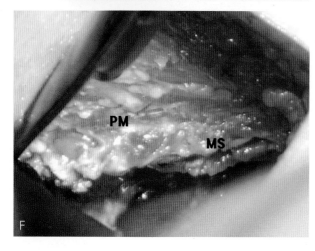

图6-4 （续）胸大肌后方的剥离

C.打开胸大肌筋膜后即可见到疏松结缔组织，要沿着这个层次进行胸大肌后方的剥离。

D.胸大肌后方间隙剥离完成后，可以观察到肋骨（R5）、胸小肌、前锯肌、肋间肌及腹外斜肌（EOA）等结构。

E.必要时可以切断胸大肌下内侧起始部位，从而形成双平面。

F.切断胸大肌下部和内侧部位后，胸大肌自然就会被牵拉向上。

4.手术实例

1）用双平面（dual plane）剥离空间的实例

43岁，身高163cm，体重49kg，胸围72cm。不希望过于饱满的乳房，期望乳房下垂有所改善的自然的乳房外形（**图6-5**）。

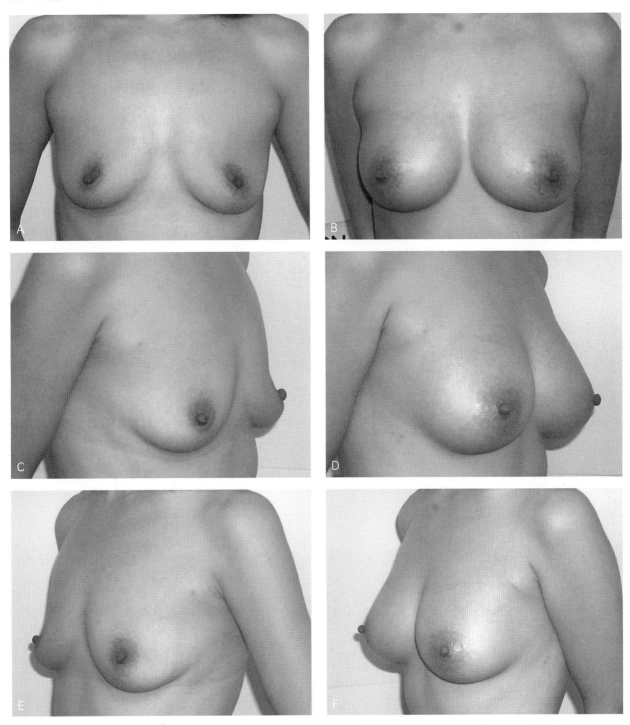

图6-5　乳房下皱襞切口，双平面隆胸术。盐水袋假体240mL。A,C,E.术前。B,D,F.术后

2）胸大肌筋膜浅面植入假体的实例

31岁，身高175cm，体重68kg，胸围82cm。不希望过于饱满的乳房，期望乳房自然有弹力的外形**（图6-6）**。

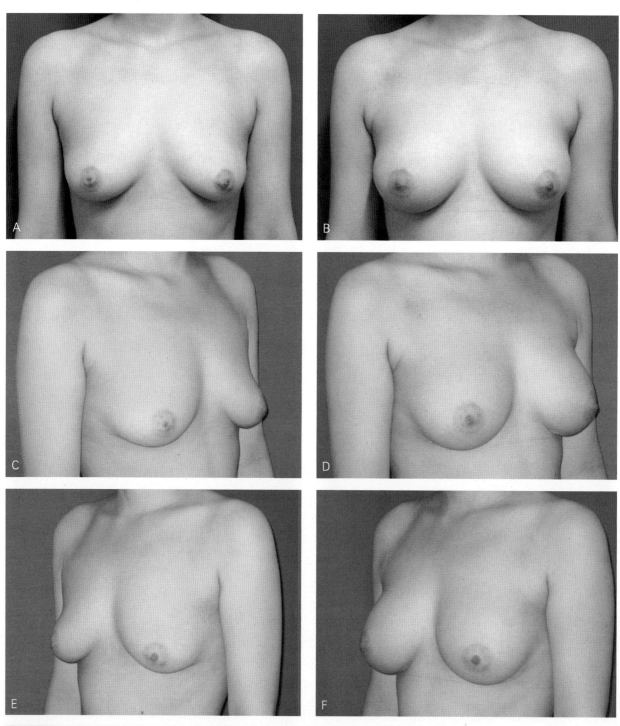

图6-6 乳房下皱襞切口，乳腺下间隙隆胸术。硅凝胶假体222mL。A、C、E.术前。B、D、F.术后

3）修复手术的实例

49岁，身高159cm，体重55kg，胸围71cm。两年前曾行胸大肌后盐水假体隆胸术，术后因包膜挛缩及因假体变形导致胸上部的外形改变来院（**图6-7**）。

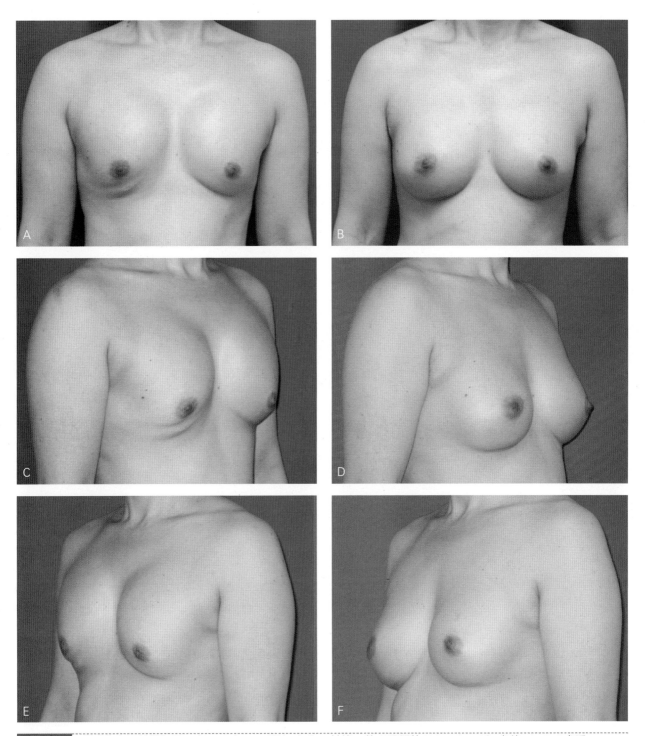

图6-7　通过乳房下皱襞切口，向capsulotomy和dual plane转换。盐水袋假体200mL。A,C,E.术前。B,D,F.术后

参考文献

[1] Hammond DC. The inframammary approach to augmentation mammaplasty In: Spear SL, ed. Surgery of the breast. Volume 2. 2nded.Lippincott Williams & Wilkins 2006:1297-1303.

[2] Tebbetts JB. Dual plane breast augmentation: optimizing implant-soft tissue relationships in a wide range of breast types. Plast Reconstr Surg 2001:107:1255-1272.

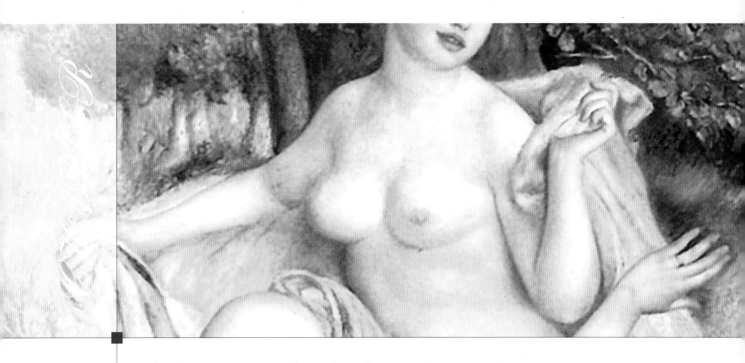

07 脐部切口隆胸术 I
Transumbilical breast augmentation：TUBA

1.绪论

1）假体

　　隆胸术时，假体的植入通路由最初的乳房下皱襞线开始，经过乳晕和腋窝切口，最后开发出了脐部切口的方法。但是利用脐部切口隆胸时目前只能使用盐水假体，由于通道狭窄无法使用硅凝胶假体。今后如果开发出了可以填注硅凝胶的硅凝胶假体，则可能会用脐部切口。硅凝胶假体由于多种并发症被禁止使用了15年。后因开发了黏度更高的硅凝胶假体后，方在韩国被有条件允许使用。但是只被允许22岁以上的女性使用，而且在术后3年开始每两年就要进行一次包括MRI的乳房检查，另外要将患者的认知事项向食品药品管理厅报告，以接受持续的追踪管理。这表示与盐水假体不同，硅凝胶假体的安全性还没有得到确切的保证，基于这样的理由，今后对人体安全的盐水假体的使用不会大幅减少。

　　对于隆胸手术来说，最大的并发症就是包膜挛缩。实际上根据美国FDA2006年提出的报告书，因硅凝胶假体引发的包膜挛缩发生率达到了8.1%。另根据Spear等（2007）

经过6年的调查结果显示则高达14.8%。这比盐水假体的包膜挛缩发生率（1%～2%）要明显高出很多（Tebbetts，2006）。盐水假体在术后经过6个月到1年的时间后，发生包膜挛缩的危险性几乎降为零。但是有些报道认为，硅凝胶假体随着术后时间的推移包膜挛缩率反而会增加。前述的8.1%和14.8%的硅凝胶假体的包膜挛缩发生率是各自在经过3年及6年观察的结果，所以随着时间的推移包膜挛缩率也许会明显增多。而且修复手术率也要比盐水假体高出许多：在盐水假体隆胸时，修复率2%～3%；但硅凝胶假体隆胸时，则为15.4%（cunningham 2007），28%（Spear等2007），而且在硅凝胶假体发生破裂或者渗漏时不容易甄别，只有通过MRI等精密设备检查才能发现。植入假体时必须有足够长的手术切口，所以不可能脐部来做切口，在乳晕窄小时也无法施行，只有在乳房下皱襞或者腋窝切口才可以施行，但是切口长度也是要比植入盐水假体的要长。在术前双侧乳房不对称时（实际上正常乳房的80%～90%双侧乳房不对称）（Rohrich 2006，round table 175s prs 2006），盐水假体隆胸可以在术中调整生理盐水的注入量以调整双侧的不对称，但硅凝胶假体则因为自身的大小和形态已经固定，所以难以调整双侧的不对称。尽管硅凝胶假体具有这么多缺点，只因手感好这一理由还在广泛使用。实际上除了胸前几乎没有软组织，或者皮肤特别薄的情况外，手术效果和盐水假体没什么大的差异。在美国允许使用硅凝胶假体已经过去了两年，但到目前为止有报道认为使用盐水假体的要比硅凝胶假体的多。特别是根据Rorich和Reece（2008）的最新论文显示硅凝胶假体10年后包膜挛缩发生率为38.5%～90%这一惊人的结果，认为盐水假体发生包膜挛缩的概率较比硅凝胶假体明显降低且安全，假体破裂的可能性也明显降低，切口也明显缩小，在假体破裂时即使不用进行进一步精密的检查也容易发现，而且认为在修复手术时更加简单易行，费用也明显降低，术后患者的满意度盐水假体和硅凝胶假体同样高。

2）脐部切口隆胸术

利用生理盐水脐部切口隆胸术是1993年由Johnson和Christ发表，出发点就是将手术切口最小化以及术后瘢痕最小化。对于东方女性以及未婚女性来说，隆胸的手术切口可以被掩藏具有更重要的作用。而且通过金医生（1996）等的研究，脐部切口隆胸术得到了更大的发展，除瘢痕隐蔽外，此术式还有很多优点，即手术时间缩短，几乎没有出血，胸大肌剥离十分容易，术后疼痛减轻，恢复快，术后当日即可走动，可以尽早恢复工作，而且术后几乎没有血肿，术后感染及包膜挛缩发生率也很低。

切口为1.5cm左右的单一小切口，所以术后的缝合时间缩短，由于几乎没有出血所以不需要止血或者引流，所以相比腋窝、乳晕或者乳房下皱襞等手术方法，手术时间明显缩短。笔者的方法同样也几乎没有出血，术前剥离区域注入足量的血管收缩剂，在扩张器内注入冰盐水使得血管收缩，将扩张器扩大到需要量的200%以上起到压迫止血的作用，相比其他术式手术时间明显缩短等这些因素使得术中几乎没有出血。通过脐部切口的胸大肌的剥离更容易的原因是由于与胸大肌的走行进行相反方向的剥离（**图7-1**），而且可以根据需要剥离出不同大小的假体腔隙。脐部切口术后疼痛感觉轻的原因在于术中不碰触敏感的乳头乳晕。在腋窝切口时要通过神经血管丰富的腋窝进行胸大肌的剥离，所以术后疼痛比较明显且长时间不能进行肩部活动，而脐部切口手术由于完全不接触这些部位所以术后疼痛轻且肩部活动也自如。这样疼痛轻，术后活动不受限，手术时间短，麻醉时间短，所以术后恢复快，术后当日即可走动，比其他术式可以明显缩短恢复时间（实际上术后第2天即可上班）。手术本身几乎不出血，即使有少量出血也可以通过脐部切口通路自然排出，所以不会有血肿的发生。

术后没有感染的原因很简单。首先切口位于距离胸部较远的脐部，没有引起感染的路径。另外它不

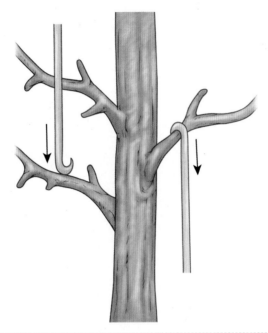

图7-1 胸大肌起始部的剥离——展示通过脐部进行剥离要远比通过腋窝或者乳晕进行的剥离更为容易。如同折断向上生长的树枝时，向下方的用力要远比向上方的用力更为容易

是像乳晕、腋窝或者乳房下皱襞切口那样的半开放手术，而是在闭锁的空间里进行的手术。由于术中几乎没有出血，而且手术时间非常短，所以没有感染的机会。包膜挛缩是隆胸术后最严重的并发症，其发生原因就是感染、血肿或者不合适的剥离空间等，而脐部切口隆胸术没有感染、血肿的顾虑，还可以通过扩张器进行适度的过度扩张而制作任何大小的假体腔隙，所以术后包膜挛缩发生率可以极低。由于假体腔隙的剥离非常容易，所以双侧乳房不对称或假体移位的可能性大大降低。另外，胸大肌起始点的剥离要比腋窝、乳晕切口的剥离容易很多，会有乳腺下及肌肉下的双平面的效果，而且没有乳房上部的过度饱满，所以术后的效果要比其他切口更加完美。

虽然此术式具备这么多优点，但也有一些缺点存在。其中最大的缺点就是，与其他手术方式不同，如果要熟练掌握这项手术技术，需要非常长的手术技能的训练（Caleel，2000）。Dowen（2001）建议，如果不经过充分的修炼而施行此术式，则难以取得满意的手术效果，所以对这部分术者与其选择脐部切口隆胸，还不如选择既往传统术式为好。自脐部切口隆胸术被提出后，可以将脐部切口隆胸术的价值充分发挥的医生还不多的原因就在于此。

2.手术器械及手术方法

脐部切口隆胸术相比原有的手术方式，手术时需要一些特殊的器械。为了分离从脐部到胸部的皮下通路，需要输送管道和密闭栓；为了补充剥离假体的腔隙，需要头部略弯曲的剥离子（curved dissector）。内窥镜对于初期行此术式的人来说是必需的，但对积累了一定经验的术者来说，即使没有内窥镜也可以施行。内窥镜为直径10mm，长为30cm，角度为0（图7-2）。另外需要两个以上扩张器，其大小参照要植入的假体的大小。脐部切口隆胸时最好选用光面圆形盐水假体。毛面假体也可以使用，但是在植入胸大肌后间隙时毛面假体的包膜挛缩发生率较高，而且手感会不好，所以最好不要使用毛面假体。脐部切口隆胸适合于所有的患者，

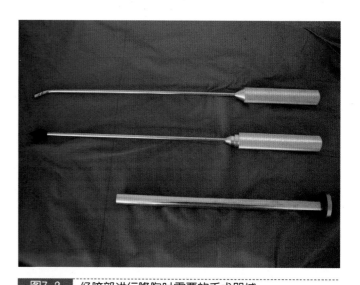

图7-2　经脐部进行隆胸时需要的手术器械

内窥镜（初学者必须具备的器械），输送管道及密闭栓，弯头剥离子。

无论肥胖或者消瘦的人都可以使用。肚脐上有脐环（ring）也无妨，由于切口位于脐部边缘，不会妨碍手术，所以可以术前事先拔出脐环，也可不动。放置原处不动时反而可以起到拉钩的作用。术前两周禁止使用抗凝剂包括维生素E或中药。

首先在患者站立位时，以乳头为中心画一直径为6cm的同心圆，然后从肚脐到乳晕内侧缘画一连线。在患者卧位全麻下，沿脐周和封闭装置通过的斜线在皮下给予含有1：200000肾上腺素的1%利多卡因局浸麻醉，并且穿过乳房组织和其后面的胸大肌对肋骨前方部位也给予浸润麻醉（图7-3）。每侧乳房至少要注入40mL。这样做可以显著减少术中出血和减轻术后疼痛。在肚脐边缘做一1.5cm长切口，将内置封闭装置的输入导管置入皮下脂肪层，沿着肚脐乳晕连线向乳房行进。在此过程中，在腹部没有什么阻力，但到了乳房下皱襞时在肋骨缘可以遇到阻力，这时可以左手握住乳房并上提，用右手将输送导管紧贴肋骨用力前行直到阻力突然降低，意味着进入了胸大肌后间隙。这时可以看到胸大肌的起始部斯潘斯氏尾（注：乳腺生长突入腋区的部分）被膨胀收紧，这表示输送导管进入胸大肌后间隙（图7-4）。此时若手术经验不足，可以保留输送导管，将封闭装置拔出，在输送导管内置入内窥镜来确认剥离的面是否是胸大肌后间隙。然后拔除输送导管，置入头端略弯曲的剥离子平行肋骨从内侧下方开始进行胸大肌起始部的剥离。剥离到适当程度后，为了扩大假体腔隙将扩张器卷成烟卷状利用输送导管放置在胸大肌后方（图7-5）。按照隆胸量的大约200%程度注入冰盐水扩张器内，用手揉搓使得扩张的乳

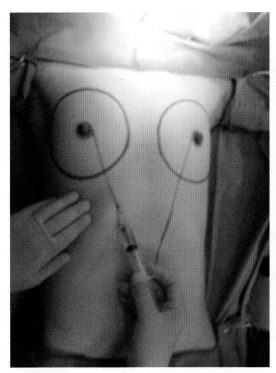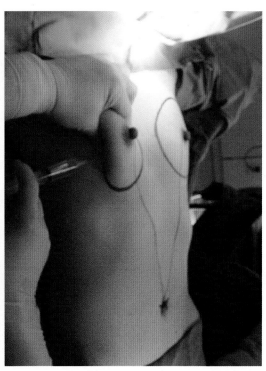

图7-3　术前设计及注入血管收缩剂

以乳头为中心画出直径6cm的同心圆，以及肚脐到乳头内侧的连接线，然后将混有1∶200000肾上腺素的1%利多卡因溶液注入脐部至乳房之间的手术通路以及需要剥离的乳房及周围组织内。

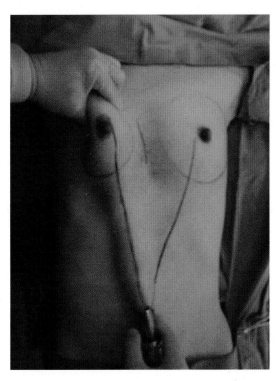

图7-4　用内置有密闭栓的导管从肚脐插入，通过皮下制造至乳房的皮下通路

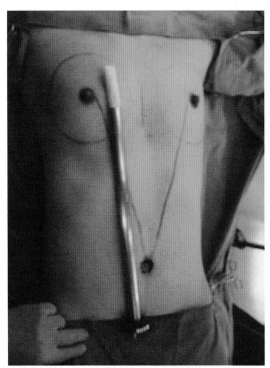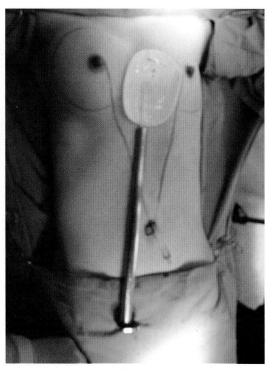

图7-5 将扩张器卷成烟卷状置入胸部，然后注入生理盐水至预定假体大小的200%

房呈圆形。Dowden（2001）和Carleel（2000）建议使用温水以保持患者的体温，而这里使用冰水则是为了收缩血管减少出血。开始注入适量盐水，之后逐渐增加注入量。当然这时可以看到胸大肌起始部位膨胀收紧而确认剥离空间在胸大肌后（**图7-6**）。剥离层次正确时多数容易形成圆形的乳房形状。但有时也有较困难的时候，特别是在组织坚实、坚韧的时候。这时仅靠扩张器难以进行充分剥离，而且会有乳房内侧下缘的胸大肌起始部不容易分离的情况，此时将过度扩张的扩张器内的生理盐水部分抽出至预想的乳房大小后，利用前段略弯曲的剥离子或者尿道探子进行剥离（**图7-7**）。剥离范围在上面靠近锁骨下缘附近，向下面根据胸廓的大小有所不同，但要距离乳头至少保持8～10cm的距离，这样才能降低包膜挛缩的发生率，内侧则到距离胸骨正中线外侧0.5～1.0cm处，外侧剥离到腋前线。等剥离操作完成后，抬高手术床使患者呈半坐位，仔细观察左右乳房高度和大小有无不对称。据报道90%的正常人双侧的乳房有轻微左右大小、高低的不对称（Rohrich 2006）。判定左右乳房的形状、大小同预期后，准备大小、外形与之相对应的假体，抽出扩张器内的生理盐水后取出扩张器。此时将准备好的假体从无菌包装盒里取出放入生理盐水中以确认有无泄漏问题。确认假体没有问题后，抽出假体内的空气，注入部分生理盐水使假体内空气完全被排出，然后尽快完全抽出生理盐水。浸入碘伏溶液中浸泡后取出，卷成烟卷状，通过脐部切口用手推入切口内。此过程中即使有阻力也不要将假体放入输送管道内植入，因为这样有可能会造成假体的损伤。只要将假体卷好，即使再大的假体也会容易用手植入。将进入皮下通路的假体用手指推送即可到达胸部（**图7-8**）。然后通过连接到假体的注水管注入预定的生理盐水，此时注入量比原来容量多10%为好，这样可以防止术后出现波纹（rippling phenomenon）现象，还可以

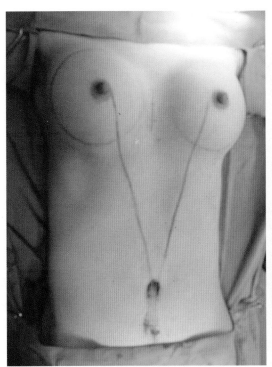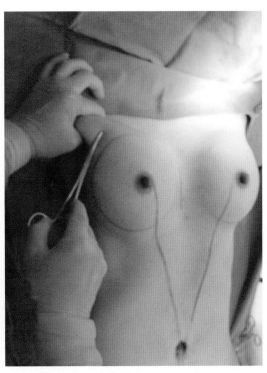

图7-6　扩张器内注入生理盐水，扩张至预定大小200%的状态。右侧图片显示乳腺尾部tail of Spencer，这表示扩张器位于胸大肌后方间隙

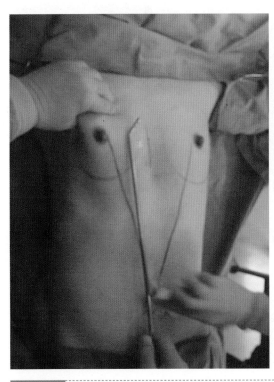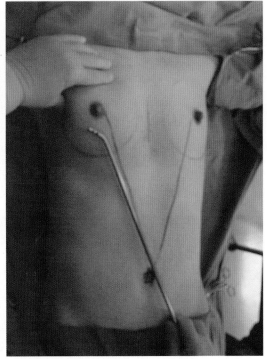

图7-7　用头部圆钝弯曲的剥离子追加剥离（特别是内下方及外下方）

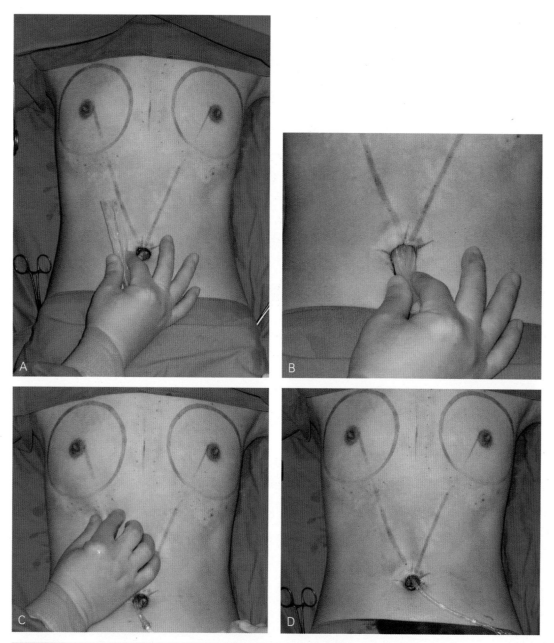

图7-8　将要植入的假体卷成烟卷状通过脐部插入，然后用拇指和食指将假体推到胸部

使乳房表面皮肤更有弹力。然后再次仔细观察有无双侧乳房大小、外形的不对称，因为在隆胸前乳房小的时候双侧的不对称可能不明显，但随着乳房增大有可能不对称会被放大而更明显。不对称不明显时将小的那侧乳房假体加入部分生理盐水或者抽出部分对侧乳房假体内的生理盐水，如果不对称较明显时则需要更换不同大小的假体。此时需要注意的是，一旦将假体植入后，不要因为两侧不对称而用剥离子直接进行腔隙的剥离，因为这样会损伤假体。另外，为了确认假体的位置及状态而需要重新插入内窥镜时，即使是经验丰富的术者也不要在当假体在腔内的情况下使用内窥镜。在体表观察乳房外形，最终确认达到了理想的外形及位置后，小心摘掉连接假体的注水管。在患者仰卧的情况下，为了去除可能残留

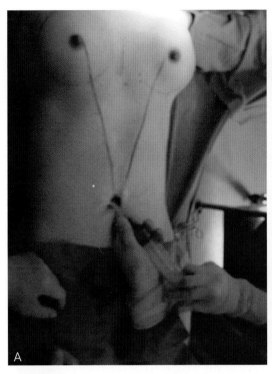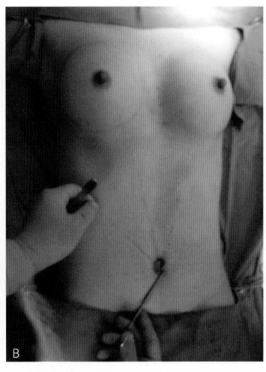

图7-9　A.通过注水管注入适量的生理盐水。B.用6-0尼龙线进行皮肤缝合

在术区的空气或者血液，用手从上胸部开始向肚脐推挤。

　　脐部切口皮下用5-0尼龙线缝合，皮肤用6-0尼龙线缝合关闭（**图7-9**）。不需要脐部引流，因为本术式基本上没有出血，即使有少量出血，由于其出血量很少，在通过皮下隧道自然排除的过程中在没有到达脐部时也会被吸收掉。胸部用弹力胶布将乳房固定成圆形，然后用弹力绷带包扎。腹部则用弹力绷带轻度加压包扎（**图7-10**）。由于几乎没有疼痛感，所以没有必要住院，术后两三个小时后即可离院回家。回家后可以正常进行日常的生活，不需要绝对卧床休息。术后不需要服用止痛药，只是需要服用4～5天抗生素。

3.术后处置

　　首次换药在术后的3～4天进行。此时再次检查乳房的外形及位置，如果有些许的不满意，可以通过胶布重新固定。偶尔在乳房和腹部皮肤有瘀血的情况，不需要特殊处置。只进行一两次按摩，力度为可以将假体轻微移动的程度即可。不用绷带包扎改用弹力胸带即可。可以进行淋浴、日常的家务劳动以及上班工作。术后10天之内拆线，弹力胸带戴到术后1个月。一般的健身运动在术后2～3周都可以。笔者做的脐部切口隆胸术一般不需要按摩及术后管理，那是因为假体腔隙剥离得非常广泛，术中也几乎没有出血，组织损伤微小，术后感染的概率很低，所以术后包膜挛缩的发生率极低。只是每天做一两次将假体向上推送的活动即可。

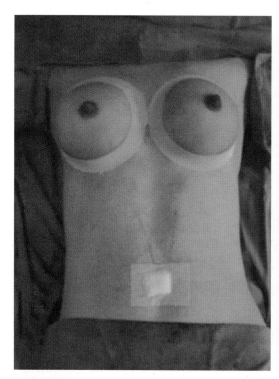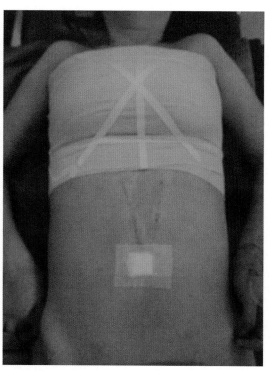

图7-10 利用弹力胶布外敷固定乳房，胸部和腹部则用弹力绷带进行包扎

4.手术实例及术后并发症

笔者自1993年到2006年，14年期间施行了约4 000例（约2 000名患者）手术，患者的满意度分别为很满意91%、满意5%、还可以1%，97%的患者感到满意。这个数据与Dowden（2001）发布的98%的数字近似。并发症发病率为2.7%（108/4 000），其中需要修复手术的包膜挛缩为0.9%，假体破裂1.0%，不对称0.3%，乳头乳晕的感觉迟钝0.1%，血肿发生率为0.1%，其中需要做修复手术的仅占0.05%。另外，感染和囊肿一例也没有（**图7-11～图7-14**）。

5.并发症的预防及治疗

1）包膜挛缩

包膜挛缩的发生机理尚未完全清楚，但从组织学上考虑，可以认为是异物或者炎症反应的过程或者创伤治愈过程中发生的一种变化。假体作为一种异物，人体会对其有反应，如果有炎症其反应会更加明显。相比盐水假体，硅凝胶假体的包膜挛缩发生率更高的原因就在于此。对人体安全的盐水假体经过一定时间后其发生包膜挛缩的可能性几乎消失（即使出现包膜挛缩也是在术后6个月之内发生，术后1年后根本不会发生）。但是硅凝胶假体则不同，它发生包膜挛缩率的概率会随着时间延长而增高，这是因为硅胶囊袋里的硅凝胶会随着时间逐步外露，从而增加了与周围组织发生反应的概率。一方面为了杜绝

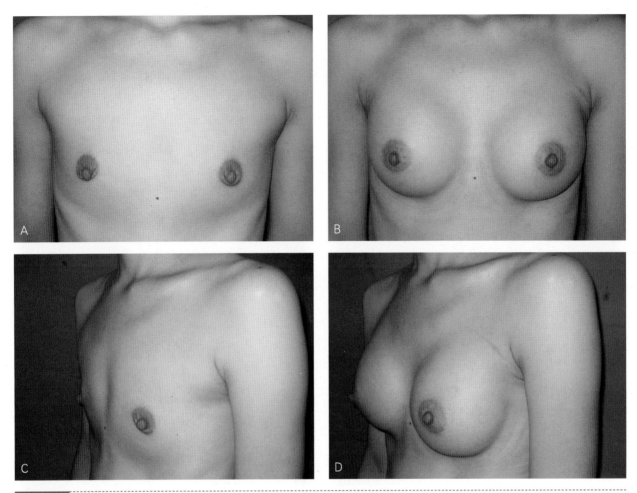

图7-11 非常平坦的胸部。A,C.术前。B,D.术后10个月正面及侧面外观
虽然术前几乎没有乳腺组织，胸前皮肤也没有余地，但术后仍然显示出自然的乳房外观。

术后感染，要在彻底无菌的状态下进行手术；另一方面为了减少假体暴露在空气中，要尽可能减少手术时间，而脐部切口手术是在多种手术方式中手术时间最短的一种术式。另外，术后的血肿也是包膜挛缩发生的重要原因，而且可以延迟创伤治愈过程，从而带来炎症发生的可能性。肚脐部切口隆胸术达到几乎没有出血，即使有微量的出血也会被腹部的通路所吸收。乳房组织的损伤也是感染的原因之一，乳腺组织的乳管内存在正常菌群，所以在乳晕切口隆胸时需要更加注意。如同瘢痕组织，在发生挛缩的组织中存在更多的未成熟微细纤维组织，这表示创伤治愈过程的延长，使得被损伤的组织被紧缩的力量比正常大了许多，所以包膜挛缩也可能是将受损组织表面最小化趋势的创伤治愈的一个过程（如同球一般的包膜挛缩就是在维持同样被覆时，使得表面积最小化的过程）。为了防止包膜挛缩就要使得组织损伤最小化，因此要避免分离范围过大。而可能达到组织损伤最小化、假体空间最大化的术式就是脐部切口隆胸术。术后按摩的意义也在于尽可能不使腔隙缩小而保持腔隙最大化，但是对于术中剥离过小的假体腔隙仅仅通过术后按摩无法达到扩大的目的，所以这种情况下术后按摩对防止包膜挛缩的发生没有什么

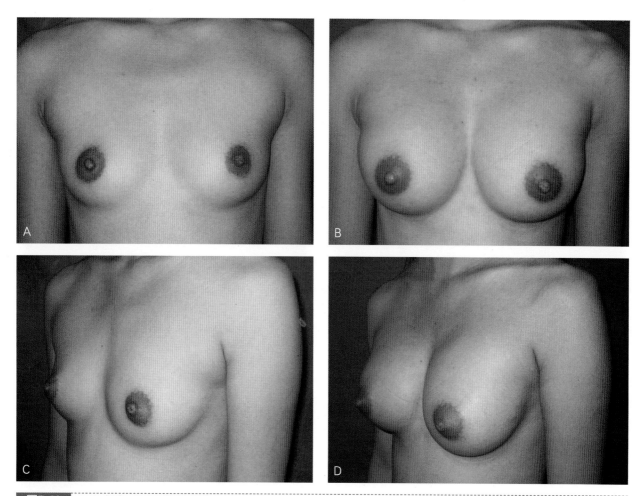

图7-12　A,C.术前。B,D.术后6个月

意义。BakerⅢ度以上的包膜挛缩，经术后按摩无法解决，只会增加一些柔软的感觉，那也是在术后早期可以达到有所柔软的效果，对形成较久的包膜挛缩则无法期待这种效果。所以相比术后按摩，在术中最大范围内剥离假体腔隙对包膜挛缩的发生有更加重要的意义（**图7-15**）。发生包膜挛缩时，既往认为需要完全去除包膜，但是近来认为部分去除包膜或者单纯施行包膜切开方式就可以起到切除包膜同样的效果，所以包膜切除术的频率在下降。完全切除包膜并不容易，只有在乳房下皱襞切口下可以去除，在乳晕或者腋窝切口方式几乎不可能达到完全切除的效果。而且这种包膜切除手术本身就是一种新的损伤，可能造成重新包膜挛缩的恶性循环。与其说包膜本身是造成球形挛缩的原因，不如说是因为包膜在创伤愈合过程当中为了达到最小面积而引起的收缩造成了球形挛缩，所以只要单纯将缩小的空间给予扩张即可解决包膜挛缩的问题。

　　一般认为包膜挛缩的修复手术不能通过脐部切口进行，只能通过乳房下皱襞切口或者乳晕切口方可进行，这是因为不会脐部切口隆胸术或者手术经验不足所导致的误解。脐部切口隆胸术导致的包膜挛缩发生率极低，但是万一发生了或者其他腋窝、乳晕切口隆胸术后发生了包膜挛缩，都可以通过脐部切口

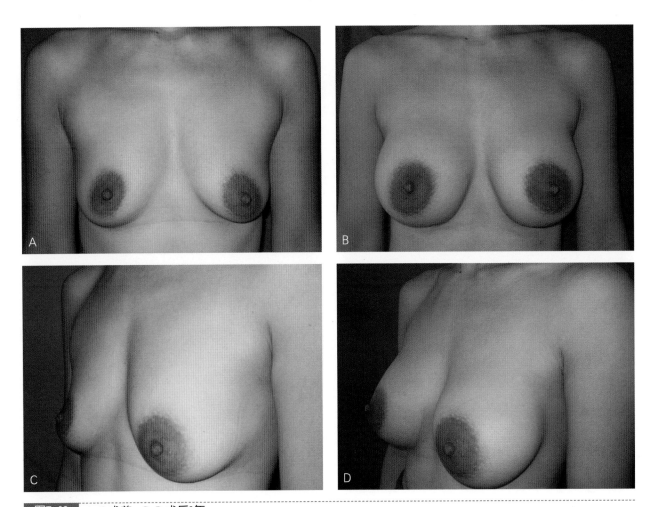

图7-13 A、C.术前。B、D.术后1年

术前伴有乳房下垂且左右不对称，但术后下垂和不对称也得到了矫正。

来进行修复手术。如同第一次手术时一样，通过脐部切口将套有封闭装置的输送导管插入皮下至胸部，形成皮下通道，然后植入特制的切开用剥离子平行将肋骨平面及其上面的包膜圆形分离。在假体位于腔隙内的情况下给予剥离，其范围同初次手术一样上至锁骨下缘附近，下至距离乳头乳晕8~10cm的范围。经过这样充分的剥离，空间再次扩大，假体可以在锁骨下至乳房下皱襞之间的范围内活动良好，且可以形成非常柔软、美丽的乳房形状。确认了左右对称后，再取出原有的假体，首先用剥离子在腔隙内将假体破裂，抽出假体内盐水后，利用长柄凯利钳（long Kelly）置入皮下通路，将放空的假体取出。然后如同第一次手术那样植入新的假体。由于是修复手术，顾及术后血肿的可能可以留置负压引流袋。但笔者的经验是是否放置引流其结果没有差异。术后包扎及处置同首次手术。

最后要提及的是，盐水假体引起包膜挛缩时，不能利用硅凝胶假体来代替取出的盐水假体。因为包膜挛缩不是由于盐水假体的触感所发生的，而是由上述多种原因所造成的，所以不能用硅凝胶假体来代替。如前面所述，硅凝胶假体的包膜挛缩发生率要远大于盐水假体（**图7-16，图7-17**）。

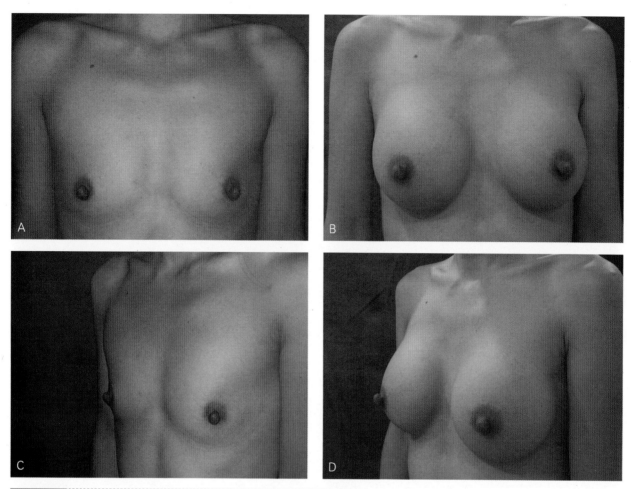

图7-14　A,C.术前胸部非常平坦。B,D.术后8个月时正面及侧面图
双侧乳头间距离较大，但术后会有一定程度的改善，而且形成了自然的乳沟。

2) 假体破裂或者漏水

　　既然假体是人工制成的，所以随着时间的长久流逝，可以预想会发生破裂或者渗漏。由于假体的有效期到期可能发生破裂的情况，也可能是因为从制造过程中就带有一定的问题，手术过程中的一时不小心造成的损伤也可能引起，所以在术前要向患者充分交代假体不会是永久的。问题是术后何时会发生假体破裂。哪怕是为了减少一点点假体破裂的危险性，我们都要在假体植入前仔细观察假体有无损伤，注入空气后放入盐水内

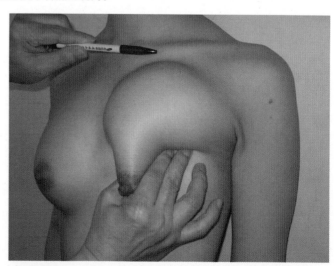

图7-15　为了防止术后的包膜挛缩，尽可能地将假体腔隙最大化，所以向上要剥离至锁骨下方。上图显示的就是将假体上推至锁骨下的情形

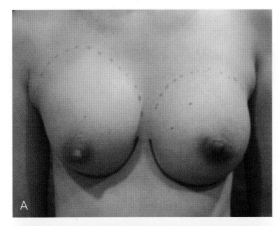
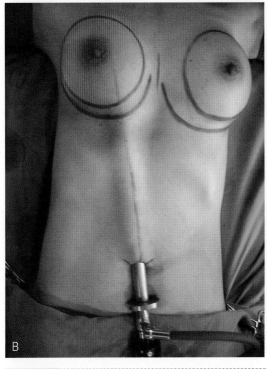
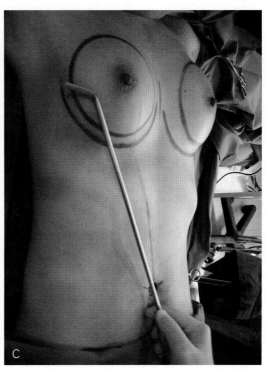

图7-16 通过脐部切口进行包膜挛缩的矫正术

A.矫正手术前左右两侧发生包膜挛缩的外观。

B.插入内窥镜进行确认。

C.用特殊剥离子切开包膜。

看看有无细微的泄漏，植入假体时也要特别小心不要损伤到假体。特别是要避免假体和手术器械的任何接触。破裂的部位主要发生在底盘边缘，因为此部位是接受外部机械摩擦最直接的部位（有些人认为是否是盐水注入口的缺陷导致了漏水，但尚无此类报道，笔者至今也没有发现这样的情况）。

假体发生泄漏或者破裂时，应尽早给予假体的更换。一方面修复手术越晚，左右不对称导致的患者心理负担就越重，另外就是因为破裂后经历时间越久假体的空间就会越小。在假体空间变窄之前给予更换，过程会很简单，但时间久了假体空间变窄后再施行假体更换的话，就会需要再次扩大假体植入的腔

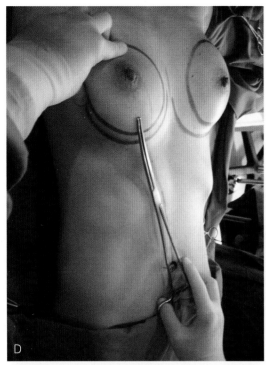
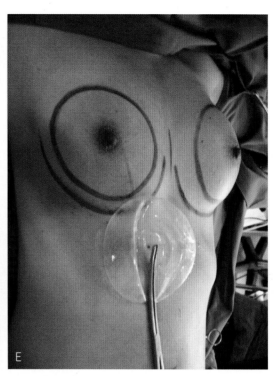
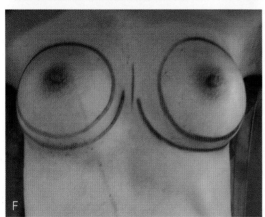

图7-16　（续）通过脐切口进行包膜挛缩的矫正术

D.包膜被充分切开后插入长钳。

E.去除原有假体。

F.植入新的假体。手术结束时的外观。

隙空间。不论是脐部切口还是腋窝、乳晕切口施行的隆胸手术，都可以利用脐部切口来给予更换假体。只要通过脐部切口，用输送导管做一皮下通道，利用此通道将原有的假体取出，如同初次手术那般植入新的假体即可。较比腋窝或乳晕切口明显简单易行。在局麻下即可进行，手术当日即可恢复日常生活**（图7-18）**。

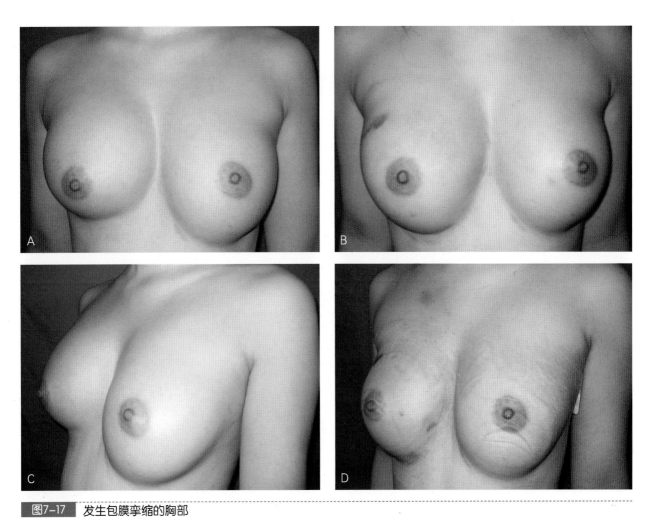

图7-17 发生包膜挛缩的胸部

A,C.矫正术前正面及侧面照。　B,D.矫正术后的即刻正面及侧面照。

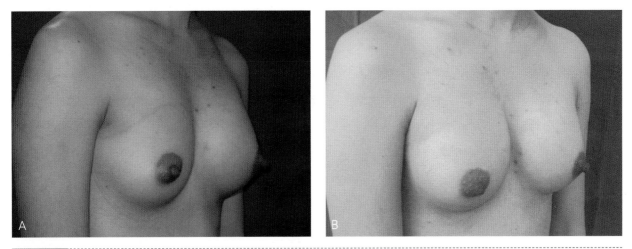

图7-18 A. 右侧假体破裂的情况。B. 更换新假体后的情况

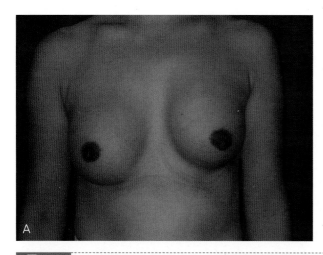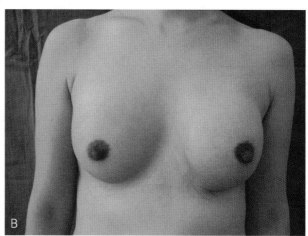

图7-19 A. 右侧假体破裂的情况。B. 更换新假体后的情况

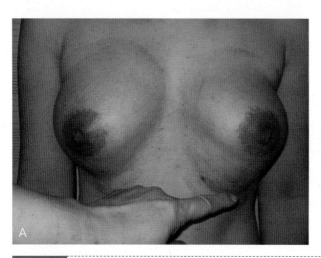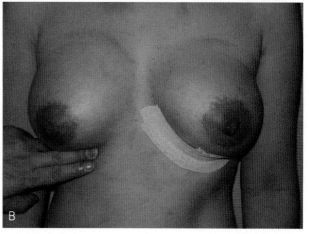

图7-20 左侧乳房比右侧下移的不对称

发生初期，如上图给予弹力胶布固定，则可以容易地进行矫正。

3）双侧不对称

（1）单侧上移的情况

左右乳房中一侧发生上移的情况，发生于初次手术时一侧乳房下方剥离不彻底或者一侧发生包膜挛缩时。为了预防这种情况发生，初次手术时要注意两侧乳房下皱襞的剥离平面要一致。在患者仰卧位时施行手术，有可能发生双侧剥离平面的不同，所以在坐位给予剥离十分重要，而且要在坐位观察双侧是否对称。另外，因为包膜挛缩发生一侧乳房上移，在初次手术中在预防包膜挛缩方面下功夫也可以预防这种不对称。发生这种单侧假体上移的情况时，通过脐部切口可以轻松矫正。因包膜挛缩发生两侧不对称时，可以如上述的通过脐部切口矫正包膜挛缩同样的方法给予矫正。如果是单纯两侧乳房下皱襞线有差异时，通过脐部切口置入剥离子将抬高的乳房下皱襞线剥离下移即可。这样做原有的假体会有破损，所以必须在剥离结束后更换新的假体（**图7-19**）。由于手术简单，在局麻下进行也可。为了防止下降的乳房下皱襞线再次上移，要在乳房上部加压包扎至少几周。

（2）单侧假体下移的不对称

单侧乳房下皱襞线下移的情况发生于乳房下皱襞线的剥离过于向下时，所以为了防止这种情况的发生，剥离假体腔隙时要注意剥离范围不要过于向下。主要发生在消瘦且皮肤过薄、胸前软组织很少的患者。对于这种下移的假体，早期矫正非常容易。只要用手将假体上抬到正常位置后，用弹力胶布固定乳房下皱襞线2~3周即可（图7-20）。但是对于手术时间已久或者下移程度严重时无法用弹力胶布给予矫正，此时利用乳房下皱襞切口给予矫正效果最为确切。即在乳房下皱襞线做一切口，将下移的假体抬升到正常位置后，用可吸收缝合线直接缝合包膜，然后逐层缝合关闭皮下及皮肤组织。手术过程中容易损伤到假体，所以要小心操作不要伤及假体。但是这种术式对那些不愿意乳房下面有手术切口瘢痕的患者并不适用。其他方法则有外部矫正法，即用1-0或者2-0尼龙线在胸壁外面，由皮肤贯穿皮下、包膜内外层至肋骨骨膜层，进行缝合固定。此方法的缺点是在体表留有缝合的针迹，刺穿假体，且复发的可能性也大。对于不希望胸下部留有切口瘢痕的患者来说，应该考虑首先取出假体数个月后再行手术，但对此赞同的患者不多。

（3）双侧乳房大小各不同的胸

仔细观察没有做过手术的正常女性的胸部，可以发现90%的女性双侧乳房都会有程度不同的不对称（Rohrich 2006）。所以在术前仔细观察有无不对称及不对称的程度对预防术后不对称很重要。即使微小的不对称，术后胸部扩大后不对称的程度也会更加明显。所以为了减少术后患者抱怨不对称的情况，在术前就要给患者指出术前已经存在的不对称，而且要告知患者这种不对称在隆胸后会更加明显，并取得患者的理解。同时还要告知患者在严重的不对称时可以通过手术进行一定程度的矫正，但不能够完全矫正。因为双侧不对称的原因主要是因为左右胸部的大小不一，但也有其他的多种原因存在，即不仅乳房组织的容量不一，还有胸壁骨组织的左右不一，以及两侧胸大肌的大小也可不一样，乳房的高低程度不一样，特别是哺乳过的乳房不仅大小不一，其下垂、松弛程度也不会一样。所以要明确告知患者单纯依靠隆胸术很难将不对称的胸部完全矫正成功。需要注意的是，有些人以为使用不同大小的假体可以矫正不对称，但尽可能不要使用不同大小的假体，因为不同大小的假体不光大小不一样，其外形及突度也都不一样，容易造成新的不对称。只是使用盐水假体时，可以通过注入的盐水量进行一定的调整，所以比硅凝胶假体隆胸矫正不对称的效果要好得多。对于两侧大小不一的情况，要根据不同原因进行不同的矫正术。如果是隆胸手术，以矫正双侧大小不一为目的而使用不同大小的假体时，要仔细检查其大小差异是否合适，可以考虑假体的交换。使用硅凝胶假体隆胸后矫正时，可以先试用盐水假体，根据调整注水量确定双侧假体的大小也不失为一种好的方法。

4）血肿及血清肿

术后血肿不仅是包膜挛缩的重要原因，在其严重时对隆胸术也是严重的并发症。在术后即可出现，修复手术的原因大多为术后的血肿。预防才是防止血肿的最佳之策。幸亏脐部切口隆胸术是一种几乎没有出血的术式，所以几乎没有发生术后血肿的可能性。术前在术区充分浸润含有肾上腺素的肿胀液，假体内注入冰盐水可以收缩血管，以及进行钝性剥离，这种方法相比其他术式手术时间明显缩短，且出血的机会也显著降低，术后也不需要引流。这种手术本身就是几乎没有出血的术式，即使有微量的出血也会通过通向脐部的皮下隧道而被吸收，所以没有血肿或者渗出液积聚胸部的情况。因包膜挛缩需要通过脐部做修复手术时，偶尔会有血肿或渗出液积聚在胸下部或者皮下隧道的情况，此时用粗针头注射器即可轻松排出（**图7-21**）。

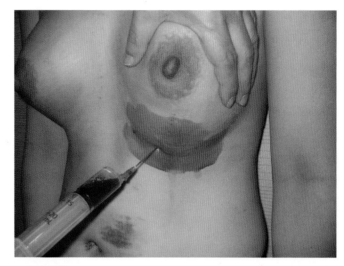

图7-21 因包膜挛缩等原因利用脐切口进行修复术时，偶有血肿或者血清肿瘀积在胸下部或通向脐部通道的情况出现，这时候利用粗针头即可轻松地抽取出来

5）感染

笔者施行的脐部切口隆胸术后没有一例发生感染的情况。理由很简单，首先切口位置位于没有感染的通路，其次不是像乳晕、腋窝及乳晕下皱襞切口那样的半开放手术，而是在闭锁的空间内进行手术，另外也是一种没有血肿的手术方法且手术时间很短，所以相对来说几乎没有感染的机会。当然，如果发生了感染，可以使用抗生素或者用抗生素溶液冲洗，但效果都不佳。最确切的方法就是去除假体，彻底清洗消毒，然后经过6个月以上的恢复后再行手术。

6）波纹（rippling）现象

波纹现象是指隆胸术后，假体周围组织有皱褶的感觉。可以在假体内盐水注入量比适合量过多或者过少时发生。有人认为比假体制作公司提供的最佳注入量多注入10%～15%为减少波纹现象的最佳量。术前乳房有一定的内容或者皮下组织较厚的人不会出现，即使注入了适当量的盐水，对乳房内容很少、消瘦且皮肤组织薄的人来说波纹现象的发生也是无法避免的。与其说波纹现象是一种并发症，不如说是假体的一种缺点更好。为了矫正盐水注入引发的波纹现象而更换假体是不明智的事情。硅凝胶假体也会发生这种事情，只是发生频率会比盐水假体略低而已。由于波纹现象是无法预防的，所以术前要向患者充分说明并取得理解，这样才能减少由此带来的术后不满。即使发生了波纹现象而导致患者的满意度下降，但是相比其他并发症带来的不满程度要小。波纹尚没有很好的解决方法，在波纹现象不严重且局限在局部时，在其发生部位进行自体脂肪移植可以得到很好的改善。只是在移植填充脂肪时，要将假体尽可能地推向上方，使得假体不受损伤。

7) 感觉迟钝及异常

隆胸术后发生感觉消失或者迟钝是比较严重的事情。为了防止这些并发症的发生就要有坚实的解剖学基础,特别是掌握支配乳头乳晕的神经分支的走向及位置十分重要。这个神经分支从第4肋间神经分出(呈U形)支配乳头乳晕,所以不要超过腋前线进行分离,剥离乳房下外侧时要特别小心不要损伤此神经。幸亏在脐部切口隆胸时,钝性分离使得损伤神经的危险性极低,即使有损伤也是单纯由于神经被过度牵拉引起的损伤,恢复会较快,几周到几个月即可充分恢复。如果是神经横断伤,则会经过数月或者1～2年的恢复期。因为没有特殊的治疗方法,只能期待其自然恢复。总之,最好的治疗就是提前预防。感觉迟钝或者异常的乳头乳晕随着时间延长会有瘙痒和刺痛的感觉,这是神经在恢复机能的信号,需要给予患者鼓励。

参考文献

[1] Caleel RT. Transumbilical endoscopic breast augmentation. Plast Reconstr Surg 2000;106:1177.

[2] Cunningham B. The mentor core study on silicone memorygel breast implants. Plast Reconstr Surg 2007;120:21S.

[3] Dowden R. Keeping the transumbilical breast augmentation procedure safe. Plast Reconstr Surg 2001;108:1389.

[4] Ing Gon Kim. Aesthetic plastic surgery: Endoscopic transumbilical augmentation mammoplasty. 1st ed. 1997;p.321-338.

[5] Johnson GW, Christ JE. The endoscopic breast augmentation: The transumbilical insertion of saline-field breast implants. Plast Reconstr Surg 1993;92:801.

[6] Rohrich RJ, Hartley W, Brown S. Incidence of breast and chest wall asymmetry in breast augmentation. Plast Reconstr Surg 2006;118:7S.

[7] Rohrich RJ, Reece EM. Breast augmentation today: saline versus silicone-What are the facts? Plast Reconstr Surg 2008;121:669.

[8] Sang Bum Kim, Ing Gon Kim. Clinical experiences of various endoscopic approaches in plastic surgery. J korean soc plast reconstr surg 1996;23:127.

[9] Spear SL, Murphy DK, Slicton A, Walker PS. Inamed silicone breast implant core study results at 6 years. Plast Reconstr Surg 2007;120:12S.

[10] Tebbetts JB. Axillary endoscopic breast augmentation. Plast Reconstr Surg 2006;118:73S.

[11] Young Ic Kwon, Ing Gon Kim, Ki Il Uhm, Jai mann Lew. Endoscopically assisted transumbilical subpectoral augmentation mammoplasty. J korean soc aesthetic plast surg 1998;4:15.

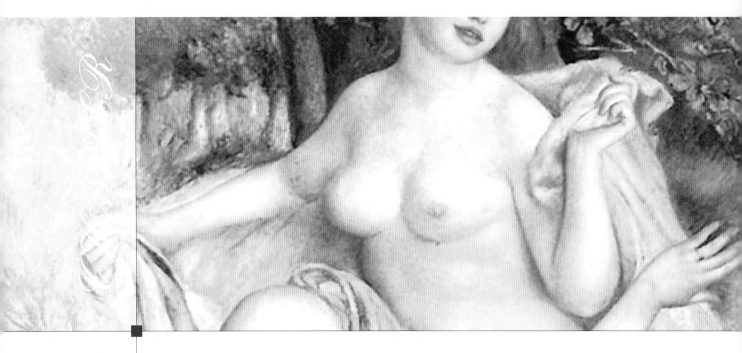

08 脐部切口隆胸术 II
Transumbilical breast augmentation：TUBA

脐部切口隆胸术对于选择盐水假体或者不希望胸部留有手术痕迹的人来说，是一种好的手术方法。对具有大众洗浴文化的东亚人来说，即使硅凝胶假体隆胸术已经十分广泛，但脐部切口隆胸术的要求还会持续存在。

1.手术器械

用于形成皮下通道的内窥镜及闭塞装置及长柄剥离子是必要的（**图8-1**）。

2.术前设计

胸前的设计与其他切口的术式没什么不同。首先画正中线，由于脐部大多不位于正中线上，所以要沿着腹白线来画线，如果胸廓左右不对称或肚脐不在正中央时需要术前告知患者。画出原有的乳房下皱襞线，并且在乳头与乳房下皱襞线之间距离过短时，需要在原有皱襞线之下1~2cm重新画一条新的乳房下皱襞线。画出胸大肌外侧缘，然后平齐左右乳头的高度在正中线作标记。从肚脐到乳房下皱襞画一条朝向胸大肌起始部的标记线。在不超过胸大肌外侧缘的范围内靠近外侧缘可以轻松地剥离胸大肌后间隙（**图8-2**）。

3.切口的选择

肚脐上部有皮肤遮盖的时候，可以在被皮肤遮盖的部位做手术切口，但对于"1"字形的肚脐来说，会露出切口的痕迹。如果过去因其他手术在腹部有手术瘢痕时，利用这个手术痕迹做手术也是一好的方法（**图8-3**）。

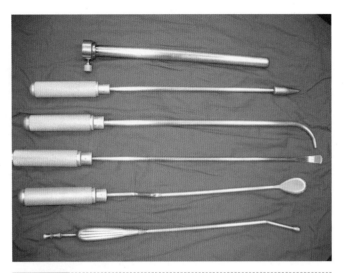

图8-1　手术器械

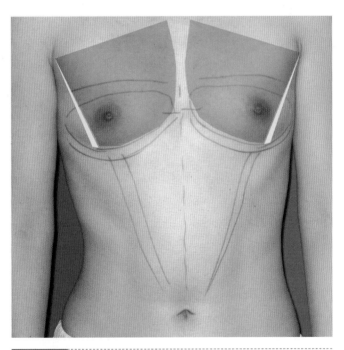

图8-2　术前设计

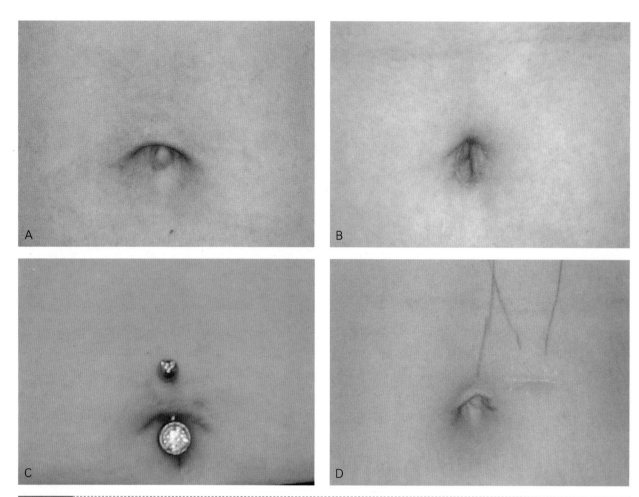

图8-3 切口的选择

A. 此种肚脐形态时，可以选择被肚脐皮肤遮盖住的部位进行切开。

B. 肚脐呈现"1"字形时，可以选择圆形切口，但这样会有瘢痕较明显的情况出现。

C. 佩戴脐环的患者，将切口设计在脐环下面洞眼的下方为宜。

D. 腹部有瘢痕时，也可以利用原有瘢痕做切口。

4.手术方法

1）局部麻醉和肋间神经阻滞

脐部切口部位和肋间阻滞麻醉使用1%利多卡因，腹部皮下通路和乳房下皱襞线处使用肿胀液（tumescent）进行麻醉，然后等待10分钟，在血管充分收缩的状态下手术为好。每侧胸部使用50mL麻醉药，腹部

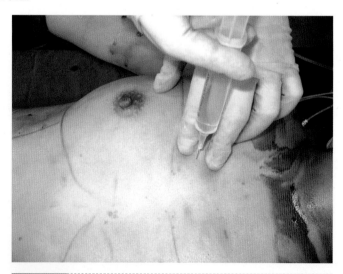

图8-4 肋间神经麻醉

通路使用30mL的肿胀液。肋间神经阻滞时用两手指触及肋骨缘，至针头感受到软骨时注入麻醉药（**图8-4，表8-1**）。

表8-1　用于局麻的溶液

局麻药物	肿胀液
1%利多卡因100mL	生理盐水500mL
1：1 000肾上腺素0.3mL	2%利多卡因40mL
8.4%碳酸氢钠20mL	1：1 000肾上腺素 1mL

2）脐部切口

利用拉钩向两侧牵拉后，切开皮肤，并用梅增姆剪刀分开皮下脂肪层通道（**图8-5**）。

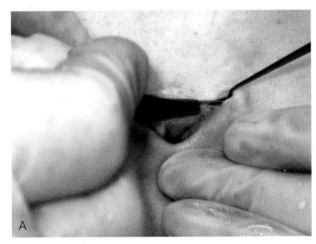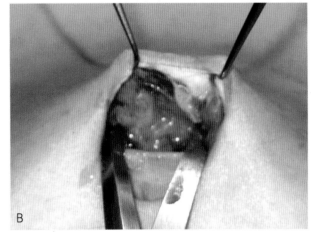

图8-5　脐部切口切开。A. 切开。B. 切口周围剥离

3）分离腹部皮下通道

利用Senn拉钩（retractor）向反方向牵拉，然后使用导引器进行皮下脂肪层隧道剥离。这时导引器的方向要与腹壁相平行，特别是剥离到了肋弓前缘时要格外注意不要进入肋骨后面。过于靠近真皮层或者腹直肌筋膜时有出血的可能性（**图8-6**）。

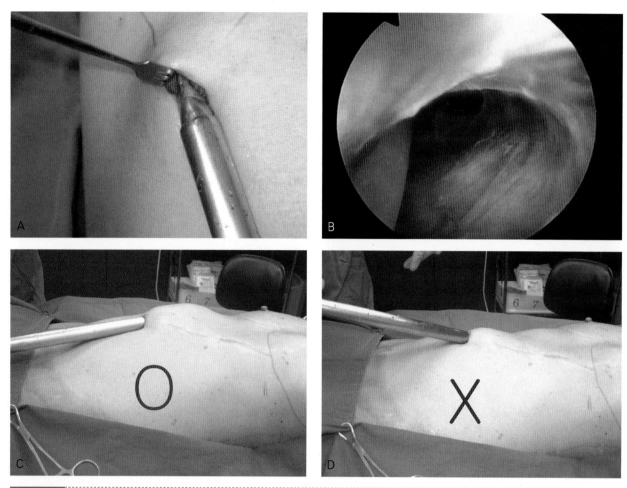

图8-6　形成通道

A.利用Sennrug 拉钩做牵引，单独使用密闭栓或者将密闭栓置于乳房镜内打通通道。

B.内窥镜下的肚脐通道图片。

C.剥离通道时，与腹壁面相平行且头部略上翘是正确的行进方向。

D.密闭栓的头端向下，则会有腹壁穿孔的危险性。

4）分离胸大肌部位的通路

（1）分离出通向胸大肌后的通路

用左手将乳房和肌肉组织提起，当骨膜剥离子（periosteal elevator）在新的乳房皱襞线附近遇到软骨缘时，不是向前的感觉而是用向左右刮肌肉的感觉进行2~4次后即可感到阻力减弱，从而形成隧道。一般通过位于2~3个肋软骨（第4~第6肋软骨）的胸大肌起始部后，即有从外部进入空气的感觉，而且可以轻松通过肋骨与胸大肌筋膜之间的疏松结缔组织层。在这个通路内放置为了脐部切口隆胸特意改制的剥离子（MamLollum-Dingman dissector）将皮下通路扩宽（**图8-7**）。

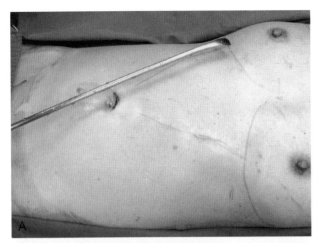

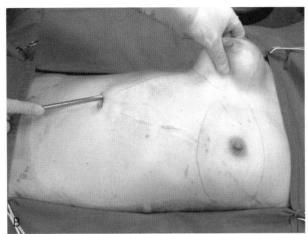

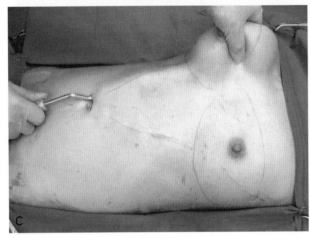

图8-7　剥离至胸大肌后方的通道

A. 利用骨膜剥离子进行剥离胸大肌后方的起始点。

B. 用左手将乳房向前方牵拉，然后左右移动骨膜剥离子，掀开胸大肌的起始部并前行。在这个过程中前行2～3个肋骨后即可感觉到有空气被抽入。

C. 利用MacCollum-Dingman剥离子扩大通道。

（2）分离胸大肌前通路

需要在胸大肌前剥离腔隙或者将肌肉开口置于乳腺下皱襞上方时，可以利用导引器直接剥离到达胸部的通路。这时需要将密闭栓一点点移动，并且不要向乳腺组织侧过浅，也不要向肌肉侧过深，这就需要手术经验的积累（**图8-8**）。

5）剥离胸假体腔隙

将扩张器卷曲用内窥镜置入事先剥离好的假体腔隙内并注入生理盐水。这时观察隆起的乳房外形，用手挤压使得必要部位的空间稍微增大。在胸大肌的轮廓得到强化的状态下，如果不需要掀起腹外斜肌、前锯肌时，利用胸大肌外侧缘事先给予松弛，并且将胸大肌下内侧起始部的空间适度扩大。然后将扩张器适当扩张，扩张塌瘪部位。此时要注意胸骨正中线部位不能被提起，万一胸骨附近剥离不充分，

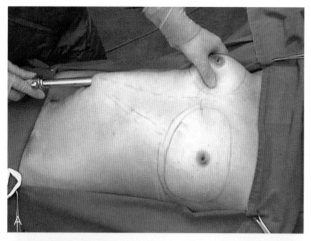

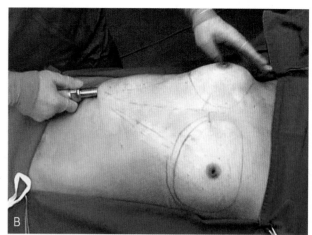

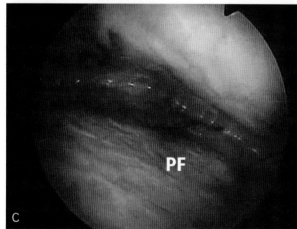

图8-8 剥离至胸大肌前方的通道

A.剥离至胸大肌前方的通道时，利用密闭栓逐渐向上前行剥离，过程中要不断地轻轻上抬以确定没有进入到胸大肌后间隙。

B.剥离至预定的位置后，轻轻上抬头端可以看到乳腺被上抬。

C.可以利用内窥镜来确认胸大肌前间隙。图的下半部可见被覆胸大肌筋膜（PF）的胸大肌，在其上部可见包含较多脂肪成分的组织层面。

用器械轻柔地推送剥离。尽可能地使用水压和指压，可以减少出血。利用器械时则要轻柔操作，使组织的损伤最小化（**图8-9**）。

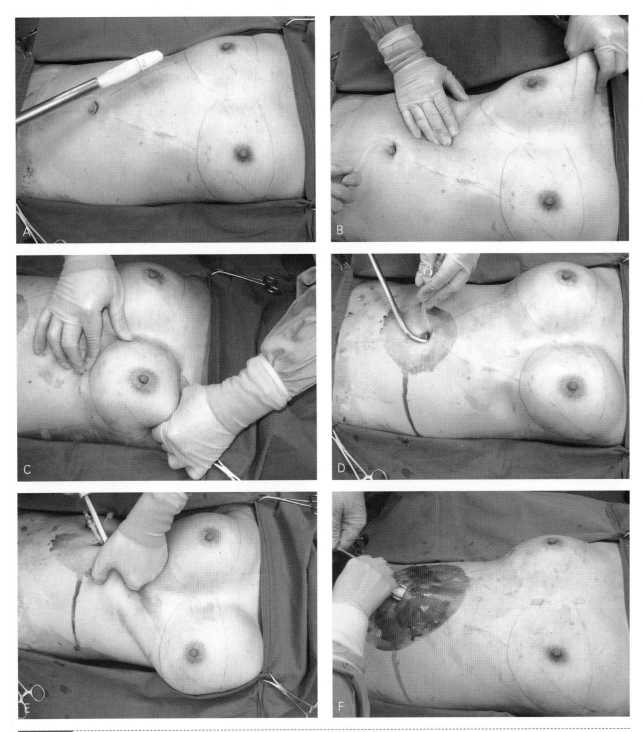

图8-9 剥离乳房假体腔隙

A.将扩张器卷在乳房镜上，放置在皮下通道内至胸部。

B.注入生理盐水至扩张期内。此时轻抬胸大肌会有助于空间的扩张。

C.膨胀扩张器时，用手推动扩张器，最大限度地扩大腔隙。

D.可见左侧乳房下外侧的扩张不充分。

E.扩张不够的部分，利用Agris Dingman剥离子前推制造腔隙空间。

F.取出扩张器。

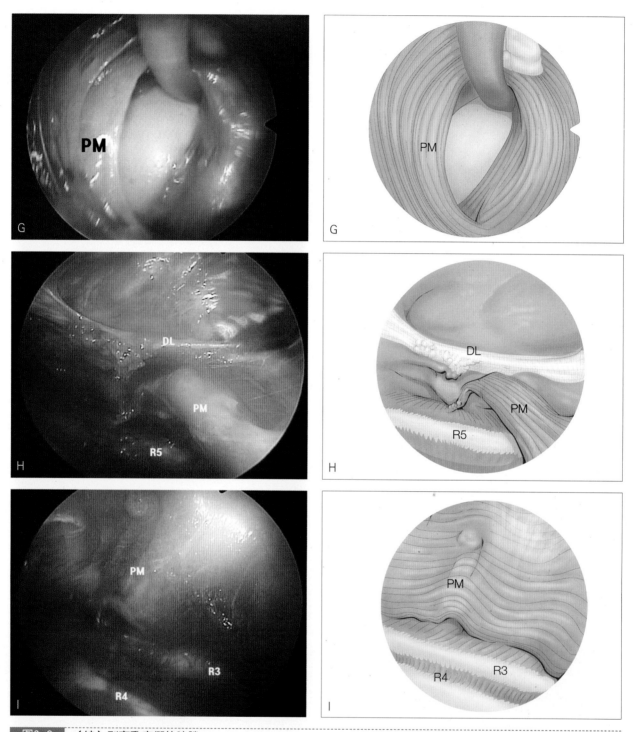

图8-9 （续）剥离乳房假体腔隙

G.扩张期扩张状态下的内窥镜图片。图片左侧可看到胸大肌（PM）。

H.取出扩张器后内窥镜图片。图中可见横行的浅筋膜深层结构（DL）和右下方胸大肌（PM）的外缘及下方的第5肋骨（R5）。

I.前行内窥镜进入到胸大肌后腔隙的图片。在图片下方可见到第3、第4肋骨在下方，胸大肌则形成上壁。

6）假体的大小

扩张器内注入过量盐水，使得乳房保持过大且不自然的圆形状态（平均400～500mL），然后选择注入过量的1/2～2/3大小的假体（**图8-10**）。

7）假体的植入

取出扩张器，植入事先准备好的盐水假体并注入生理盐水。植入假体时尽量不要接触到周边组织（**图8-11**）。

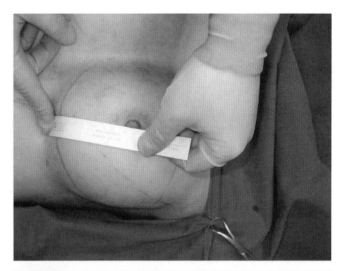

图8-10 根据扩张的量和乳头-乳房下皱襞间距离来决定假体的大小

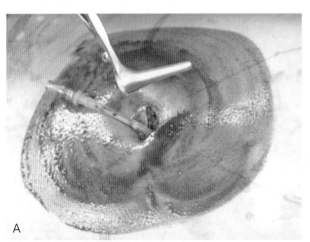

A

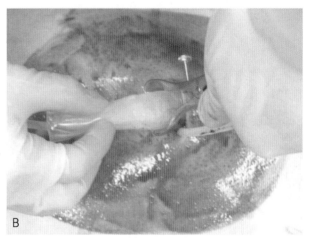

B

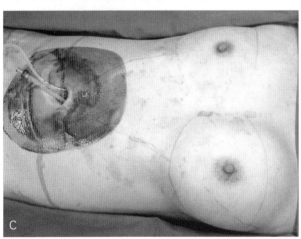

C

图8-11 植入假体

A.用碘伏溶液再次进行脐部周围消毒，利用长鼻镜尽可能地使假体不与周围组织在一起（右侧是扩张器未取出的状态）。

B.将向两侧卷起的假体植入的图片。

C.用手将假体植入通道后，利用MacCollum-Dingman 剥离子将假体推到胸部位置。

8）缝合和包扎

缝合脐部切口之前，在胸部进行压迫包扎，然后缝合肚脐切口，再进行压迫包扎。

5.注意事项

在隆胸手术进行假体腔隙剥离时，可以分为直视下或者利用内窥镜进行彻底止血的方法在血管分布比较少的层次进行剥离。与不利用内窥镜的腋窝切口方式一样，脐部切口方式也是属于上述的第二种方式。为了减少出血，术前要注意以下几点：术前检查肝功能、凝血功能（血小板，PT.ApTT）等，也要询问平时是否容易发生瘀青。术中为了尽可能地减少出血，要注入足量的局麻药，等待10分钟后再进行手术。利用器具剥离假体腔隙时有必要最小化，怀疑有出血时要进行压迫止血，不能在腔隙内没有压迫的情况下长时间进行手术操作。大部分脐部切口隆胸术患者由于术后疼痛很轻微，所以术后的恢复比较轻松。如果患者主诉疼痛明显，则要考虑术中局部浸润麻醉（local infiltration）是否不充足或者不正确，是否出血较多，以及是否使用了比腔隙大的假体。另外，作为出血很少的一种术式，如果每次手术时出血量都较大，要考虑是否使用了充足的局部浸润麻醉以及是否等待了一定时间后再行的手术，以及考虑自己分离的皮下通路或者假体腔隙在解剖学上是否正确。如果在剥离假体腔隙时，选择了血管丰富的层次，那只能带来出血较多的后果。如果术者对脐部切口隆胸术的经验不足，在选择患者时，最好选择胸廓外形均匀且不是过于消瘦的患者为好。

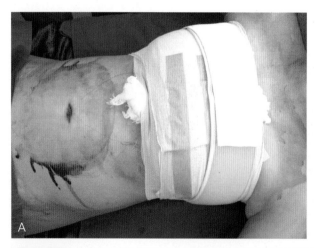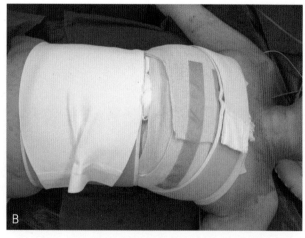

图8-12 包扎
A.缝合皮肤切口之前用弹力胶布固定乳房，然后用绷带加压包扎。
B.缝合肚脐切口，用腹带给予加压包扎。

6.手术实例

1）实例1：胸大肌后剥离腔隙

　　年龄24岁，身高160cm，体重48kg，胸围71cm，期待自然范围内的丰满。双侧注入270mL（**图8-13**）。

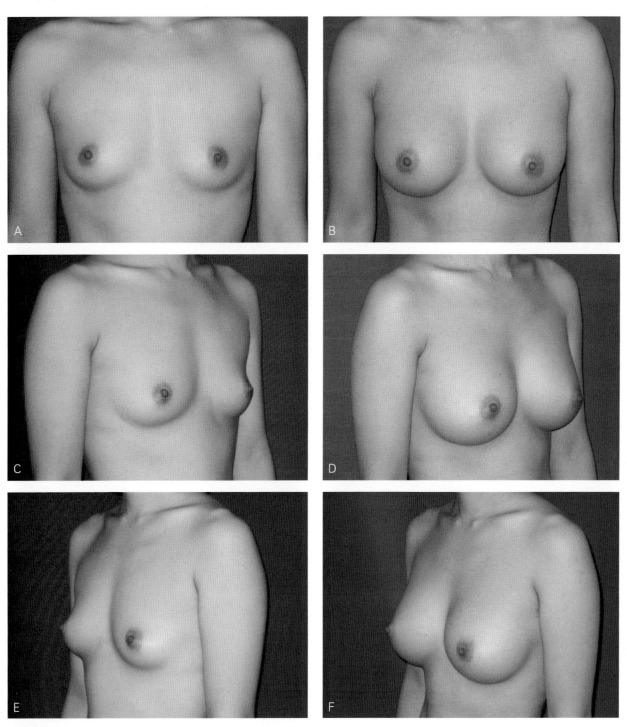

图8-13　　270mL假体。A,C,E.术前。B,D,F.术后2年零4个月后

2）实例2：胸大肌前剥离腔隙

年龄23岁，身高169cm，体重61kg，胸围77cm，期待自然范围内的丰满。双侧注入300mL（**图8-14**）。

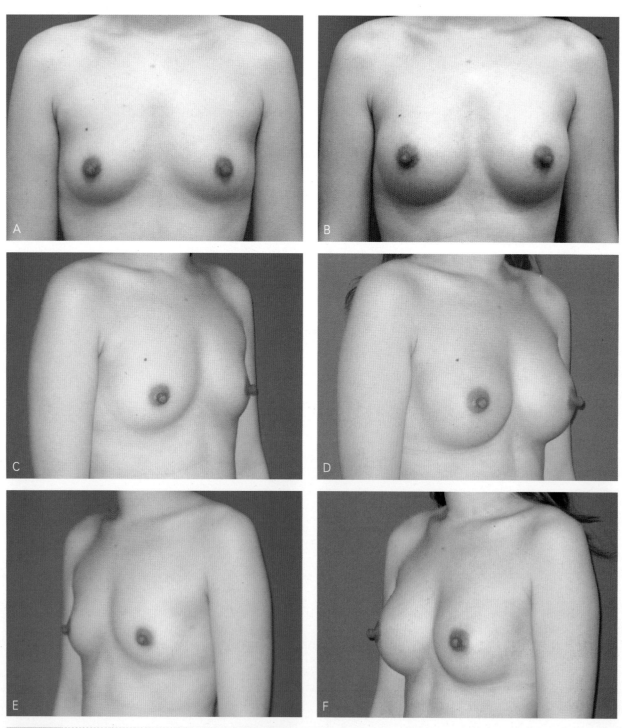

图8-14 300mL假体。A,C,E.术前。B,D,F.术后8个月

3）实例3：利用肚脐周围的瘢痕进行的胸大肌后隆胸

　　年龄38岁，身高164cm，体重48kg，胸围73cm。期望自然而不大的乳房。双侧注入250mL（**图 8-15**）。

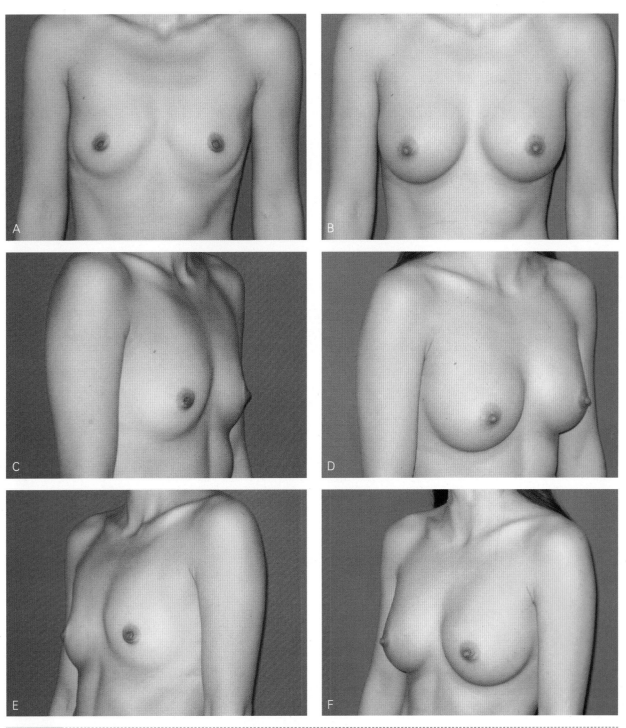

图8-15　250mL假体。A,C,E.术前。B,D,F.术后1年零2个月

参考文献

[1] Dowden R, Fuller M. Transumbilical breast augmentation. In: Spear SL, ed. Surgery of the breast. Volume

[2] 2. 2nded.Lippincott Williams & Wilkins 2006:1319-1343.

Dowden RV. Technical update on transumbilical breast augmentation. Aesthetic Surgery J 2000:22:240-242.

[3] Johnson GW, Christ JE. The endoscopic breast augmentation: the transumbilical insertion of saline-filled breast implants. Plast Reconstr Surg 1993:92:801-808.

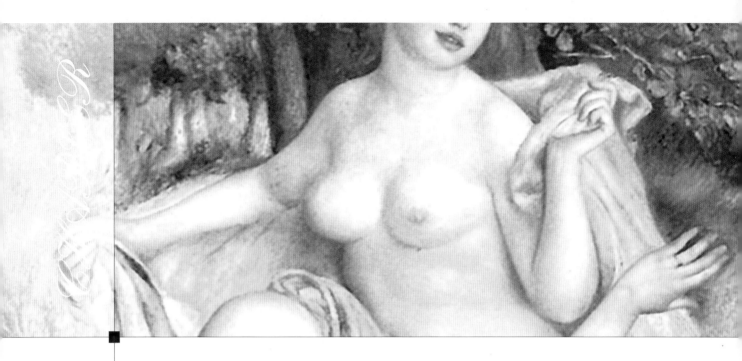

09 双平面隆胸术
Dual plane breast augmentation

　　如同箭头正中靶心，只有乳头位置在整个乳房相协调的位置上，才能呈现出美丽的乳房外形。即美丽的乳房乳头位于乳房中心位置，且乳房下缘与乳房上方的丰满达到协调一致。如果不是这样，乳房则呈现不正常或不美丽的外观，比如乳房上部过于丰满（upper pole fullness）、乳房下垂、双重皱襞变形、下极过度饱满等。乳头的位置与整个乳房组织之间的相互关系决定着乳房的外观是否美丽。在隆胸术时，要考虑填补乳房组织不足的假体与患者原有的乳房组织以及乳头的关系，假体会压迫患者原有乳房组织带来乳房外形的变化，而患者的原有乳房组织反过来会对假体起到压迫作用，所以研究这种假体与胸部软组织之间的力学关系（implant-soft tissus dynamics），在隆胸手术中可以起到非常重要的作用。这种假体与软组织之间的力学关系可以根据患者的解剖学结构以及假体的种类、软组织的组织特性而发生改变。单纯利用以往的胸大肌下、乳腺下、前锯肌下等植入假体的方法无法满足所有患者不同的解剖学构造，为解决这些问题提出了双平面隆胸术的概念。双平面隆胸时，首先要考虑乳房的大小，可以分为横行要素及纵行要素。横行要素是要测定乳房基底的宽度，然后将假体植于此宽度内。如果使用了比乳房基底宽的假体则可能发生神经损伤或者双侧假体腔隙相通、乳房下方边缘凸起；纵行要素则要测定乳头和乳房下皱襞之间的距离，用皮肤向前牵拉实验预测术后胸部纵行的变化，然后根据假体的直径和突度来考虑选择假体。但是由于乳房是受到乳腺、肌肉以及乳腺−肌肉之间等各种因素的影响而呈现出多种多样的外形，像以往的隆胸术那样只在一个层次平面内植入假体时，对于调节乳头到乳房下皱襞之间的合适距离以达到理想的乳头位置和乳房下方的丰满度有一定的限制。但是双平面隆胸术就可以克服这些限制。

双平面隆胸术是将假体植入两个不同平面的术式，上部分在胸大肌下，下部分则是在乳腺下。此时可以通过调整上部分覆盖假体的胸大肌的范围，达到调整乳房下部分软组织的膨胀程度（lower-pole expansion）的效果。可以收缩的肌肉具有不易伸长的特性，而乳腺组织具有容易伸长的特性，所以可以通过调整容易拉伸的乳腺组织覆盖的假体外露程度和不易伸长且可以施加压力的肌肉组织覆盖假体的比率和位置，有效膨胀乳头到乳房下皱襞的乳房下部分组织。在以往的胸大肌后隆胸时，由于胸大肌的压迫，乳腺组织的膨胀受到抑制，乳房下部无法形成必要的丰满度，可能造成乳头朝向下方。而乳房下皱襞线以下组织膨胀则会形成双重皱襞变形。利用双平面隆胸术则会在乳房的上半部分使覆盖假体的组织增厚从而避免假体轮廓可见的缺陷；下部则由于只有乳腺组织覆盖假体，所以容易膨胀，从而达到理想的乳房下部外形。另外，乳房上部覆盖假体的胸大肌还有压迫假体上部的作用，起到丰满乳房下部的辅助作用。为了取得理想的手术效果，同一个假体要同时置于胸大肌下及乳腺后间隙，沿着乳房下皱襞完全剥离胸大肌的起始部，剥离乳腺组织和胸大肌的间隙使得胸大肌的起始部根据需要上抬，从而显露足够的乳腺组织。也就是根据需要的程度切断胸大肌在肋骨的起始部，根据需要剥离乳腺和胸大肌之间的间隙，调整覆盖假体的胸大肌的范围，从而适当调整外露在假体的乳腺组织的面积是双平面隆胸术的要点。此时需要留意的是胸大肌的胸骨起始部分不能分离，因为胸大肌胸骨起始部在切断肌肉后其肌肉基底可以紧贴皮下组织，从而可能会在胸大肌收缩时出现乳房切迹，并且通过薄弱的胸骨附近皮肤可以看到假体轮廓，也可以出现假体皱褶或者非常难以矫正的乳房过于接近的情况。

1.双平面隆胸术的优点

双平面隆胸术具备多种优点。特别是在乳房上部分的皮肤薄弱需要将假体植入胸大肌后间隙时，可以在各种不同的胸部条件下使用。在没有下垂且有弹力的胸部，由于胸大肌是在起始部被分离，所以可以在假体的作用下确切地形成新的乳房下皱襞。在假体完全被胸大肌覆盖时，假体的最下缘不会与肌肉完全附着，会出现死腔，从而可能形成血肿或者囊肿，进一步会成为包膜挛缩的成因，而使用双平面隆胸术由于是将肌肉的起始部完全剥离，所以假体可以在腔隙的最下方与乳腺组织紧密附着，有效减少死腔及包膜挛缩的发生，防止恢复过程中因为胸大肌的反复收缩导致的假体上移。另外，伴有乳房下垂时，因皮肤变薄导致假体植入乳腺下时，可以看到假体轮廓，这时候可以改用双平面隆胸术。伴有乳房下垂单纯将假体植入胸大肌下时，因为乳腺和肌肉之间是疏松结缔组织，乳腺和胸大肌下的假体之间出现错位，乳房如瀑布一样由假体的位置滑下，形成瀑布样变形（waterfall deformity）或者双峰现象

（double bubble deformity）。而使用双平面隆胸时，因为可以将胸上部的假体植于胸大肌下平面，使得上部的软组织厚度充分，而在乳房下部分假体植于乳腺组织后，使得乳房下部会保持适当的膨胀状态，避免上述的副作用。基于类似的原因，锥状乳房（tuberous breast）或者乳房下部呈萎缩状态的患者都可以使用此方法。

2.双平面的分类

双平面根据患者乳房的状态，大体分为3类。

（1）I 型
没有下垂的大部分乳房，只要沿着乳房下皱襞进行胸大肌起始部的分离即可，此时不需要进行乳腺组织和胸大肌之间的剥离。术后胸大肌经过一定程度的收缩，使其下部的假体位于乳腺下方。在未哺乳过的女性，乳腺组织几乎没有移动，施行这种手术时因假体下方的压力减轻，从而减少了假体向上方移动的可能性，而且假体上方的压力也会减小，也可减少假体向外方移动的趋势。此外，假体下端准确位于剥离空间的最下方，掐捏实验乳房下皱襞下皮肤组织非常薄弱，厚度在0.4cm以下时，则需要保持胸大肌的附着部位（**图9-1**）。

（2）II 型
伴有轻度乳房下垂，乳腺组织与胸大肌之间结合疏松时，将乳腺和胸大肌之间的剥离进行到乳晕下方，然后沿着乳房下皱襞进行胸大肌起始部的分离，这样术后胸大肌会上升到乳晕上的位置，在乳腺组织与胸大肌的结合疏松，乳房下部皮肤轻度松弛时有此作用。给乳房组织活动度良好的经产妇施行这种手术，在收缩胸大肌的同时，还可以起到将上部分的乳腺组织上提的作用，既防止乳腺组织顺着胸大肌向下滑行，又增加乳房上部的软组织厚度，乳房下部则被假体膨胀而形成丰满的乳房外观（**图9-2**）。

（3）III 型
在下垂明显或者乳房下部分呈萎缩状态（lower-pole constriction）时，将乳腺组织和胸大肌之间的剥离进行到乳晕的上缘位置，然后沿着乳房下皱襞分离胸大肌的起始部，这样术后胸大肌将位于假体的2/3以上的位置，假体一半以上的面积将位于乳腺后方。在乳房下垂明显时，要预防活动度非常良好的乳腺组织在胸大肌前向下滑行。乳房下部分呈萎缩状态时，要将假体和乳腺组织充分附着，并适当展开乳房下部分的软组织。虽然利用乳腺下隆胸术也可以做到，但是在乳房上部分的皮下组织厚度不足2.0cm时假体可能在体表被看到轮廓。而利用双平面隆胸，由于假体上方位于胸大肌后而不用担心在体表被看到假体的轮廓，由于胸大肌的一部分给胸上部一定的压力，所以会使得乳房下部分软组织的展开更充分（**图9-3**）。

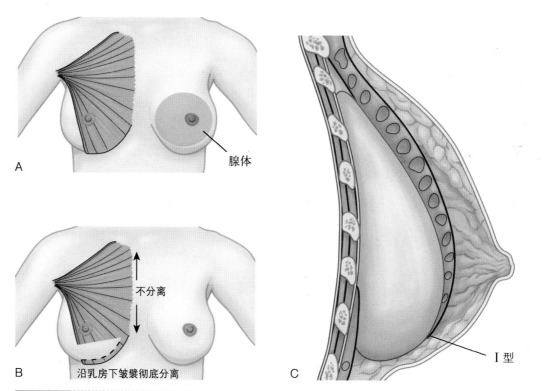

A

B 沿乳房下皱襞彻底分离

C 腺体

Ⅰ型

不分离

图9-1 第一种双平面法（Ⅰ型）。A. 不进行乳腺下剥离。B. 切断胸大肌。C.断面图

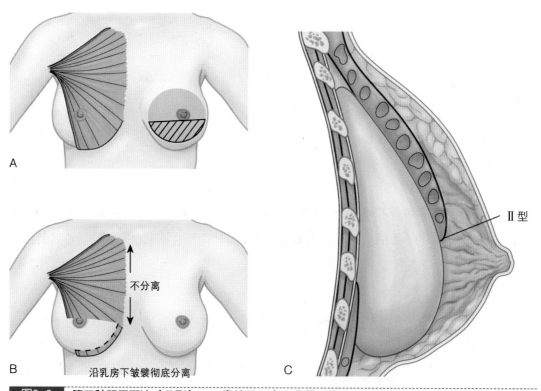

A

B 沿乳房下皱襞彻底分离

C

Ⅱ型

不分离

图9-2 第二种双平面法（Ⅱ型）。A. 乳腺下剥离至乳晕下缘。B. 切断胸大肌。C.断面图

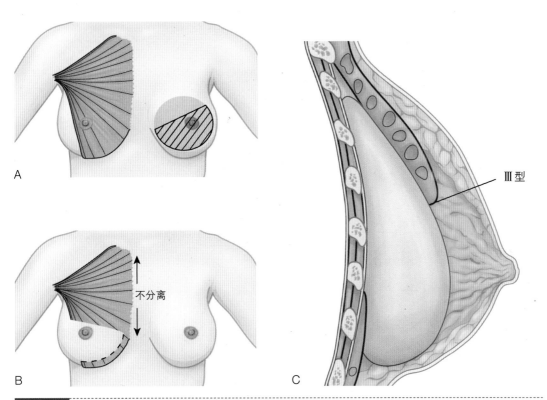

不分离

Ⅲ型

图9-3 第三种双平面法（Ⅲ型）。A. 乳腺下剥离至乳晕上缘。B. 切断胸大肌。C. 断面图

3.手术方法

（1）术前设计

进行术前拍照后，在患者站立位给予画线标记出中心线、原有的乳房下皱襞线、新的乳房下皱襞线以及假体要植入的位置等。另外，考虑皮肤的弹性和厚度、乳头和乳房下皱襞线之间的距离，标记出乳腺下剥离的范围。设计结束后，拍摄患者的正面、斜面、侧面，然后与患者沟通，根据乳房基底的宽度及患者的期望值决定假体的大小。

（2）乳房下皱襞切口

在乳房下皱襞做一个4～5cm的切口，分离胸大肌的起始部。此时的剥离要垂直进行，如果朝向了腹部，则术后瘢痕可能会位于不希望的部位。按照事先设计的范围进行乳腺下间隙剥离，然后小心进行胸大肌后剥离，剥离出可以放置假体的充分的腔隙。

（3）乳晕边缘切口

同前述的乳晕边缘切口隆胸术一样，做皮肤切开，然后按照事先设计的范围进行乳腺下间隙剥离，通过胸大肌的外侧缘进行胸大肌后腔隙的剥离。

（4）腋窝切口

在腋窝皱襞线上做一个4～5cm长的切口，找到胸大肌和胸小肌，在两层肌肉之间用手指剥离。然

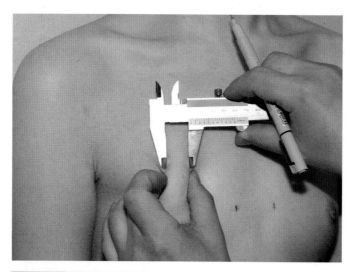

图9-4 测定皮肤的厚度

后利用内窥镜首先分离胸大肌的起始部。重新用手指沿着胸大肌的外侧缘向下，在事先设计好的范围进行乳腺下剥离，并在下面与肌肉下平面相交通。只是不要剥离胸大肌的胸骨附着点。为了避免内窥镜下剥离范围过大，术中始终利用针头以确认体表标记点和体内剥离范围一致。然后植入临时假体，给患者取坐位，仔细比较两侧，对剥离不够的部位进行再次剥离，利用内窥镜确定假体腔隙是否充分，因为不充分的剥离会带来不满意的效果。进行剥离同时，要进行彻底止血。术后可以留置引流管，但并不普遍使用引流管。由于是需要植入假体的手术，需要手术室内保持无菌状态，不要让多人触碰假体，术前给予患者预防性使用抗生素。取出临时假体，植入准备好的假体后，逐层缝合筋膜、皮下组织及皮肤（**图9-5**）。

4.术后处置

术后在假体周围以及新的乳房下皱襞线上，外贴弹力胶布，然后给予中等强度的压迫包扎。保持安静状态，使用镇痛剂和抗生素。术后3～4天起穿戴特制的胸衣防止术后向上方及中心移位，持续穿戴1～3个月（**图9-6**）。而且术后1周开始进行乳房垂直和水平方向的按摩，每周记录1次。如果怀疑有包膜挛缩，则每天使用阿特科尔20mg（阿斯利康制药）两次，共3个月。此药剂是白三烯调节素，可以预防包膜挛缩，在饭前或饭后服用。

5.术后并发症

术后并发症与其他方式隆胸术一样，但从长期观察来看，有假体下移（bottoming out）、包膜挛缩、皮肤变薄、乳房内侧过于接近等并发症。这是因为随着胸大肌起始部的剥离，乳房尺寸会随之改变，剥离范围也会扩大，部分假体位于乳腺下或者皮下组织下，而假体的自然重力下垂会给包绕假体的皮肤及软组织持续的压力。另外，在内窥镜下的胸大肌胸骨附着处剥离过大时，可以产生双侧乳房过于接近的情况，而且剩余的部分胸大肌与软组织一起收缩，会形成顿挫现象（jerking phenomenon）。但是如果准确区分各自不同乳房的不同尺寸，适当调整覆盖假体的软组织，正确理解假体与软组织间的

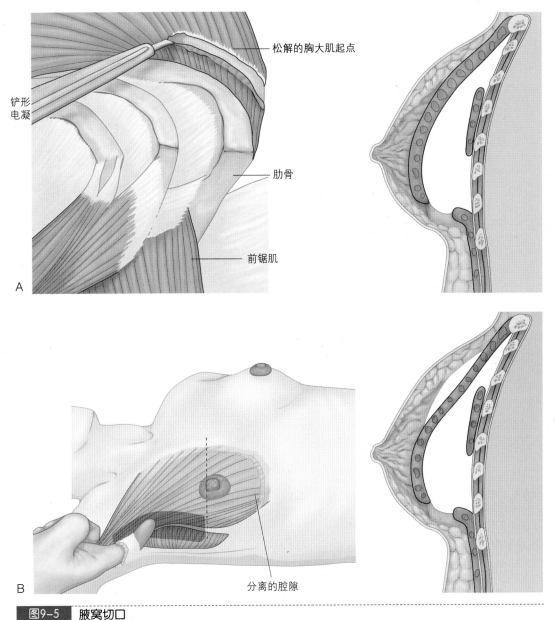

图9-5　腋窝切口

A. 通过腋窝切口进行的双平面隆胸术。利用高频电刀将胸大肌的起始部从肋骨分离。

B. 利用手指确认胸大肌的外侧缘，从双平面剥离的起点开始用手指进行乳腺下层面的剥离。

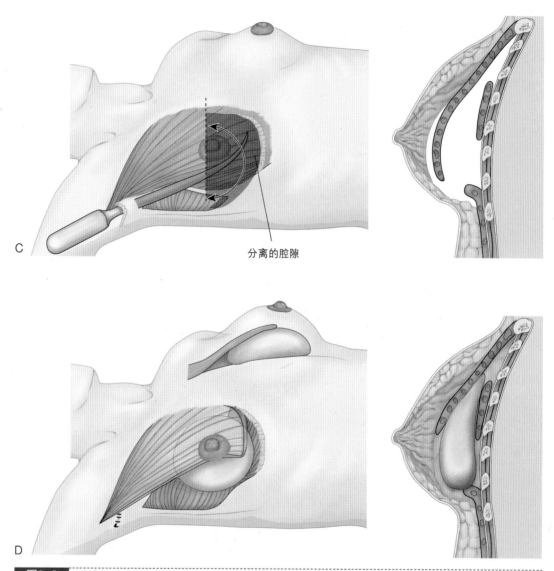

C

分离的腔隙

D

图9-5 （续）腋窝切口

C. 用手指剥离后，继续用剥离器械向下方进行乳腺下间隙的剥离，将已经剥离好的胸大肌下间隙与乳腺下间隙相贯通。

D. 假体植入后，假体上方将被胸大肌所覆盖，下部将位于乳腺组织下，这样就形成了双平面。

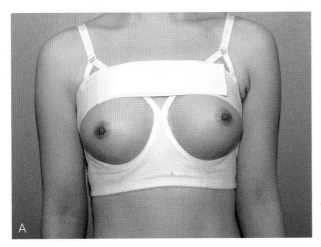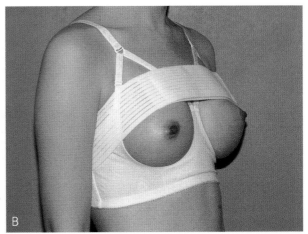

图9-6　为了防止假体移位而穿戴的特制胸衣

力学关系并根据原则施行手术的话，可以将术后的并发症最小化。

　　双平面隆胸术以前曾被提出，目前广泛使用于首次隆胸术后包膜挛缩修复手术。特别是可以将乳房下部膨胀饱满，对乳房下垂或乳房下方有萎缩的患者效果较好，还可以预测术后可能达到的效果。最近使用内窥镜进行隆胸术的手术医生也逐渐增多，这是由于随着接受乳房手术的患者逐渐增多，且满意度逐渐增高，医生们追求更加精确、预测更加准确的精密手术的态度也逐渐增强所致。但是由于使用内窥镜，既往肉眼看不到的组织被放大显示在了显示屏上，这反而造成了手术时间的延长。虽然呈现了放大效果，但是由于视野窄小，一不小心就会造成剥离范围扩大，所以要熟练使用内窥镜就需要一定程度的练习。但是其优点是可以根据患者乳房的具体情况，制订具体、准确的手术计划，而且可以向患者展示术者的专业性。根据胸部外形及患者的喜好，可以选择腋窝、乳晕边缘、乳房下皱襞线等切口，根据患者乳房外形及特性，再充分理解假体与软组织之间的力学关系，施行可以将乳房上部维持适当的组织厚度和乳房下部分膨胀饱满的双平面隆胸术，以达到最适合的乳房外形。

参考文献

[1] Bostwick J. Plastic and reconstructive breast surgery. 2nd ed. Quality Medical Publishing:2000.

[2] Scott L. Surgery of the breast. 2nd ed. Lippincott Williams & Wilkins:2006.

[3] Tebbetts JB. Dual plane breast augmentation: optimizing implant-soft tissue relationships in a wide range of breast types. Plast Reconstr Surg 2006;118(suppl.):81S-98S.

[4] Tebbetts JB. Transaxillary subpectoral augmentation mammaplasty: long-term follow-up and refinements. Plast Reconstr Surg 1984;74:636-647.

6.手术实例（图9-7～图9-9）

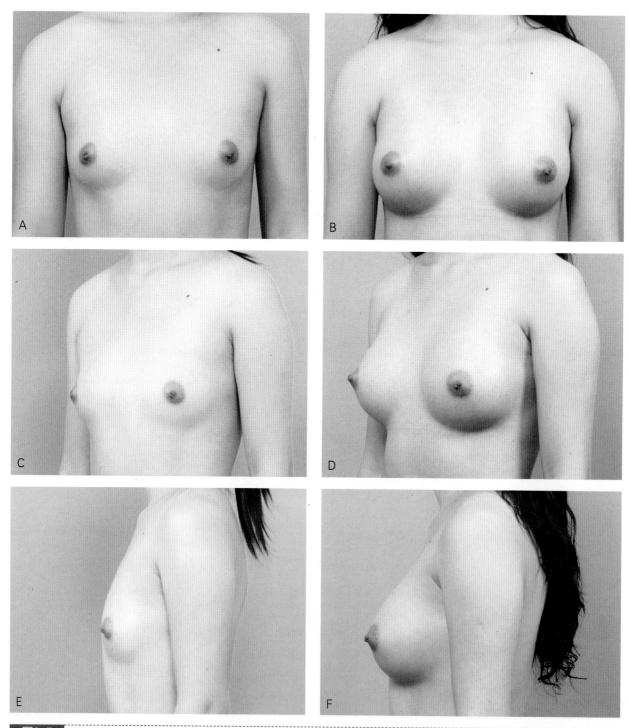

图9-7　第一种双平面隆胸术。A,C,E.术前。B,D,F.术后6个月

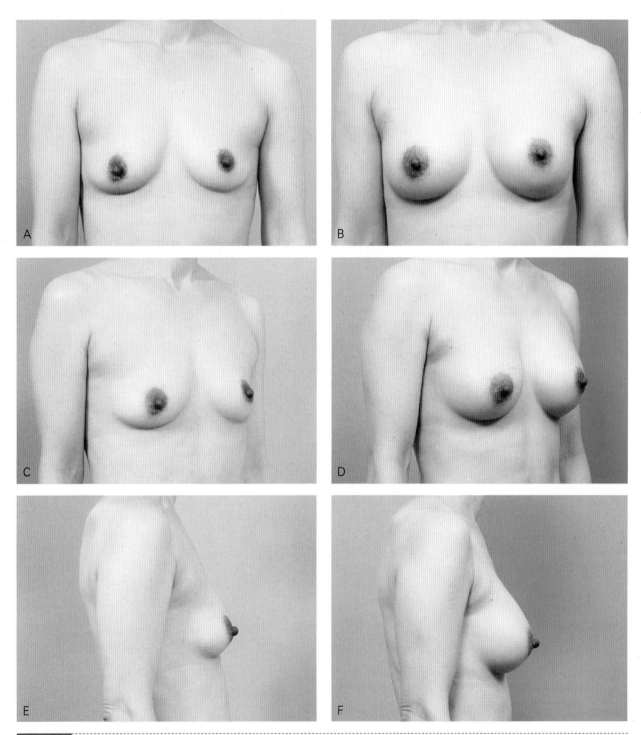

图9-8 第二种双平面隆胸术。A,C,E.术前。B,D,F.术后6个月

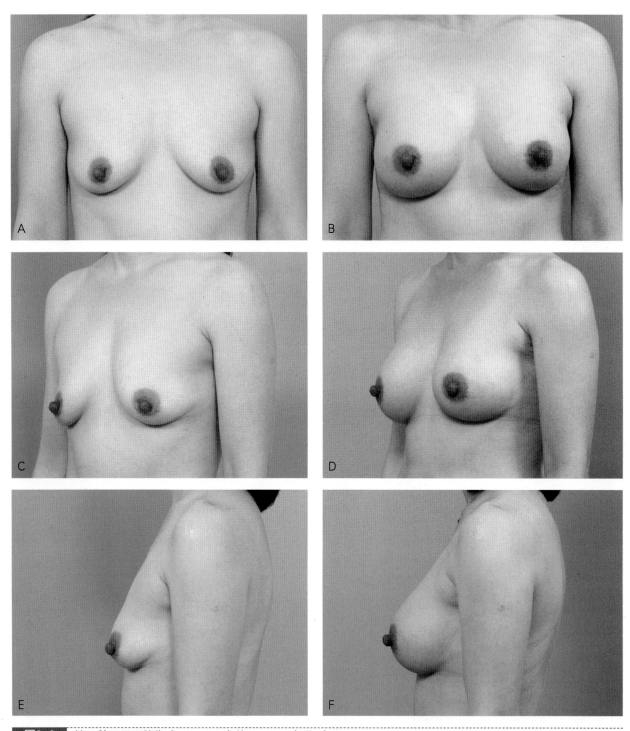

图9-9 第三种双平面隆胸术。A、C、E.术前。B、D、F.术后6个月。

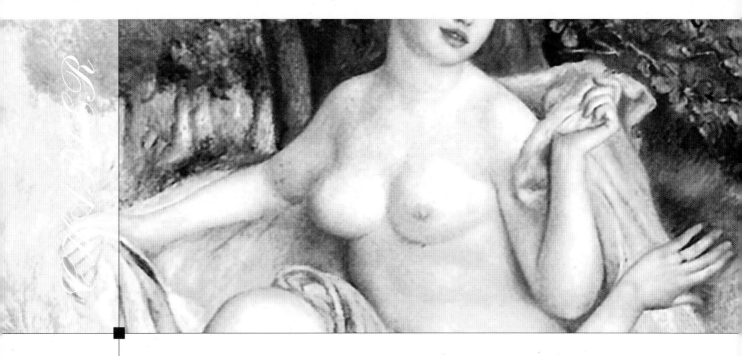

10 自体脂肪隆胸术
Fat injection for breast augmentation

　　文献上记载的最初的脂肪移植，是德国医生Czemy（1875）为了填补乳房的组织缺损，而将患者腰部的脂肪移植到了胸部，之后开始了广泛的尝试。纵观脂肪移植的历史，对其手术效果或并发症的报道不一，所以直到最近对脂肪移植的安全性还存在很多争论，并且曾经在整形外科领域被禁止使用过。最近随着新的手术方式及器械的开发，对其副作用的认识逐渐统一，对其手术安全性的信赖也逐渐在增加。特别是脂肪干细胞的发现等新的理论成为脂肪移植的新方向，而且成为隆胸的另一个有效的方法。

1）容量存活机理

（1）容量存活率（图10-1）
　　容量存活率是指脂肪按照一定的单位移植后，由多种作用因素结合起来出现的最终存活脂肪占总容量的比率。有推测认为，剩余脂肪的容量与移植的脂肪细胞的生存率相似，这也间接说明移植的脂肪量生存率会比预想的要高。

（2）适应证
①单纯以美容为目的的隆胸术。

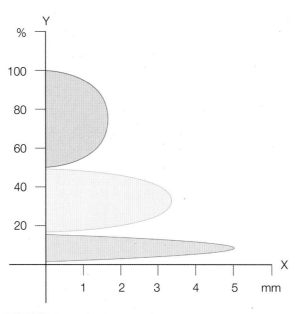

图10-1　基于三种元素的容量存活

容量存活的三种元素多在受区血管扩张的注入单位外缘部位产生。因此以小单位注入会对容量存活有利。

X轴：距受区接触面最短的距离

Y轴：容量存活的比率

蓝色：容量存活。黄色：受区脂肪干细胞的传导与诱导

红色：供区脂肪干细胞的诱导

②胸部先天畸形，如Poland综合征。

③乳房切除术后的乳房再造。

④在已经施行了隆胸术后，为了完善乳房形态而追加的手术。

⑤对假体有抵触而不接受的患者，以及二次手术。

⑥需要植入较小的假体时，假体植入同时施行的手术。

⑦胸前皮肤组织量少，为了软组织扩张而施行的手术。

⑧在乳房下垂、组织缺损等情况下，为了增加接近皮下组织的量而施行的手术。

（3）患者的选择及受限制点

既往有乳腺癌等疾病史的患者，往往对乳癌抱有深深的担心，这时要考虑脂肪移植手术与乳腺癌的关联问题，而慎重选择本术式。另外，对于供区脂肪过少而无法达到隆胸目的的患者，也不是合适的术式。比如说身高160cm的人，体重不超过45kg时，脂肪量往往不够，需要对大腿和腹部的脂肪进行仔细的检查。但这与原有乳房的大小有关，所以需要相对考虑。判断患者的期待值，如果是期待一次性增加很多的量或者达到满意的乳房隆起，则不是手术的适应人群，要通过术前沟通建议假体隆胸或者进行复合手术。

（4）自体脂肪隆胸术的优缺点

①优点：自然的外形及手感。容易构建特定的乳房外形。使用注射方法，简单易行。并发症的处理比较容易。不需要使用人工假体。可以作为吸脂术的附加手术。

②缺点：对消瘦的人来说不容易施行。利用单次手术很难达到250mL以上的永久效果。较比乳房假体，胸部前凸不够。吸脂、离心等步骤比手术复杂。不容易进行容量预测。

1.术前准备

1）术前沟通的原则

最近由于网络的发达，患者往往会在网络上取得错误的信息，所以需要事先掌握患者所知道的相关知识，然后给予相应的教育和说明。因为患者对自体脂肪移植的错误认知会导致不合理的期待，而且因为相关知识的不足会引起患者的错误判断，对于以上问题，术前的充分沟通可以有效减少误解，并对增加术后的满意度有重要作用。为了使术前沟通能够体系化，要将术前关于手术材料等方法的疑问书面化，然后让患者回答。虽然自体脂肪隆胸适用于所有的隆胸患者，但是如果患者的情况适合于假体隆胸的话，还是建议假体隆胸为好。即使患者不想植入假体，也要仔细说明自体脂肪隆胸与假体隆胸之间的差异。在目前还无法准确预测容量的情况下，对于希望了解脂肪容量存活原理的患者，要努力向其说明干细胞概念和组织学概念。

2）初诊沟通

初诊沟通图示（**图10-2**）可以作为病历的一部分，来表示与患者的沟通和说明的内容以及患者、医生的决定过程。其中的内容也可以根据医生的情况和意图作部分修正。为了减少沟通的时间，可以将准备好的教育内容印制成册，事先让患者读取。如果还需要脸部等其他部位的脂肪移植，则通过沟通可以追加进行其他部位的脂肪移植，这对那些对脂肪移植没有了解的患者会有所帮助。

3）术前当日沟通

将初诊时陈述的内容添加到术前同意书上，让患者回忆起初诊时对容量存活的期待值和优缺点的说明。这样对于尚不成熟且情报量不足的脂肪移植手术来说，可以减少法律上的纷争，也可以帮助解决患者在术后可能会经历的心理上的问题。对所有的隆胸术需要与乳腺癌鉴别的问题也要提及，根据假体和脂肪移植并发症的趋势要给予说明。另外，脂肪移植出现肿瘤假阳性的可能性比较大，要对因此可能出现的心理问题给予说明。在假体隆胸时出现的误诊大部分是假阴性，被假体遮盖的周围组织和因受假体压迫所导致的变形会成为问题。反之，脂肪移植术后因组织坏死、囊肿或者血肿而发生的微小钙化会被怀疑为乳腺癌假阳性是主要的问题，并且引起MRI、组织学检查等过度检查，还会出现忽略肿块的状况，所以不能说是更安全的方法。

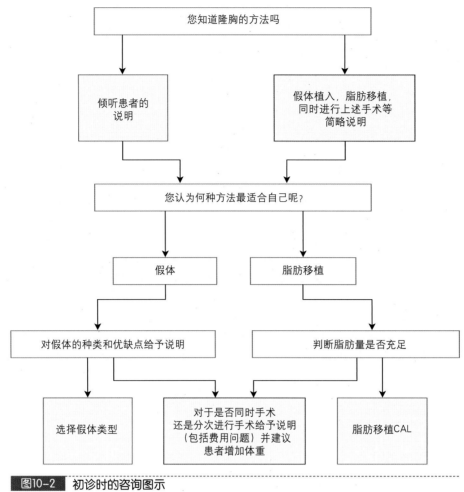

图10-2 初诊时的咨询图示

4）术前检查

①在常规检查外，要记录身高、体重、肥胖度等。

②在放射线检查申请单上注明检查目的，有助于放射线科医生的判断，在术前需要对微小钙化等已有的异常情况进行追加检查，甚至会有取消手术的例子。

③三重测定：利用ＭＲＩ（**图10-3**）、激光扫描（**图10-4**），以及数码乳房造影（mammography）、超声波等进行三重测定，得到立体的乳房影像，进行客观的容量测定，预计今后的使用将愈加频繁。

④为了乳房容量的测定，以往尝试了胶布模袋以及硅胶模袋等多种方式，但是由于方法过于烦琐以及资料保管不便等因素没能普及，但是根据情况也可以选择性地使用。

5）术前设计及摄影

在站立位标记乳房下皱襞及其距离乳头乳晕的距离，在大腿或者腹部标记吸脂的区域。自体脂肪隆

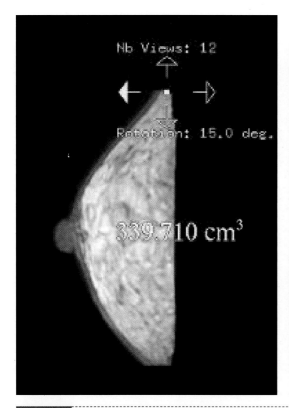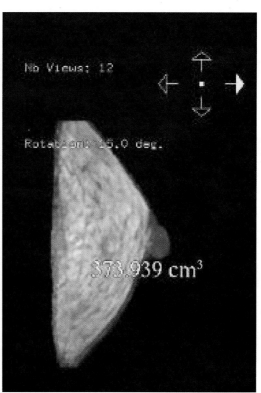

图10-3　通过MRI检查测定乳房的容量

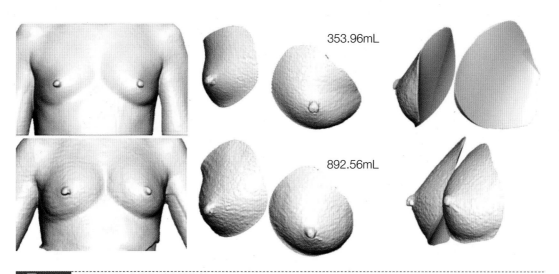

图10-4　激光三维成像及容量测定

胸较比假体隆胸在更长时间内会有变化，所以需要多次追踪摄影，并标记下次来院的时间。

6）麻醉及手术准备（图10-7）

　　除了特殊情况之外，建议选择麻醉医生可以管理的全麻方式。即使在采用静脉麻醉或者局麻时，也

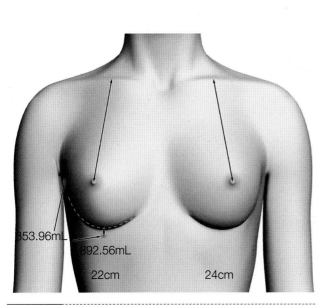

353.96mL

392.56mL

22cm   24cm

图10-5   术前胸部设计

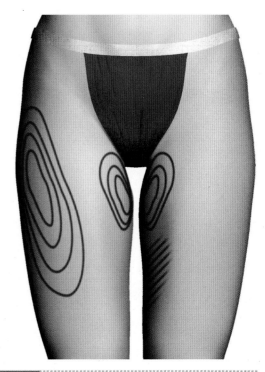

图10-6   术前吸脂部位设计

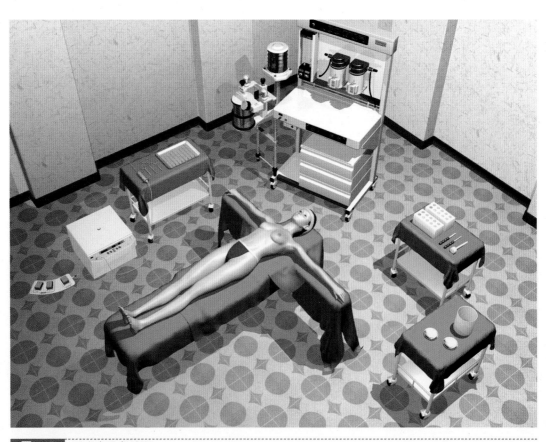

图10-7   手术室准备情况

要安排监护设备及人员，并且原则上需要麻醉科医生的帮助。这是出于吸脂时以及移植时患者需要稳定状态的特性而考虑的。

7）手术技巧及过程

自体脂肪隆胸的方法多种多样，使用的器具或装备、注射脂肪的解剖学位置、手术时间、手术的难易度、美容目标等都存在差异。特别是添加了干细胞的脂肪移植在隆胸中的使用呈现增加的趋势。根据使用的器械、装备的不同，手术过程会有所不同，但是基本上都是获取脂肪、离心及脂肪注入的过程（**图10-8**）。

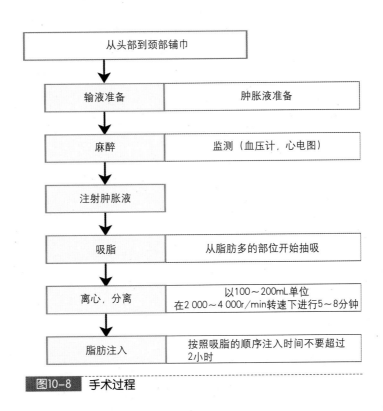

图10-8 手术过程

2.利用自体脂肪的隆胸术

用于脂肪移植的脂肪，基本上采用负压吸脂采取，然后离心，将肿胀液、药液、血液、油脂等杂质尽可能地去除。下面介绍其中一种方法。

1）术前准备

肿胀液的准备：按预计抽取的脂肪量1∶1进行准备。

①用PVC容器准备Hartmans溶液或者生理盐水。

②将肾上腺素稀释成1∶1 000 000（1L溶液加入1mL肾上腺素）。

③庆大霉素等抗生素1～2支/L。

④局部、静脉麻醉时，采用稀释的利多卡因，其总量不要超过400mg（2%20mL）。

⑤在注入前不要将药液暴露在空气中，事先将所有药液直接注入液体容器内进行混合（不要在开放的容器内混合）。

2）全身麻醉

最近由于麻醉药物的发展，不用气管插管也可以进行。

3）彻底消毒和铺巾

①由于是移植手术，所以需要最彻底的无菌环境。

②取仰卧位，双臂外展90°。

③与其他乳房手术一样，要准备可以抬高上半身的手术床，将双上臂用纱布或者软绳轻轻固定在上臂架上。

4）注入溶液

①为了使两边的注入量等同，要计算各部位的注入量并给予记录。

②要注意注入管不要被污染。

5）脂肪的采取

①从脂肪多的部位开始抽取，抽取量按除去注入溶液量的脂肪容量计算，并使得双侧抽取量是一样的。

②抽吸的压力要比最大真空状态略低（−680mmHg以下），这样对防止出血有帮助。进行手动注射器吸脂时，不要开始就形成最大的负压，而是要从小的负压开始抽吸。

3.大量自体脂肪移植的安全原则

像自体脂肪隆胸这样需要大量的脂肪移植的时候，由于脂肪的注射量大，污染的机会也随之大大增加。移植后发生临床感染的概率也相应增加。严重时引发败血症，所以严格的无菌操作是自体脂肪隆胸的首要条件。由于采取脂肪量很多、手术时间长，同样也要遵循大量抽脂术的原则。

1）无菌操作

细菌的单位接触量可以表现为"接触空气时间×接触空气量×接触空气的面积"，这是单位抽吸的体积内包含的细菌量即相比细菌浓度的数值，所以手术时要考虑外露的时间、空气流量、接触面积等因素。各种细菌种类都有CFU（colony forming unit），即有效菌群细菌数，所以即使不能完全防止感染，也要努力使得感染发生率最小。

2）术前、术后抗生素的预防性使用

3）移植用脂肪的净化

净化是指离心、压缩（squeezing）、洗涤等操作。抽取的脂肪用2 500~4 500r/min（2 000~4 000）转速离心5~8分钟后，去除上层的油脂，然后将脂肪组织下层的血液、溶液等推除（**图10-8**）。

4）制好的脂肪最短时间内注射

从脂肪抽吸到注射的时间尽可能要短，理由是随着接触细菌时间的延长要考虑干细胞的活性（stem cell viability）。如果期待干细胞的作用，时间就不要超过2小时。但是在自体脂肪隆胸的时候，在结束了脂肪抽吸一次性处理脂肪时，有时候会消耗最长6~8小时的时间，所以在手术时间过长时，可以分次给予注射（**图10-8**）。

5）脂肪组织的微创操作（Minimal manipulation）

要尽量减少对抽取脂肪的刺激，将感染的概率降至最低，尽可能减少脂肪在容器间移动，也要最大可能减少脂肪直接接触手术器械。

6）减少供区损伤

对脂肪供区的严重损伤可以成为术后不均匀和血肿等并发症的原因，而且术中的大量出血可能造成红细胞中具有毒性细胞特性的物质的附着，从而成为降低脂肪存活率的重要原因之一。

4.脂肪注入方法

1）注入量

通常在单侧注入量不要超过300mL，平均注入量为单侧200mL左右。总的抽吸量中包括一些杂质，所以要以离心后的脂肪容量来计算注入量。一般来说抽取1 000mL时，经过适当浓缩的脂肪大概为400mL。如果患者的皮肤松紧度适合，可以注入250mL左右；如果皮肤松弛不够，则注入200mL左右为宜。

2）注入位置

根据患者的需求在体表标记注入的部位，为了确保均匀的脂肪移植，可以根据患者的具体情况设计

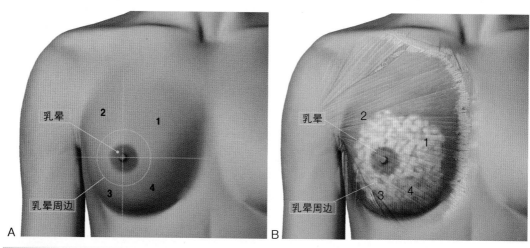

图10-9 乳房的正面区域划定

A.正面美容区域划分为乳晕、乳晕周边部及四区域。1.上内侧 2.上外侧 3.下外侧 4.下内侧。

B.各区域内部的解剖构造,乳腺分布的区域,大、小胸肌肌肉附着部,外侧胸壁等各自的构造。

手术。注入顺序根据要注入的脂肪量与解剖学移植空间(**图10-9**)的大小关系来决定,而且注射量也可以变化。

3)脂肪的注入

需要做皮肤切开时,一般选择腋窝前面或者乳房下皱襞线周围处,切口的位置必须在术前坐位或站立位做术前设计时一同标记。切口位于腋窝部时,在患者站立位选择恰当的位置,通常是腋窝前面交界处最适宜。选择乳房下面切口时,首先标记乳房下皱襞线,然后在距离乳房下皱襞线下1~2cm、乳晕中央线外侧1~2cm交界处做切口(**图10-5**)。

4)注入层次

由于脂肪注入的层次无法用肉眼来确认,所以为了将脂肪注入准确的目标位置,不但需要了解术区的解剖结构,还需要手术时的手感(**图10-10**)。比如胸大肌下层不好区分,但考虑是紧贴肋骨所存在的间隙,可以首先用注射管头部感知肋骨,然后沿着肋骨面边出针边注射。乳腺下层和胸大肌筋膜浅层区分不明显,可以想象胸大肌筋膜和乳腺组织之间的间隙,在这个间隙注射时阻力小,所以容易区分。由于乳腺组织比较坚韧,注射时注射针管往往会避开乳腺组织,但是需要大量注射时,或者需要特定的乳房外形时也可以直接注入乳腺组织中。一般来说,为了术后的手感,往往是由深层开始注射,然后转向浅层。但是在形成乳房外形时,可以根据术者的意图而改变。

5)注射技法

切口的设计由术者来选择有利于注射的位置,乳房组织越有余地,则越可能施行自如的注射(**图**

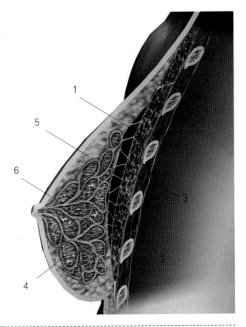

图10-10 参考用解剖学断面图

1.邻近肋骨的肌肉层

2.与肋骨分离的肌肉层

3.肌肉上层（乳腺下层）

4.乳腺小叶间层

5.皮下脂肪层

6.乳腺组织

1、3层面其实并不存在，但为了有助于说明手术，所
以添加标示

10-11）。使用注射针头端为钝针/管时，有利于避开乳腺组织。乳腺组织相对来说比较坚韧，所以遇到钝针时，遇到的阻力会陡然增加，通过这个可以感知是否侵犯乳腺组织；另一个优点是可以将出血最小化。但是如果要正确区别移植部位并进行精确移植时，则需要锐利的注射针头。注射管的直径在0.85mm（18G）到4mm的区间被广泛使用。粗的注射管具有可以缩短整个手术时间的优点，但对进行正确的施术及精细的移植不利，所以需要术者熟练掌握这种移植手术技巧且受区组织充分。减少整个手术的时间是增加脂肪存活率的原因之一，对于熟练的术者来说，相比前期注射可以花更多的时间进行后期仔细的收尾工作以求更加精细的效果。偶尔会有因为后期收尾的时间过长，导致时间紧迫而出现重大失误的情况出现，所以在手术时间的安排上也要慎重。

6) 为了手术顺利而需要注意的问题

①尽可能地从深层次开始注射的原因如下：

——为了防止注射针进入肋间，首先用注射针头感知肋骨。

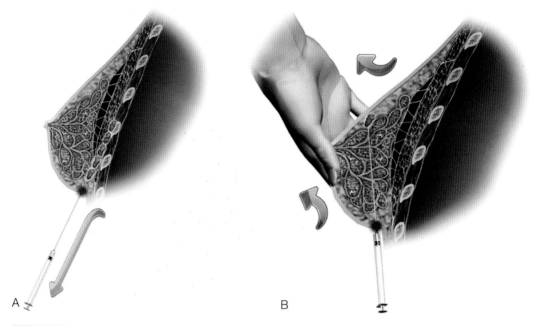

图10-11 脂肪注入要领

A. 尽可能使用细针，插入后边退边少量注射。

B. 使用单孔注入针时，可利用乳房的弹性进行多方位注入，所以使用长针并略作弯曲，就不会有问题。

——在其以上的平面，平行胸廓平面抽动注射针管。

——术者可以轻易地感觉到所有层次。

——从距离皮肤最深的层次开始，增加乳房容量有利于特定部位的皮肤扩张。

②使用钝针时，要确切地调整手腕活动的强弱。针头越粗、动作越慢，则有不进入新的空间而进入已经形成的原有空间的倾向，随之术后形成囊肿的概率也会增加。

③使用细针时，由于针尖遇到的阻力之间差异变小，所以不利于避开组织或血管，但容易找到没有注入脂肪的新的小空间。

④偶尔会有待移植的脂肪量多而受区组织空间不足的情况。虽然在术前已经设计好了乳房的界限以及希望得到的乳房外形，但由于受区组织的意外不足，难以找到可以追加注入的空间，这时可以将术前设计的范围扩大，以利用周边的空间。虽然在不穿戴胸衣、坐位情况下的乳房外形重要，但是更重要的是穿戴胸衣时显现出来的乳房综合容量，所以与其按照脂肪存活率低的方式进行重叠注射，不如增加注射的空间。这时可以找到的新的受区在每个患者都有所不同，但一般来说，在乳房的下外侧即疏松组织较多的腋窝前方界限处追加注射可以增加乳房的容量，或者乳房上内侧作为追加注射的部位以增强乳沟。

⑤在乳管集中的乳头直后方，可以接纳比想象中更多的脂肪量。由于几乎没有乳管损伤的可能，且在后期造型阶段必须要考虑乳房前凸的问题，所以在计划外剩余了脂肪时，可以考虑作为追加注射的部

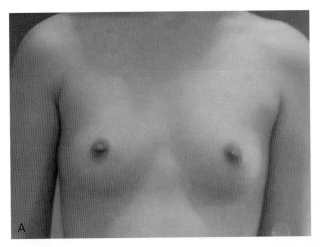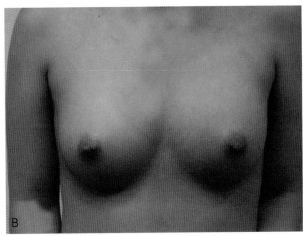

图10-12　25岁女性。A.术前。B. 术后2年

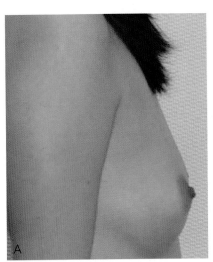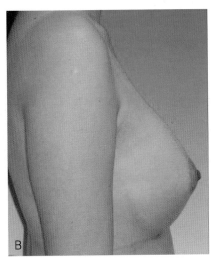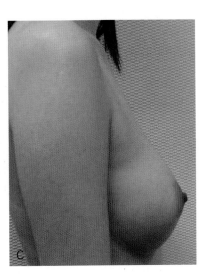

图10-13　23岁女性。A.术前。B.术后2个月。C. 术后8个月

位。

　　⑥术后由于肿胀或者注入的脂肪达到一定的压力时，原本认为按球形（sphere）注入进去的脂肪团块会由于压力作用被挤入组织之间，而被动地变为扁平状。术后的并发症之一囊肿都是接近于圆形的形态，这是由于包绕坏死组织的囊壁变厚而接近圆形。反之，正常存活的脂肪组织则根据受区组织的形态，成为分层次的自然的解剖学形态。

　　⑦术后包扎及处置：除了移植区域外其他部分给予轻度的加压包扎，在某些特定的部位则不给予压力。

　　⑧术后注意事项：

　　——术后至少2周内不要给乳房施加压力，睡眠时要采取仰卧位，尽可能地限制上臂的活动。

——术后要选择合适的内衣，术后早期不要穿戴可以全面压迫乳房从而减少乳房前凸的运动型弹力胸衣。术后6个月内穿戴可以自行维持乳房外形的内衣。

⑨术后检查。为了观察术后的效果，一般进行普通照相及乳房造影等基本检查，但6个月或者1年后必须接受第1次放射线检查。之后要向患者强调定期进行乳腺癌的检查。这是为了在自体脂肪移植隆胸患者罹患乳腺癌时可以更加容易地鉴别，以及减轻患者对将来可能发生并发症的不安感。一般来说，由于发现小的囊肿而需要进一步检查的情况较多，此时需要给予提前说明，并与放射科医生协商指定将来的有效检查。特别是相比假体隆胸手术通过X线检查就可以判断手术的情况，脂肪移植隆胸如果不提供足够的情报，则不好确认，所以向放射科医生准确传达手术记录是必需的。

⑩追踪观察。通常脂肪移植后，6个月内会发生乳房体积的减少，所以判断术后6个月后的结果非常必要。术后6个月到1年之内虽然也有乳房内容量减少的情况，但大多数是因为与体重的变化同时发生的，所以要同时记录体重。对6个月后来院的患者进行普通照相和乳房造影。1年后发生新的囊肿的可能性较低，所以在术后较长时间发生的新的肿块则必须要与乳癌进行鉴别诊断。

5.术后并发症

1）术者和具体手术方法不同，差别也较大，所以对可能发生并发症的发生率作以下罗列。

①坏死脂肪囊肿（fat necrotic cyst, oil cyst）。

②轻度钙化（易被误诊为癌症）。

③移植脂肪大量被吸收。

④吸脂部位的并发症。

⑤感染。

⑥脂肪栓塞（free oil embolism）。

⑦其他；较大的钙化以及肿块。

2）针对不同时期发生的并发症采取的对策

（1）术后即刻至2日：脂肪栓塞

努力鉴别游离脂滴（free oil）及血栓（venous thrombi）等引起的栓塞和乳房手术术后的并发症，麻醉并发症很重要。另外，如大面积吸脂一样处理吸脂处的并发症。

（2）术后5日至4周：急性感染及囊肿发炎

根据皮肤颜色、局部体表温度（local heat）、低热（low grade fever）等传统方法检测感染征象，预防性使用2周抗生素。在界限清楚的急性炎症时，应该马上进行切开排脓（**图10-14**）。如果怀疑有炎症，为了进行微生物检测，用最小的操作，在最接近皮肤、红肿最严重处用钝针头小心地抽取渗

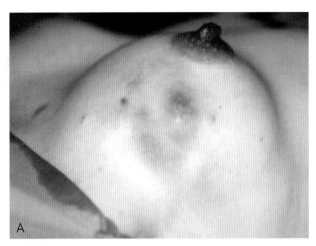
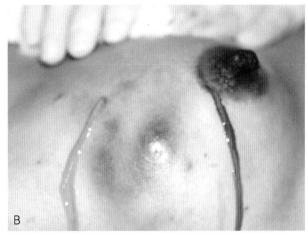

图10-14 感染部位的切开排脓

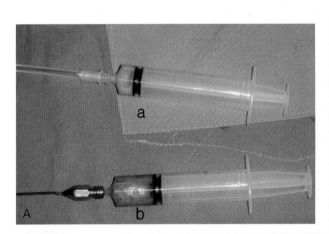
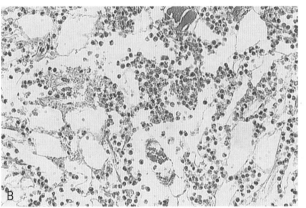

图10-15 A. 囊肿内容物抽出：a.积脓 b.脂肪坏死。B. 坏死脂肪：炎症细胞的细胞核较多，但看不到脂肪细胞的细胞核

液。然后彻底消毒针眼附近以防止人为的感染。在术后2周内抽取到如同脓液一般不透明渗液时，则基于感染发展的可能性。另外，考虑到感冒、肺炎等并发的可能性，在血液检查、细菌培养的同时，有必要使用大剂量广谱抗生素。如果症状向周围广泛蔓延，且伴有高烧时，则要考虑败血症初期，并给予相应的治疗。

（3）术后4周以后发生的并发症

① 囊肿。中期以后的囊肿大部分是脂肪组织或者坏死组织被包裹，在体表可触及的坚硬的固态肿块。针刺取检时，内容物大多为游离基质及坏死的脂肪组织，偶尔会发现不透明且均质的脓液，但这时不会发展到感染性炎症，从组织学上来说，虽然看不到细菌，但是可以发现白细胞。囊肿发生的时候可以依靠乳房造影和超声波检查（**图10-16**）进行诊断，但在某些巨大囊肿时，经过数年后，可能出现因

为囊壁变薄、变柔软而在体表触及不到的情形。这样在坏死的组织没有被破坏的情况下，做MRI检查可以被判定为包裹在囊壁里的正常脂肪组织（**图10-17**）。

囊肿在经过放射线检查后，可以在局麻下进行类似于吸脂的操作给予简单处置，但有以下几点需要注意：

——预防性使用抗生素以及严格无菌操作。

——尽可能使用钝头针进行操作。

——一边在体表触及囊肿，然后用手指压迫囊肿使囊肿内压力增大，一边用针往复抽吸。

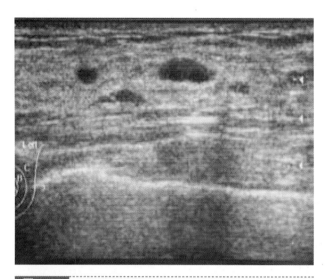

图10-16 囊肿的超声波所见

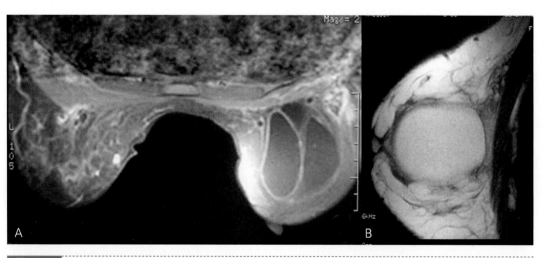

图10-17 巨大囊肿的MRI T1。A.轴位；B.矢位

——抽吸时要将囊肿内间隔破坏。

——注意不要在囊肿内形成血肿。

②小钙化。脂肪移植后发生的微小钙化，类似于其他手术中坏死组织而形成的囊肿，这种情况在组织活检后经常出现。有人认为主要是血肿、坏死组织等囊壁在长期恢复过程中发生的。没有经过处理的囊肿，随着时间的延长可以逐渐变小，同时会出现钙化（**图10-18，图10-19**）。微小的钙化点在术前就有可能存在，所以要注意（**图10-19**）。

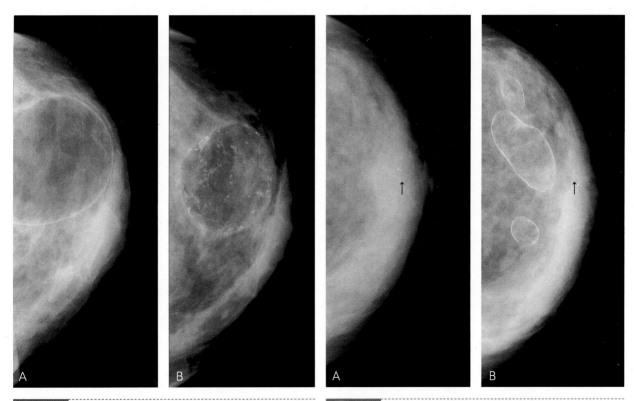

图10-18 没有去除掉的囊肿纤维化。A.术后1年。B.术后3年

图10-19 术前、术后的微小纤维化改变
A.术前。B.囊肿的腔内微小纤维化改变中。箭头所示：术前微小纤维化。

6.补充手术

1）多阶段手术（图10-20，图10-21）

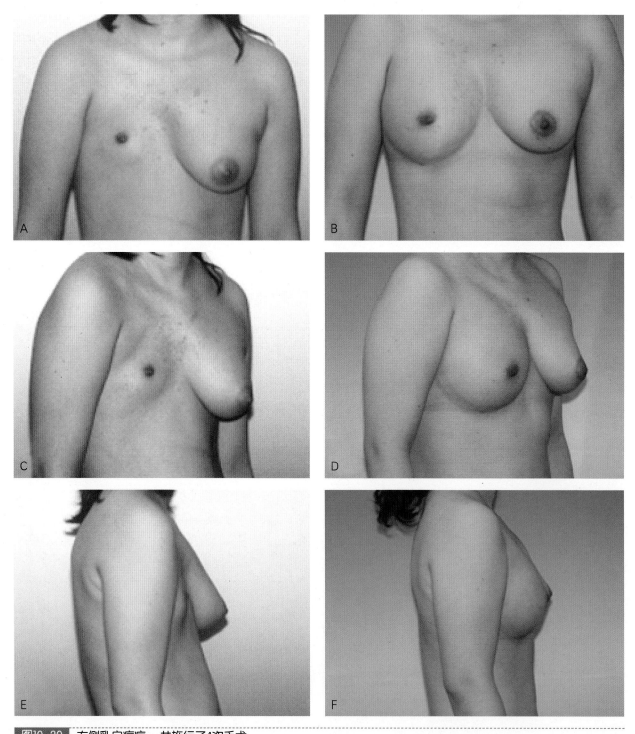

图10-20　右侧乳房病症。共施行了4次手术

A，C，E.术前。B，D，F.术后（第1次术后48个月，第4次术后6个月）。

　　如果接受移植脂肪组织的部位没有充足的软组织，或者皮肤的扩张性不够，往往在第1次手术中无法移植足够量的脂肪。这种情况下如果强行移植过多脂肪，由于脂肪细胞存活的氧气和体液扩散交换能力（diffusion-exchange capacity）不足，会造成乳房内容量的大大减少，同时可以引发囊肿、微小钙化等问题，所以这种情况下计划施行两三次多阶段手术为好。第1次脂肪移植后间隔6~8个月再施行手术。对这个间隔时间的认定，没有准确的报道，但是通常认为是脂肪移植过程稳定下来的时间。通过多阶段手术，可以看到因右侧胸部软组织不足造成萎缩的胸廓得到了扩展，还可以观察到其机能的改善。

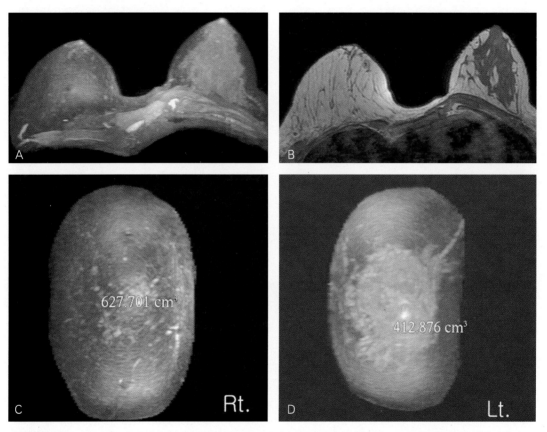

图10-21　MRI测定容量。左图：移植4次的右侧乳房。右图：没有进行手术的左侧乳房

2) 和假体一起施行的复合手术（同时或者分阶段）（图10-22，图10-23）

　　患者虽然首选了脂肪移植手术，但由于供区脂肪过少或者患者要求一次性注入量过多时，则难以施行自体脂肪隆胸术。与此相反，虽然患者选择了假体隆胸，但是胸前软组织过少无法形成自然的乳房外形，且可以清楚地看到假体的轮廓，这时候可以在自体脂肪移植同时植入较小的假体，这样可以达到相互补充的作用。这样的复合手术可以使用较小的假体，减少假体给软组织带来的相对压力，使得假体轮廓可见的可能性降低，而且缓解假体隆胸的乳房位置固定或者手感较硬而不自然的状态，还可以减少假体周边组织因受压力而发生肿块的可能。从假体方面来说，可以减少因为软组织压力相对增大而导致的

假体表面皱褶引起假体破裂、位置移动等副作用。这些情况在术前沟通时有必要和患者说明。在初次手术时可以先施行假体植入，然后参照其结果再进行脂肪移植，这样有利于塑造满意的乳房外形。但是如果植入的假体较小，则其顺序并不是很重要。在复合手术中使用的假体，一般较单纯假体隆胸时的假体要小80～150mL。

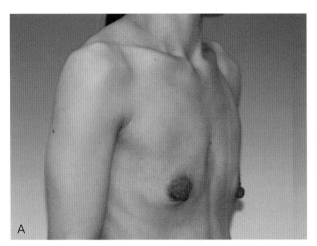 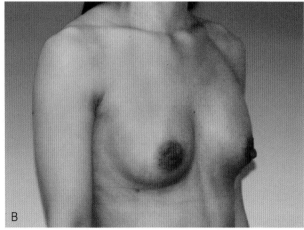

图10-22 假体（100mL/100mL）和脂肪移植（60mL/60mL）同时进行的手术。A.术前。B.术后6个月

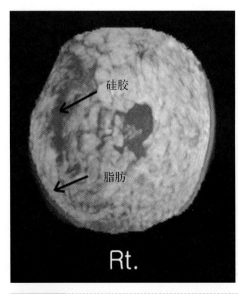 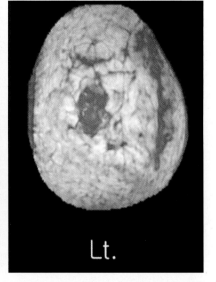

图10-23 T1 三维MRI，显示的是假体植入的同时在假体轮廓容易外露的乳房下缘进行脂肪移植的状态

3）假体取出术同时施行脂肪移植术

在施行了假体隆胸术的患者因为假体破裂、乳房形态变形、包膜挛缩等并发症而需要接受假体取出术时，为了维持一定的乳房容量及外形，可以同时施行脂肪移植术。此时如果在假体取出后在原有假体腔内注入过多脂肪，则容易引起脂肪坏死，所以要将注入量最小化。将假体取出后，在没缝合包膜囊壁之前可以注入脂肪，然后在缝合前给予冲洗。通过乳晕切口进行假体取出可有利于假体包膜囊壁的缝合。包膜囊壁的密闭缝合要在囊壁的最内侧面形成相互外翻附着，然后进行连续缝合（continuous suture），如同开腹手术时腹膜密闭缝合的形态。

4）乳房外其他部位的脂肪移植

施行自体脂肪隆胸时，除了乳房外，也可以同时进行脸部等其他部位的脂肪移植。这样手术时间会延长，所以将抽吸50～60mL脂肪作为一个单位时间来区分，以达到先抽取的脂肪先注入的目的。

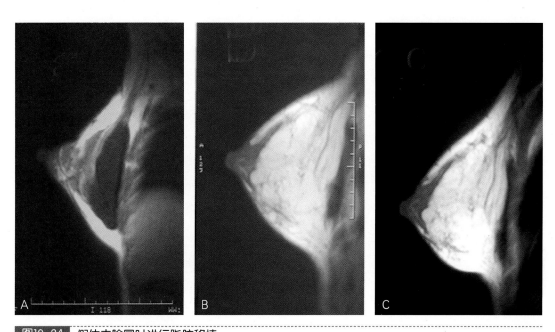

图10-24 假体去除同时进行脂肪移植
A.术前：假体已破裂。B.术后第4天：只在假体腔隙外面进行移植。C.术后6个月：肿胀已消失，伴有少量吸收后的外观改善后的状态。

5）假体隆胸时乳房外形的补充

已经施行了假体隆胸术的患者，即使没有明显的副作用，为了达到乳房的自然形状，也可以施行脂肪移植。据Coleman报道，他为了掩藏假体边缘外露以及补充不足的乳房容量而施行了脂肪移植术。这是前述复合手术的一种方式，即使假体隆胸时没有事先考虑到，但在术后根据患者的要求可以作为和复合手术同样的目的而使用。

6）乳房切除术后重建

对于因乳腺癌而接受了乳房切除术以及接受了放疗或重建手术的患者来说，胸部的脂肪移植是有效且安全的术式。最近在乳癌根治术中也在尝试能够达到美容目的的手术方式，有报道认为如果不是复发高危人群，施行皮下乳腺癌切除术不但可以达到美容目的，其复发危险并不高于其他术式。这样在保存了一定皮肤的状态下，可以作为TRAM、背润肌、斜方肌等皮瓣手术的替代手术，还可以作为皮瓣术的一种辅助手段。所以在考虑乳腺癌的重建计划时，在3期癌症（grade 3 cancer）以下的重建可以首先考虑脂肪移植的方式。

7.脂肪干细胞辅助的自体脂肪隆胸（Cell assisted lipotransfer，CAL）（图10-25）

从脂肪组织分离出干细胞添加到移植的脂肪中从而提高移植脂肪生存率的尝试从2000年初开始，Yoshimura、Hedrick等研究团队发表了研究结果。这种手术作为比单纯脂肪移植更先进的形式，CAL（cell assisted lipotransfer）、CEL（cell enriched/enhanced lipotransfer）等被广泛使用。上述方法的共同概念是将抽吸的脂肪中50%用胶原酶（collagenase）溶液处理，然后经过离心、洗涤等过程，分离出干细胞并与移植的脂肪相混合的方法。即分离出来的脂肪干细胞可以追加引起脂肪的分化从而增加

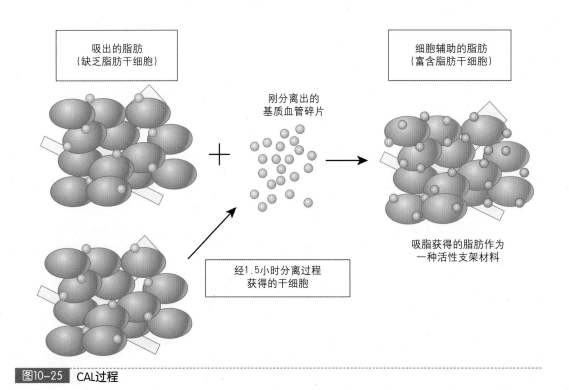

图10-25 CAL过程

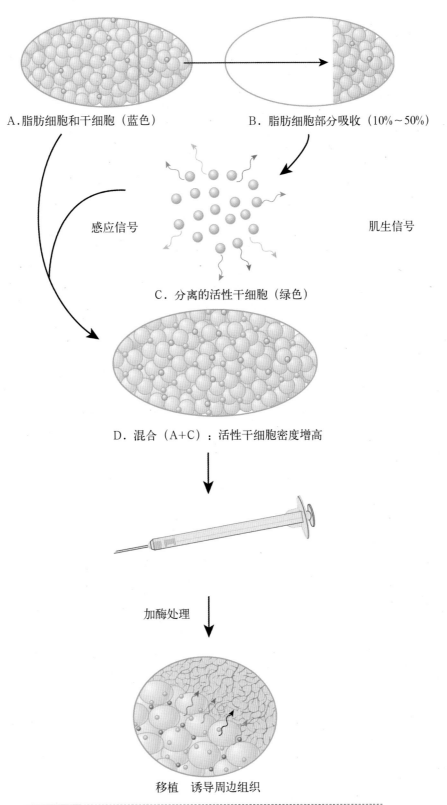

A.脂肪细胞和干细胞（蓝色）　　　　B. 脂肪细胞部分吸收（10%~50%）

感应信号　　　　　　　　　　　　　　　　肌生信号

C. 分离的活性干细胞（绿色）

D. 混合（A+C）：活性干细胞密度增高

加酶处理

移植　诱导周边组织

图10-26　加酶处理的脂肪分化的可变性及分化过程

移植脂肪容量。最近出于干细胞的旁分泌作用，从多种细胞因子有创伤治愈效果考虑，认为需要对抽取的脂肪中按多少的比例进行胶原酶的处理以达到最好的效果而进行更多的深入研究（**图10-26**）。

　　虽然脂肪移植的历史较长，但是由于在发展过程中可能会出现多种副作用，所以曾经受到了不适合作为隆胸的评价。但是由于脂肪组织内干细胞的发现以及组织学的发展，取得了既往学说无法解释的好效果。另外，通过离心手段将不纯的物质给予有效去除，脂肪容量生存率也得到了大大提高，而且基于对存活机理的缜密理解，其手术方法也大幅改善。设备的发达对减少并发症及进行正确的鉴别诊断起到了重要的作用，关于脂肪干细胞的新理论也为理论上更高的生存率提供了理论说明。将来还有通过浓缩脂肪（condensed fat）和干细胞的研究获得更大发展的余地。作为可以替代人工假体的有效的手术方法，适当使用可以得到更大的利益。通过成功的长期观察及遇到更多的并发症，决定脂肪移植手术的适应证将是医生的重要任务。最后还要继续关注因放射线和相关设备的进步带来的检查项目的变化，而且要认识到这不是单纯放射线科的问题。

参考文献

[1] Chala LF, de Barros N, de Camargo Moraes P, Endo E, Kim SJ, Pincerato KM, Carvalho FM, Cerri GG. Fat necrosis of the breast: mammographic, sonographic, computed tomography, and magnetic resonance imaging findings. Curr Probl Diagn Radiol. 2004;33:106-126.

[2] Coleman SR. Hand Rejuvenation with Structural Fat Grafting. 2002; 110: 1745-1747

[3] Coleman SR. Saboeiro AP, Fat grarting to the breast revisited: satety and efficacy. Plast Reconstr Surg 2007; 119: 775-785

[4] Czerny V. Plastischer Ersatz der Brustdruse durch ein Lipom. Zentralbl. Chir. 1895; 27:72

[5] Mizuno H, Zuk Patricia A, Zhu Min, et al. Myogenic Differentiation by Human Processed Lipoaspirate Cells. Plast Reconstr Surg 2002; 109: 199-209

[6] Missana MC, Laurent I, Barreau L, Balleyguier C. Autologous fat transfer in reconstructive breast surgery: indications, technique and results. Eur J Surg Oncol. 2007;33:685-690.

[7] Moseley TA, Zhu M, Hedrick MH. Adipose-derived stem and progenitor cells as fillers in plastic and reconstructive surgery. Plast Reconstr Surg 2006; 118: 121S-128S

[8] Rigotti G, Marchi A, Galiè M, et al. Clinical treatment of radiotherapy tissue damage by lipoaspirate transplant: a healing process mediated by adipose-derived adult stem cells. Plast Reconstr Surg 2007;119:1409-1422.

[9] Vaughan A, Dietz JR, Aft R, et al. Scientific Presentation Award. Patterns of local breast cancer recurrence after skin-sparing mastectomy and immediate breast reconstruction. Am J Surg 2007 Oct;194(4):438-443.

[10] Yoshimura K, Sato K, Aoi N, Kurita M, Hirohi T, Harii K. Cell-Assisted Lipotransfer for Cosmetic Breast Augmentation: Supportive Use of Adipose-Derived Stem/Stromal Cells. Aesthetic Plast Surg 2008; 32: 48-55.

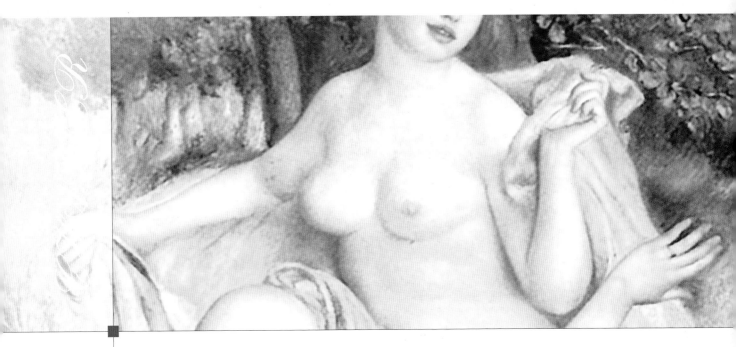

11 包膜挛缩的治疗：肌肉下包膜前假体再植入

New—subpectoral, antero—capular implant repositioning technique: correction of capsular contracture and implant malposition

　　对于女性来说，拥有有魅力的乳房越来越重要，所以隆胸术占据的比例也越来越大。由于假体的生产工艺以及手术技术、手术器具的不断发展，自然美丽的隆胸术也变为可能，因此在韩国女性当中，隆胸术相当普遍。隆胸术根据切口位置、假体种类及假体植入的层次不同发展为多种手术方法，在韩国最常用的是利用腋窝切口将假体植入胸大肌后间隙的手术方法。这也是不喜欢切口瘢痕外露且乳腺组织和皮肤组织少的韩国女性首选的方法。但是不论何种手术方法，经常会出现因包膜挛缩及假体移位而需要再次手术的情况。包膜挛缩是隆胸术后最常出现的并发症，事实上人体内植入假体后，在假体周围出现包膜是人体对异物的正常反应，是无法避免的。当进入我们体内的异物不会被吞噬细胞消除时，在其周围会出现组织增生从而保护性形成包膜。但是当包膜过度增生时会引起挛缩，或者不是均匀发生而只是在局部发生过度增生，这时就会发生乳房变硬、疼痛及感觉异常、假体可触及、假体移位等情况。因此提出了多种包膜挛缩发生的原因，并且施行了多种预防方法。具有代表性的原因有感染、血肿、假体质量、假体内容物等，随之为了减少包膜挛缩的发生率对假体的质量和内容物不断研发，也提出了为减少出血和感染的手术方法。术后按摩、抑制包膜形成药物的并用也是这种努力的一种。但是术后包膜挛缩仍然是隆胸术后最常见的并发症之一。1975年Baker将包膜挛缩分类，根据多个报道，术后发生的包膜挛缩中4%～15%是Baker分类中的第三类和第四类，是需要再次手术的。包膜挛缩理想的治疗是将包绕假体的瘢痕组织全部去除，然后用新的组织重新包绕假体。在这里笔者想详细介绍最近笔者常用的发生包膜挛缩或假体移位时进行的矫正术，特别是胸大肌下隆胸的矫正术。

1.包膜切开术 (Closed or open capsulotomy)

闭合情况下的包膜破裂术（closed capsulotomy）是在体外用力挤压发生包膜挛缩的乳房，使包膜破裂的方法，在1970年末开始流行。但是由于血肿、假体的破裂、乳房变形、较高的复发率等因素，最近几乎不被使用。开放性包膜切开术则是通过手术将发生挛缩或者移位的包膜切开的方法，由于简便易行，效果好，得到了广泛使用。但是根据一些报道其复发率达到了50%左右，对于严重的包膜挛缩而效果有限。根据笔者的经验，将假体向上移位（upward migration）用包膜切开的方法处理时，存在双峰乳房的风险。如此发生包膜挛缩而施行包膜切开术时，难以预测术后结果（**图11-1**）。

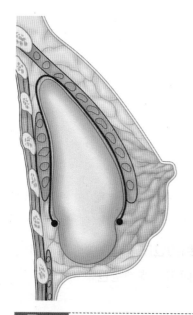
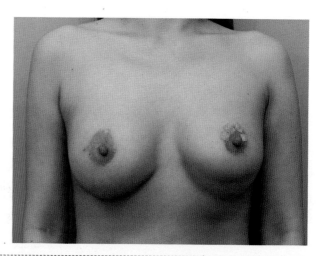

图11-1　为了矫正假体上方移位而进行开放性包膜切开术后发生的双层乳房畸形

2.包膜缝合术（Capsulorrhaphy）

这是在乳房假体发生位置移动时可以施行的有效方法，特别是乳房假体的下方移位或者乳房下皱襞不对称时可以使用。虽然比较容易矫正位置移动，但是复发率高且乳房下皱襞可能会不自然（**图11-2**）。

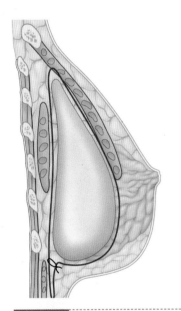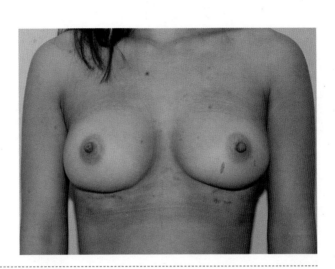

图11-2　包膜缝合术后形成的不自然的乳房下皱襞

3.包膜切除术（Capsulectomy）

如前述，对于包膜挛缩或者假体移位时，最理想的方法就是包膜切除后用没有瘢痕的健康组织重新包绕假体。包膜全部切除术要比部分切除术困难，并更具有危险性，但是相比包膜切开术或者包膜部分切除术具有复发率低的优点。这是因为由于将发生挛缩的包膜全部去除，从而形成了新的组织环境的缘故（**图11-3**）。但是如果是将假体植入了胸大肌后间隙，特别是包膜与胸壁组织紧密附着时，包膜切除术会变得很困难且危险。可能发生肋间肌损伤或者气胸，也可能因肋间血管或胸壁血管穿支（chest wall perforators）受损而发生大的出血。而这些问题则会成为术后再次包膜挛缩的发生原因（**图11-4**）。乳房假体位于乳腺后间隙时，则比较容易施行包膜全部去除术，且可以将新的假体植入胸大肌后间隙。在乳房假体位于胸大肌后而造成包膜切除困难时，笔者使用了如下的新方法。

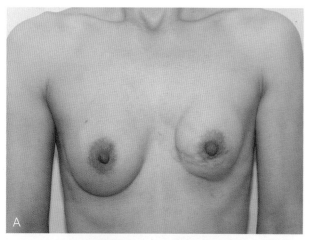

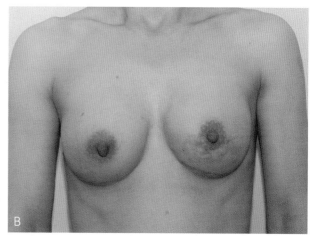

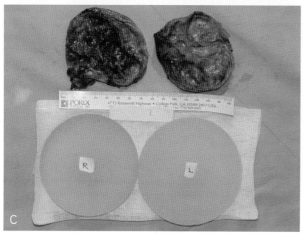

图11-3 A、B.37岁女性患者，包膜完整切除术前、术后照片。C.完整切除下来的包膜及其中包裹的假体

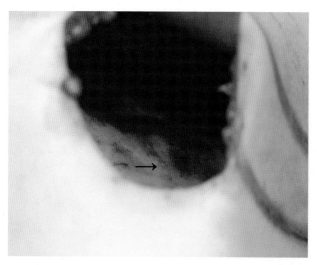

图11-4 包膜切除部位的近照。由于包膜附着于胸壁上，所以增加了完整切除包膜的难度

4.胸大肌下包膜前假体再植入（New-subpectoral, antero-capsular implant repositioning technique）

对胸大肌后植入假体导致包膜与胸壁组织紧密结合时需要切除包膜，笔者考虑了更有用且创伤小的方法，这就是通过胸大肌与包膜之间的剥离进行假体再植入的方法。不用做包膜全部切除，而是在新的假体后面保留原有的包膜，这样不但解决了包膜挛缩，而且还矫正了假体移位。当然也可以保留原有的包膜，而将假体置于乳腺下腔隙，但是这样处理后会造成乳腺组织和皮肤变薄，从而施行重新将假体植入胸大肌后腔隙的方法，并取得了好的效果，所以开始施行这个术式。

首先在患者站立位做术前设计。在乳晕边缘或新乳房下皱襞线上设计切口线，并且标记术前、术后乳房下皱襞的中心线以及术中要剥离的范围。发生包膜挛缩时，剥离范围要根据假体的大小和突度、乳房下垂程度、组织的弹性等因素来考虑决定。如果要矫正假体的移位，则需要首先标记出假体的正常位置，再根据假体的位置标记出其剥离范围。在全麻下，切口处注入混有肾上腺素的局麻药物。切开皮肤分离乳腺组织至乳腺后腔隙，此时乳腺后腔隙的剥离范围按照Tebbetts（2001）的双平面隆胸术的原则进行。之后在胸大肌的起始部1.0cm上方切断肌肉，然后分离胸大肌后方与包膜前壁之间腔隙。此时将假体继续植于包膜内进行剥离会更容易，用钝管（blunt cannula）注入肿胀液（tumescent）可以轻松剥离。剥离完术前设计的范围后，切开包膜并取出假体。包膜的切开位置根据不同情况可以不同，如果因为包膜挛缩导致假体上移则切开包膜下部，取出假体后将前壁原位（in-situ）缝合一两针。反之，如果假体下移，则为了提高乳房下皱襞要在包膜前壁在中间部位切口，取出假体后，在前壁下方垂下（flap）部分根据需要上提并与后壁作3～9针缝合固定。这种利用包膜前壁的固定方法对上提下移的乳房下皱襞是有效的。之后用生理盐水、碘伏等液体进行冲洗，确认无出血后，将新的胸假体按照双平面隆胸的原则植入胸大肌后（**图11-5，图11-6**），然后缝合切口。术后留置引流管1～2天，然后穿戴笔者开发的辅助胸罩（Make UP Bra）（**图11-7**）。使用了光面假体时，术后1周开始进行为期2～3个月的按摩；使用了毛面假体时，术后不用按摩，只需固定假体的位置。这两种情况都口服了3个月的Acollate药物。这个手术方案是基于Harclt（1995）和Cihat（2001）等提出的剩余的包膜会被吸收或者纤维化的研究结果。但是在包膜有炎症，或者有破裂的硅凝胶假体遗漏以及钙化严重时，不可避免地要进行包膜全部切除。如果不是这种情况，使用胸大肌下包膜前假体再植入术来替代位于胸大肌后的包膜全部切除术，对于解决包膜挛缩或者假体移位，特别是假体下方移位和乳房过于接近不失为有效的方法（**图11-8，图11-9**）。

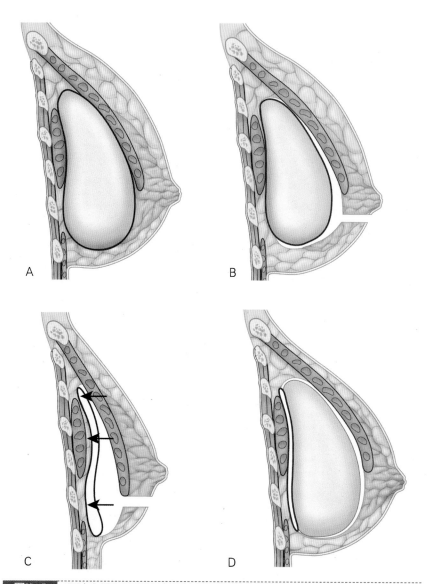

图11-5 通过乳晕切口将乳房假体植于包膜前壁和胸大肌之间的二次隆胸术模拟图

A.术前侧方断面图。B.通过乳晕切口进行胸大肌与包膜前壁之间的剥离。C.去除假体后，将包膜前壁缝合至包膜后壁及胸壁。D.将新的假体植于包膜前面的双平面下。

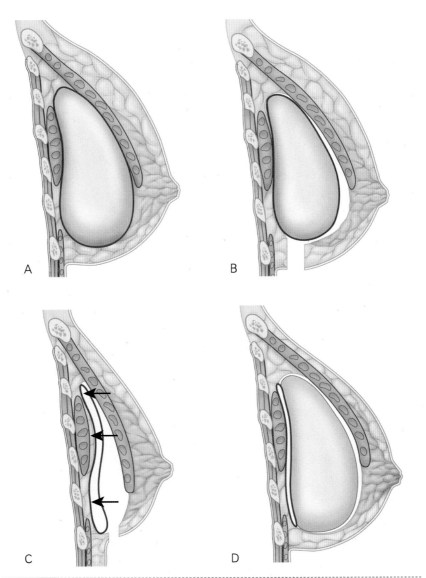

图11-6 通过乳房下皱襞切口，将乳房假体植于包膜前壁和胸大肌之间的二次隆胸术模拟图

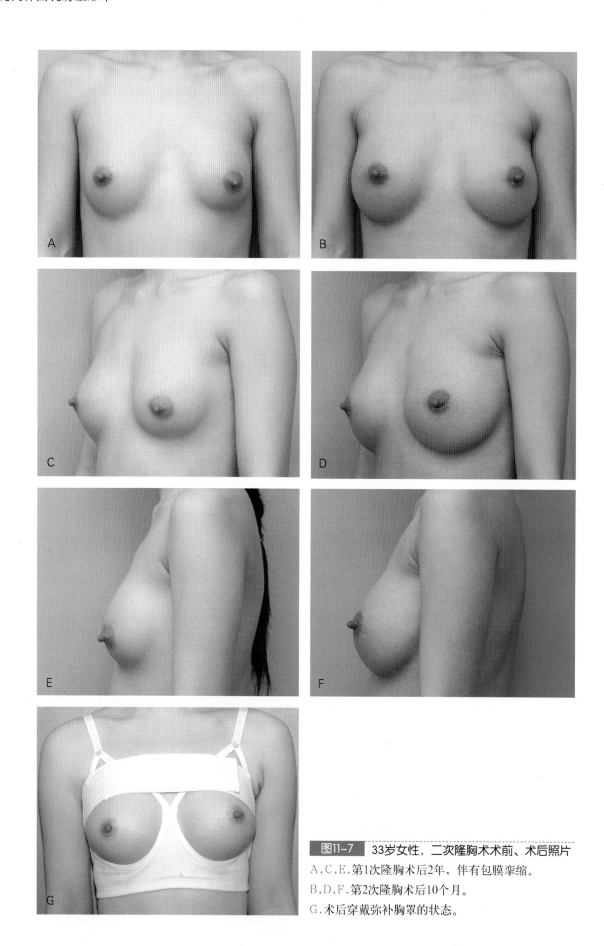

图11-7　33岁女性，二次隆胸术术前、术后照片

A，C，E.第1次隆胸术后2年，伴有包膜挛缩。

B，D，F.第2次隆胸术后10个月。

G.术后穿戴弥补胸罩的状态。

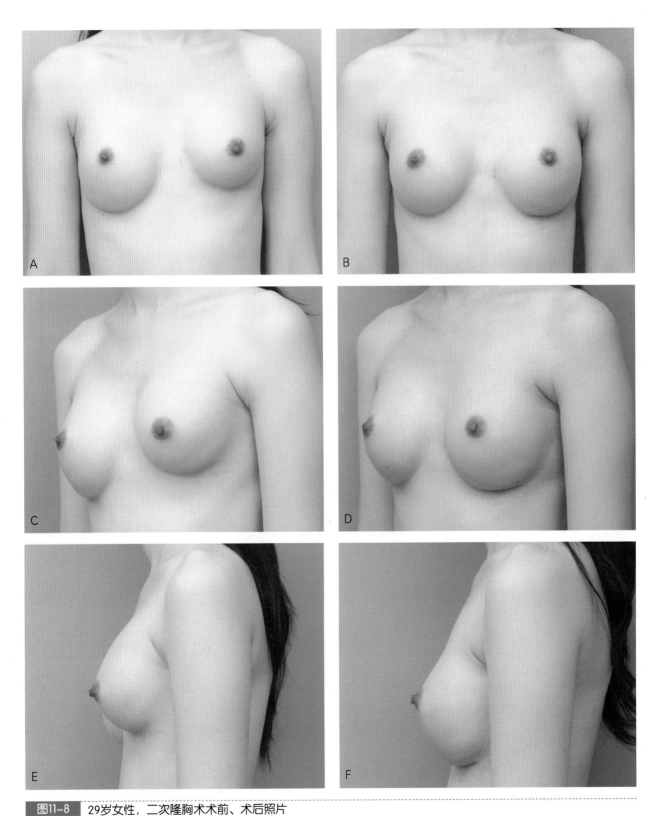

图11-8　29岁女性，二次隆胸术术前、术后照片

A、C、E．第1次隆胸术后8个月。二次修复术前照片。左侧乳房的假体向上方移位，右侧乳房伴有包膜挛缩。

B、D、F．第2次隆胸术后6个月。

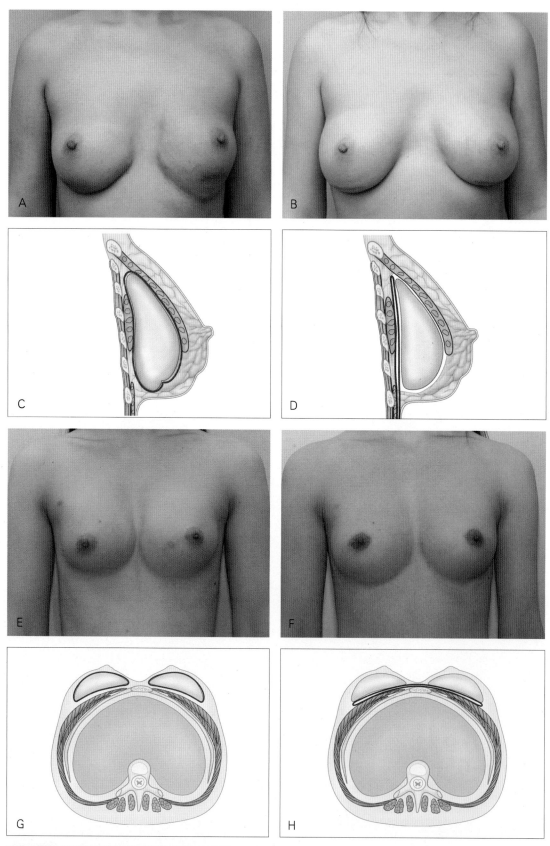

图11-9 为了矫正假体移位的二次隆胸术的术前、术后照片

A,C.伴有双峰变形的45岁女性患者的术前照片。B,D.术后18个月的照片。E,G.伴有Symmastia的33岁女性患者术前照片。F,H.术后9个月照片。

参考文献

[1] Baker JL. Classification of spherical contractures. Resented at the aesthetic Breast Symposium, Scottsdale, Arizona, 1975.

[2] Bartels RJ, Douglas WM, and James LB. Closed compression technique for rupturing a contracted capsule around a breast implant. Plast Reconstr Surg 1976;58:137.

[3] Becker H, and Springer R. Prevention of capsular contracture. Plast Reconstr Surg 1999;103:1766

[4] Camirand A, and Doucet J. Breast augmentation: teaching our patients how compression can help prevent capsular contracture. Aesth Plast Surg 2000;24:221.

[5] Cihat NB, Fatih P, Turgut O, Omer S, and Namik KB. A different strategy in the surgical treatment of capsular contracture: Leave capsule intact. Aesth Plast Surg 2001;25:427

[6] Collis N, and Sharpe DT. Recurrence of subglandular breast implant capsular contracture: anterior versus total capsulectomy. Plast Reconstr Surg 2000;106:792.

[7] Hardt NS, Yu L, LaTorre G, and Steinbach B. Complications related to retained breast implant capsules. Plast Reconstr Surg 1995; 95: 364.

[8] Moufarrege R, Beauregard G, Bosse JP, Papillon J, and Perras C. Outcome of mammary capsulotomies. Ann Plast Surg 1987;19:52.

[9] Nelson GD. Complications of closed compression after augmentation mammaplasty. Plast Reconstr Surg 1980;66:71.

[10] Paul EC. Breast capsulorraphy revisited: A simple technique for complex problem. Plast Reconstr Surg 2005;115:296.

[11] Rockwell WB, Casey HD, and Chang, CA. Breast capsule persistence after breast implant removal. Plast Reconstr Surg 1998;101:1085.

[12] Schlesinger LS. Zafirlukast(Accolate): A new treatment for capsular contracture. Aesth. Surg 2002;22:329.

[13] Tebbetts JB. Dual plane breast augmentation: optimizing implant soft tissue relationships in a wide range of breast types. Plas. Reconstr Surg 2001;107:1255.

[14] Tebbetts, JB. Achieving a zero percent reoperation rate at 3 years in a 50 consecutive case augmentation mammaplasty premarket approval study. Plast Reconstr Surg 2006;118:1453.

[15] Young VL. Guidelines and indications for breast implant capsulectomy. Plast Reconstr Surg 1998;102:884

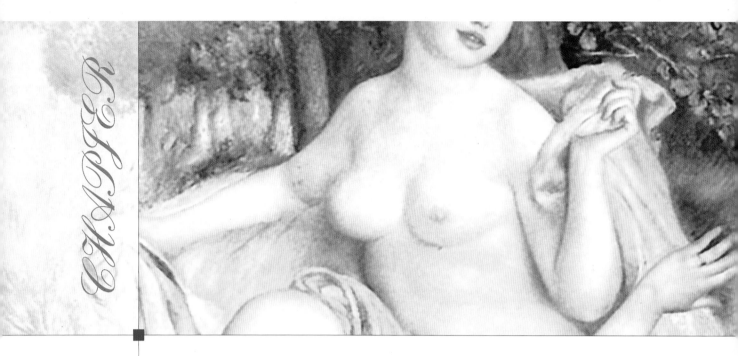

12 包膜挛缩的治疗：乳晕切口双平面转换术

Management of capsular contracture；conversion to "dual-plane" positioning through a periareolar approach

　　包膜挛缩的发生率在初期有高达30%～50%的报道，之后经过多种预防的努力以及手术技法的改进发展，假体生产新工艺的开发等结果，在最近10年内的研究报告，降到了4.3%～14.6%的程度，而且有些论文报告Baker分类Grade Ⅲ以上的异常在4%以下。作为包膜挛缩的诱发原因有低强度的持续感染特别是葡萄球菌感染，异物反应，血肿，假体内容物、假体囊壁质量，假体位置，手术方法等，对这些因素的多种研究也在持续进行，但是对包膜挛缩发生的真正原因及发生机制上尚没有明确的结论。其间基于多种研究，包括为了防止包膜挛缩发生而在手术中进行的严格的无菌治疗、新的手术方法的开发、新型假体的使用、使用多种药物以及术后的按摩及使用预防性药物等措施，仍然无法使得包膜挛缩发生率显著降低。

　　作为包膜挛缩的补救性手术，在初期施行的盲视下包膜破裂术、开放性包膜切开术等方法，由于有多种并发症且易于复发，在1990年后，主要由部分或者全部包膜切除术来施行。其结果就是通过包膜去除术去除尽可能多的包膜，制造尽可能充分的假体空间来使得新的假体重新与健康、新鲜的组织接触的方法，以及在去除包膜的同时使假体位于与以往位置不同的方法都被开发出来。但是这些方法的结果也只是接近于初次手术后的包膜挛缩发生率。最近有报道称，在去除包膜同时将假体位于双平面下的转换手术，经过7年的追踪观察达到了98%包膜挛缩解决结果。但是此类报道多数是通过乳腺下皱襞切口来施行的，所以在过度在意瘢痕的韩国是不太符合现实的。笔者利用乳晕边缘切口来施行包膜挛缩修复手术，将既往乳腺下或胸大肌下隆胸术的假体取出的同时进行了双平面位置的转换。

1.手术方法

1）手术过程

对所有患者利用乳晕边缘切口施行了包膜切除并同时进行了双平面转换术。此手术与以往的将假体置于胸大肌下或乳腺下的方法在手术方式上有细节上的差异。胸大肌下隆胸术发生的包膜挛缩，在其上部将胸大肌下的包膜去除，在其下部则是在乳腺下或者筋膜下形成新的假体腔隙。反之，在乳腺下隆胸发生的包膜挛缩，则将包膜全部去除，然后将假体上部植于胸大肌下，从而形成双平面。但不管什么情况，都要将假体下部植于胸大肌上的层次（**图12-1**）。这样将以往乳腺下或者胸大肌下假体的包膜挛缩在去除包膜的同时，转换为双平面，然后植入新的假体，逐层缝合乳腺组织、皮下组织、真皮、皮肤，术后给予轻度的加压包扎结束手术。假体使用毛面的盐水或者硅凝胶假体。

（1）胸大肌后包膜挛缩的双平面转换

首先在胸部体表标记假体腔隙的大小和要切除的包膜范围以及在胸大肌下要转换为双平面的范围（**图12-2**）。做乳晕切口，分离乳腺组织直到显露胸大肌筋膜。到达胸大肌筋膜后，转向事先设计好的乳腺下或筋膜下部位剥离乳腺下或筋膜下空间。剥离到设计好的新的乳房下皱襞线之后，沿着胸大肌外下方切开，确认假体在胸大肌后，将假体取出，确认假体是否有破裂以及是否有内容物的泄漏。将胸大肌肋骨起始部切断分离形成双平面，此时尽可能使得胸大肌的下缘在乳晕下缘平面。在下方的乳腺下或筋膜下空间剥离结束后，将乳房上部胸大肌下包膜的外侧及前部完全去除。通过这些过程，在乳房的上部以往的肌肉下腔隙内将形成去除了包膜的一个新的肌肉下腔隙，而在乳房下部则形成了筋膜下或乳腺下平面的新空间。特别是在乳房下部分，以包膜前面与胸大肌附着的包膜瓣为界限将形成两个层面的空间，将包膜-肌肉皮瓣用3-0可吸收线（monocryl）缝合到包膜囊基底，以关闭以往的腔隙空间，使得新的假体不会进入到以往的胸大肌后腔隙内（**图12-3**）。

（2）乳腺下包膜挛缩的双平面转换

在胸前体表标记新假体的腔隙和要转换为双平面的位置和范围，做乳晕切口，分离乳腺组织直到显露乳腺下腔隙内假体。根据粘连的程度，将假体和包膜一同去除或者各自去除。如果将包膜全部去除，则在乳房下部分自动形成新的乳腺下假体腔隙。在被去除了包膜的原有腔隙内，通过胸大肌的最下端进入胸大肌后间隙并向上剥离使得假体的上部位于新的胸大肌下腔隙内。通过分离肋骨上的胸大肌附着处，确保了胸大肌下的腔隙足够充分。通过这样的过程，乳房下部分形成了去除了包膜的乳腺下新腔隙，上部分则是新形成的胸大肌下腔隙和以往存在的乳腺下腔隙隔着胸大肌分层的结构。切除上方包囊

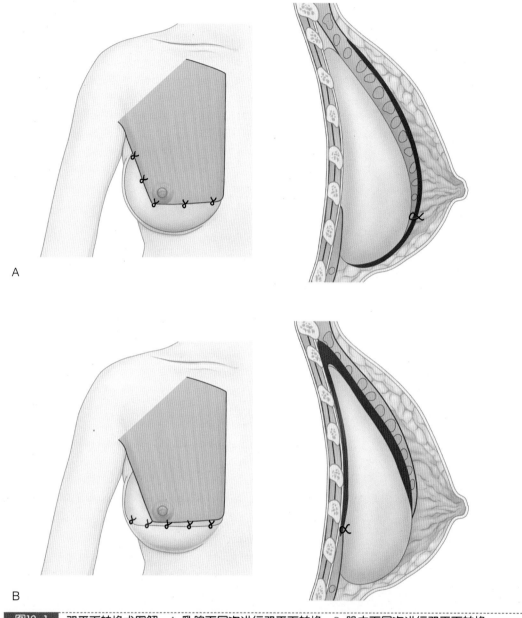

A

B

图12-1 双平面转换术图解。A. 乳腺下层次进行双平面转换。B. 肌肉下层次进行双平面转换

后，为了防止假体在乳腺下腔隙内向上滑动，将胸大肌下端和乳腺下腔隙的前段用3-0可吸收线缝合，形成双平面（**图12-1**）。

2.术后处置

与Spear的研究不同，笔者在双平面转换术中都使用了毛面假体。使用这种假体是为了避免术后初期的按摩，以及利用假体囊表面特性尽可能地减少包膜挛缩复发。通过乳晕切口进行的手术如果早期进

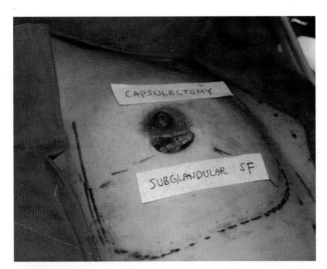

图12-2 双平面转换，包膜去除，肌肉–包膜瓣矫正术设计

行按摩，有可能因损伤的乳管出现感染、出血，而感染和出血可以增加包膜挛缩发生的可能性。

3.手术实例及术后并发症

作为包膜挛缩的补救性手术，笔者在2004年1月到2007年1月期间实施了上述的双平面转换手术共46例。在对这些术后患者进行了平均10个月的术后跟踪观察后得出的结果是：没有包膜挛缩的复发，情况稳定的总41例（89.1%）（**图12-4～图12-6**），BakerⅡ型以上的复发包膜挛缩5例（10.9%）。在复发的5例中，4例是BakerⅡ型，剩余1例是BakerⅢ型。在复发的5名患者中，患者的主诉与医生的客观判

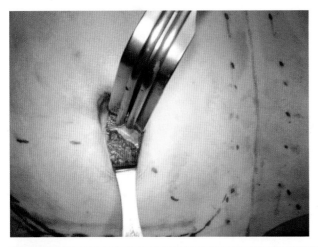

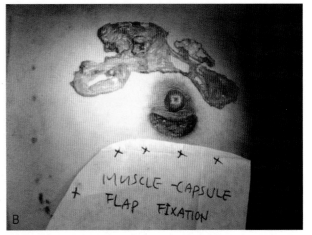

图12-3 A. 用冷光源拉钩牵拉后显露的肌肉–包膜瓣的基底部。B. 记录肌肉–包膜瓣固定在胸壁上的位置

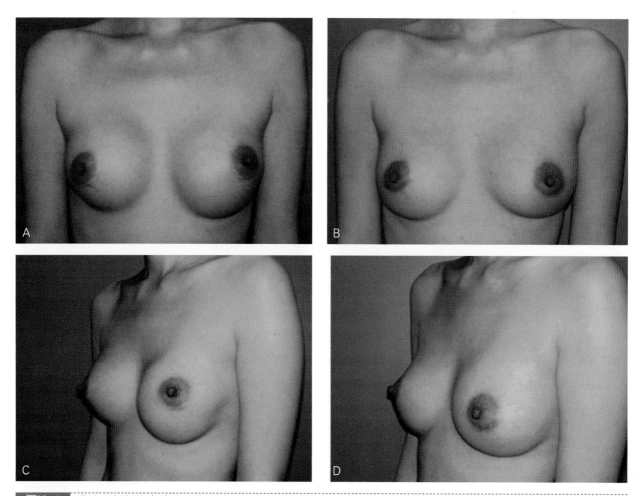

图12-4 发生双侧包膜挛缩的34岁女性，肌肉下进行双平面转换

A，C.术前。B，D.术后1年（使用毛面假体，右侧250mL，左侧175mL）。

断几乎一致。术后早期可以引起血肿、感染、皮肤皱褶、不对称以及乳房上部隆起等。

4.综述

1）包膜挛缩相关的因素

对包膜挛缩影响最大的是假体周围持续的炎症反应。自1980年以来，对于假体周围炎症相关的多种菌群特别是葡萄球菌与包膜挛缩之间的相关性进行了很多研究，最近有研究报道得出了葡萄球菌可以在假体周围形成生物膜（bio-film），从而对包膜挛缩的发生与复发有重要影响的结论。此外，也对血肿或从假体渗出的硅凝胶、血清肿、不同假体内容物之间的差异、假体表面之间的差异、假体植入位置不同等因素对包膜挛缩发生的影响进行了研究。实际上，假体的多样性及手术方法的多样性一方面是为了提高美容的效果，另一方面则是为了减少包膜挛缩的发生而做的努力。

综合这期间的各种研究，发现出于对包膜挛缩的顾虑，手术医生多选择胸大肌下腔隙以及毛面假

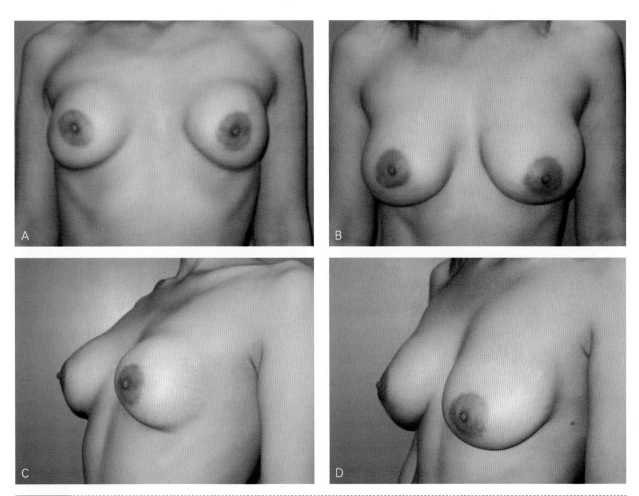

图12-5 发生双侧包膜挛缩的35岁女性，乳腺下进行双平面转换
A，C.术前。B，D.术后1年（使用毛面假体，左右各250mL）。

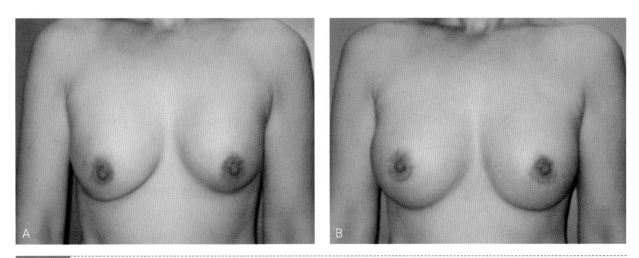

图12-6 发生双侧包膜挛缩的42岁女性，筋膜下进行双平面转换
A.术前。B.术后3个月（使用毛面假体，左右各275mL）。

体，而对第三代或第四代硅凝胶假体和盐水假体的使用，则有不同的意见。

反之，在多个研究中，对假体表面外覆膜的包膜挛缩低发生率和双重内腔假体可能减少包膜挛缩发生率的问题上则有类似的意见。

对于血肿与包囊挛缩的关系，有人认为没有统计学意义，但多数报道认为出现血肿后有包膜挛缩发生的倾向。在对内窥镜的研究中，可以看到既往腋窝切口隆胸术时，盲视下钝头剥离子进行剥离可能造成过度的组织损伤及出血，这也是造成包膜挛缩的原因。2006年，Handel发表了对25年间1 529名3 495个假体进行的调查报告，认为血肿可能作为包膜挛缩发生的诱发因素，但在以往整形医生所关心的假体表面的形态、假体的植入位置等因素，在包膜挛缩发生率上几乎没有差别。这个研究还主张包膜挛缩最终与随着时间延长而发生危险相关联。虽然对患者年龄、吸烟史、手术当时的BMI指数、术后引流管放置与否、盐水假体内将抗生素与生理盐水混合注入等因素与包膜挛缩发生之间的关联进行了多种多样的研究，还没有确切的统计学上的意义。

为了防止假体周围组织感染，对手术时抗生素或碘伏的灌注，多个论文上提到有统计学上的意义。特别是Adams等（2006）的报道提出，将碘伏溶液和头孢类抗生素及氨基糖苷类抗生素相混合冲洗假体腔隙内可以减少包膜挛缩的发生率。之后对碘伏溶液的使用存在分歧，有报道提出作为替代方案，在2001—2006年使用了排除碘伏溶液的3种抗生素（杆菌肽素、头孢唑林和庆大霉素）混合液进行冲洗可以降低包膜挛缩发生率。这种研究结果也对以往多种研究中提出的在临床上不会出现临床症状的低密度细菌感染，包括假体腔隙内的链球菌等多种细菌参与了包膜挛缩发生的假设给予了支持。

2）包膜挛缩的预防

最近普遍认为术后按摩及某些特定的药物对包膜挛缩的发生可以起到预防的效果，而在临床上被使用，而且也在关注不同患者的不同个人特点与包膜挛缩之间的关系。总的来说，可以认为患者的个人特异性（general factor）和具体手术方法、假体种类及其他各种因素组成的局部要素（local factor），两者间的关系影响了包膜挛缩的发生。

3）包膜挛缩的治疗

早期包膜挛缩的治疗施行了包膜切开术。闭合状态下包膜破裂术是通过在外部用力压迫包膜使之破裂的方法，但是反而会带来假体变形、移位、破裂、感染、出血、持续性剧烈疼痛等问题；而开放性包膜切开术，在假体的更换过程中没有包膜的去除，只是将包膜切开而扩大假体的腔隙，会有术后复发率高的问题存在。所以从1990年之后，处理包膜挛缩的包膜切除术引起了关注。但直到1998年，美国整形外科协会尚没有对包膜切除术给出明确意见，所以在临床上也未推广。之后基于对包膜切除术的临床效果，通过研究得到了将包膜安全地、最大限度地切除可以提高包膜挛缩治疗效果的结果，之后包膜切除术才作为主要的治疗方法而引起了关注。

Collis和Sharpe（2000）在对包膜全部去除术和部分切除术作了比较后，证明了包膜全部切除术对包膜挛缩的治疗更加有效，但是即使施行了包膜全部切除术，其包膜挛缩复发率也只是类似于初次隆胸手术时的包膜挛缩发生率。最近，作为包膜挛缩补救性手术就是将包膜去除，制造充分的假体空间，使新的假体与健康、新鲜的组织相接触的双平面转换术式。

4）双平面转换法治疗包膜挛缩

双平面隆胸术是由Tebbetts首先提出，可以说是对Regnault（1977）提出的部分胸大肌下隆胸术的补充、发展。在这个论文中发表的双平面手术方法，大部分是通过乳房下皱襞切口，而很少提及乳晕切口。与国外的情况不同，这样的乳房下皱襞切口对于东方女性来说存在切口瘢痕的问题而不被接受。所以通过乳晕边缘切口的双平面转换术更容易被接受，而且双平面的基本概念也与国内的以往论述相符合。作为隆胸术后包膜挛缩的补救性手术，双平面转换术既往由Spear（2004）发表过，在他的论文中报道了在长达7年的追踪观察后，施行了这种手术的98%的患者没有包膜挛缩的复发。但是这也是通过乳房下皱襞切口施行的手术，没有提及乳晕切口的方法。以笔者的经验，在双平面转换术后经过10个月的跟踪观察，发生了10.9%的复发率。与前述Spear的研究结果相比较，出现复发率的差异的原因可能是参与这次研究的患者中包括了在其他医院施行过一次以上的包膜挛缩修复手术的患者。另外，在笔者施行的所有双平面转换术中，都是做了乳晕边缘切口，这点也与Spear的研究有区别。

在双平面转换术中，胸大肌的下缘高度可以根据乳房下部的变形程度而改变。包膜挛缩修复术时假体表面被覆健康充足的胸大肌这点很重要，所以在能够防止乳房下部收缩的范围内要将假体一半以上植于胸大肌下面。相比以往的乳房下皱襞切口，行乳晕切口双平面转换术时由于要通过小的切口进行包膜切除及剥离新的空间，有视野狭窄且需要手术医生熟练掌握术式的缺点，但也有不会造成对于患者来说不必要的胸壁下切口的优点。Spear为了隔断胸大肌上下的两个空间使用了贯穿皮肤的缝合或者木偶线（marionette）样缝合。而笔者是将胸大肌的下缘在乳晕下缘高度与乳腺组织缝合，使得操作简单，还可以更加精确地决定肌肉的高度。

经乳晕切口行包膜挛缩双平面转换术的优点如下：

——可以显著减少包膜挛缩的复发率。

——具有与以往假体腔隙所不同的其他平面的转换效果。

——可以更加有效地处理由乳房下部变形或包膜挛缩造成的乳房变形。

——由于是通过乳晕切口来施术，可以避免如乳房下皱襞切口那样醒目的切口瘢痕。

参考文献

[1] Adams WP, Rios JL, Smith SJ. Enhancing patient outcomes in aesthetic and reconstructive breast surgery using triple antibiotic breast irrigation: six-year prospective clinical study. Plast Reconstr Surg 2006;117:30-36.

[2] Collis N, Sharpe DT. Recurrence of subglandular breast implant capsular contracture: anterior versus total capsulectomy. Plast Reconstr Surg 2000;106:792-797.

[3] Cunningham BL, Lokeb A, Gutowski KA: Saline-filled breast implant safety and efficacy: a multicenter retrospective review. Plast Reconstr Surg 2000;105:2143-2151.

[4] Fryzek JP, Signorello LB, Hakelius L, et al. Local complications and subsequent symptom reporting among women with cosmetic breast implants. Plast Reconstr Surg 2001;107:214-221.

[5] Gabriel SE, Woods JE, O'Fallon WM, Beard CM, Kurland LT, Melton LJ. Complications leading to surgery after breast implantation. N Engl J Med 1997;336:677-682.

[6] Handel N, Cordray T, Gutierrez J, Jensen JA. A long-term study of outcomes, complications, and patient satisfaction with breast implants. Plast Reconstr Surg 2006;117:757-772.

[7] Henriksen TF, Fyzek JP, Holmich LR, et al. Surgical intervention and capsular contracture after breast augmentation: a prospective study of risk factors. Ann Plast Surg 2005;54:343-351.

[8] Hilton B, Rachelle S. Prevention of capsular contracture. Plast Reconstr Surg 1999;103:1766-1774.

[9] Kjoller K, Holmich LR, Jacobsen PH, et al. Capsular contracture after cosmetic breast implant surgery in
[10] Denmark. Ann Plast Surg 2001;47:359-366.

Pajkos A, Deva AK, Vickery K, Cope C, Chang L, Cossart YE. Detection of subclinical infection in
[11] significant breast implant capsules. Plast Reconstr Surg 2003;111:1605-1611.

Sim HB, Yoon SY. Periareolar dual plane augmentation mammaplasty. J Korea Soc Plast Reconstr Surg
[12] 2006;33:155-160.

Spear SL, Elmaraghy M, Hess C. Textured-surface saline-filled silicone breast implants for augmentation
[13] mammaplasty. Plast Reconstr Surg 2000;105:1542-1554.

Spear SL, Carter ME, Ganz JC. The correction of capsular contracture by conversion to "Dual-Plane"
[14] positioning: technique and outcomes. Plast Reconstr Surg 2003;112:456-466.

Tebbetts JB. Axillary endoscopic breast augmentation: processes derived from a 28-Year experience to
[15] optimize outcomes. Plast Reconstr Surg 2006;118:53S-80S.

설정현. 유방성형외과학. 군자출판사, 2005.

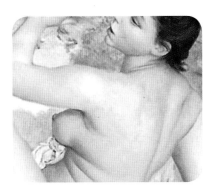

第2部分 乳房缩小术

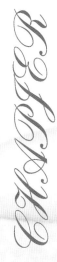

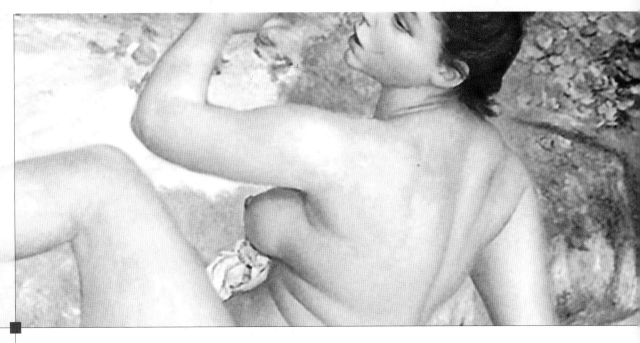

13 乳房缩小术
Breast reduction

巨乳缩小术虽然是整形外科领域中术后满意度最高的手术之一，但是只有根据乳房的肥大程度、皮肤松弛程度、乳房下垂程度、乳头的位置等因素决定适合的手术方法才会取得好的手术结果。巨乳缩小要在维持血液供应和神经分布的情况下进行，在积累丰富的手术经验之前不容易熟练进行，所以与其要熟练掌握多种手术方法，还不如对轻、中、重三种情况，各自集中熟练掌握一种方法为好。

1．术前评价

1）病历

对由乳房肥大造成的后背疼痛、胸罩边缘勒出的痕迹、乳房的疼痛感、乳房下皮肤湿疹程度、精神压力等进行评估。还要调查本人或其家族有无乳腺癌发病因素，既往有无瘢痕增生以及有无出血性疾病、糖尿病等健康状态。吸烟可能延迟创伤愈合，至少要在术前两周开始进行戒烟。

2）其他检查

测量身高和体重，对体质量指数（Body Mass Index＝kg/m²）超过30以上的患者，为了防止深部静脉血栓或肺栓塞的发生，手术时使用紧身衣和空气压迫带为好。

确认乳房有无肿块，腋窝是否可以触及淋巴结，在35岁以上的患者最好进行乳房造影术。如果乳房皮肤有条纹（striae）时，要术前告知患者术后可能会更加明显。在乳房有手术痕迹时可能会引起皮瓣的血供障碍，所以在术前设计时要留意。提前设计确认乳头乳晕复合体的大小、外形及感觉。乳房双侧不对称时要提前告知患者。测定从胸骨凹切迹到乳头的距离、乳头到乳腺下皱襞的距离以及双侧乳头间距离。胸骨凹切迹到乳头之间的距离超过38cm以上时，难以适用蒂部在上方的皮瓣（superiorly based pedicle），超过40cm时施行游离乳头移植的巨乳缩小术（breast amputation and free nipple graft）为好。乳头到乳腺下皱襞之间的距离超过22cm时，难以施行下蒂技术（inferior pedicle）或中心蒂技术（central mound technique）。

2.手术计划

1）乳房大小评价及切除量的预测

测定乳腺下皱襞水平的胸围（bra strap size，乳罩维度）以及穿戴胸罩的情况下的乳头水平的胸围。后者比前者每增加1英寸（1英寸＝2.54cm），胸罩的大小就增加一个罩杯。比如在胸罩维度在34英寸时，如果患者经乳头胸围是36英寸，则乳罩型号是34B罩杯，37英寸时为34C罩杯，38英寸时为34D罩杯。依据胸罩围度推测罩杯的单位量，如果胸罩围度是32～34英寸则为100g，36～38英寸时则为200g，40～42英寸时则为300g，如果穿戴40D罩杯的女性要达到C罩杯时就要切除300g左右。但这些数据都是理论上的，实际工作中作为大概的参考即可。

2）手术方法的选择

根据预计切除的量有多种巨乳缩小的手术方法，但在具体术式的选择上，最基本的是术者的经验和熟练度。通常在预计缩小量在150～500g时宜采用乳晕周围法（periareolar technique），预计缩小量在500～1 500g时，宜采用垂直瘢痕法或Wise法（Wise-pattem technique），超过1 500g时采用Wise法或乳房切除及乳头移植术比较安全。根据一些报道，通过双环法切除量达到了1 000g并取得了良好的效果，并且认为垂直瘢痕法几乎可以适用于所有类型的巨乳缩小术，但此方法只适用于熟练的医生，所以至今还有很多医生选择可以预测结果且安全的Wise法。选择术式时还需要注意的是，根据患者体形和希望达到的乳房外形，需要切除的部位和量都有所不同。中心蒂方法主要保存乳房下部的乳腺组织从而达到中央和下部的突出；上蒂方法保存上部和中心部的组织容易形成宽的箱形乳房外形；垂直缩小术通过切除下方及中央部的组织，容易造成窄的乳房外形。所以患者胸廓窄小或乳房基底宽的患者较比Wise法，更适合施行垂直缩小术。对伴有中等程度的乳房肥大和下垂且皮肤弹性下降的中年女性，如

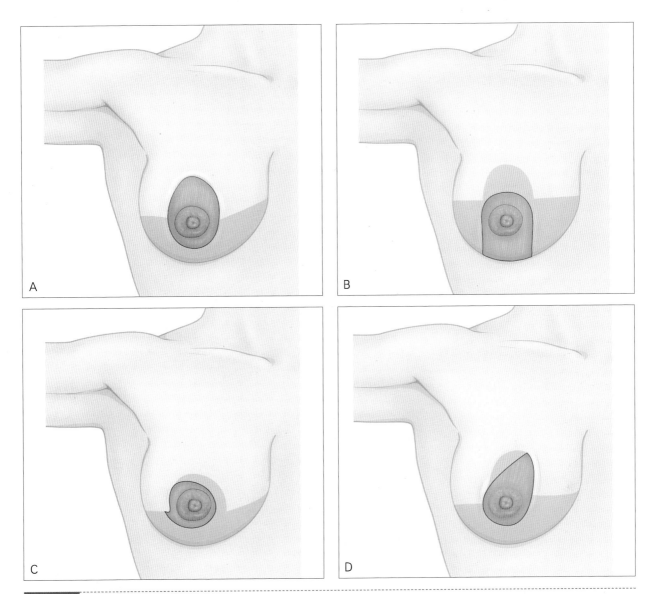

图13-1　乳头乳晕复合体蒂

A.上方皮瓣蒂（Superor pedicle）。B.下方皮瓣蒂（lnferior pedicle）。

C.外侧皮瓣蒂（Lateral pedicle）。D.上内侧皮瓣蒂（Superomedial pedicle）。

果需求很小的乳房时适用Wise法；如果是轻度乳房肥大的未婚女性则建议采用双环法。作为切口痕迹最不明显的乳晕周围法，在缩小量较大时可以造成乳房的突度下降，乳晕周围的切口痕迹可能会变宽，这些都要在术前提前告知患者。Okoro等（2008）对2 665名美国整形外科协会会员进行了调查，结果69%的医生选择了下蒂技术的Wise法（inferior pedicle Wise-pattem technique），14%的医生选择了Hall-Findlay的内侧蒂技术的垂直瘢痕法（medial pedicle vertical scar technique），4%的医生选择了上蒂技术的Lejour的垂直瘢痕法（superior pedicle vertical scar technique），乳晕周围法及吸脂方法各有1%的医生选择，而使用乳房切除及乳头移植法（free nipple graft）则极少被使用。除了吸脂法及乳头移植法，其他方法都将重点放在了乳头乳晕复合体的血管蒂的保存上。乳房缩小术的过程分为皮肤切开、乳腺组织的切除、乳房的形状改变、多余皮肤的处理等四个阶段。

（1）乳头乳晕复合体的血管蒂

乳头乳晕的血管和支配神经走行多种多样，所以几乎所有方向的蒂部都有可能，且术后感觉或哺乳能力不受大的影响。Cruz和Korchin（2007）根据对施行了上方、下方及内侧蒂部方法的巨乳缩小术的患者进行了术后哺乳的调查，结果显示患者之间甚至与没有接受手术的对照人群都没有差异。代表性蒂部为上方蒂部（superior pedicle）、下方蒂部（inferior pedicle）、外侧蒂部（lateral pedicle）、上内侧蒂部（superomedial pedicle）、中心蒂部（central pedicle）、垂直双蒂部（vertical bipedicle）、水平双蒂部（horizontal bipedicle）（**图13-1**）。

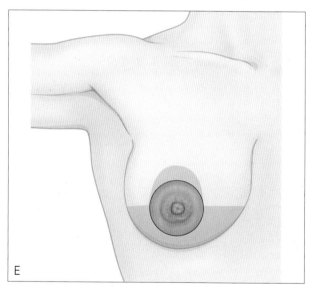

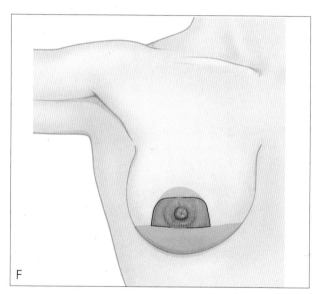

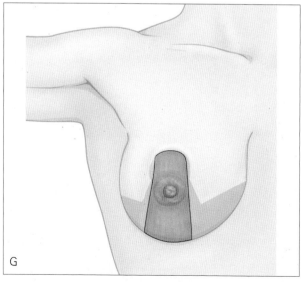

图13-1　（续）乳头乳晕复合体蒂

E.中心皮瓣蒂（Central pedicle）。F.水平双向皮瓣蒂（horizontal bipedicle）。G.垂直双向皮瓣蒂（vertical bipedicle）。

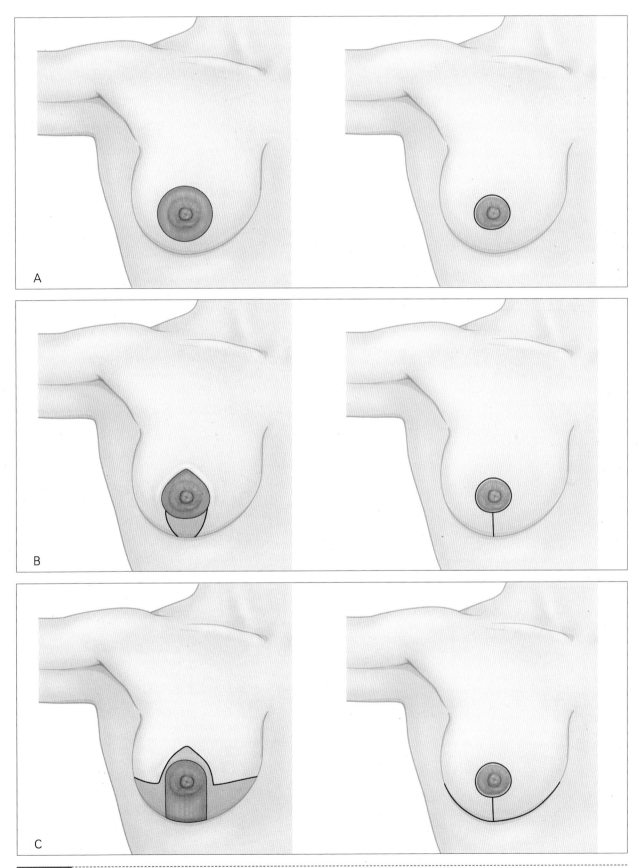

图13-2 皮肤切口线和术后瘢痕。A. 乳晕周围切口。B. 垂直切口。C. Wise型切口

（2）皮肤切开

Wise型切开法与乳腺组织的接触范围最广，可以形成多种乳头乳晕的皮瓣。垂直型切开法（vertical pattem incision）虽然不如Wise型，但是更加容易接近乳腺组织，也同样可以形成多种皮瓣。环乳晕切口在与乳腺组织的接近和皮瓣的选择上有所限制，且多余皮肤的切除也只能在乳晕周围进行（**图13-2**）。最近有人提出了避免垂直瘢痕的方法，但这种方法会留下乳房下皱襞切口，而且只适用于乳头需要抬高5cm以上的情形。

（3）组织切除

乳腺组织的切除可以多种多样，但是注意要在保存乳头乳晕供应血管的同时，通过设计好的皮肤切口进行。通过设计好的蒂部形成三维的乳房外形，一边考虑最终的乳房外形一边进行调整。一般来说，乳房外侧剩余组织较多，主要将这部分切除或通过吸脂来去除。乳房的内侧和上部丰满为宜，所以处理这些部分的组织时尽可能以保留为好。时刻要放在心上的是，相比切除了多少组织量，在什么部位适当地保留多少组织更能决定好的手术效果。

（4）乳房外形的形成

为了将缩小的乳房塑造为美丽的模样，需要皮肤的再分配、乳腺组织瓣（internal breast flaps）、内部固定缝合、腺体外围网罩固定（supportive mesh framework）等技术。中心蒂方法最容易形成乳房的圆形模样，下方蒂wise法可以将蒂部向上推移，同时将内外侧的乳房皮瓣向上收紧推送，则可以形成满意的外形。上方或上内侧蒂法则是将内外侧的乳房皮瓣托举，使上部的乳房组织外形满意。

（5）剩余皮肤的处理

为了适应减少了容量的新的乳房形态，需要适当减少皮肤的表面积。剩余皮肤的处理不但关系术后瘢痕的位置和长度，也对整体的手术效果起到重要的影响。施行Wise法时，由于是将皮肤和乳房组织一并切除，所以不需要追加的皮肤切除，只要处理好乳房下皱襞两侧发生的猫耳即可。在施行垂直型切除术后，收拢内外侧的组织，对垂直方向多余出来的皮肤作裁剪（tailor tacked）使乳头下方在侧面看起来均匀。在垂直方向的下端，将剩余的皮肤处理成荷包样，或者以T、L、J的样子来缝合。Benelli的乳晕周围法则只能将多余的皮肤在乳晕周围圆形去除，所以在皮肤去除量大时，由于在缝合部位形成多皱褶可能造成乳房变扁平。

3）术前设计（Preoperative markings）

术前设计时，要让患者取站立位或者正坐位，双肩自然放平，面朝正面。根据不同的手术方法有不同的设计，其中几个重要的标记点被共同使用，最基本的就是乳头的位置。首先画出胸骨中心线和乳房中心线，确认乳头和乳房的对称性。韩国女性的乳头位置多在距离胸骨凹切迹或锁骨中点18~20cm，胸骨凹切迹和两侧乳头的连线形成正三角形。考虑体形的差异也可以将乳头位置定在上臂中点（midhumeral point）下2~3cm平面。标记乳头和乳房下皱襞时，可以将乳房轻轻托起以仿效缩小后的结果，这样才能找到正确位置。乳晕的直径根据乳房的大小和模样设计成40mm左右，在乳晕和垂直切开线交界的地点给予标记，这样在缝合的时候可以准确对位缝合（**图13-3**）。为了防止乳晕旋转或扭转，在乳晕3、6、9、12点方向事先做好标记为好。所有的垂直切口线或水平切口线都是曲线而不是直线，使得最终乳房的形状呈现自然的曲线。由于垂直瘢痕法术后乳房下皱襞线会上移，所以要将垂直切口线的下端定在乳房下皱襞线2~4cm以上。在Wise法手术时，考虑术后的乳房下部下垂，可以将垂直切口线设计略短些为好。

3.手术方法

到目前为止，有许多乳房缩小的手术方法，但多数根据皮肤切口或术后手术瘢痕、皮瓣的位置、设计者的名字等命名而没有一定的标准，而且各种手术方法互相重叠，使得对各种手术方法优缺点的评价

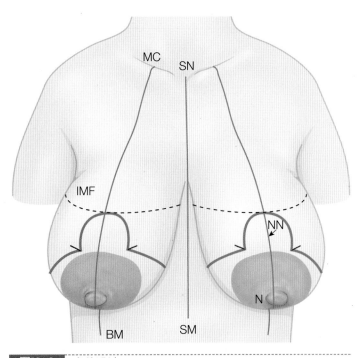

图13-3 术前设计

首先画出胸骨中线（SM）和乳房中心线（BM），来确认乳头（N）和乳房的对称性。新的乳头（NN）位置距离胸骨上切迹（SN）或锁骨中点（MC）18~20cm为宜，连接胸骨切迹和两侧乳头之间的线是正三角形。标记乳头和乳房下皱襞时，要将乳头轻轻托起，类似缩小术后的条件，这样才能找到准确的位置。乳头定位通常是以乳房下皱襞线在乳房前面的投影为参照，但是在垂直瘢痕法的时候，要比上述投影位置低1~2cm为好。乳晕的大小根据乳房的大小和外观来作决定，通常定在40mm左右。在乳晕和垂直切口线相交的地点留下术中不会抹掉的印迹，这样会有利于皮肤缝合时的对位。

混乱，也不容易熟练掌握各种术式。为了更加容易地分类各种术式，首先依据皮肤切口及其术后瘢痕分为脂肪抽吸、乳晕周围缩小术、垂直缩小术、Wise缩小术等几大类，然后根据各自皮瓣的位置再分为各小类（**表13-1**）。

表13-1 根据术后瘢痕和皮瓣蒂位置的乳房缩小术的分类

吸脂辅助的乳房缩小术（Courtiss and Matarasso,1993）
环乳晕切口乳房缩小术
圆形组织块法乳房缩小术（Benelli,1990）
中央蒂乳房缩小术（Sampao-Goes,1996）
横行瘢痕乳房缩小术（Passot,Lalonde,1925-2003）
垂直切口乳房缩小术
上蒂乳房缩小术（Lassus-Lejour,1964-1999,Marchac,1982）
内侧蒂乳房缩小术（Hammond SPAIR,1999）
Wise法乳房缩小术
横行双蒂法乳房缩小术（Strombeck,1960）
Pitanguy上蒂法乳房缩小术（Pitanguy,Weiner,1962）
上外侧蒂乳房缩小术（Skoog,1963）
垂直双蒂法乳房缩小术（Mckissock,1972）
下蒂法乳房缩小术（Courtiss,Goldwyn,Ribiero,Robbins,Geogiade,1975-1977）
上内侧蒂法乳房缩小术（Orlando,1975）
中央丘法乳房缩小术（Biesenberger,1928,Hester,1985）
乳房截断术及游离乳晕移植术（Thorek,1946）

1）脂肪抽吸术

对于乳房下垂不明显、乳房轻度肥大的患者，不需要切除乳腺组织而只是单纯依靠脂肪抽吸的方法即可达到好的效果。虽然是简便、安全的方法，但是对脂肪组织少纤维组织多的年轻女性则不适合。

2）环乳晕缩小术（Circumareolar reduction）

这是一种通过乳晕边缘切口到达乳腺组织，保留中心部而在其周边去除乳腺组织的方法。开始于按照面包圈模样切除皮肤，终结于口袋样（purse-string suture）缝合。Benelli（1990）通过这种方法展示了切口瘢痕最小化且效果佳的手术，所以很多整形外科医生试图开展这个手术，但因不容易熟练掌握术式，且手术结果不如想象的结果，所以相当多的医生又回归到了Wise法。这种术式适合于200g以下的轻、中度缩小以及需要将乳头上抬3cm以下的患者，由于口袋样缝合可以使得乳房变扁平，或者在乳头基底边缘处留下皱褶及似向周边延伸的瘢痕。

3) 垂直缩小术 (Vertical reduction)

此种术式虽然在乳晕周围和垂直方向会留下手术瘢痕，但由于可以维持乳房正常的前凸，所以使用频率在逐渐增高。这种方法可以将基底放在上、下、内、外侧，而且可以进行相当大幅度的缩小。缩小后的乳房，如果乳头和乳房下皱襞线之间的距离超过15cm，用口袋样缝合无法处理好剩余的皮肤，所以要用小的T、L或者J的样子来结束缝合。为了取得好的手术效果，需要很多手术经验，而且乳房要经过至少几个月的恢复才可能达到最终的乳房外形。

4) Wise缩小术 (Wise-pattem reduction)

此术式应用广泛，可以在上、下、左、右各种方向设计真皮乳腺组织皮瓣 (dermo glandular pedicle) 而缩小乳房。目前在美国最普遍施行的就是下方蒂部Wise术式。使用范围广，容易掌握，可以预测结果且安全，乳头血运及感觉良好。缺点就是留下比较长的瘢痕。下方蒂部缩小术后，随着时间的流逝，乳房的下部分会出现下垂或假性下垂。而且切除腺体后塑造乳房外形时，主要是依靠皮瓣的缝合而不是腺体的缝合，所以可能出现乳房突度不够而乳房外形扁平的情况。

5) 乳腺切除及乳头移植术 (Breast amputation and nipple graft)

当乳房下垂严重，需要2 000g以上的缩小量时，用任何方法都无法维持乳头的血流供应。用Wise法设计并切除乳腺组织，再移植乳头，这样虽然在乳头的颜色和大小上有一定的不足，但是可以安全地达到最佳效果的缩小术。

4.术后处置

切口部位用切口胶布 (Steri strip) 代替皮肤缝合以黏合切口，同时行脂肪抽吸手术，在术后第2天去除引流管。观察乳房的硬度和对称性、血肿、乳头的状态等。日常生活虽然在术后即可进行，但是运动则是至少要在术后2周后开始，术后1周来院更换切口胶布，全面确认乳头和切口部位，皮瓣、乳房的对称性等情况，切口胶布在术后维持1～3个月。使用没有吊带、弹性好的辅助胸衣2～4周，然后逐渐更换为普通的胸罩。6～12个月后最终判定乳房的形态及对称性，以及乳头乳晕的感觉等。

5.术后并发症

1) 创伤延迟治愈

这是与手术方法无关的乳房缩小术后最常见的早期并发症。缝合部位的张力、囊肿或者血肿造成的压迫、皮瓣坏死、感染、糖尿病、营养不良、吸烟、服用类固醇类药物等都可以成为原因。切口破裂经常出现在垂直切口和水平切口相交的倒T交叉点、垂直缩小术后口袋样缝合处、乳晕和垂直切口的交界处等。可以进行延迟缝合，但大部分情况下，在去除了发生原因后给予保守治疗等待自然愈合。

2）乳头坏死

不论是乳头的部分坏死还是全部坏死，都是严重的并发症，所以术中要格外注意。缝合乳头时，如果乳头部位呈现苍白的蓝色且切面没有出血，即使用针刺也没有出血或者只有黑色的血液流出，就要在术后进行缜密的观察。通常在术后从全麻下清醒后，随着体温及血压恢复正常，在1小时之内乳头血运基本恢复正常，如果这时候乳头还是处于缺血状态时，就需要即刻剪开缝线缓和皮肤张力，然后再进行观察。如果在消除了对乳头血管蒂的压力后，血运还是没有恢复则将乳头作为移植瓣，应选择适当的乳头位置并进行脱上皮组织，确认血液供应良好后在这个位置施行乳头移植。

3）血肿

由于乳房缩小术的剥离范围广及术后肿胀和皮肤的伸缩性，往往会出现血肿相当严重了还没有被发现的情况。血肿在术后2～3小时开始到2周之内都可能发生，主要是因单侧疼痛、达到双侧不对称程度的严重肿胀、皮瓣紧绷感且颜色青紫、引流管或缝合部位大量出血等症状而被发现。发现血肿需要即刻在手术室给予血肿清除或者确认有无出血点。如果术后过了较久的时间后方发现，可以用针管抽出或用手术清除以预防脓性改变或外形的改变。

4）皮瓣坏死

过薄的皮瓣、内部血肿或力量过大的加压包扎、吸烟等因素会造成皮瓣的坏死，最理想的是将坏死的部分切除，然后在无张力情况下给予缝合。但是如果组织损失大，可以保守治疗以等待二次治疗或者早期给予皮肤移植。

5）深静脉栓塞（Deep vein thrombosis），肺栓塞

在术后3～4天后出现呼吸困难或血氧饱和度下降，则要高度怀疑致命性并发症深静脉栓塞和肺栓塞的发生。最迅速的非侵入性诊断方法就是胸部增强CT（contrast-enhanced computed tomographic scan），为了诊断血栓可以做下肢多普勒超声检查。

6）感染

局部出现发红、疼痛、发热等感染症状时，要给予抗生素，以穿刺鉴别血清肿，如果是脓液则进行排脓。

7）血清肿（Seroma）

没有处置的血清肿可以诱发延迟愈合，所以怀疑出现血清肿时，就用注射器抽吸。通常经过多次抽

吸后可以逐渐消失，但如果还是继续出现，则要手术清除，然后在消灭死腔的状态下给予包扎。

8) 瘢痕

巨乳缩小术后可以出现瘢痕位于不合适的位置或者瘢痕增厚、瘢痕疙瘩等问题。Celebiler等（2005）以接受下方蒂乳房缩小术的患者为对象，根据瘢痕的位置进行了满意度的调查，结果乳晕周围的瘢痕满意度最高，乳房下皱襞瘢痕不满意度最高。增生性瘢痕或者瘢痕疙瘩发生时，要早期给予类固醇类药物局部注射等措施。垂直瘢痕发生增厚的概率很低。水平瘢痕如果位于乳房下皱襞线以上或以下时，看起来会很明显。乳房内侧的瘢痕在穿深V字领衣服时容易外露，所以设计时要将水平方向的切口线内侧尽可能最小化。垂直切口缩小术时，由于乳房的缩小，乳房下皱襞线往往会上移，为了防止垂直瘢痕超越乳房下皱襞线，设计垂直切口线时其下端要终止于乳房下皱襞线上2~4cm的位置。将非常巨大的乳房通过环乳晕切口进行缩小术时，会在乳晕周围留下永久的皱褶和较宽的瘢痕，这时候有必要用垂直缩小法或者Wise法缩乳术将剩余皮肤去除，以调整乳晕和周围皮肤之间的关系。

9) 乳房的形态

乳房缩小术后最常见的不满就是乳房下部的下垂和假性下垂，且多见于下部蒂方法的Wise法乳房缩小术。

10) 乳头的位置

即使乳房缩小很成功，如果乳头的位置不正确也会带来患者的不满意。在将乳头移向其他位置时，要留意皮瓣蒂部和乳头乳晕的关系，注意不要阻断乳头乳晕的血液供应。乳头位置过低时，可以在乳晕上方皮肤做一半月形切除或者环状切除乳晕。乳头位置过于靠上时，则很难进行矫正且会在乳晕上留有明显的瘢痕。

11) 不对称

即使在缩小后的乳房存在大小不一或者轻微的不对称，患者在与术前外形作比较后往往不会成为大的问题。如果单侧过大，则用脂肪抽吸或者追加手术来矫正。

12) 脂肪坏死（Fat necrosis）

脂肪坏死往往是随着局部坚韧或者坚硬的肿块被触及而被发现，也可以在放射线检查中被发现。可以用注射器针刺抽吸以鉴别复发的肿瘤。

13) 乳头的感觉异常

对所有的患者，术前都要告知术后有可能发生乳头的感觉减弱或增强。早期的感觉异常大部分是暂时的，要经过最少6个月的观察时间。根据至今的报道，乳头感觉的异常与乳腺组织的切除量无关，各种手术之间乳头感觉异常的情况也没有什么差异。Schlenz等（2005）认为，保留乳房基底部的各种术式之间并没有感觉异常上的差异，而如果切除了乳房的基底组织则会出现感觉的减弱。

参考文献

[1] Benelli L. A new periareolar mammoplasty: The "round block" technique. Aesthetic Plast Surg 1990;14:93.

[2] Bostwick J. Plastic and Reconstructive Breast Surgery. Volume I. 2nd ed. St. Louis:Quality Medical Publishing, Inc. 2000.

[3] Celebiler O, Sonmez A, Erdim M, Yaman M, Numanoglu A. Patients' and surgeons' perspectives on the scar components after inferior pedicle breast reduction surgery. Plast Reconstr Surg 2005;116:459-466.

[4] Cruz NI, Korchin L. Lactational performance after breast reduction with different pedicles. Plast Reconstr Surg 2007;120:35-40.

[5] Hammond DC. Reduction mammaplasty and mastopexy: General considerations. In: Spear SL, ed. Surgery of the Breast. Volume II. 2nd ed. Philadelphia: Lippincott Williams and Wilkins, 2006:971-976.

[6] Jones G. Breast reduction. In: Mathes SJ, ed. Plastic Surgery. Volume VI. 2nd ed. Philadelphia: Elsevier, 2006:539-584.

[7] Lalonde DH, Lalonde J, French R. The no vertical scar breast reduction: A minor variation that allows you to remove vertical scar portion of the inferior pedicle Wise pattern T scar. Aesth Plast Surg 2003;27:335-344.

[8] Lejour M. Vertical mammaplasty. Plast Reconstr Surg 1993;92:985.

[9] Nahai FR, Nahai F. MOC-PSSM CME Article: Breast reduction. Plast Reconstr Surg 2008;121:1-13.

[10] Okoro SA, Barone C, Bohnenblust M, Wang HT. Breast reduction trend among plastic surgeons: A national survey. Plast Reconstr Surg 2008;122:1312-1320.

[11] Schlenz I, Rigel S, Schemper M, Kuzbari R. Alteration of nipple-areolar sensitivity by reduction mammaplasty: A prospective comparison of five techniques. Plast Reconstr Surg 2005;115:743.

[12] Wise R. A preliminary report on a method of planning the mammaplasty. Plast Reconstr Surg 1956;17:367.

[13] 강진성. 성형외과학. 6권. 3판. 서울:군자출판사, 2004.

[14] 설정현. 유방성형외과학. 서울:군자출판사, 2005.

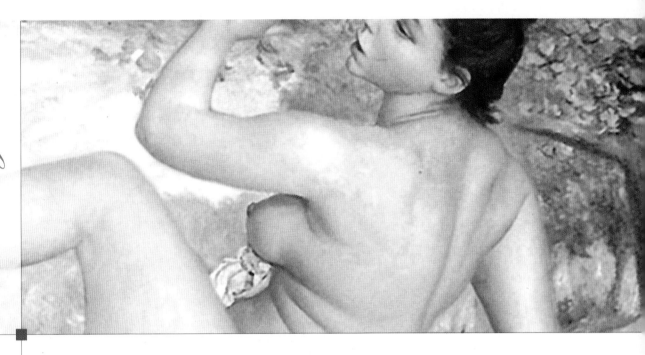

14 垂直短瘢痕乳房缩小术
Vertical reduction mammaplasty

1) 乳房缩小术的目的

传统的乳房缩小术的目的是：第一，大幅减少乳房体积；第二，矫正乳房下垂；第三，保存乳房的机能。另外要努力塑造理想的乳房形状，增加乳房肥大患者的术后满意度，促使手术医生不断努力提高手术的效果。由于倒T形乳房缩小术可以取得预想的手术结果，所以一直以来适用于各种程度的乳房肥大的患者，但是也有瘢痕增生、倒T形切口交叉点处伤口的延迟愈合，以及随着时间延长出现乳房下垂程度加大的情况。为了克服这些情况，目前也在施行垂直切开乳房缩小术及乳晕切口乳房缩小术。

2) 垂直短瘢痕乳房缩小术的发展史

垂直短瘢痕乳房缩小术最初由Dartigues（1925）提出，后来由Arie（1957）重新提出，在1970年之后因Lassus被广泛认知。此后Lejour（1994）修正了Lassus的方法并逐渐替代了倒T形术式。Lejour的垂直切开术式具有术后瘢痕小，没有切口延迟愈合的问题、术后可以长期维持圆锥形隆起的乳房外形等优点，逐渐成为乳房缩小术的标准术式之一（**图14-1**）。但是由于切除量少、难以适用于切除大量乳房组织，需要长时间来熟练掌

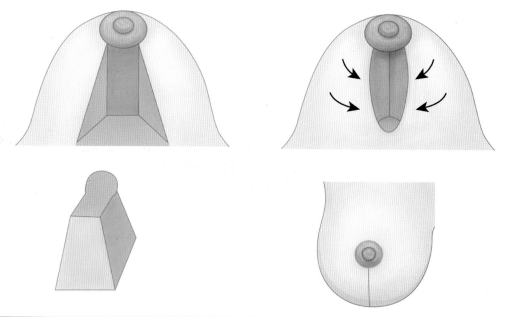

图14-1　垂直短瘢痕缩乳术的基本概念模拟图

握手术技巧，难以取得一致的手术结果，所以还没有被广泛使用。为了弥补以上缺点，在这里介绍一种改变早期Lejorur垂直切开乳房缩小术的设计，从而取消圆顶状（mosque dome）设计使手术方法简单化。

1.手术方法

1）术前设计

在患者取站立位的状态下，标记中心线及乳房下皱襞，画出锁骨中点到乳头之间的纵轴线并延长到乳房下皱襞线以下。垂直切开的部位为将乳房向内侧及外侧推送时与上述纵轴线一致的线。垂直切开的两侧最上部标记在原有乳房下皱襞线下2.0cm在体表投影处，将纵轴线与乳房下皱襞线相应体表投影的线相交的位置定为最终的乳头位置，并将此点作为皮肤切除范围的最高点。切除范围的下缘定在距离乳房下皱襞2～6cm的位置，根据切除的量调整其距离。内外侧切除线之间的距离在5～8cm之间，并与乳房下缘的曲线相交（**图14-2，图14-3**）。

2）手术技巧

在设计好的下缘略上做一小切口进行脂肪抽吸（**图14-4A，B**）。吸脂结束后，除了乳头乳晕复合体外，将上部真皮皮瓣部位的表皮组织切除直到乳晕下缘2～3cm处（**图14-4C**）。切开设计好的两侧切口线，除了乳晕部位之外向内、外侧及乳房下皱襞方向进行皮下剥离，内侧与外侧剥离从切口线上部斜向

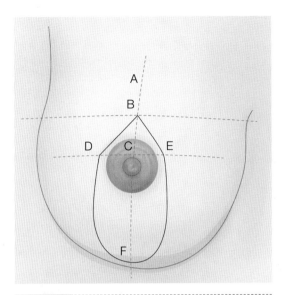

图14-2　单纯垂直切开乳房缩小术的设计

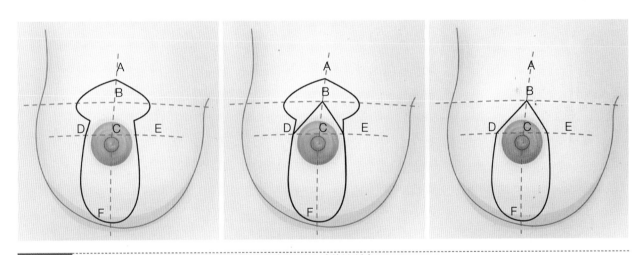

图14-3　垂直切开改良法（Lejour设计和单纯垂直切开设计的比较）

下方进行，下面则剥离到原有的乳房下皱襞处。然后将下部分乳腺组织在中央部进行乳腺下剥离。在乳腺两侧将内收的部位进行垂直切开，在上部保留真皮皮瓣组织，切除中间的乳腺组织，这时根据需要决定切除的乳房容量及界限（**图14-4D,E**）。在新的乳头乳晕复合体位置，将皮瓣的深部组织与显露的胸大肌的最上部用3-0可吸收线进行拉拢缝合，然后将尚与胸大肌和部分皮肤组织相连的双侧乳腺组织拉拢缝合（**图14-4F**）。观察确认圆锥形乳房的外形及对称性（**图14-4G**）。留置引流管然后缝合皮肤。将距离新的乳房下皱襞线上4～5cm处定为乳晕的下缘，标记新的乳晕的位置（**图14-4H**），并将标记的乳晕范围的表皮切除，将乳头乳晕复合体固定在设定的位置（**图14-4I**）。

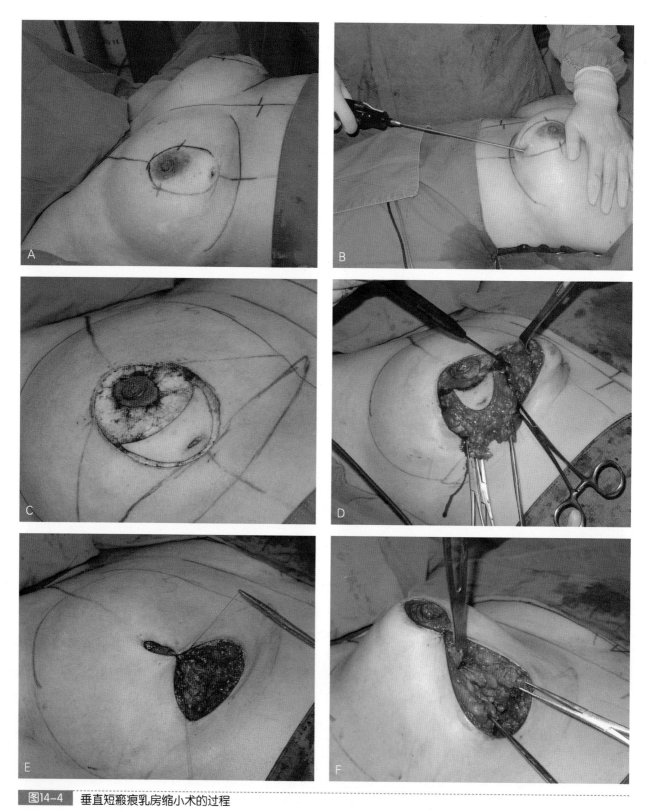

图14-4 垂直短瘢痕乳房缩小术的过程

A.设计。B.脂肪抽吸。C.脱上皮组织。D.皮下剥离和乳腺组织切除。E.中心结扎。F.将乳腺组织内收的状态。

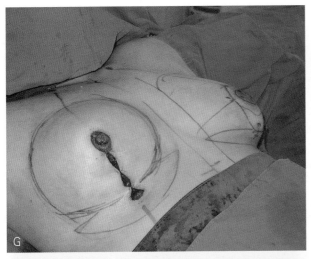
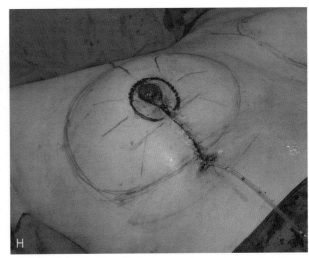
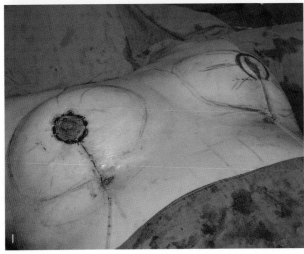

图14-4 （续）垂直短瘢痕乳房缩小术的过程

G.确认乳房圆锥状外形。

H.标示新的乳头乳晕位置。

I.确认双侧对称后固定乳头乳晕复合体。

2.术后恢复

　　一般来说，术后1周之内拔出引流管，术后要穿用2个月左右的运动型内衣，使得乳房下皱襞处轻度受压，并取得自然的乳房形态。这期间避免激烈的运动。垂直瘢痕在6~8个月后随着乳房自然下垂会稳定，垂直瘢痕周围的皱褶也会在2~3个月后逐渐变得不明显。

3.术后并发症

　　东方人所期待的术后乳房大小相比西方人所期待的要小，所以术后所要达到的乳房大小也会较小。施行垂直切开乳房缩小术时，随着切除量的增多，手术难度会随之增加，手术时间也会相应延长，而且术后出血、血清肿、感觉异常等并发症的发生率也会相应增加。为了尽量避免出血及血清肿，术中要给予确切止血，不要出现死腔，也要避免不必要的剥离。乳头的感觉异常可以由第4肋间神经分支的损伤而造成。笔者也遇到了较多患者术后有一过性的感觉消失或感觉减弱，但经过术后的恢复，都会逐渐地恢复正常感觉。

4.手术实例

手术过程中对术前设计的依赖会减少，乳头乳晕复合体的位置没有固定，所以乳腺的切除可以随意进行，缝合时也可以任意调整乳头乳晕复合体的位置，从而保证确切的乳头位置。切除量为150～750g（平均400g），通过脂肪吸脂可以去除平均200mL的纯脂肪（**图14-5～图14-8**）。

5.垂直切开乳房缩小术的分析

1）Lejour垂直切开乳房缩小术

与倒T形方式的乳房缩小术相比，Lejour方法的乳房缩小术具有术后瘢痕少，特别是没有倒T形切口的交叉点部位的延迟愈合问题。另外，可以缩小乳房基底直径，还可以使矫正乳房下垂的效果长期维持。与乳晕周围切开法相比，由于可以形成圆锥形的乳房外形，所以避免了术后乳房扁平的缺点，也可以避免乳晕周围皮肤切口瘢痕逐渐变宽的情况，没有乳晕外形扭转或因过大的皮肤张力导致皮肤的质感不同。

虽然有这么多优点，但此术式还没有得到普及，其原因就在于要掌握此术式需要很多的手术经验，术后的效果较比倒T形术式没有一贯性，手术过程不是固定的，而是包含了许多人为因素。还有人认为，需要切除垂直瘢痕下部剩余皮肤的情况较多（8%～20%），适用于切除量较少的情况。

Lejour术式是以圆顶状（mospue dome）乳晕切口线为特征，在乳晕和乳晕下垂直切口处留有手术切口瘢痕的方法。但是手术早期圆顶状切口线难以在手术后期形成正确的圆形乳晕的外形，两侧的外形及位置也很难对称。所以在术中，切除乳腺时，始终要留意乳晕的位置和外形，一边考虑对称一边反复进行切除和缝合。如果要达到两侧乳房的外形和大小对称，则需要术者对本术式的深刻理解和熟练的手术技能。

2）笔者的垂直切开乳房缩小术

（1）设计上的不同

笔者取消了圆顶状（mosque dome）切口设计以消除对手术的障碍，然后在手术后期进行乳晕外形和位置的调整。原来的Lejour的设计将圆顶状的顶点定在了新的乳头位置上2cm处，但在笔者的设计中顶点位于新的乳头的基底位置，这个位置如果与术前的乳头乳晕复合体的位置不发生重叠，其位置再稍微向下也可以；如果术前乳头的位置较高，则顶点位置略微靠上也可以。在手术的最后阶段要将乳晕

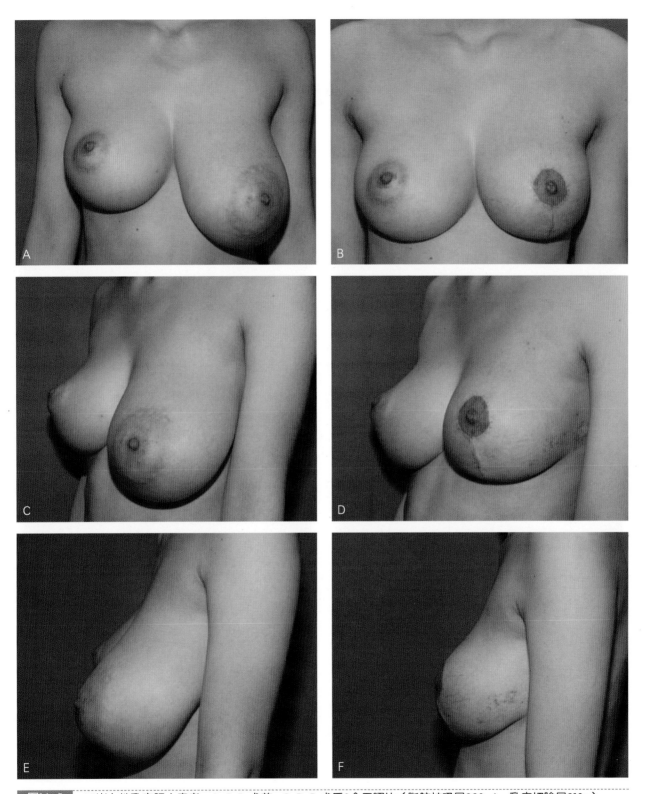

图14-5　22岁女性乳房肥大患者。A、C、E. 术前。B、D、F. 术后2个月照片（脂肪抽吸量320mL，乳房切除量210g）

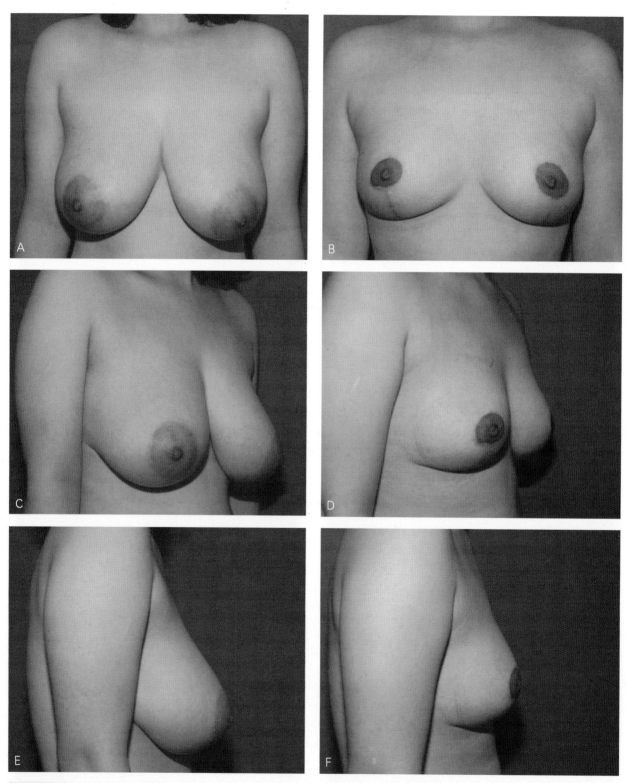

图14-6 26岁女性，乳房肥大患者。A,C,E. 术前。B,D,F. 术后1年照片（脂肪抽吸量：右侧250mL，左侧250mL。乳腺组织切除量：右侧180g，左侧170g）

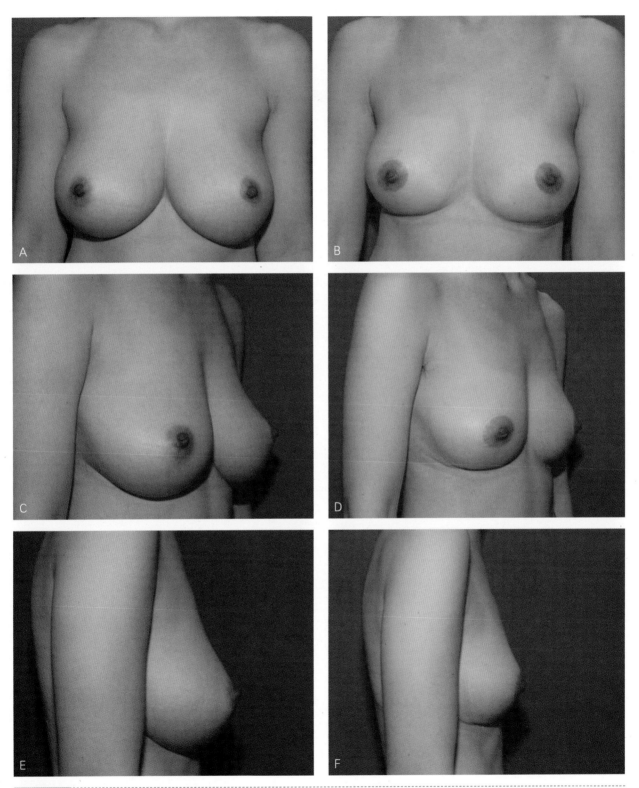

图14-7 30岁女性，乳房肥大患者。A,C,E. 术前。B,D,F. 术后1年照片（脂肪抽吸量：右侧200mL，左侧200mL。乳腺组织切除量：右侧150g，左侧150g）

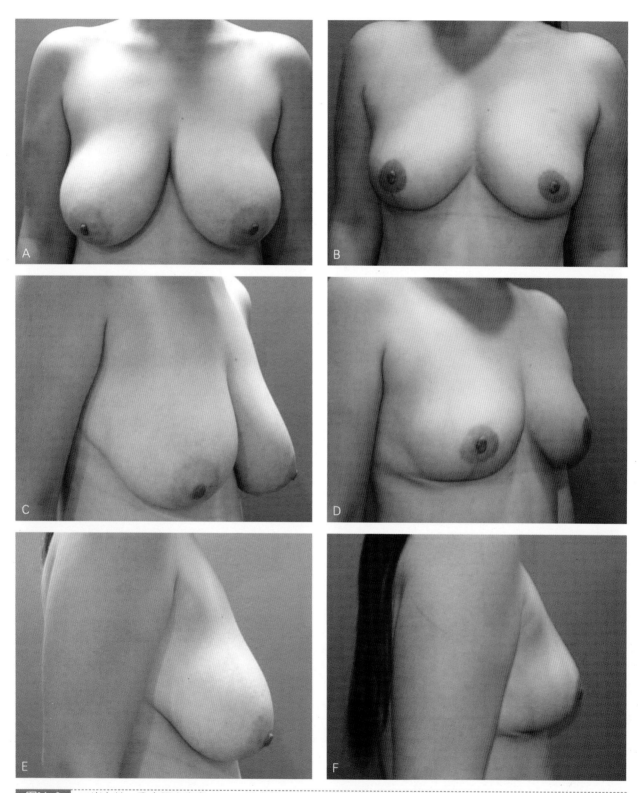

图14-8 32岁女性，乳房肥大患者。A,C,E. 术前。B,D,F. 术后3年照片（脂肪抽吸量：右侧350mL，左侧350mL。乳腺组织切除量：右侧260g，左侧260g）

的下缘置于距离对称的双侧乳房下皱襞同样距离的位置。这样在手术最后阶段调整乳头乳晕复合体的大小和外形，可以获得准确、安全且对称的乳房外形。

（2）皮下剥离的不同

Lejour方法在内、外侧及至乳房下皱襞线的范围内进行皮下剥离，Lassus则因考虑血肿或血清肿，以及感染发生的可能性而不进行皮下剥离。另外，Hall-Findlay（1999）也以同样的理由不进行皮下剥离。但正如Hammond（1999）或Spear（2003）所提及的，没有任何资料可以提供支持上述主张的根据。当然，过大的皮下剥离是不需要的，但是对于可以扩大手术视野、可以将向两侧牵拉的力量转移到乳腺组织，以及消除皮肤张力的最小限度的剥离还是必要的，这样可以使得手术容易进行，且对术后瘢痕的恢复也有帮助。

（3）进行脂肪抽吸的理由

手术当中无法切除的部位，可以用脂肪抽吸以减少乳房容量。除了皮瓣下方的部位因为考虑血液供应的问题不予吸脂外，其余部位都可以根据需要进行吸脂。主要的吸脂部位在乳房上部及外侧部分，通过吸脂可以整体缩小乳房的容量，可以使皮瓣变得薄而柔软使之容易调整到预定的位置，使乳房的塑造变得更容易，还可以保护重要的结缔组织和神经、血管组织。另外，通过选择性地只去除脂肪组织，术后即使体重增加了，乳房的容量也不会增加太多，可以减少乳房下垂的发生。通过浅层脂肪的抽吸可以引起皮肤的收缩，起到强化皮肤弹性的作用。有必要时可以通过吸脂达到两侧对称的效果。吸脂过程中要避开致密的乳腺组织进行抽吸。

如果对乳腺组织进行抽吸，术后数年后可能发生钙化现象，但其发生率较低，而且这种钙化不是乳腺癌发生时可见到的恶性微小钙化，为良性的钙化反应。这种钙化多发生在术前乳房内脂肪组织较多时。乳房的容量中脂肪组织占据了大多数的时候，单纯依靠吸脂虽然可以减少乳房的容量，但无法充分减少乳房的容量，且术后乳房会变得扁平，甚至可能会导致乳房下垂更加严重。

在乳房缩小术的众多手术方法中，如果想要取得圆锥形乳房外形且术后瘢痕不明显的效果，可能这种垂直切开的方式会逐渐增多。这种垂直切开术式的设计比较容易掌握，手术时间短，还可以取得一致性的术后效果。而且在术中不需要考虑乳头乳晕的大小、外形、位置，在塑造圆锥形的乳房外形及调整切除量的时候会更加自由。这样，术者可以充分切除乳房组织以塑造满意的乳房外形，将瘢痕最小化。这种垂直切开乳房缩小术的最大优点就是在乳房下皱襞处不造成手术切口，从而使得手术切口瘢痕大大减小。

在乳房肥大非常明显且乳房下垂严重时，虽然也可以使用垂直切开法，但不是最佳的适应证。因为术后产生的皮肤皱褶要经过长时间恢复才能变平，而且褶皱部位的皮肤相接触也会引起皮肤问题。

本术式是将早期的Lejour垂直切开乳房缩小术的设计作了改变，设计更加简单化，可以预测乳头乳晕复合体的位置，从而达到希望得到的手术效果。本术式在术前设计时发生错误的可能性低，通过术中任意地调整乳头乳晕复合体的位置，即使术中切除量比预计量有所增加，也可以获得比较一致的手术结果。利用乳晕周围切开法要切除较多的乳腺组织及矫正乳房下垂时，反而会因过度的皮肤张力造成更多手术瘢痕，而利用倒T形方法时切口长度长且恢复的时间长。所以对瘢痕很敏感的东亚女性，前述的垂直切开乳房缩小术是非常适合的手术方法。

参考文献

[1] Beer GM, Morgenthaler W, Meyer VE. Modification in vertical scar reduction. Br J Plast Surg 2001;54:341-347.

[2] Chen CM, White C, Warren SM, Cole J, Isik FF. Simplifying the vertical reduction mammaplasty. Plast Reconstr Surg 2004;113:162-174.

[3] Hall-Findlay EJ. A Simplified Vertical Reduction Mammaplasty: Shortening the Learning Curve Plast Reconstr Surg 1999;104:748-763.

[4] Hammond DC. Short scar periareolar inferior pedicle reduction (SPAIR) mammaplasty. Plast Reconstr Surg 1999;103:890-902.

[5] Hidalgo DA. Improving safety and aesthetic results in inverted T scar breast reduction. Plast Reconstr Surg 1999;103:874-889.

[6] Lassus C. A 30-year experience with vertical mammaplasty. Plast Reconstr Surg 1996;97:373-380.

[7] Lejour M. Vertical mammaplasty and liposuction of the breast. Plast Reconstr Surg 1994;94:100-114.

[8] Palumbo SK, Shifren J, Rhee CA. Modifications of the Lejour vertical mammaplasty: Analysis of results in 100 consecutive patients. Ann Plast Surg 1998;40:354-359.

[9] Pickford MA, Boorman JG. Early experience with the Lejour vertical scar reduction mammaplasty technique. Br J Plast Surg 1993;46:516-522.

[10] Serra-Renom JM, Fontdevila J. New marking designs for vertical scar breast reduction. Aesthetic Surg 2004;24:171-175.

[11] Sim HB, Nam SJ. A New Design of Vertical Mammaplasty. Korean Soc Plast Reconstr Surg 2005;32:237-244.

[12] Spear SL, Howard MA. Evolution of the vertical reduction mammaplasty. Plast Reconstr Surg 2003;112:855-868.

[13] Tapia A, Blanch A, Salvador J, Prat J, Albert I. Evolution of the vertical scar in Lejour's Mastoplasty technique. Aesthetic Plast Surg 1996;20:377-384.

[14] 설정현. 유방성형외과학. 군자출판사, 2005.

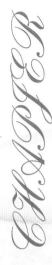

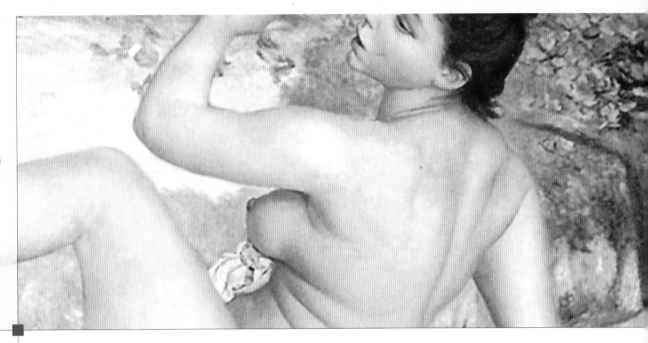

15 下方蒂部乳晕切口乳房缩小术
Circumareolar reduction mammaplasty utilizing the inferior segment technique

　　为了满足巨乳患者在体形及美容上的要求，人们开发了多种多样的手术方式。从发展史来看，早期人们所最关注的是乳房组织和乳头乳晕复合体的血液供应，但到近年以来人们的焦点集中在如何能将切口瘢痕最小化和圆锥形的乳房形态，以及在保留乳房功能的同时在长期追踪观察中效果稳定。为了满足以上这些条件，开发了多种切口方式和蒂部的组合，但各有各的优缺点（**表15-1**）。

表15-1 不同切口与皮瓣蒂的多种组合

切口	蒂部
倒T形 （Biesenberger, 1928）	真皮蒂 （Schwarzmann, 1930）
垂直切口 （Lassus, 1996；Lejour1994）	双蒂 （Strombeck, 1960；Mckissok, 1972）
环乳晕 （Benelli, 1988）	外侧蒂 （Skoog, 1963）
	上蒂 （Weiner, 1973）
	下蒂 （Ribeiro, 1973；Robbins, 1977）
	中央腺体蒂 （Hester, 1985）

在切口的选择上，乳晕切口可以将切口瘢痕最小化，但是由于缝合时间长及缝合时皮肤张力大等因素，对塑造乳房形态没有帮助，而且还因为切除了乳腺组织后剩余的乳腺组织无法充分地前凸，可能带来乳房形状呈扁平状或提前出现乳房下垂的缺点。基于这些，在施行乳晕切口方式时，要考虑剩余组织尚需用于塑造乳房形态。在选择皮瓣蒂部时要充分考虑剩余乳腺组织是否可以充分满足乳房的正常隆起。

到目前为止，结合乳晕切开法进行的皮瓣蒂部有上蒂技术（superior pedicle）、中心蒂部技术（central pedicle）等方法。这些方法有各自的优缺点，但按照笔者的经验都不适合大量的乳腺组织切除。所以笔者将乳晕切口与下蒂技术（inferior pedicle）中的低段技术（inferior segment technique）组合使用，努力达到既符合乳房缩小术的目标，也可以克服乳晕切开法遇到的问题。

1.手术方法

1）术前设计
术前标记同以往的乳晕切口法，只是追加标记了低段皮瓣蒂（**图15-1**）。低段皮瓣蒂与经典下蒂技术类似，蒂部的幅度要达到4~6cm（**图15-2A**）。

2）手术过程
患者在全麻下取仰卧位，首先在乳腺和皮下脂肪层注入含1∶400 000比例的肾上腺素的注射液200mL。在标记好的真皮蒂范围内去除乳晕外侧表皮时要在乳晕周围保留约1.0cm的皮下组织，而在外侧切口线外的皮肤组织则不动（**图15-2B**）。除了真皮蒂部外，沿着外侧皮肤切口线切开，深2~3cm，这样就在真皮蒂部上部形成了马蹄形（horse-shoe）的皮肤岛（skin island）（**图15-2C**）。此时在真皮蒂的下方与皮肤结合处则只需切开到真皮层。

皮肤的剥离范围，在内侧达到胸骨边缘，外侧达到腋前线，上达锁骨下，向下至乳房下皱襞线，但是标记好的低段皮瓣蒂的皮肤则不作剥离（**图15-2D**）。剥离的皮肤厚度至少要达1.5~2.0cm。

乳腺组织的切除与经典下蒂技术手术一样，只是在蒂部下方的皮肤没作皮下剥离而已。在低段皮瓣蒂由于真皮蒂的宽度较窄，所以其基底要更加宽一些，特别要注意不要让乳晕的正后方从胸大肌筋膜分离。即切除显露的乳腺组织时要从内侧向上部、外侧进行，且倾斜着进行使得真皮蒂的宽度维持较窄的幅度，在内侧和外侧则不要显露胸大肌筋膜。乳腺的切除量在内侧尽量最小化，主要在上部和外侧进行，这样可以避免术后乳房成角形态（**图15-2E，F**）。

经过充分的组织切除后，在乳房上部进行楔形切除，然后用3-0可吸收线进行缝合，将乳腺组织用2-0尼龙线缝合固定在第2或第3肋骨膜上（**图15-2G，H**），彻底止血后，放置引流管（hemovac）。

缝合之前如果发现不对称或皮肤表面不平，可以追加乳腺切除或者脂肪抽吸。缝合分3层进行，用2-0聚丙烯缝线或3-0尼龙线进行真皮深层荷包包埋，使得乳晕直径在4~4.5cm之间。然后用4-0可

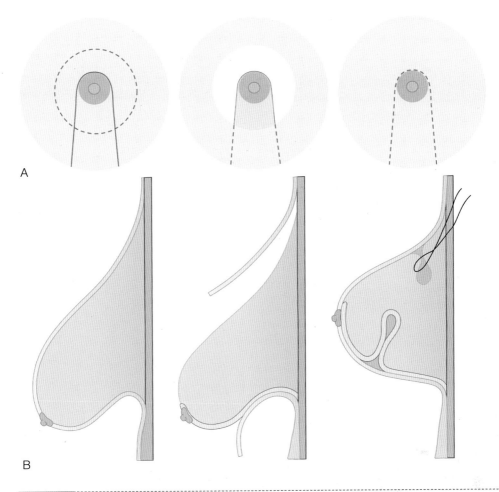

图15-1 下蒂技术乳房缩小术的基本概念模拟图。A. 设计。B. 侧面模拟图

吸收线进行真皮层连续缝合，最后在皮肤无张力的情况下用5-0尼龙线连续缝合关闭切口（**图15-2I，J**）。术后弹力绷带包扎，但压力不要过大。

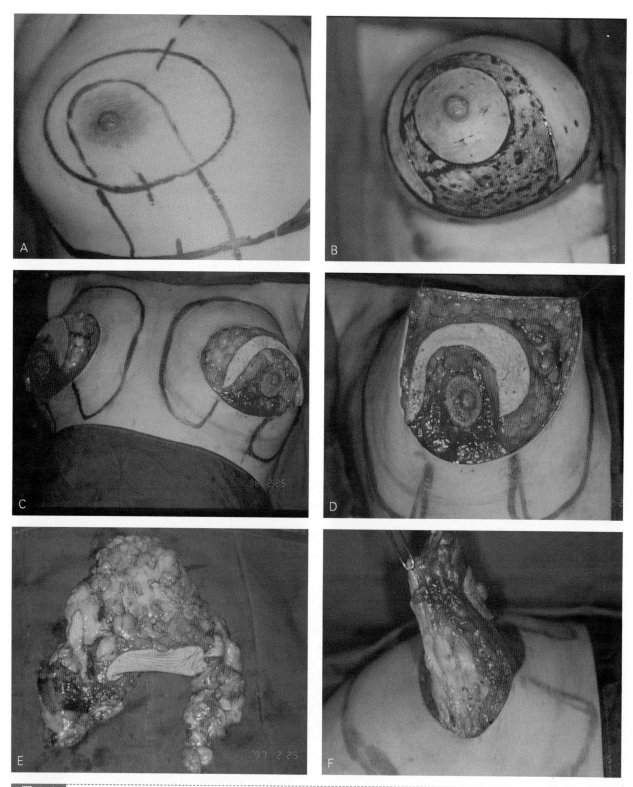

图15-2 **下蒂技术乳房缩小术的手术过程**

A.设计。B.去上皮。C.皮瓣蒂上方形成的岛状皮肤。D.进行皮下剥离（除外下方皮瓣蒂）。E.马蹄状切除的乳房组织。F.切除后剩余的皮瓣蒂形状。

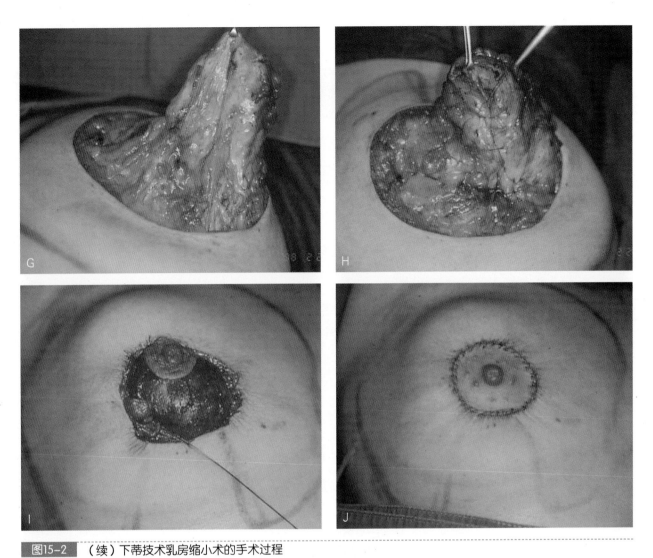

图15-2 （续）下蒂技术乳房缩小术的手术过程

G.楔子切除。H.固定乳腺组织。I.荷包缝合。J.皮肤缝合后的形状。

2.术后恢复

术后48小时后拔出引流管，术后第3天开始改用弹力胸带包扎胸部，且在术后2~3个月内昼夜穿戴。术后2周拆除缝线，身体锻炼则从术后3周开始逐渐进行。

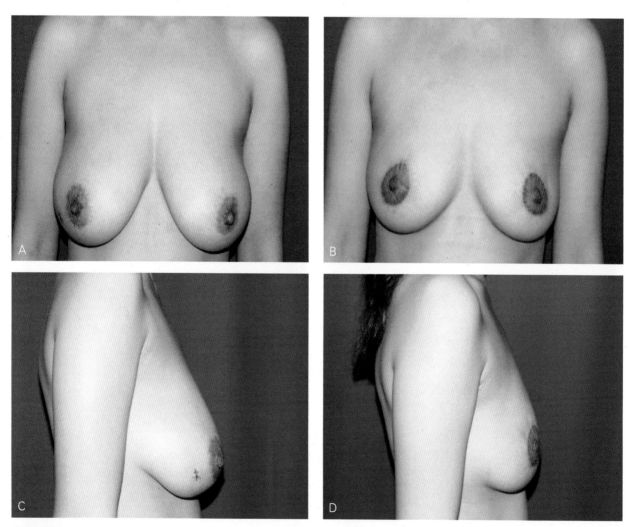

图15-3 　34岁女性，乳房肥大患者。A,C. 术前。B,D. 术后6个月照片（乳腺组织切除量：左右各320g）

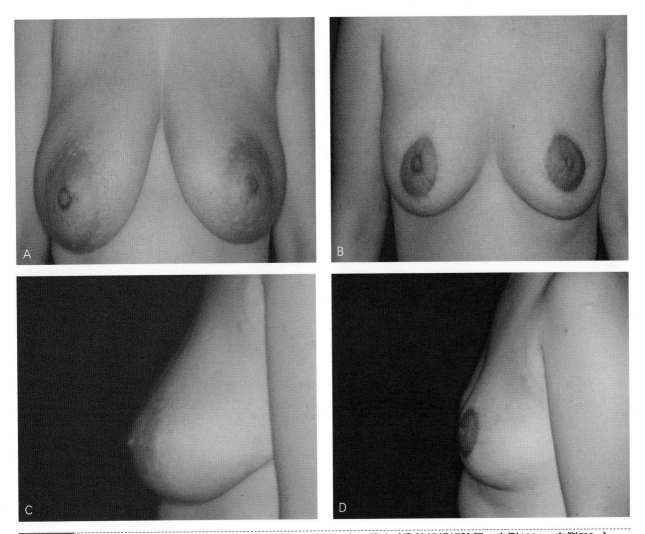

图15-4　45岁女性，乳房肥大患者。A，C. 术前。B，D. 术后12个月照片（乳腺组织切除量：右侧620g，左侧510g）

3. 术后并发症

可能出现感染、瘢痕增生、不对称、乳头感觉减弱等并发症，也可能出现乳房突度不够和乳晕周围褶皱较深的情况。

特别在年轻女性，多顾虑乳房表面的瘢痕，对年轻女性或者皮肤弹性好的患者来说，选择垂直切开法或乳晕切口乳房缩小术为好。但是也要注意术后的乳房形态可能根据不同的术式而有所差异，而且术后的恢复过程也有所不同。

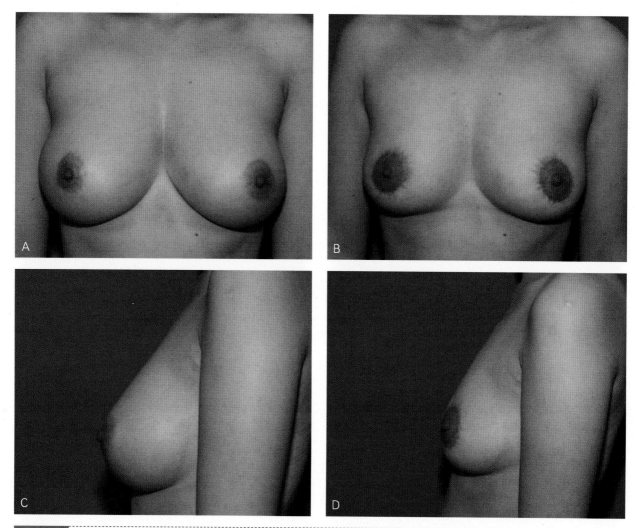

图15-5　35岁女性，乳房肥大患者。A,C. 术前。B,D. 术后12个月照片（乳腺组织切除量：左右各450g）

4.手术实例

　　乳晕周围的皮肤皱褶在术后数个月后消失，在切除量多的情况下持续时间会有所延长。按本术式进行的乳房组织切除量在205～1 200g之间，平均为427g（**图15-3～图15-6**）。

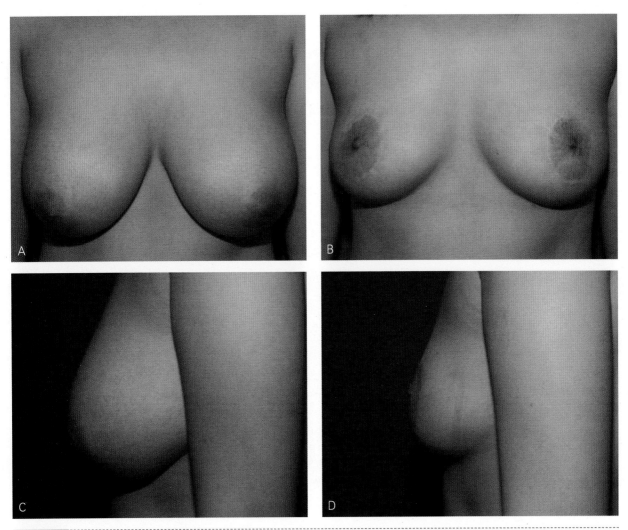

图15-6　27岁女性，乳房肥大患者。A,C. 术前。B,D. 术后12个月照片（乳腺组织切除量：左右各400g）

5.乳晕切口乳房缩小术的分析

1）乳房缩小术的分类

　　到目前为止，尚没有可以适用于所有巨乳患者的手术方法。依据是否分离皮肤和乳房组织以及什么是决定乳房形态的因素，现在普遍受到认可的手术方法分为三大类。第一大类主张只有皮肤和乳房组织没有剥离才能维持正常的血液供应，从而可以预防术后的乳房下垂；第二大类主张将皮肤和乳房组织完全分离后可以随意调整乳房组织，从而塑造理想的乳房外形；第三大类主张将皮肤和乳房组织分别进行操作，最好是由皮肤来决定乳房的形态。各类手术方式都具有各自的优缺点及适应证，且为乳房缩小术的发展奠定了基础。

乳晕切开法属于第二大类，最大优点就是术后瘢痕最小，但反之也有皮肤对塑造乳房形态没有帮助的缺点，也有乳房外形扁平且下垂出现比较早的问题。所以在选择与乳晕切口法相对应的皮瓣蒂时，必须要让切除后的乳腺组织保持最大限度的隆起，以及乳腺组织本身的雕塑也是必要的。出于这样的考虑，很多学者在施行乳晕切开法时，也在各自使用上部真皮蒂技术、中心皮瓣蒂技术等，为了使乳晕切开法的效果达到最佳而努力。

2）各种皮瓣手术的注意事项

使用上部真皮蒂时，在乳腺下方做楔形切除，然后进行交叉下垂矫正术（criss-cross mastopexy）以取得乳房的隆起效果。这种方法对于没有下垂或下垂程度轻的女性来说，在乳房切除量少或中等量且手术的主要目的是矫正乳房下垂时，是补充乳房上部容积的好方法；但对于需要大量组织切除的患者则不适合，而且不能保证感觉神经的完整。

中心蒂部方法在乳房组织切除后乳房仍可以保持比较前凸的形状，但以笔者的经验，在没有对乳腺组织进行雕塑的情况下，前凸的外形维持时间不长久，同样也不适用于需要大量切除乳腺组织的患者。为了取得术后圆锥形乳房外形施行了中心蒂部手术后，覆盖polyglactine 网的方法也是难以切除大量的乳腺组织，且还要使用异物。

而下蒂技术由于血液供应充足，非常安全，且适合大量乳房组织的切除，所以被广泛使用。由于可以很好地保存感觉神经及哺乳能力，所以适用于任何年龄的女性。但对于乳房上部组织发育欠佳的患者，由于术后乳房上部薄弱，乳房前凸不足容易造成乳房的下垂。利用下蒂技术进行手术后，可以带来多种乳房变形，这要根据剩余乳房组织的形状和真皮蒂的宽幅来决定（**图17-7**）。

早期的下蒂技术使用乳房下皱襞部位切除乳头乳晕复合体后方的乳腺组织，所以难以取得隆起的乳房外形。为了加强乳头乳晕复合体的血液供应且获得满意的乳房隆起效果，使用了包含乳腺组织部分血供的下蒂方法，其基底为6～8cm宽，位于乳房下皱襞处。但同样此法需要切除部分乳头乳晕复合体后方的乳腺组织，在与乳晕切口方式结合时，仍然难以取得满意的乳房隆起效果。如果要保留后方的乳腺组织，就需要增加真皮蒂的宽度，这样就无法切除充足的乳腺组织。

低段蒂部法利用宽度为4～6cm的真皮蒂，基底在乳房下皱襞处，可以保留乳头乳晕复合体正后方的乳腺组织，在内、外侧保留一层薄的乳腺组织以防止胸大肌筋膜暴露。这样可以保留全部乳腺组织的血液供应，手术非常安全，可以充分保留感觉神经及乳管。并且由于蒂部宽幅窄小，组织切除量与下蒂法没什么大的差异，从而可以取得最大的乳房前凸效果。由于乳头乳晕后方保留多少乳腺组织容积决定乳房前方的突起，所以按照下蒂法、低段蒂部法顺序，乳房的前方突度会逐渐增加。

3）笔者的低段蒂部乳晕切开法

（1）分析

利用乳腺的血管走行，在乳房低段将真皮蒂部切断也不会使乳头乳晕的血液供应产生什么问题，这

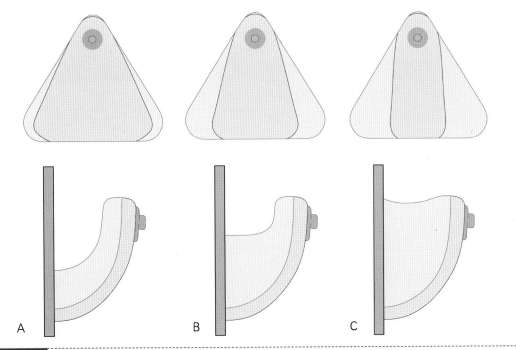

图15-7 下方皮瓣蒂的图解

A.真皮下蒂

B.真皮腺体下蒂

C.下段蒂

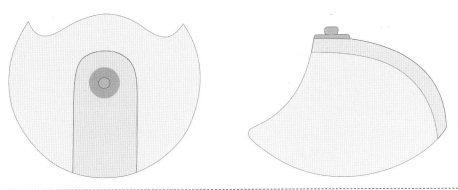

图15-8 下蒂技术乳房缩小术

将乳房下皱襞的4～6cm部分作为真皮蒂，保留乳头乳晕复合体后边的乳腺组织，而在内侧和外侧保留少量乳腺组织以避免胸大肌筋膜外露

样就成了Hester的中心蒂技术。但是Dowden认为：第一，在T形结合部位的创伤愈合延迟时，可以成为血供充足的受区。第二，如果施行乳头乳晕复合体的移植，可以受区使用。第三，保留下方蒂部内的大静脉可以有助于血供。第四，在手术过程中，真皮蒂部对乳房的塑造有帮助，所以保留真皮层更为有利。按照笔者的经验，乳房容积越大乳房下垂的程度就越严重。在二度下垂以上时，由于乳房下皱襞和乳晕之间的距离缩短导致乳房下部的组织切除量并不多，所以没有必要一定作组织切除，从弥补血供的角度来说，此时保存真皮组织会是更好的方法。

另外，仅仅依靠将乳晕切开方式和低段蒂部技术结合起来，无法完美地弥补这两种方法的不足，还需要对乳腺组织进行雕塑才可以让乳房的形状更为完美。在乳腺的上部作楔形的切除，然后用可吸收线缝合，将乳腺组织缝合固定在第2或第3肋骨膜上，从而调整乳房上部的丰满程度并缩小乳房基底的直径，还可以防止乳房下部的下垂及成角变形，从而使乳房形状成为理想的圆锥形状。

(2) 优缺点

本术式具有如下优点：第一，没有乳头乳晕复合体坏死的可能性，手术非常安全，且可以去除大量的乳腺组织。第二，可以将瘢痕最小化。第三，由于可以保留乳房的功能，所以也适用于年轻的女性。第四，可以改善乳晕切开法和下蒂技术的内在问题，强调了乳房前凸，可以维持圆锥形乳房外形。第五，在熟练掌握经典下蒂技术后，可以容易掌握本术式，且手术时间缩短。作为缺点可以列举乳晕切开法的缺点。最佳适应证是：伴有二度以上的乳房下垂，且需要少量或大量乳腺组织切除的巨乳患者，且皮肤状态良好，皮肤去除量不超过15cm的情况。

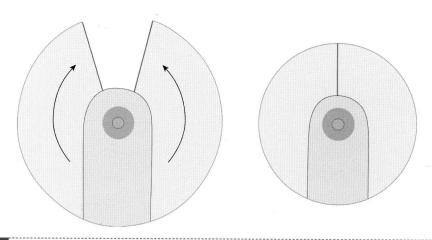

图15-9　乳腺组织上部楔形切除及乳腺组织的固定

概括本手术方法：

第一，利用乳晕切开法，可以将瘢痕最小化。

第二，利用低段蒂部塑造了乳房的前凸，且保留了乳房的功能，还可以安全地将乳腺组织大量切除。

第三，通过乳房上部的楔形切除及悬吊（suspension）形成了乳房上部的隆起，并对维持圆锥形的乳房外形起到了作用。

如上所述，本术式是符合乳房缩小术的目标，且可以安全去除大量乳房组织的一种手术方式。

参考文献

[1] Benelli L. A new periareolar reduction mammaplasty: the round block technique. Aesth Plast Surg 1990:14:93-100.

[2] Courtiss EH, Goldwyn RM. Reduction mammaplasty by the inferior pedicle technique: An alternative to free nipple areolar grafting for severe macromastia extreme ptosis. Plast Reconstr Surg 1977:59:500-507.

[3] Dowden RV. Inferior segment reduction mammaplasty. In Noone RB(eds): Plastic and Reconstructive Surgery of the Breast. Philadelphia: Mosby-Year Book, 1991, p229.

[4] Felicio Y. Periareolar reduction mammaplasty. Plast Reconstr Surg 1991:88:789-800.

[5] Georgiade NG, Serfin D, Riefkohl R, Georgiade GS. Is there a reduction mammaplasty for "all seasons?" Plast. Reconstr. Surg. 1979:63:765-773.

[6] Georgiade NG, Serfin D, Morris R, Georgiade GS. Reduction mammaplasty utilizing an inferior pedicle nipple-areolar flap. Ann Plast Surg 1979:3:211-218.

[7] Gradinger GP. Is there a virtue in versatility in reduction mammaplasty? Aesth Surg J 1997:17:308

[8] Hammond DC. Short scar periareolar inferior pedicle reduction (SPAIR) mammaplasty. Plast Reconstr Surg 1999:103:890-901.

[9] Hester TR, Bostwick J III, Miller L, Cunningham SJ. Breast reduction utilizing the maximally vascularized central breast pedicle. Plast Reconstr Surg 1985:76:890-900.

[10] Lejour M. Vertical mammaplasty and liposuction of the breast. Plast Reconstr Surg 1994:94:100-114.

[11] Maxwell GP. Introduction. Op Tech Plast Reconstr Surg 1996:3:155

[12] Pitanguy I. Surgical treatment of breast hypertrophy. Br J Plast Surg 1967:20:78-85.

[13] Ribeiro L. A new technique for reduction mammaplasty. Plast Reconstr Surg 1975:55:330-334.

[14] Robbins TH. A reduction mammaplasty with the areola-nipple base on an inferior dermal pedicle. Plast Reconstr Surg 1977:59:64-67.

[15] Sampai-Goes JC. Periareolar mammaplasty: double-skin technique with application of mesh support. Clin Plast Surg 2002:29:349-364.

[16] 설정현. 유방성형외과학. 군자출판사, 2005.

[17] 심형보. 유륜둘레 절개식 유방축소수술. 대한미용성형외과 학회지 1996:2:43-54.

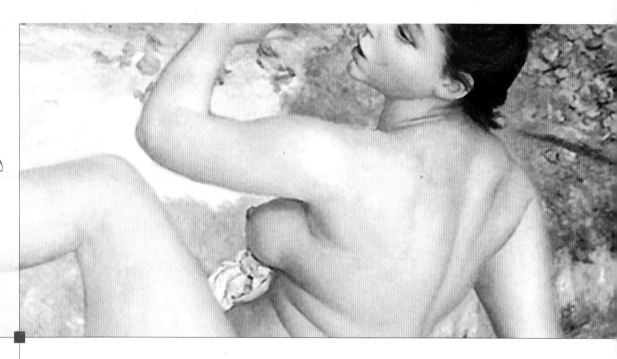

16 倒T形瘢痕乳房缩小术
Breast reduction with inverted—T scar

    1956年Wise首先提出了Wise型乳房缩小术，虽然这种术式有术后遗留倒T形手术瘢痕的缺点，但由于其适用范围广、乳头的血运保留良好且安全、可预测手术结果、容易掌握等优点，至今仍在广泛地施行着。真皮乳腺组织的皮瓣蒂可以在上、下、中央、内、外、水平、垂直等所有方向都可以。但在美国，目前大多数整形医生首选的方法是下蒂技术及下蒂技术的前身垂直双蒂乳房缩小术。

1.术前设计

    患者取站立位或正坐位，双肩自然放平，面部朝向正面。先从胸骨凹切迹向下垂直画胸骨中心线（SM），然后从锁骨中点向下经过乳头至乳房下皱襞画一条乳房中心线（BM）以确定双侧乳头和乳房的对称性。画线的时候，握笔方式不同于写字，而是要像下图（**图16-1A**）一样用用拇指和食指为好。新的乳头位置（A点）通常由乳房前面的乳房下皱襞投影处决定，对于韩国女性则可以将乳头位置定在距离胸骨凹切迹或锁骨中点18~20cm处，使胸骨凹切迹和双侧乳头这三点的连线为正三角形为宜。考虑不同个体的

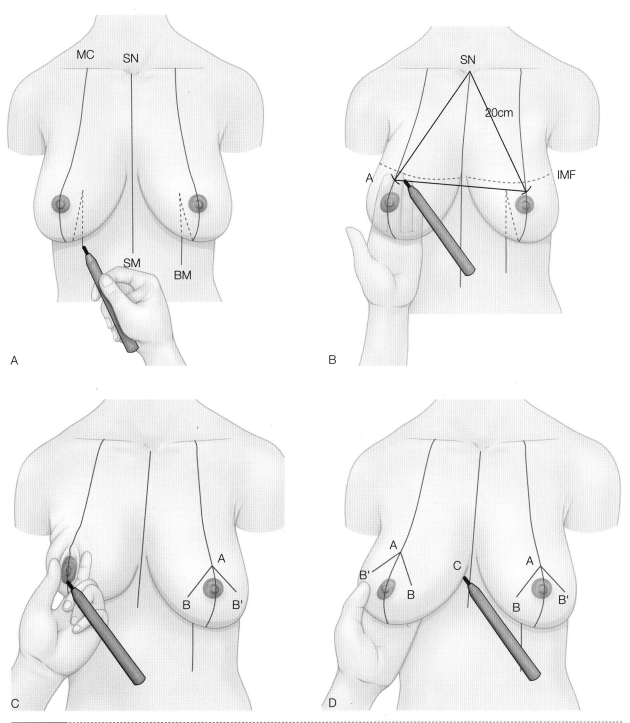

图16-1 Wise型缩乳术的基本设计

A.胸骨中线（SM）和乳房中心线（BM）；胸骨上切迹SN，锁骨中点MC。

B.乳头（A）的位置距离SN或MC18～20cm为宜，设计在乳房下皱襞线（IMF）下方1～2cm处。胸骨上切迹点与双侧乳头之间的连线形成正三角形。

C.左手手背部托起乳房，用同侧拇指和食指在距离新的乳头（A）位置下方6.5cm处捏起皮肤，确定合适的皮肤去除量，然后在距离乳房中心线对称的地点标注垂直切开线的下端（B，B'）点。

D.将乳房轻推向外侧，在乳房下皱襞线的内侧标记水平切口线的内侧点（C）。

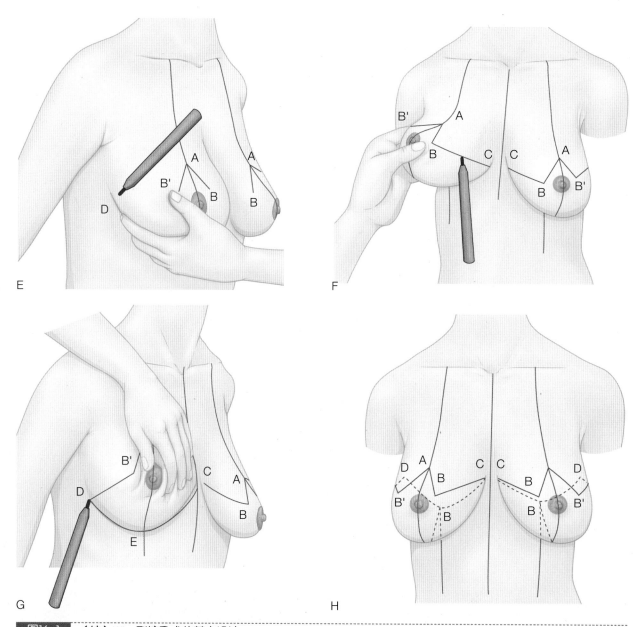

图16-1 （续）Wise型缩乳术的基本设计

E.将乳房轻推向内侧，在乳房的外侧顶端标记水平切口线的外侧点（D）。

F.连接B和C，B'和D'完成水平切口线的设计。

G.将C和D与E点（乳房中心线与乳房下皱襞线相交点）相连接。

H.AB=AB'=6.5cm，BC=EC，B'D=ED。

体形差异也将乳头定位在距离上臂中点下方2~3cm处。术后由于没有因乳房肥大而导致的乳房下垂，乳头位置会有所上抬，所以为了防止这种情况出现，在托举乳房的情况下决定新乳头的位置。位置高的乳头比位置低的乳头更难矫正，所以在乳房下皱襞的体表投影线的下方1~2cm处决定乳头的位置为好（**图16-1B**）。用左手手背向上托举乳房，然后用右手拇指和食指在距离新乳头大约6.5cm处捏住乳房下方的皮肤，在乳房下方皮肤没有过紧或松弛的程度上在垂直切开的下端标记B，B'点，然后以乳头（A点）为顶点，画倒V形切口线（**图16-1C**）。将乳房推向外侧，将乳房下皱襞内侧止点作为水平切口的内侧点（C点），将乳房推向内侧，将乳房下皱襞的外侧止点作为水平切口线的外侧点（D点）。在乳房表面画出连接C点和D点的连线可以减少水平切口的长度（**图16-1E**）。完成水平切口线和乳房下皱襞线时，BC和B'要和DE同样的距离，使得缝合时没有猫耳现象（**图16-1F，G，H**）。

2.Mckissock的垂直双蒂法

这种方法具有很多优点，如乳头血液供应充足，乳房组织切除时视野良好，可以维持乳房上部的隆起，术后乳房外形自然。由于上部由真皮皮瓣蒂部连接，所以经过长时间后乳房的外形也不易改变。可以大量切除因弹力不足而深度下垂的皮肤，设计上适用于各种形态和大小的乳房缩小术。较比下蒂技术有所欠缺的是，蒂部的上方可以折叠从而会牵拉乳头，或者可能会发生乳头的血供障碍。虽然在切除量预计在1 000g以上或者蒂部长度超过40cm时建议选择下蒂技术或者乳房切断术为好，但是如果在上部皮瓣的厚度、上部乳房腺织的切除、乳晕周围的剥离上进行适当调节，则以上问题均可以得到解决。笔者认为，几乎所有的乳房缩小术都使用本术式，而且因为术后即刻或经过长时间恢复后的结果也要比下蒂技术更好，所以包括Spear等众多医生都首选垂直双蒂技术。

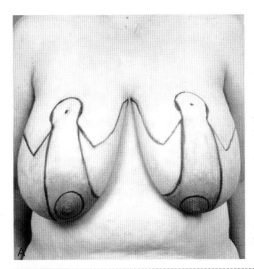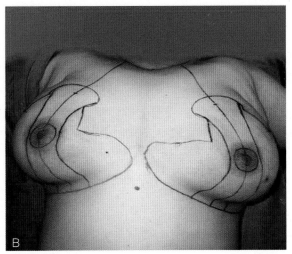

图16-2 A.站立姿势的设计。B.仰卧在手术台时，变形的设计图案

1) 术前设计

乳房肥大越明显和越下垂，躺到手术床上后其形态的改变就会越明显，所以必须术前在挺腰，直坐位或站立位进行术前设计（图16-2）。乳房下垂程度明显时，上腹部被乳房所遮挡，在坐位时下腹部重叠向上，所以要在站立位进行设计。以前述的基本设计（**图16-1**）为基础，决定新的乳头位置（A点），利用钥匙孔样铁丝（keyhole pattem），将乳头置于钥匙孔内，然后调节两侧边线（垂直切开线之间）的角度（**图16-3**）。如果乳房的基底宽度较窄，乳房凸起不高且下垂明显时，要增大铁丝两边的角度，使得内侧及外侧皮瓣的大小（水平切口线的长度：BC,BD）缩小。反之，在乳房基底宽、乳房丰满、下垂不明显时则要缩小角度，增大内外侧皮瓣的大小。此时如果角度过大导致B点和B'点距离过宽时，会因为皮肤缝合时张力过大导致在交叉点T点（BB'E）坏死，或者对其下方的下蒂部分施加压力，以及乳房下部皮肤过于紧绷导致乳房形状不自然。水平切口线（BC，B'D）不要设计成直线而是要设计成曲线从而塑造乳房的自然曲线，并与乳房下皱襞线（EC，ED）保留一定距离。为了防止术后的乳房下垂建议垂直切口线（aB，a'B'）的长度不要超过4.5~5.0cm，但在预计缝合双侧边时会有过大张力时可以调整为5.5~6.0cm。在乳头周围画一直径为4.0cm左右的乳晕范围，在预定的新乳晕（a，a'）上方1cm钥匙孔处向下画垂线，将此线与乳房下皱襞相交的点标记为e，e'。以乳房中心线和乳房下皱襞线相交的点（E）为中心，使垂直双蒂的下端（ee'）宽度达到6~8cm（**图16-4**）。

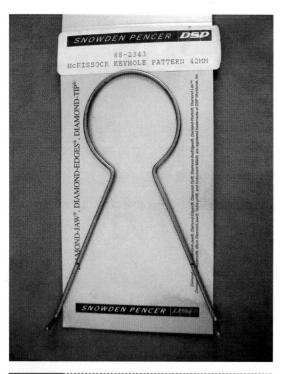

图16-3 Mckissock钥匙孔形钢圈

2) 手术方法

将皮瓣部表皮除了乳头乳晕外给予去除。用一只手托起外侧乳房使乳腺组织和血管分支维持在原有位置，在皮瓣的内外侧切除部位进行楔形切除（**图16-5**）。此时要部分保留胸大肌筋膜前的软组织以防止损伤皮瓣的供应血管和神经。切除乳头上部皮瓣下的组织，使垂直双蒂皮瓣形成水桶柄状（bucket handle）（**图16-6**）。将皮瓣内侧和外侧下部组织切除，这样可以在皮瓣的前面缝合两侧皮瓣时减少张力，还可以使乳房更加前凸。外侧切除比内侧切除要多，必要时在腋窝处追加脂肪抽吸，这样可以使乳房的外形更加满意（**图16-7**）。切除的组织按部位进行标记并称重，以确认双方是否对称，并送检。皮瓣上部和内外侧乳房皮瓣下要始终保持1~2cm的皮下组织，这样可以保证皮瓣的安全。对侧乳房也用同样的方法进行缩小，然后进行临时缝合，将手术台上部抬高使患者取坐位仔细观察乳房的形状

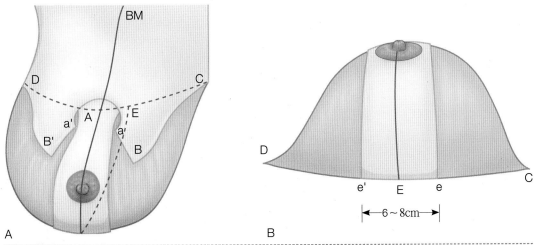

图16-4 Mckissock法设计

利用钥匙孔样的铁丝调整垂直切口线（aB与a'B'）之间的角度。水平切口线（BC，B'D）设计成弯曲的S形，与乳房下皱襞线（EC，ED）的长度相符。垂直切口线的长度以4.5～5.0cm为宜。在新乳晕（a，a'）上方1cm处的钥匙孔的两点向下画垂线，该垂线与乳房下皱襞线相交的点标记为e，e'。这样形成的垂直双蒂的下端（ee'）将以E点（乳房中心线与乳房下皱襞线相交点）为中心，宽度为6～8cm。

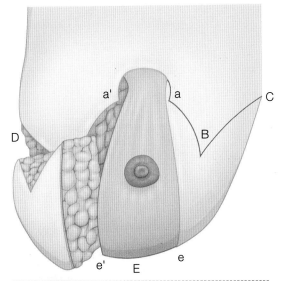

图16-5 Mckissock法的手术过程。在皮瓣蒂的内外两侧以楔形切除全层乳房组织

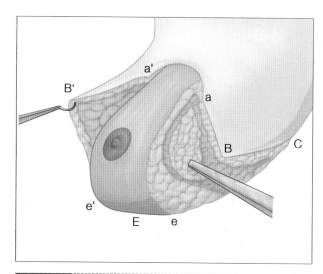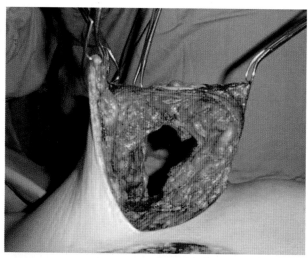

图16-6 Mckissock法的手术过程。切除乳头上边皮瓣蒂的下方组织，使垂直双蒂皮瓣形成哑铃手柄样形状

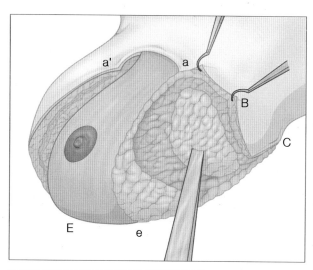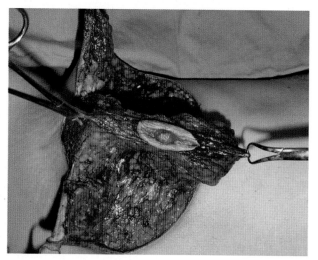

图16-7 Mckissock法的手术过程。切除皮瓣内外侧的乳房组织

和对称性。如果没有需要矫正的部分，则将临时缝合的缝线拆除，进行彻底的止血和冲洗。将垂直皮瓣的上部小心地折叠放入，将乳头乳晕移动至新的位置并固定（**图16-8**）。这时如果乳头总是被牵拉进去，则处理皮瓣的上部使之更薄或者追加切除乳房上部组织，并在钥匙孔的3点和9点方向追加剥离皮瓣就可以解决。在乳房内侧通过皮瓣向外侧植入引流管，将内外侧的乳房皮瓣移向皮瓣蒂部的前面并缝合。先缝合乳晕下端（aa'）和皮瓣下端（BEB'），在缝合乳房下皱襞的时候，要从内侧和外侧顶端开始缝合，使猫耳现象最小化。用4-0PDS缝合皮下，皮肤则不缝合，用皮肤胶布（Steri-strip）粘贴。乳晕部位只用5-0PDS缝合皮下或者再用5-0尼龙线作皮肤的补充缝合（**图16-9**）。手术当日用弹力绷带包扎固定，第2天开始穿用辅助胸衣（supporting brassiere）（**图16-10**）。这样附着在皮瓣下的剩余组织可以填补切除后留下的空间，而内外侧的乳房皮瓣则在皮瓣的前面将乳房下部向上托举形成新的

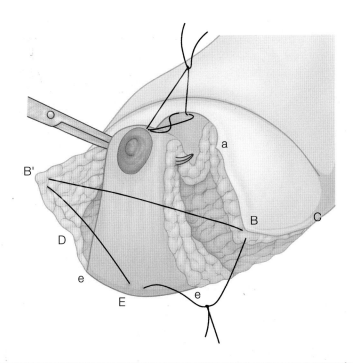

图16-8 Mckissock法的手术过程。将垂直双蒂瓣的上方小心地折叠进去，然后挪动乳头乳晕至新的位置。首先要将乳晕下端（aa'）和皮瓣下端（BEB'）缝合固定

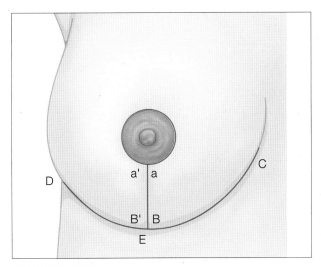
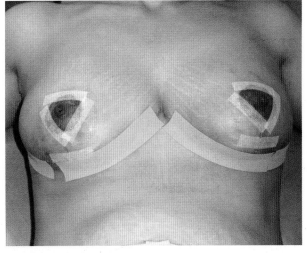

图16-9 Mckissock法的手术过程。进行皮下缝合，然后不需缝合皮肤直接用Steri-strip粘贴固定

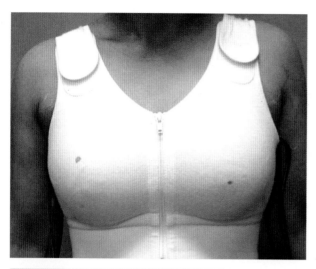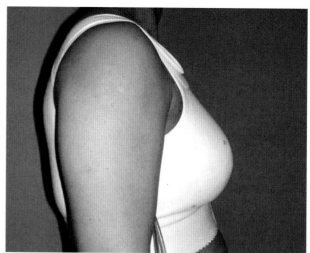

图16-10 Mckissock法的手术过程。术后为了托起乳房穿戴特制内衣

乳房形状（**图16-11**）。术后的切口瘢痕呈现成倒V形，要注意做好皮下缝合。虽然经过瘢痕成熟期后瘢痕不是很明显，但是相比垂直瘢痕，水平瘢痕的内侧和外侧更容易外露，所以这两个部分的切口线最好不要延长（**图16-12**）。

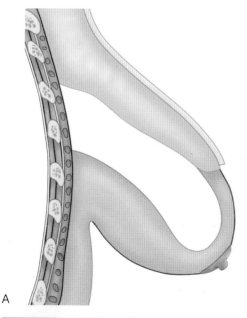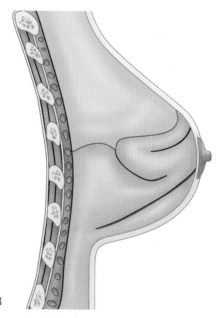

A B

图16-11 Mckissock法。A. 术前照。B. 术后的乳房内部情况——附着于皮瓣蒂下方的剩余组织填充了乳腺组织切除后残留的空间，而内外侧的乳房瓣则在皮瓣蒂的前方托起乳房下部，形成了新的乳房形状

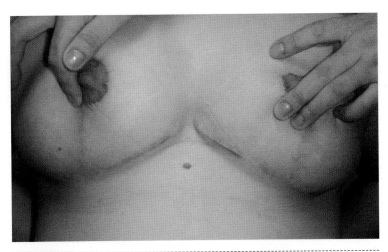

图16-12　倒T形瘢痕。乳房下皱襞内侧和外侧瘢痕最为惹眼

3）手术实例

　　Mckissock法可以将乳腺组织和剩余皮肤在各个方向进行充分切除，还可以重建乳房的三维外形，所以不同于乳晕周围法或垂直瘢痕法，术后即刻就可获得满意的自然外形（**图16-13**）。另外，是将连接乳房上下部的垂直双蒂皮瓣折叠形成乳房的中心部，所以即使经过了长时间，乳房的外形也不会有大的变化（**图16-14，图16-15**）。

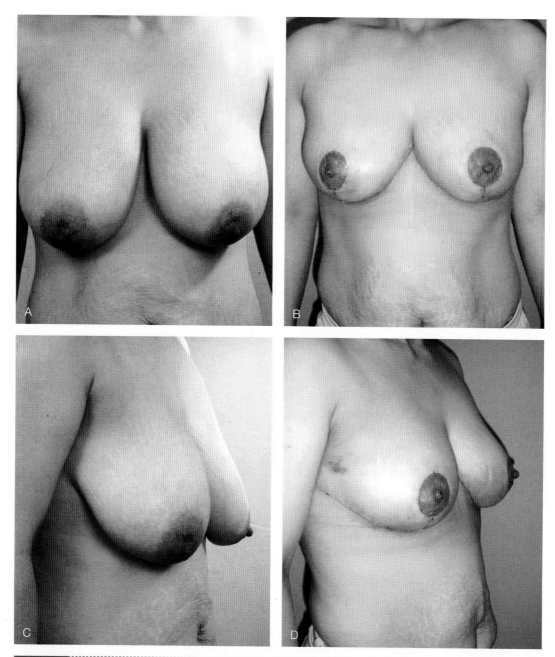

图16-13　乳房皮肤失去弹性且伴有下垂的患者利用Mckissock法，双侧各切除了300g乳腺组织，并将乳头上移7cm，术后2周。A、B. 术前、术后正面照。C、D. 术前、术后右侧面照片

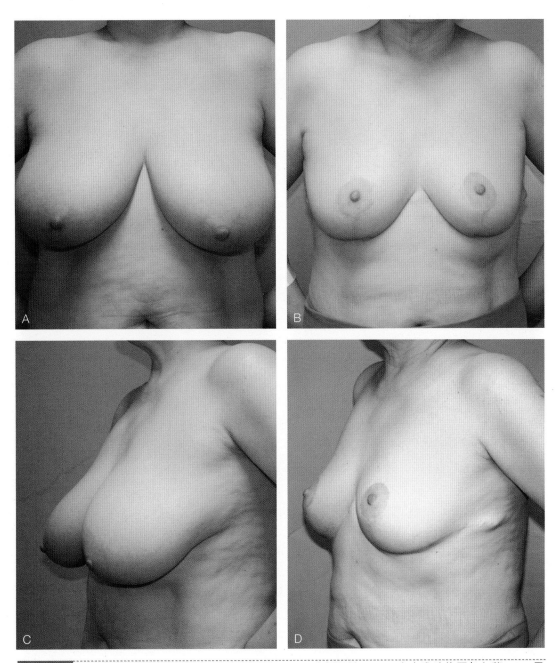

图16-14 57岁女性，利用Mckissock法右侧切除720g，左侧切除660g，左右乳头位置各上移8.5cm及10.5cm，术后2年零4个月。A,B. 术前、术后正面照。C,D. 术前、术后左侧面照片

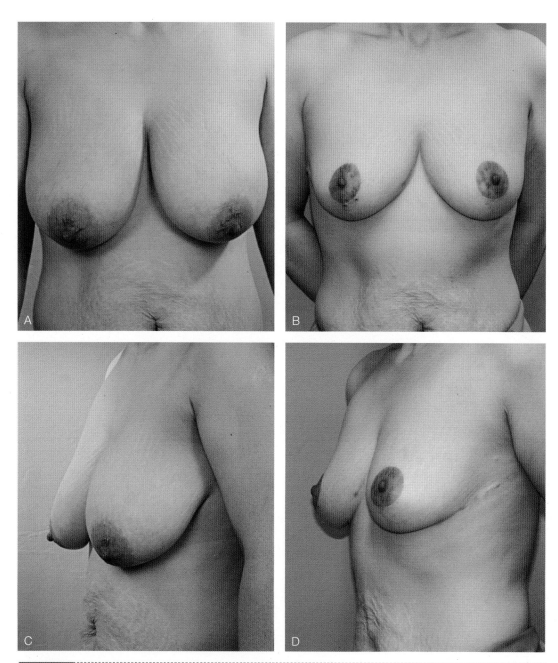

图16-15　41岁女性，利用Mckissock法进行乳房缩小术后6年
A,B.术前、术后正面照。C,D.术前、术后左侧面照片。

实例1

　　身高160cm，体重67kg，乳房组织饱满，皮肤弹性尚可。利用Mckissock法，垂直切
开（aB）长度为5cm，皮瓣宽度（ee¹）为7cm。右侧切除840g，左侧切除860g，右侧乳
头上移7cm，左侧上移8cm（**图16-16**）。

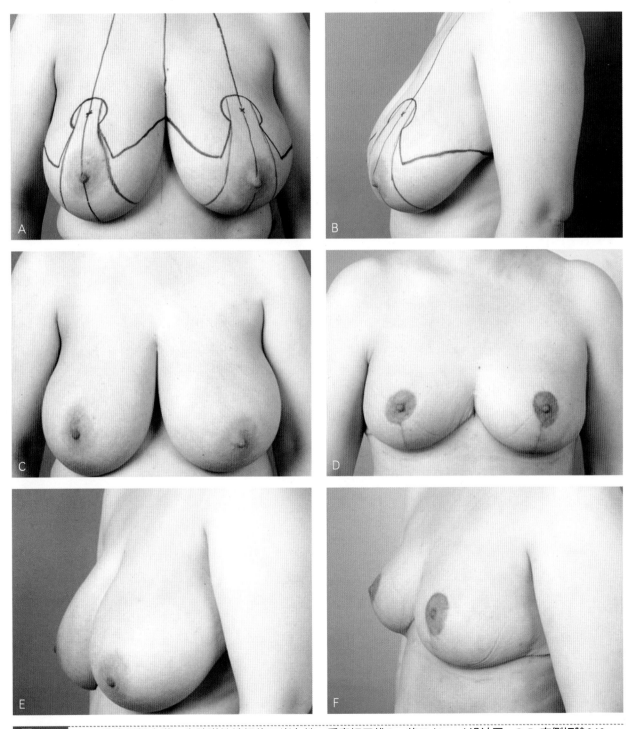

图16-16　A、B. 乳房组织丰满，皮肤弹性较好的33岁女性，垂直切口线5cm的Mckissock设计图。C、E. 右侧切除840g，
左侧切除860g，左右乳头各上移7cm，8cm。D、F. 术后2个月的照片

实例2

38岁女性，左侧乳房肥大和下垂更明显。利用Mckissock法，垂直切口（aB）长度为6cm，皮瓣宽度（ee'）为10cm，右侧切除590g，左侧切除630g，右侧乳头上移11cm，左侧则上移12cm（**图16-17**）。

实例3

46岁女性，较比乳房肥大，乳房的下垂更为明显，且左右不对称。利用Mckissock法，垂直切口长度为5.5cm，皮瓣宽度为8cm，右侧切除460g，左侧切除280g，右侧乳头上移12cm，左侧则上移9cm（**图16-18**）。

实例4

身高156cm，体重85kg的40岁女性，主诉为因巨乳重量带来的各种症状。Mckissock法术后1年的外形，垂直切开长度为5cm。皮瓣宽度为6cm。右侧切除1 370g，左侧切除1 380g，乳头各上移13cm，13.5cm（**图16-19**）。

实例5

身高164cm，体重77kg的女性，乳房肥大和下垂严重。Mckissock法术后6个月的外形。垂直切开长度为5.5cm，BB'长度为10cm，皮瓣的宽度为6cm。右侧切除1 600g，左侧切除1 400g，右侧乳头上移17cm，左侧则为15cm（**图16-20**）。

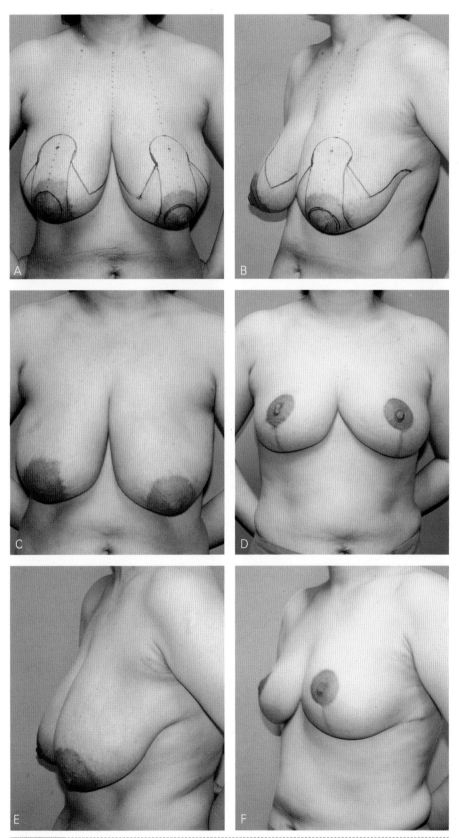

图16-17 38岁女性，利用Mckissock法进行乳房缩小术，右侧切除590g，左侧切除630g。术后3个月。A,B. 术前设计。C,D. 术前、术后正面照片。E,F. 术前、术后左侧面照片

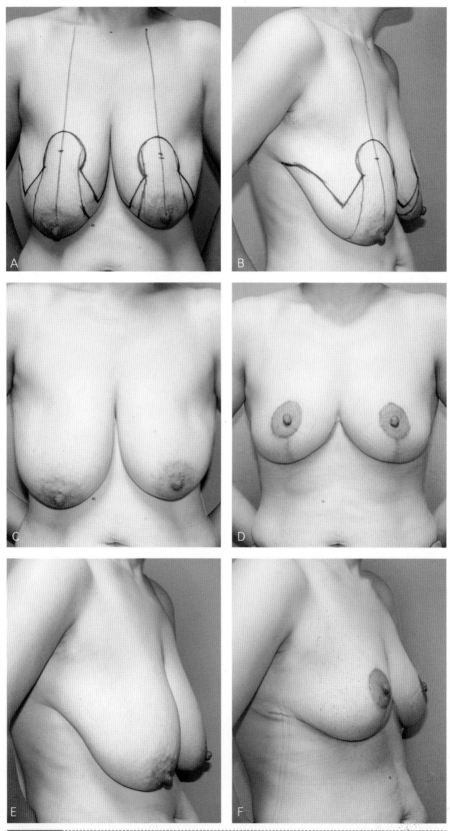

图16-18 46岁女性，利用Mckissock法进行乳房缩小术，右侧切除460g，左侧切除280g。术后7个月。A,B. 术前设计。C,D. 术前、术后正面照片。E,F. 术前、术后右侧面照片

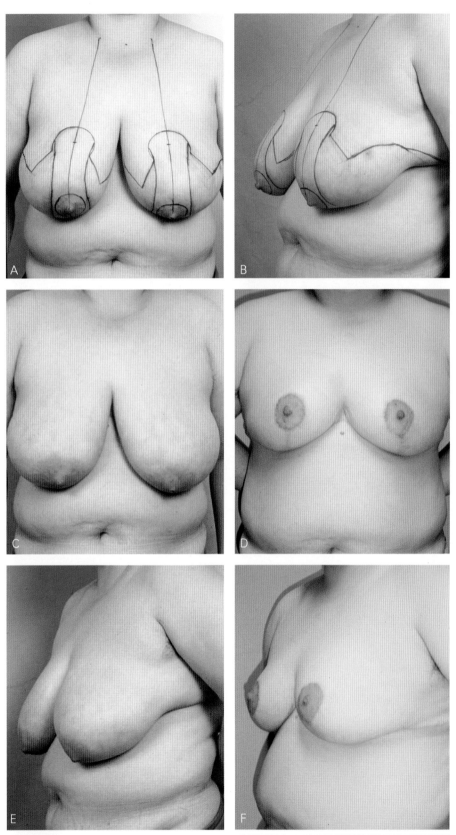

图16-19 A,B. 40岁女性，利用Mckissock法进行乳房缩小术，垂直切口长5cm，皮瓣蒂的宽度为6cm。C,E. 右侧切除1 370g，左侧切除1 380g，左右乳头各上移13cm，13.5cm。D,F. 术后1年照片

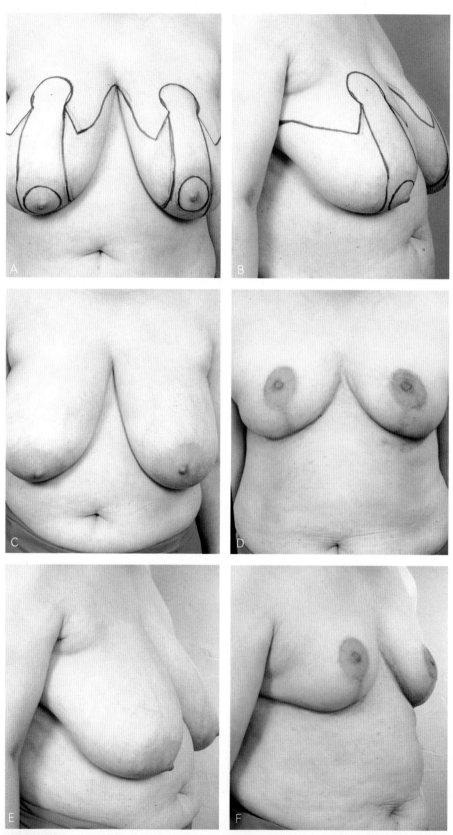

图16-20 A,B.55岁女性，利用Mckissock法进行乳房缩小术，垂直切口5.5cm，BB'距离为10cm，皮瓣蒂的宽度为6cm。C,E.右侧切除1 600g，左侧切除1 400g，乳头各上移17cm，15cm。D,F.术后5个月的照片

3. 下方蒂部乳房缩小术 （Inferior pedicle reduction）

下蒂技术是基于Mckissock法发展的一种术式，设计和手术技法基本上一致，但是不同的一点是此法是将垂直双蒂的上部皮瓣切断。Mckissock法中的垂直双蒂皮瓣通过乳房内动脉和胸肩峰动脉的穿支、内侧动脉的下方分支及肋间动脉的交通支提供丰富的血液供应，所以即使切断了皮瓣的一侧，也可以通过上方或者下方的皮瓣安全地将乳头乳晕进行移位。自1975年Ribeiro发表了利用下蒂技术施行的乳房缩小术后，数年内Robbins（1977）、Courtiss和Goldwyn（1977）、Reich（1979）、Georgiade（1979）等也对此方法进行了改进并取得了良好效果，并相继进行了报道。之后下蒂技术得到了关注，且成为当今美国最为广泛使用的乳房缩小术式。根据美国整形外科协会1987年的调查，其会员中36%的医生在使用本术式，当时预计随着Marchac法、Lejour的垂直瘢痕法、Benelli的乳晕周围法等方法的开发，下蒂技术的应用频率会逐渐减少。但是根据2008年的调查显示，和预计不同，乳晕周围法的使用率仅为1%，Lejour的垂直瘢痕法为4%，Hall-Findlay的垂直瘢痕法为14%，而接受调查的会员中69%的人在使用下蒂技术。其理由就是虽然很多整形医生在尝试瘢痕最小化的方法，但其效果和几位熟练的著者不同，难以达到稳定的良好结果，且下蒂法是可以适用于多种多样大小及外形的有效的乳房缩小术。这个方法具有出众的应用性，不但300g左右的少量切除，对于皮瓣长达30cm，切除量高达2 000g的下垂明显的巨乳缩小术，在安全性及手术结果稳定性方面也是一种非常优秀的手术方式。本术式具有乳头乳晕血运保持良好、乳头的移动自如、切除乳房组织时手术视野良好、乳头的感觉不受影响等优点。由于乳房下部组织和上部真皮瓣之间的联系完全被切断，且为了下部组织的移动需要切除乳房上部的乳腺组织，所以可能会造成乳房突度不够而显现乳房扁平的情况。另外，由于乳房的外形塑造要依靠乳房下部剩余的乳腺组织和被覆这些组织的两侧皮瓣的调节来进行，且没有乳房上部的连接或乳腺组织的内固定，所以术后容易逐渐下垂。但是随着手术经验逐渐积累，在几乎所有大小和形状的巨乳缩小方面，会取得比其他任何术式更为简单且好的结果。

1）术前设计

术前设计以前述的基本设计（**图16-1**）为基础。同Mckissock法，将乳头位置定在钥匙孔中心，并决定两个边之间的角度后，设计垂直切口与水平切口的长度和形态（**图16-21B**）。如果是完成了乳房缩小之后再决定乳头的位置，则乳头位于垂直线相交的垂直瘢痕的顶点位置，所以将垂直切开线（A-B，A-B'）的距离定为6.5cm左右。在乳房下部皮肤不至于过分拉紧或者下垂的程度下，标记皮肤切除的线并在此线上标记垂直切开线的下端（B，B'点），以乳头（A）为顶点设计倒V形的切口线（**图16-1C**）。向外侧轻推乳房，在乳房下皱襞的内侧顶点标记为C点（**图16-1D**），向内侧轻推乳房在乳房下皱襞线的外侧顶点标记为D点。水平切口线不是直线而是S形，这样可以塑造乳房的柔软曲线并与乳房下皱襞线对齐。完成水平切口线与乳腺下皱襞线时，BC的长度要等同于B'D和DE的长度，这样才能在缝合时避免猫耳现象出现（**图16-1F，G，H**）。让助手双手环形握住乳房，在乳晕皮肤展平的情况下以乳头为中心画出直径为4cm的乳晕形状。距离乳晕上方2cm处向两边在3点和9点方向画线，设计皮瓣的范围，并将此线垂直向下直到与乳房下皱襞线相交，从而形成倒U形的切口线（**图16-21A**）。这样以乳房中心线与乳房下皱襞线相交的点为中心形成宽6~8cm的下蒂的基底宽度。皮瓣的宽度一般设计为6cm则充分，但是在组织切除量大，以及因放疗、肥胖、吸烟等原因顾虑皮瓣血供不足时可以扩大为10cm之内。如果患者很在意乳头的感觉，则为了不损伤第4~6肋间神经，也可以将皮瓣向外侧延长或移位。

2）手术方法

将下蒂皮瓣的表皮去除（除外乳头乳晕处）。乳头的主要供应血管不是位于真皮层而是穿过乳腺组织供应，所以不用过薄地去除表皮组织。但是保留真皮层，可以维持真皮下血管网，还可以起到弥补支撑下蒂皮瓣的组织量的作用。用一只手托起乳房的外侧部分，进行全层的楔形切除（**图16-22A**），这时要注意要保留胸大肌前软组织以保护走向皮瓣的血管、神经。为了防止术后乳房呈现扁平的形状，内侧要少切除，而外侧可以充分地切除足量的组织。在切口线的内侧和外侧将乳腺组织从乳房皮瓣上垂直切下，这样在皮瓣上面缝合乳房皮瓣时可以消除张力和压力（**图16-22B**）。特别是在外侧的切除要更加注意，这样才能形成圆锥形乳房的自然形状。在这个过程中需要牢记的是，在内外侧皮瓣下要保留1.5~2.0cm厚度的软组织，另外，注意下蒂皮瓣下方的软组织不要被损伤或与胸大肌筋膜分离。将皮瓣的上部分及钥匙孔部位的组织全层切除，在其上方切除处留一个适当的空间以容纳上移的皮瓣。为了

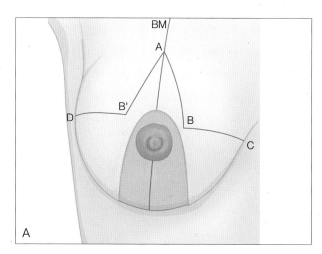
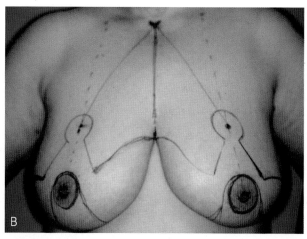

图16-21 下方皮瓣蒂法手术过程

A. 从乳晕上方向外侧（间距2cm以上），向3—9点的方向画切口线，然后垂直向下至乳房下皱襞处，形成倒U形皮瓣蒂部。设计好的下方皮瓣蒂要在乳房下皱襞线上，以乳房中心线为中心，宽度为6~8cm。除了乳头乳晕以外，下方皮瓣蒂部其他部位的表皮全部去掉。

B. 与利用钥匙孔样模具设计的Mckissock法几乎一致（薛正玄教授提供）。

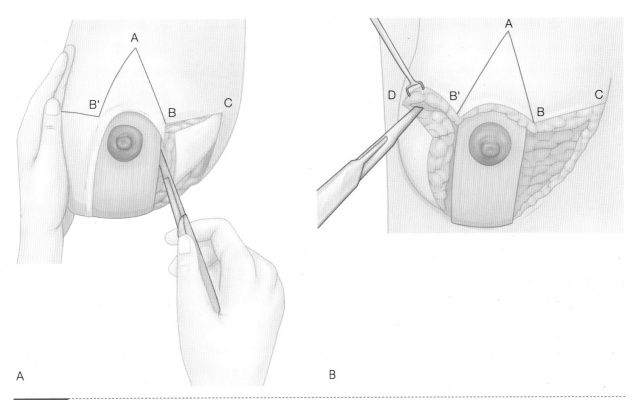

A

B

图16-22 下方皮瓣蒂法手术过程

A.一只手托起乳房推向外侧，将皮瓣蒂部内外侧的组织全层楔形切除，切除过程中小心不要伤及上行至皮瓣的血管穿支。

B.将内外侧乳房皮瓣组织垂直切除，这样在皮瓣蒂前缝合两侧乳房皮瓣时可以消除张力和压力。

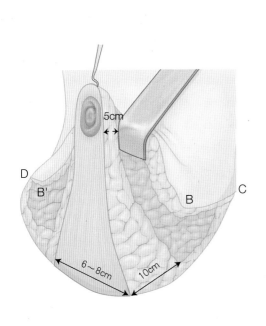

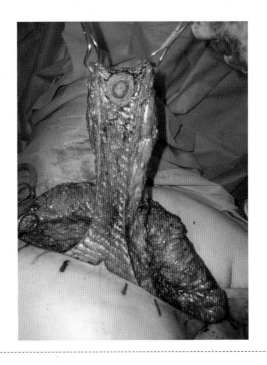

图16-23 下方皮瓣蒂法手术过程

在皮瓣蒂的上部，相当于钥匙孔的部位给予全层切除，然后向上切除适当的组织以形成皮瓣蒂所在的腔隙。下方皮瓣蒂在胸大肌筋膜附着部位要保留10cm，乳头部分要保留5cm的组织厚度，形成哑铃状

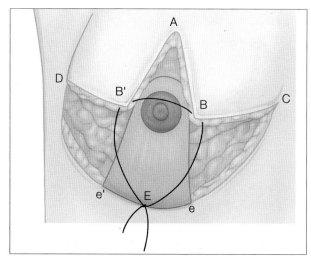
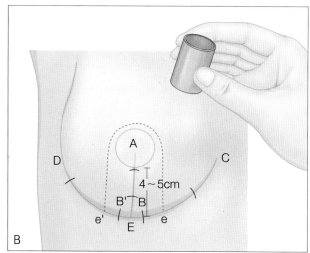
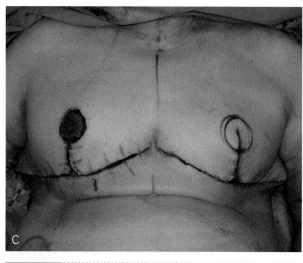
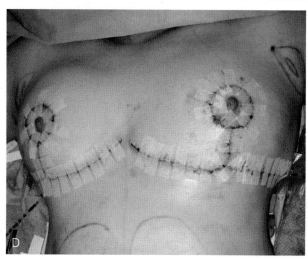

图16-24 下方皮瓣蒂法手术过程

A.将内侧、外侧的乳房皮瓣参照乳房中心线和乳房下皱襞线给予临时缝合。

B.以内外侧乳房皮瓣相交的顶点（A点）为中心，利用cookie cutter画出乳晕范围。乳晕下端至乳房下皱襞间距离不超过4～5cm为宜。

C.在新乳头乳晕的部位切除皮肤。皮下缝合乳晕，垂直切口及水平切口。

D.切口胶布粘贴固定皮肤。

保留下方皮瓣的血管神经及乳腺组织，在胸大肌附着部位及乳头部位各保留10cm及5.0cm厚度的组织，从而形成金字塔状的皮瓣组织（**图16-23**）。按切除的部位进行标记，称重切除的乳房组织，并送检。在内外侧及上方的组织切除完毕后，将内外侧的乳房皮瓣拉拢缝合覆盖下蒂皮瓣则形成了利用自体下蒂皮瓣乳房组织进行隆胸的效果。将下蒂皮瓣的中部在第4肋间锁骨中线处与胸大肌用可吸收线缝合固定（**图16-25**），然后将内外侧的乳房皮瓣在乳房中心线处临时缝合（**图16-24A**）。抬高手术台上部，使患者取坐位，根据术前乳房的对称程度确认双侧乳房切除的量是否合适以及乳房外形是否满意。如果

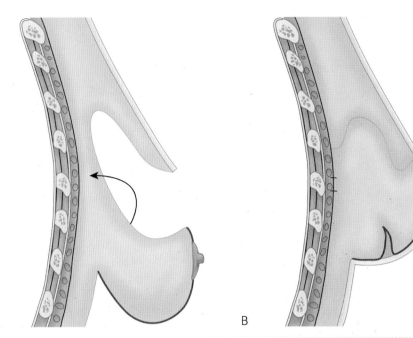

图16-25 下方皮瓣蒂法术前（A）及术后（B）的内部结构。下方皮瓣蒂的剩余组织充填切除后出现的空隙，内外侧的乳房皮瓣蒂则在皮瓣蒂的前方托起乳房，以塑造乳房的外观。将皮瓣蒂的中部固定于第4肋间部位的胸大肌上，会有助于防止术后乳房的下垂

需要修正则拆除临时缝线，进行追加切除。直到乳房外形满意后，进行彻底止血，将内侧和外侧的皮瓣沿着乳房下皱襞进行前移，然后对位乳房中心线用4-0PDS线进行皮下缝合。为了消除猫耳效果和瘢痕长度最小化，从内侧和外侧的顶端向内侧缝合为宜。必要时可以在外侧皮瓣的上部和腋窝处进行脂肪抽吸。事先做好钥匙孔标记时，先在乳晕的3点、6点、9点方向进行固定，然后再进行缝合。如果乳头乳晕的位置尚未确定，则为了决定乳头的最终位置，在内外侧皮瓣相交的顶点（A点）利用cookie cutter画出乳晕的位置（**图16-24B**）。乳晕下端距离乳房下皱襞的距离不要超过4～5cm为宜。在患者取坐位的情况下，确认乳头的位置是否合适，然后切除乳头乳晕位置上的皮肤，用5-0PDS进行乳晕皮下缝合，用5-0尼龙线缝合固定乳晕皮肤。除了乳晕处的皮肤外，其他部分的切口不进行皮肤缝合，而只用4-0PDS缝线进行皮下缝合，然后用消毒好的纸胶布（steri-strip）进行粘贴（**图16-24C,D**）。这样，下蒂皮瓣下剩余的乳房组织可以填充切除后出现的空间，乳房皮瓣则从皮瓣前面托举乳房的下部，从而形成乳房的形状（**图16-25**）。术后乳房下垂和乳头上移等下蒂技术缩乳术的缺欠，可以通过将皮瓣固定在胸大肌前及适当降低乳头的位置而在一定程度上得以解决。术后当日弹力绷带包扎固定，第2天开始则穿戴辅助胸衣（supporting brassiere）。

3）手术实例

乳房的外形在缩乳术后，保留一定的容积，外观上会比较美观（**图16-26，图16-27**）。但是乳腺

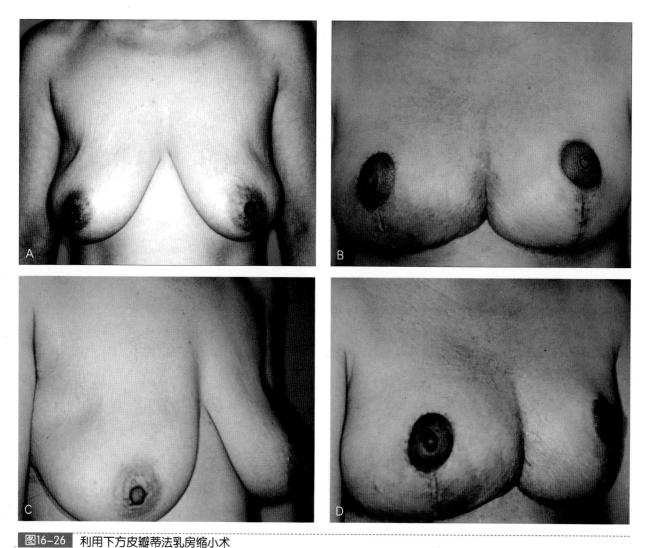

图16-26 利用下方皮瓣蒂法乳房缩小术

A,B.术前、术后正面照片。C.D.术前、术后右侧面照片（薛正玄教授提供）。

组织保留较多时，随着时间的推移乳房下部会有下垂的倾向。所以手术时需要细心地考虑降低乳头位置以及将皮瓣固定在胸壁上等细节。笔者根据这个手术患者的要求最大限度地去除了乳腺组织。这种情况下，大多数人会对手术效果感觉满意，但是随着时间的推移，乳房会出现容积不足的情况，对于这点在术前要和患者进行充分的沟通（**图16-28，图16-29**）。

实例1

43岁女性，双侧乳房肥大和下垂严重。利用下蒂技术，垂直切口（AB）长度为7cm，皮瓣宽度（ee'）为7cm，右侧和左侧各切除800g及750g，左右乳头各上移10cm（**图16-28**）。

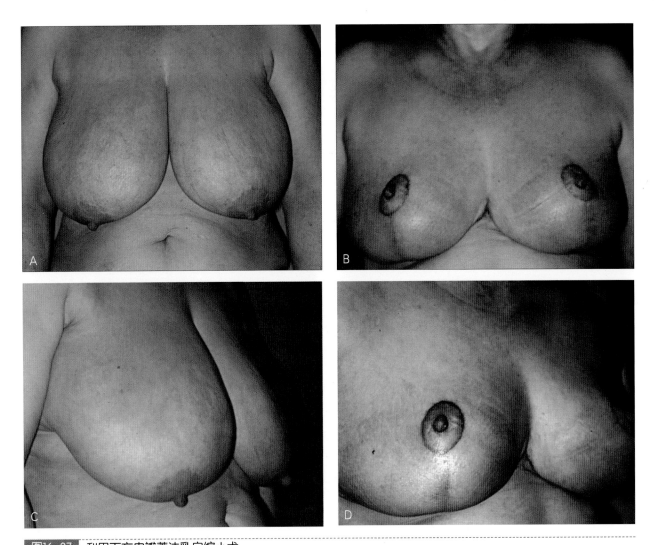

图16-27 利用下方皮瓣蒂法乳房缩小术

A,B.术前、术后正面照片。C,D.术前、术后右侧面照片（薛正玄教授提供）。

实例2

38岁女性，乳房肥大和下垂严重且双侧不对称。利用下蒂技术，垂直切开长度为6.5cm，皮瓣宽度为7cm，右侧切除1 080g，左侧切除925g，右侧乳头上移16cm，左侧则上移15cm（**图16-29**）。

实例3

47岁的肥胖女性，乳房肥大和下垂。利用下蒂技术，垂直切口长度为6.5cm，皮瓣宽度为7cm，左右两侧各切除280g，术后仍然保留一定的乳房隆起。左右乳头各上移8cm（**图16-30**）。

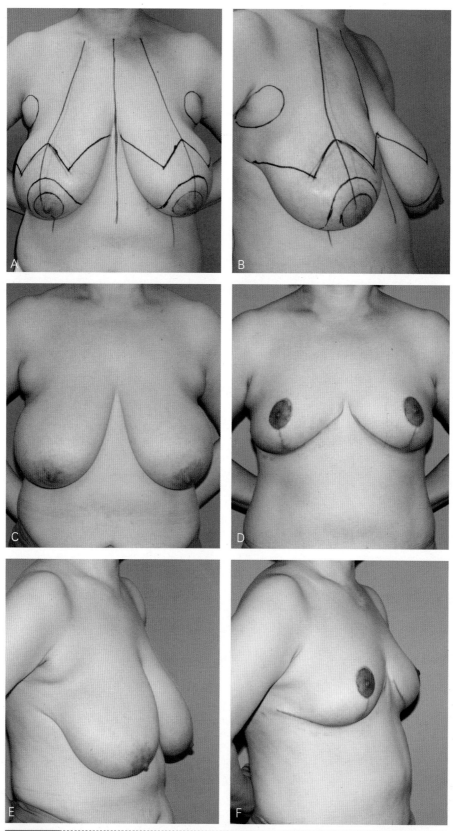

图16-28 43岁女性，利用下方皮瓣蒂法行缩乳术，右侧切除800g，左侧切除750g，术后4个月。A,B. 术前设计。C,D. 术前、术后正面照片。E,F. 术前、术后右侧面照片

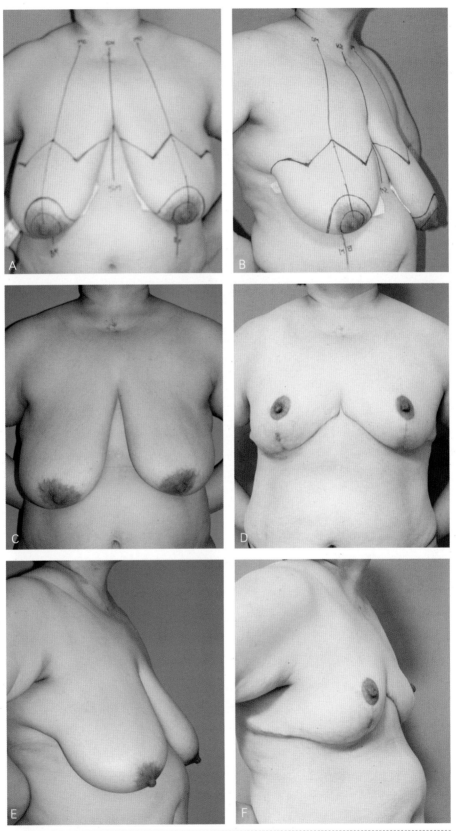

图16-29 女性，利用下方皮瓣蒂法行缩乳术，右侧切除1 080g，左侧切除925g，术后3个月。A,B. 术前设计。C,D. 术前、术后正面照片。E,F. 术前、术后右侧面照片

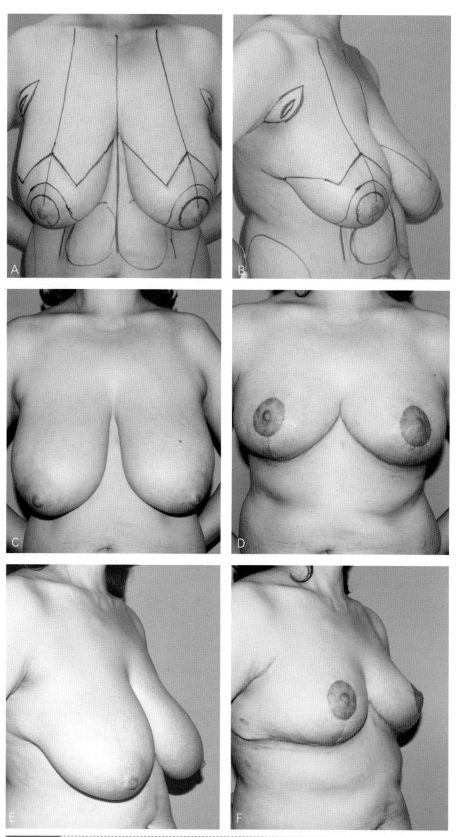

图16-30 47岁女性，利用下方皮瓣蒂法行缩乳术，左右各切除280g，术后1个月

A,B.术前设计。C,D.术前、术后正面照片。E,F.术前、术后右侧面照片。

参考文献

[1] Bostwick J. Plastic and Reconstructive Breast Surgery. Volume I. 2nd ed. St. Louis:Quality Medical Publishing, Inc. 2000.

[2] Courtiss EH, Goldwyn RH. Reduction mammaplasty by the inferior pedicle technique. Plast Reconstr Surg 1977;59:500.

[3] Crepeau R, Klein HW: Reduction mammaplasty with inferiorly based glandular pedicle flap. Ann Plast Surg 1982;9:463.

[4] Georgiade NG, Serafin D, Morris R, et al. Reduction mammaplasty utilizing an inferior pedicle nipple areolar flap. Ann Plast Surg 1979;3:211.

[5] Hoffman S. Inferior pedicle technique in breast reduction. In: Spear SL, ed. Surgery of the Breast. Volume II. 2nd ed. Philadelphia: Lippincott Williams and Wilkins, 2006:1119-1130.

[6] Hoffman S. Reduction mammaplasty: a medicolegal hazard? Aesthetic Plast Surg 1987;11:113.

[7] LaTrenta GS, Hoffman LA. Breast reduction. In: Rees TD and LaTrenta GS, ed. Aesthetic Plastic Surgery. Volume II. 2nd ed. Philadelphia: WB Sáunders Co, 1994:926-1002.

[8] Marchac D, de Olarte G. Reduction mammaplasty and correction of ptosis with a short inframammary scar. Plast Reconstr Surg 1982;69:45.

[9] Mathes SJ Schooler W. Inferior pedicle reduction: Techniques. In: Mathes SJ, ed. Plastic Surgery. Volume VI. 2nd ed. Philadelphia: Elsevier, 2006:601-630.

[10] Mathes SJ, Nahai F, Hester TR: Avoiding the flat breast in reduction mammaplasty. Plast Reconstr Surg 1980;66:63.

[11] McKissock PK. Reduction mammaplasty with vertical dermal flap. Plast Reconstr Surg 1972;49:245.

[12] Okoro SA, Barone C, Bohnenblust M, Wang HT. Breast reduction trend among plastic surgeons: A national survey. Plast Reconstr Surg 2008;122:1312-1320.

[13] Reich J. The advantage of a lower central breast segment in reduction mammaplasty. Aesthetic Plast Surg 1979;3:47.

[14] Reus WF, Mathes SJ. Preservation of projection after reduction mammaplasty: long-term follow-up of the inferior pedicle technique. Plast Reconstr Surg 1988;82:644.

[15] Ribeiro L. A new technique for reduction mammaplasty. Plast Reconstr Surg 1975;55:330.

[16] Robbins TH. A reduction mammaplasty with the areolar-nipple based on an inferior dermal pedicle. Plast Reconstr Surg 1977;59:64.

[17] Wise R. A preliminary report on a method of planning the mammaplasty. Plast Reconstr Surg 1956;17:367.

[18] 강진성. 성형외과학. 6권. 3판. 서울:군자출판사, 2004.

[19] 설정현. 유방성형외과학. 서울:군자출판사, 2005.

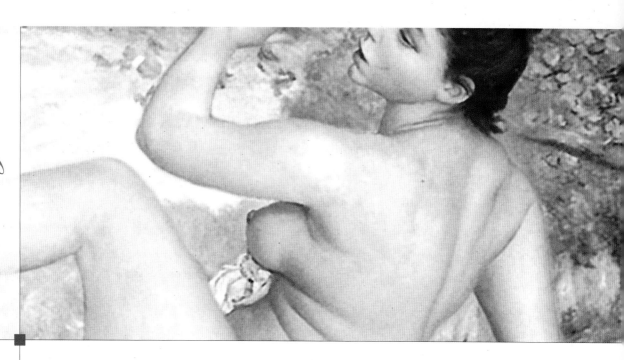

17 男性乳房肥大
Gynecomastia

　　男性乳房肥大的发生频率随着年龄层的不同而有所差异，青春期达到了65%，但随着年龄增大而恢复正常的情况增多，到了成人后则降到了36%。但到了44岁以后，随着男性激素的减少及女性激素的增加，发生频率则又增加到了57%。有报道称，在随机进行的尸体解剖中40%的男性发现了男性乳房肥大，25%～75%的患者呈现双侧性。男性乳房肥大的原因呈现多种多样，但往往无法找出明确的原因。根据最近的研究，女性激素的绝对或相对增加，男性激素的减少或者男性激素受体的缺损被怀疑为男性乳房肥大的病理起因。基于这种理论尝试了药物治疗，但因其效果微弱，所以还是以手术治疗为主。经典的术式是以切除为主，再辅助性地进行脂肪抽吸。但最近随着脂肪抽吸机和辅助器械的不断开发，脂肪抽吸术成为治疗男性乳房肥大的主要治疗方法。

1.男性乳房肥大的诊断

　　根据患者年龄、乳房肥大的发生时间、有无疼痛及服用药物，以及是否有精神或社会因素影响建立病历，并调查有无肝病及甲状腺功能亢进或低下、有无体重的增加或减少、有无肾上腺疾患（adrenal disease）及酒精中毒史、有无癌症等征兆或症状等。如果怀疑是因为服用药物所致，就停用该药物，如果有全身性疾病则对可以造成男性乳房肥大的疾病进行治疗。如果怀疑克氏综合征（Klinefelter）则通过染色体检查进行确诊，如确诊则进行双侧乳房切除术。如果在青春期之前出现双侧肥大，则要做睾丸超声波检查。用拇指和食指抓捏测定腺体（glandular）和脂肪组织的不对称性，并检查下垂程度、皮肤松弛程度、肿块、乳头变形或者分泌物等。如果睾丸处有肿块则进行超声波检查，并进行睾酮（testosterone）、LH、雌激素（estradiol）、DHEAS等检查，并转诊泌尿科和内分泌科。如果发现了甲状腺肿物则进行甲状腺功能检查并转诊内分泌科。对于乳房肿块则进行乳房造影术、超声波检查及组织活检，并转诊乳腺科。如果怀疑性腺机能低下（hypogonadism）则进行LH/FSH、雌激素（estradiol）、睾酮（testosterone）、DHEAS、染色体（karyotype）、肾上腺（adrenal）CT扫描等检查，并转诊内分泌科。如果有腹部肿物及肝脏肿大，则进行肝功能检查、LH/FSH、雌激素、睾酮、DHEAS、腹部CT扫描等检查后转诊内分泌科。如果没有值得注意的病历和症状，理学检查无特异结果，但症状持续了1年以上时，因长时间的纤维化已经无法自然恢复，这时建议手术治疗。

2.男性乳房肥大的分类

Simon等（1973）根据乳房组织的肥大和皮肤松弛程度将男性乳房肥大分为4个类型：GradeⅠ和GradeⅡA类型通过乳晕周围或乳房下皱襞的小切口进行乳房组织的切除或通过脂肪抽吸来去除；GradeⅡB和GradeⅢ型则通过乳晕切口进行乳房组织和多余皮肤的切除（表17-1）。Rohrich等（2003）则根据乳房组织的肥大和乳房下垂的程度分为4个类型，根据主要成分是乳腺组织还是纤维组织GradeⅠ和GradeⅡ分为A、B亚型。GradeⅠ和GradeⅡ只需要进行脂肪抽吸，而GradeⅢ和GradeⅣ则根据需要追加进行部分皮肤切除。在脂肪占据多数的ⅠA和ⅡA类型，通过一般的脂肪抽吸就可以，但是在纤维组织含量较多的ⅠB和ⅡB则更适合进行超声波吸脂（表17-2，图17-1）。

表17-1　Simon男性乳房肥大的分类

阶段	肥大程度	剩余皮肤
Grade Ⅰ	少	无
Grade Ⅱ A	中	无
Grade Ⅱ B	中	有
Grade Ⅲ	多	有

表17-2　Rohrich 男性乳房肥大的分类

Grade I	没有乳房下垂的轻度肥大（250g）
IA	腺体组织为主（glandular tissue）
IB	纤维组织为主（fibrous tissue）
Grade II	没有乳房下垂的中度肥大（250~500g）
IIA	腺体组织为主
IIB	纤维组织为主
Grabe III	Grade I 伴随乳房下垂的严重肥大（500g）
Grade IV	Grade II 或 III 伴随乳房下垂的严重肥大

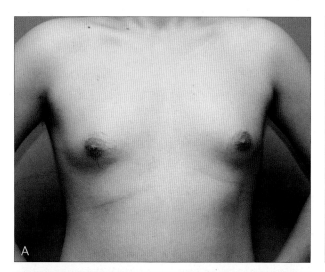
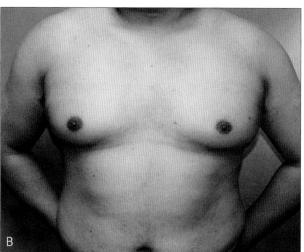
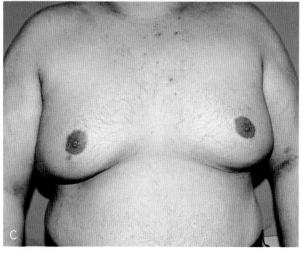

图17-1 男性乳房肥大的分类（Simon分类和Rohrich分类）

A.Grabe I 。B.Grabe II 。C.Grabe III 。

3.男性乳房肥大的手术治疗

传统的男性乳房肥大治疗大多是通过乳晕边缘切口进行皮下乳腺组织切除，然后在其周边用脂肪抽吸术来辅助性地进行塑型。但是最近随着脂肪抽吸技术的发展，脂肪抽吸术成为男性乳房肥大的主要治疗方法，如果乳晕下方有未抽取掉的纤维组织，可以采用多种方法来去除。术前进行超声波检查，如果是乳腺组织不发达而只是脂肪堆积的情况时，只需脂肪抽吸即可解决，但是在乳腺组织和纤维组织比较发达时则需要追加皮下切除术。

1）皮下切除术

纤维组织发达的男性乳房肥大患者胸部组织较硬，不容易破裂，所以单纯使用脂肪抽吸术无法充分去除乳房组织。在局麻或静脉麻醉或全麻下，通过乳晕边缘小切口直接切除乳房组织。注入肿胀液可使肥大的纤维组织与周边组织容易分离，然后一次性切除或者分成几个区域进行切除。这时为了防止乳晕下部呈现碟状塌陷，乳晕下部要保留一层均匀的纤维组织，乳晕切口要斜着切开。将切口外侧部分进行均匀脂肪抽吸，使得总体呈现柔软自然的形态（**图17-2，图17-3**）。

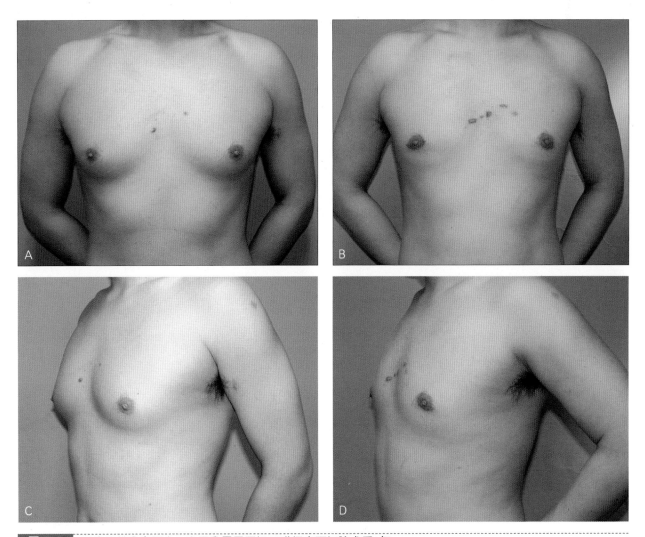

图17-2 29岁男性乳房肥大，利用乳晕周围切口进行皮下切除术后3年

A，C.术前正面及左侧面照片。B，D.术后正面及左侧面照片。

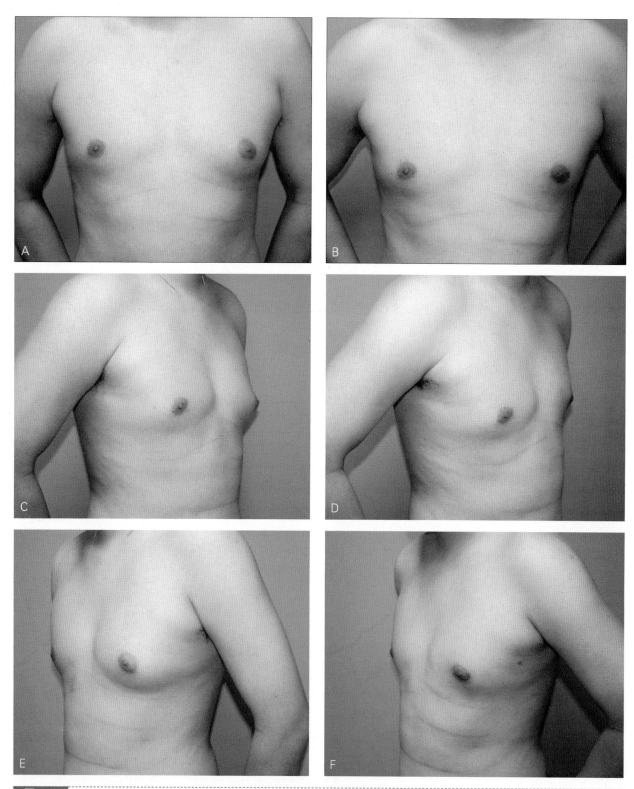

图17-3　29岁男性乳房肥大，利用乳晕周围切口进行皮下切除术后1个月

A,C,E.术前正面、右侧面、左侧面照片。B,D,F.术后正面、右侧面、左侧面照片。

2）脂肪抽吸术

当肥大的乳房宽大且脂肪组织成分居多时，使用脂肪抽吸术来进行治疗为宜。随着脂肪抽吸的最新技术的引入，大部分男性乳房肥大的治疗可以利用脂肪抽吸术来进行，并且使得既往根据男性乳房肥大分类而划分的治疗原则变得没有意义。麻醉方式可以是局麻、静脉麻醉或全身麻醉，通常使用负压脂肪抽吸术、电动脂肪抽吸术、超声波脂肪抽吸术等方式。术前在站立位，根据乳房的肥大部位和程度在胸前画等高线（**图17-4**）。乳房肥大程度明显且伴有严重下垂时标记乳房下皱襞线。在乳晕边缘12点方向做一个4mm长切口。脂肪抽吸的范围可以根据乳房肥大的

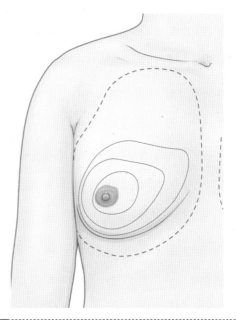

图17-4 术前站立位，根据乳房肥大程度画等高线。标记锁骨、胸骨、腋窝线、乳房下皱襞线，决定抽吸范围

范围和程度，松弛皮肤的多少，扩大到锁骨下、胸骨外侧、腋前线及乳房下皱襞处。上抬乳晕部使之平紧后，用11号刀片做皮肤全层切开，使吸脂针可以容易插入。将混有林格式液1 000mL、2%利多卡因20mL、1∶1 000肾上腺素1mL的肿胀液按照预计抽吸量1∶1的比例均匀地注入双侧乳房。由于乳晕下方的纤维组织致密阻力大，吸脂时可以穿破胸膜造成气胸，或者损伤胸大肌导致出血、疼痛，所以吸脂

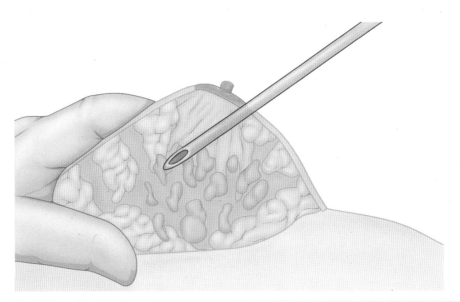

图17-5 抽吸乳晕后方纤维性组织时遇到的阻力较大，为了防止损伤胸大肌和胸膜，操作时左手捏起乳腺组织使之与胸大肌分离，再用细的吸脂针进行抽吸

时要左手捏起乳腺组织，使之远离胸大肌，然后用3mm直径的吸脂针小心抽吸（**图17-5**）。即使是纤维组织，用PAL也可以不费力地去除掉。周边的组织内纤维组织少而脂肪组织占多数，所以这些部位用5mm吸脂针平行胸壁组织进行放射状脂肪抽吸（**图17-6**）。在乳房严重肥大并伴随明显下垂时，可以追加乳房下皱襞切口进行交叉吸脂，将吸脂部位扩大至乳房下皱襞处，术后使得松弛的皮肤有效缩紧，起到上提皮肤的效果（redrape）。对比双侧乳房抽吸出来的脂肪量，捏挤皮肤的厚度，以及乳房的对称性，还要确认表面是否平坦及自然。切口缝合1～2针，术区铺棉垫，然后用弹力绷带包扎固定。第2天去除弹力绷带，可以恢复日常的简单工作，术后4周之内要穿戴弹力胸衣（**图17-7，图17-8**）。

3）脂肪抽吸后切除术

单纯依靠脂肪抽吸无法充分去除乳晕下方的纤维组织时，不用追加切口而利用吸脂小切口，利用布氏套肌腱钳、Toledo、V分离导管、显微弯剪刀、12号刀片等，将纤维组织拉出后给予切除（**图17-9，图17-10**）。最近为了去除坚韧的纤维组织还有利用骨科的关节软骨切削机或乳腺外科的活检器械（mammotome）的报道。

4）多余皮肤的切除

对于年轻患者，在切除了乳腺组织后，其皮肤的收缩要比预想的要好，所以相比即刻进行皮肤切除而留下明显的瘢痕，还是建议只进行脂肪抽吸和皮下纤维组织切除，然后恢复6个月左右观察效果（**图**

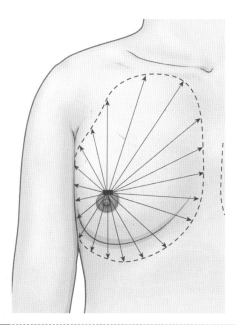

图17-6 在乳晕边缘12点方向做一个切口，切口宽度定以容纳11号刀片的宽度，然后放射状均匀抽吸

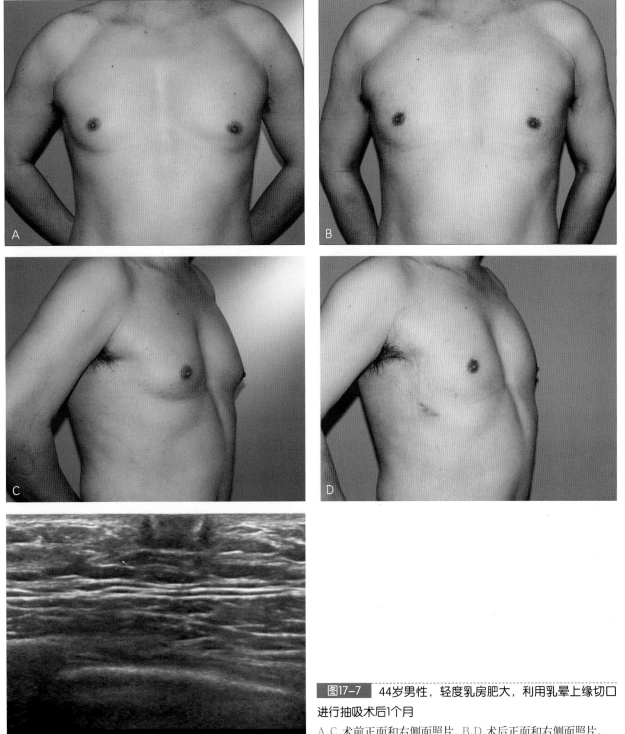

图17-7 44岁男性，轻度乳房肥大，利用乳晕上缘切口进行抽吸术后1个月

A、C.术前正面和右侧面照片。B、D.术后正面和右侧面照片。
E.术前超声检查所见为脂肪组织为主的乳房肥大症。

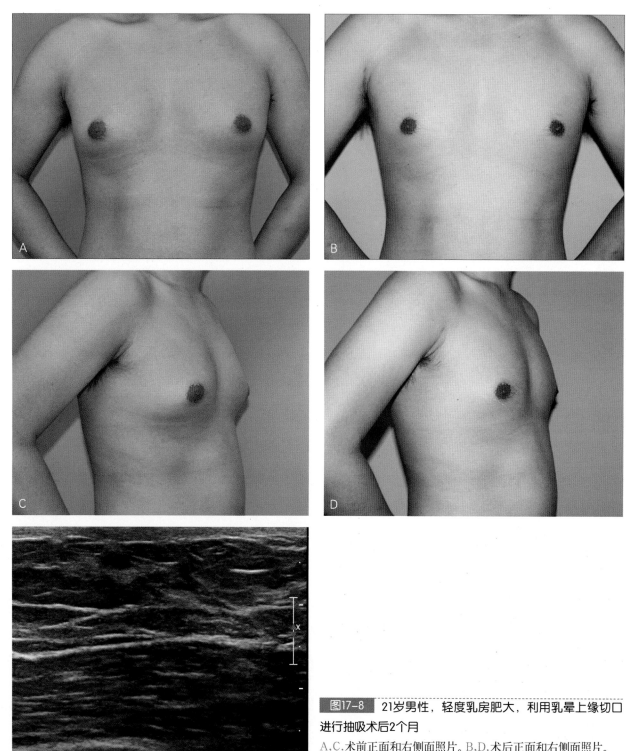

图17-8　21岁男性，轻度乳房肥大，利用乳晕上缘切口进行抽吸术后2个月

A,C.术前正面和右侧面照片。B,D.术后正面和右侧面照片。
E.术前超声波检查所见为脂肪组织为主的乳房肥大症。

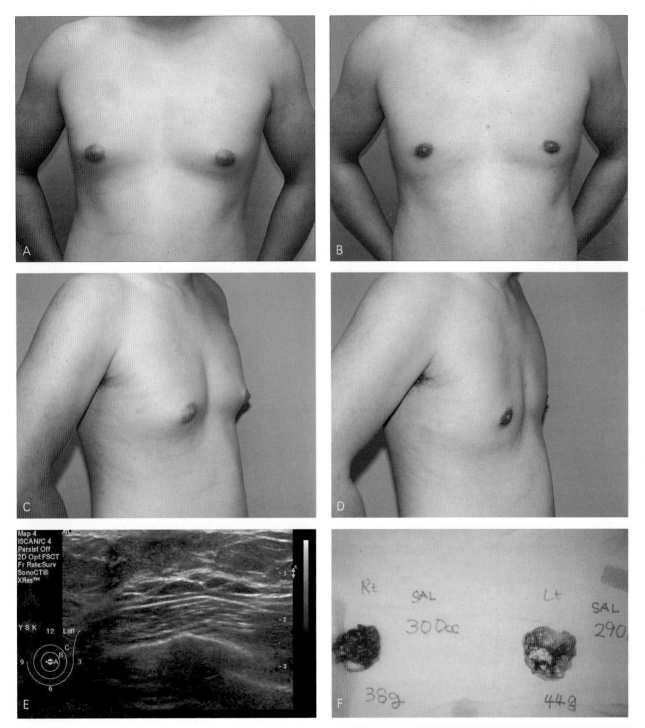

图17-9 24岁男性，轻度乳房肥大，利用乳晕上缘切口进行脂肪抽吸术（右侧300mL，左侧290mL）腺组织切除（右侧38g，左侧44g）后3个月

A，C.术前正面和右侧面照片。B，D.术后正面和右侧面照片。

E.术前超声波检查所见为以腺体组织和脂肪组织构成的乳房肥大。

F.切除的腺体组织和纤维组织。

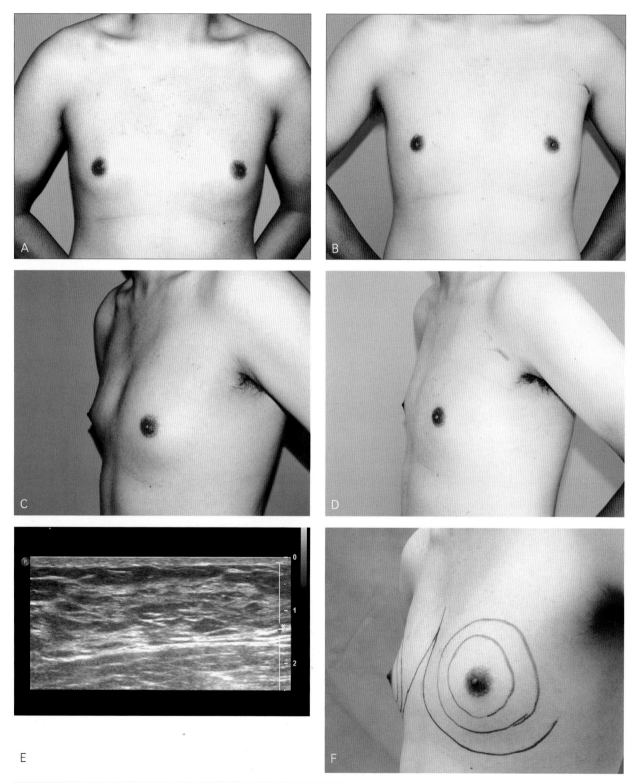

图17-10 19岁男性，轻度乳房肥大，利用乳房上缘切口进行脂肪抽吸和腺体组织切除术后1个月

A，C.术前正面和左侧面照片。B，D.术后正面和左侧面照片。

E.术前超声波检查所见为以腺体组织和脂肪组织构成的乳房肥大。

F.术前所标记的等高线。

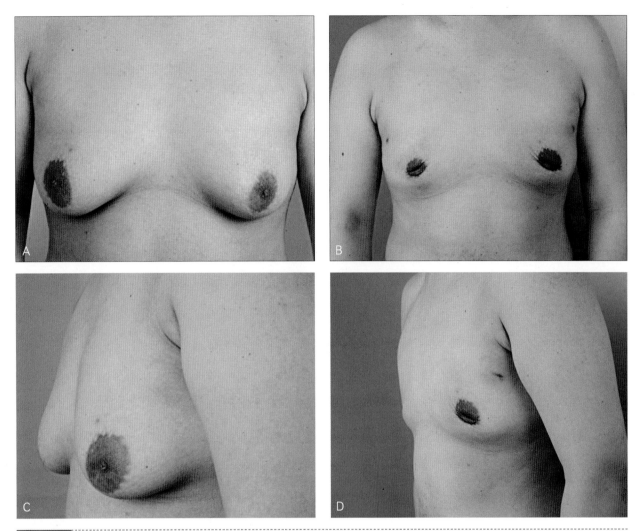

图17-11　25岁男性，乳房肥大，伴皮肤松弛及乳房下垂，进行皮下乳房组织切除术后3个月，出现乳头凹陷，但松弛皮肤及乳房下垂已得到解决

A，C.术前正面和左侧面照片。B，D.术后正面和左侧面照片。

17-11）。大部分的情况都不需要皮肤的去除，只需要乳晕边缘切口即可解决。如果需要皮肤切除时，乳晕直径保持在25～35mm，然后将乳晕外侧切口线之间的表皮去除，荷包缝合关闭切口。

参考文献

[1] Hammond DC, Arnold JF, Simon AM, Capraro PA. Combined use of ultrasonic liposuction with the pull-through technique for the treatment of gynecomastia. Plast Reconstr Surg 2003;112:891.

[2] Hammond DC. Surgical correction of gynecomastia. Plast Reconstr Surg 2009;124(Suppl.):61e-68e.

[3] Hodgson ELB, Fruhstorfer BH, Malata CM. Ultrasonic liposuction in the treatment of gynecomastia. Plast Reconstr Surg 2005;116:646.

[4] Iwuagwu OC, Calvey TA, Ilsley D, Drew PJ. Ultrasound guided minimally invasive breast surgery(UMIBS): A superior technique for gynecomastia. Ann Plast Surg 2004;52:131-133.

[5] Lista F, Ahmad J. Power-assisted liposuction and the pull-through technique for the treatment of gynecomastia. Plast Reconstr Surg 2008;121:740-747.

[6] Nuttal FQ. Gynecomastia as a physical finding in normal men. J Clin Endocrinol Metab 1979;48:338.

[7] Nydick M, et al. Gynecomastia in adolescent boys. JAMA 1961;178:449.

[8] Persichett P, Berloco M, Casadei RM, Marangi GF, Di Lella F, Nobili AM. Gynecomastia and the complete circumareolar approach in the surgical management of skin redundancy. Plast Reconstr Surg 2001;107:948-954.

[9] Prado AC, Castillo PF. Minimal surgical access to treat gynecomastia with the use of a power-assisted arthroscopic-endoscopic cartilage shaver. Plast Reconstr Surg 2005;115:939.

[10] Rohrich RJ, Ha RY, Kenkel JM, Adams Jr WP. Classification and management of gynecomastia: Defining the role of ultrasound-assisted liposuction. Plast Reconstr Surg 2003;111:909-923.

[11] Rosenberg GJ. Gynecomastia. In: Spear SL, ed. Surgery of the Breast. Volume II. 2nd ed. Philadelphia: Lippincott Williams and Wilkins, 2006:1210-1219.

[12] Simon BE, Hoffman S, Kahn S. Classification and surgical correction of gynecomastia. Plast Reconstr Surg 1973;51:48.

[13] Williams MJ. Gynecomastia: Its incidence, recognition and host characterization in 447 autopsy cases. Am J Med 1963;34:103.

[14] 강진성. 성형외과학. 6권. 3판. 서울:군자출판사, 2004.

[15] 설정현. 유방성형외과학. 서울:군자출판사, 2005.

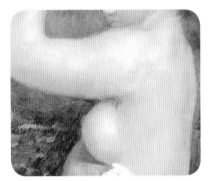

第3部分 乳头矫正术
（Aesthetic surgery for the nipple）

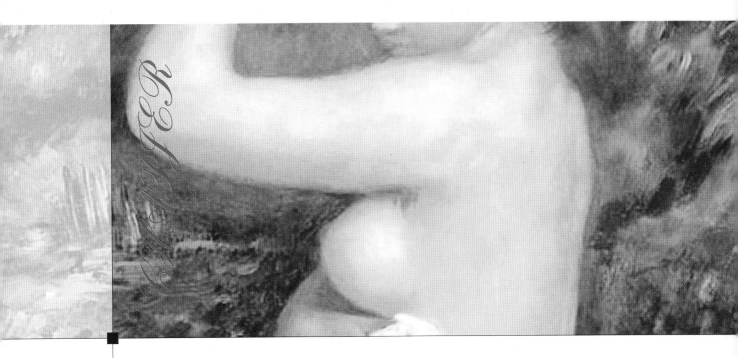

18 乳头缩小术和乳头凹陷矫正术 |
Nipple reduction and correction of inverted nipple

　　乳头具有多重血管分布和神经支配，所以在巨大乳头（nipple hypertrophy）缩小术后或者乳头凹陷矫正术后，发生乳头坏死或丧失感觉的概率很小。乳头的真皮下血管丛（subdermal plexus）和乳腺内血管丛（intraglandular plexus）作为乳头的供应血管，分布在乳头表层和深层并相互交通，提供了丰富的血液供应。作为乳头的感觉神经，浅层神经丛（superficial plexus）和深层神经丛（deep plexus）致密分布在乳头，维持着乳头的感觉。从局部结构上，在乳头的局限区域内密集分布了乳腺、纤维组织、血管、神经等，所以乳头的手术相比那些多个皮瓣复杂交集、过于勒紧乳头基底部或者埋线缝合过多等复杂方法，还是推荐简单的术式。越是简单的术式术后并发症的发生率就越低，且可以获得自然的手术效果。

1.乳头缩小术

　　有些乳头肥大患者有家族史，还有些患者发生于青春期或妊娠时，之后就持续维持。大体来说相对于西方女性，东方女性的乳晕较小，但乳头呈现宽而突出的特点。如果乳头大且过于突出，在穿薄衣或泳装时会过于外露而引起羞耻心，或者会因摩擦出现皮肤剥脱而疼痛的情况。对于西方女性来说，乳头肥大不多见，所以在西方相关文献也没有明确的定义，手术方法也没有过多开发。

1）Regnault法

在乳头的中部环状切除全层皮肤，然后缝合剩余的上下部分。这样在不损伤乳腺组织的情况下，减少乳头的宽度和高度（**图18-1**）。

2）Pitanguy法

将乳头的头端从中间做L形切除，将剩余的一半组织向下弯曲缝合，主要降低乳头的高度，同时还可以部分保留乳管（**图18-2**）。

3）V形切除法

在乳头的头端中间做V形切除，将剩余的部分缝合关闭。根据切口线的高低可以决定缩小乳头的宽度、高度及体积。由于乳管的开口处被切断，且有侧面组织缝合关闭，所以术后无法哺乳（**图18-3**）。

4）单纯切断法

对于没有哺乳需要的女性，如果只希望降低乳头的高度，则可以在期望的高度位置横断乳头，然后在横断面上下左右各缝合一针。是一种简单有效的缩小乳头的方法（**图18-4**）。

2.乳头凹陷矫正术

乳头凹陷发生于乳管发育欠佳导致乳管短小或间叶组织增殖不足，其凹陷部位的组织量呈缺少的状态。如果凹陷的程度轻，用脐形奶嘴（umbilicated nipple）刺激或吸引，就可引起乳头的突出，则不需要手术治疗，只需持续负压吸引或者通过哺乳即可治愈。在乳管短小或纤维条索（fibrous band）发达时，不但对刺激无反应，外观上也不美观，而且也无法哺乳，有时还可以诱发乳腺炎，所以这种情况就需要积极的手术治疗。多位学者提出了多种矫正方法，这些方法共同使用了3种基本术式，即大多使用了防止乳头回缩的荷包缝合、短小的乳管和纤维条索的切断及凹陷部位的软组织填充。牵拉后乳头容易突出且不易回缩时，单纯依靠荷包缝合即可矫正。但是在乳管短小纤维条索牵绊明显时，通过牵拉乳头也不容易突出且容易回缩，这时需要切断短小的乳管及纤维条索，在乳头突出的情况下在乳头下方填充软组织以防止乳头回缩。作为填充软组织的方法，可以将乳晕真皮皮瓣填入乳头下进行支撑，也可以将乳头下方的深部组织拉拢缝合。理想的乳头凹陷矫正方法是不损伤乳管以保持哺乳功能，将乳头充分

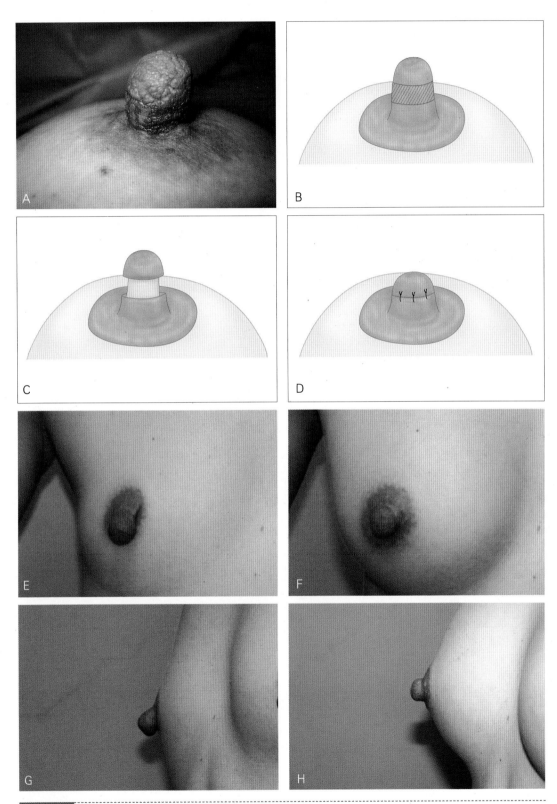

图18-1 Regnault 乳头缩小术

A,B.为了缩小乳房长度而进行的术前设计。在乳头的颈部按照需要缩小的幅度进行带状标记。C.环状
切除全层皮肤。D.将切口上下部分直接缝合。E,G.大且松垂的乳头术前正面和侧面照片。F,H.与隆胸
术一同进行的乳头缩小术,术后正面和侧面照片可见在维持乳头宽度的状态下乳头松垂现象已消失,呈
现年轻且健康的乳头外观。

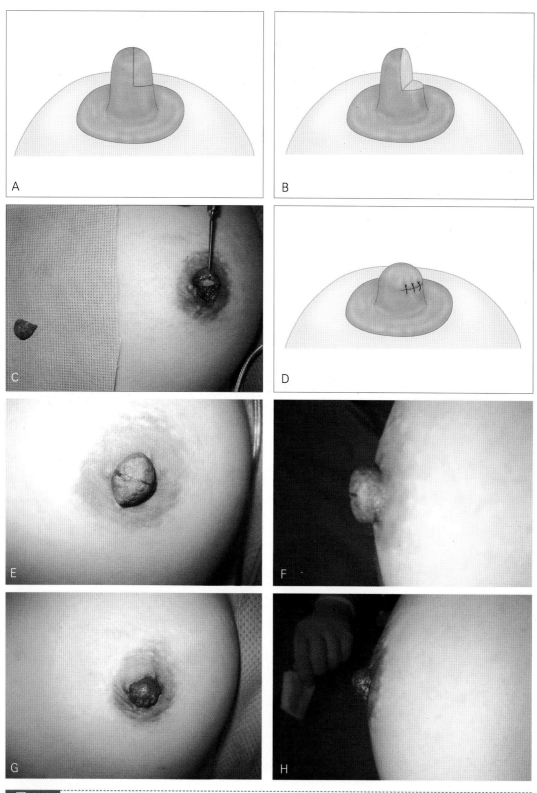

图18-2 Pitanguy 乳头缩小术

A.在乳头的头端中间标记为L形切口线。B,C.切除后的乳头外观以及切除下来的部分乳头。D.将切除后的剩余的乳头上部弯曲缝合。E,F.术前正面和侧面照片。G,H.术后大小和高度得到缩小的乳头正面和侧面照片。

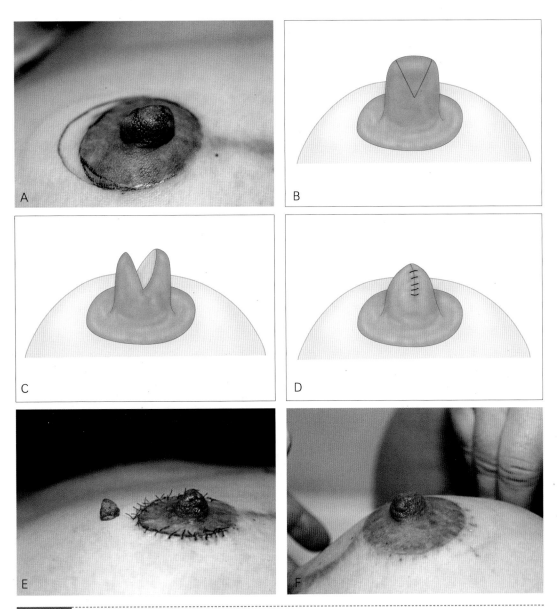

图18-3　V形切除

A、B.对宽且长的乳头进行乳头中间部位V形切除的术前设计。

C.V形切除后。

D、E.将两侧剩余部分缝合后的外观及切除下来的部分乳头组织。

F.术后乳头的高度、宽度及大小得到缩小的照片。

牵出塑造美观的乳头外形，并可以防止乳头回缩。但往往在需要手术治疗的中等程度以上的乳头凹陷，很难满足以上的所有条件。如果为了保留哺乳功能而保留乳管时，因牵绊乳头的组织没能完全去除而会导致复发率提高。如果以荷包缝合或乳晕真皮皮瓣代替充分的剥离，则会出现乳头基底过于窄小而影响自然美观的效果，或者会引发乳头坏死、乳头下炎症以及乳头回缩。对复发可能性高的严重乳头凹陷来

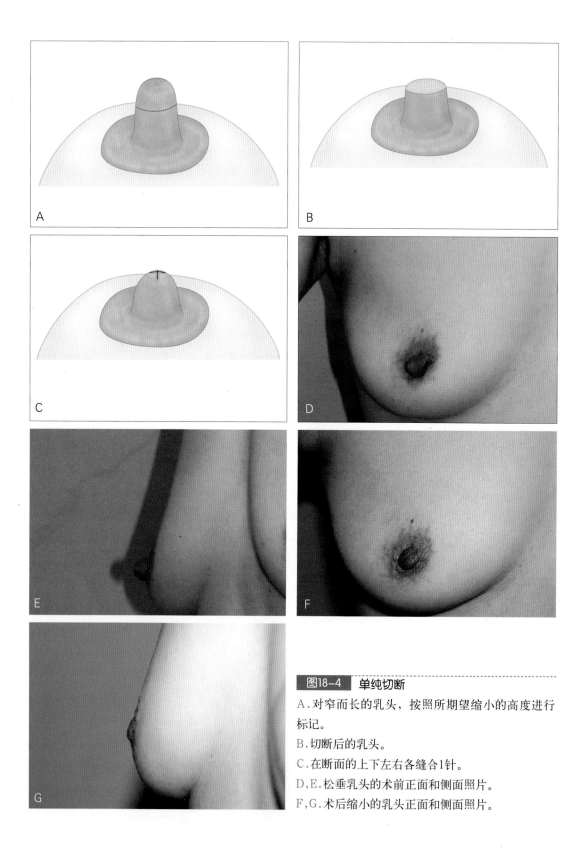

图18-4 单纯切断

A.对窄而长的乳头，按照所期望缩小的高度进行标记。

B.切断后的乳头。

C.在断面的上下左右各缝合1针。

D,E.松垂乳头的术前正面和侧面照片。

F,G.术后缩小的乳头正面和侧面照片。

说，哺乳已经变得不可能，且有反复感染的忧虑，与其做保留乳管的消极切除剥离和复杂皮瓣填充方
法，还是通过积极的乳管和纤维条索切断实现确切的矫正为宜。

1）乳头边缘皮肤切口方法

Hauben-Mahler法、Stranc法、Skoog法等，可以通过乳头周围乳晕处切口，将凹陷的乳头牵拉出
来，然后进行荷包缝合，适用于轻微的乳头凹陷的治疗。荷包缝合时如果缝合过紧，会使乳头基底部过
于窄小而不自然。

2）利用乳晕真皮皮瓣的方法

Elsahy法、Teimourian-Adham法等，是将乳头牵拉出来后，通过皮下隧道将牵绊乳头的短小乳
管和纤维条索延长或切断，然后将乳晕真皮皮瓣填充入乳头下面的方法。目前这种方式的手术方法最为
多种多样。如果术中注意仔细保护乳管则可以保留哺乳功能，但是如果没有短小乳管和纤维条索的充分
切除，则会增加乳头回缩的复发率。由于使用了部分乳晕作为皮瓣，则还存在术后乳晕缩小的问题。

3）通过乳头切开的方法

通常会认为通过切开乳头的方法，对乳头乳晕的表面和深层组织会造成更严重的损伤，但是实际上
此术式是最简单且效果确切的方法。由于切口位于乳头的正中线及临近乳头的部分乳晕处，所以几乎不
存在术后瘢痕的问题。而且可以在直视下进行乳腺组织、乳管和纤维条索的操作，所以术后乳头回缩的
可能性最低。另外，由于不需要过度的荷包缝合以及乳晕真皮皮瓣，乳头乳晕的外观自然美观且没有血
流障碍或神经损伤的顾虑。

（1）Pitanguy法

将凹陷的乳头牵拉出来后，在乳头从3点向9点方向做水平横切口，深达乳头下乳腺组织。在开阔
的手术视野下，将牵拉乳头的乳管和纤维索条确切地给予切断。确认了乳头不会回缩后，由深至浅用
5-0vicryl缝合乳腺组织，缝合过程中注意不要伤及乳管。切口部位用5-0dermalone缝合关闭。术后
穿戴胸衣时，用Aquasplint做保护带并用胶布固定，以避免压迫到乳头（**图18-5**）。7～10天后拆除缝
线，保护带则根据乳头凹陷的程度佩戴2～4周。如果能保留住半数的乳管，则可能会保留哺乳功能（**图
18-6，图18-7**）。

（2）Broadbent-Woolf法

将凹陷的乳头从3点向9点方向做横行切开，深达乳腺组织，并完全显露乳腺组织。在乳头内部各做
一个与水平切口方向垂直的切口，以切断牵拉乳头的乳管和纤维条索，使凹陷的乳头突出体表。为了填
充乳头突出后留下的乳头下腔隙，在乳头下方将两侧的乳腺组织皮瓣拉拢缝合，使之填充乳头下腔隙，
并起到托举乳头的作用（**图18-8**）。虽然复发率低，但是难以期待保留哺乳功能（**图18-9**）。

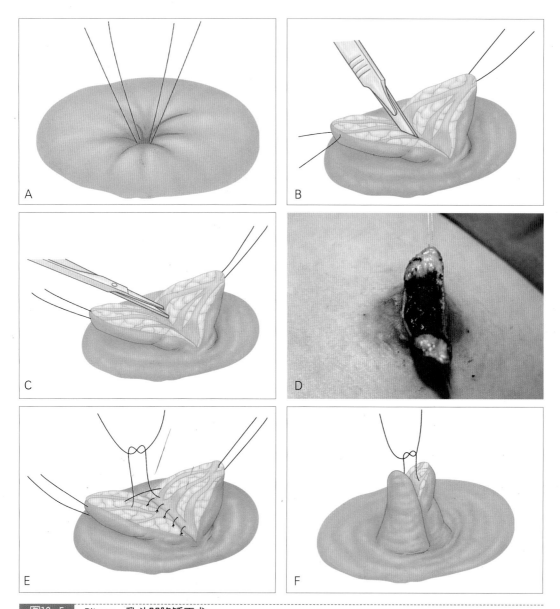

图18-5 Pitanguy乳头凹陷矫正术

A.做一牵引缝合线，将凹陷的乳头牵拉出来。

B.在乳头的3点位置向9点方向做水平切开。

C,D.将乳头从中间切开，完全显露乳腺组织，在开放的视野下将牵拉乳头的短小乳管和纤维条索切断。

E,F.注意不要伤害乳管，用5-0vicryl从深层向浅层缝合乳腺组织。

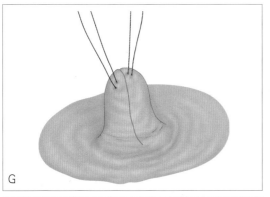

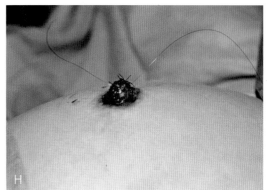

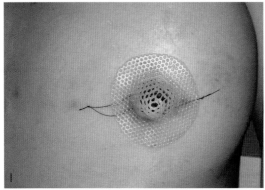

图18-5 （续）Pitanguy乳头凹陷矫正术

G，H.5−0edrmalone缝线缝合切开。

I.利用热塑板制作乳头保护带，然后用胶布固定。

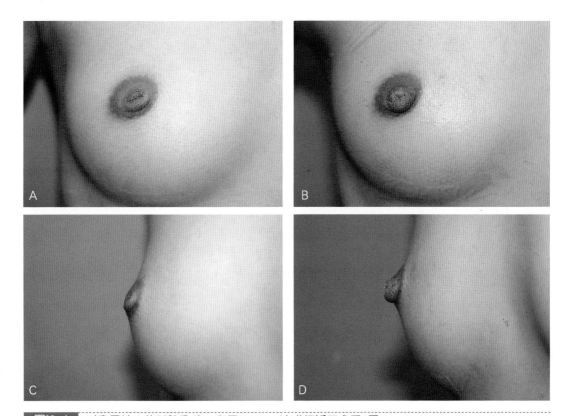

图18-6 对乳晕较小的凹陷乳头，利用Pitanguy法进行矫正术后4周

A，C.术前凹陷的乳头正面和侧面照片。

B.术后在乳晕大小没有缩小的状态下，乳头凹陷得到矫正的照片。

D.术后可以看到乳头突出的侧面照片。

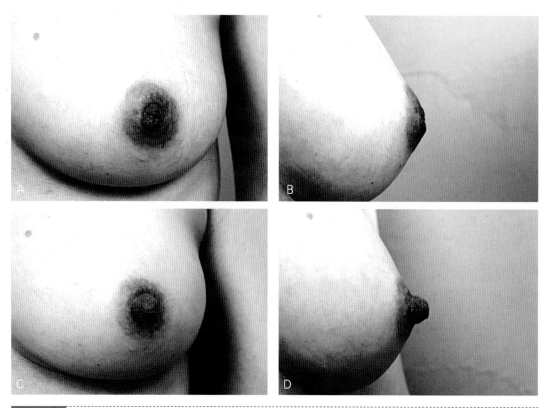

图18-7 利用Pitanguy法矫正乳头凹陷，术后7个月照片

A,B.术前正面和左侧面照片。C,D.术后正面和左侧面照片。

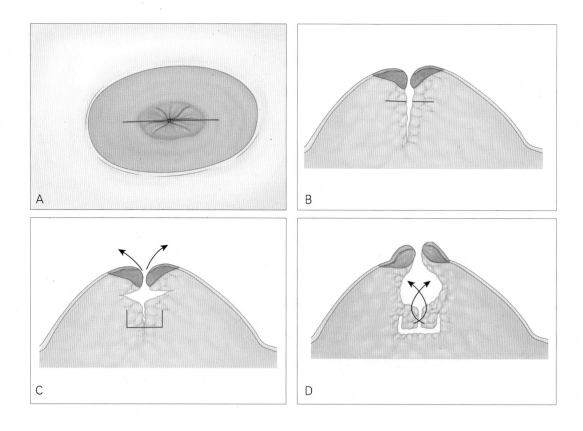

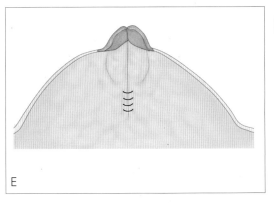

图18-8 Broadbent-Woolf法乳头凹陷矫正术

A.将乳头从3点位置向9点方向进行水平切开。

B.在切开的乳头内部两侧，与水平方向切口成直角做切开。

C.将两侧形成的乳头瓣向外牵拉，使得凹陷的乳头向外膨出。

D.为了填充向外牵拉乳头皮瓣形成的空间，在乳头下方两侧制作乳腺组织瓣。

E.将两侧的乳腺组织瓣收拢向上，给予缝合。

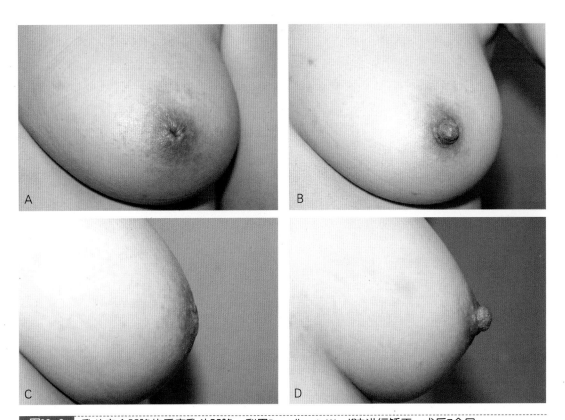

图18-9 乳头完全凹陷的重度乳头凹陷，利用Broadbent-Woolf法进行矫正，术后7个月

A,C.术前正面和侧面照片。B,D.术后正面和侧面照片。

参考文献

[1] Broadbent TR, Woolf RM. Benign inverted nipple, trans-nipple-areolar correction. Plast Reconstr Surg 1976;58:673.

[2] Cheng MH, Smartt JM, Rodriguez ED, Ulusal BG. Nipple reduction using the modified top hat flap. Plast Reconstr Surg 2006;118:1517-1525.

[3] El Sahy NI An alternative operation for inverted nipple. Plast Reconstr Surg 1976;57:438.

[4] El Sharkawy A. A method for correction of congenitally inverted nipple with preservation of the ducts. Plast Reconstr Surg 1995;95:1111.

[5] Ferreira LM, Neto MS, Okamoto RH, de Moura Andrews J. Surgical correction of nipple hypertrophy. Plast Reconstr Surg 1995;95:753.

[6] Haeseker B. The application of de-epithlialized "turnover" flaps to the treatment of inverted nipples. Br J Plast Surg 1984;37:253.

[7] Han SH, Hong YG. The inverted nipple: Its grading and surgical correction. Plast Reconstr Surg 1999;104(2):389-395.

[8] Kim JT, Lim YS, Oh JG. Correction of inverted nipples with twisting and locking principles. Plast Reconstr Surg 2006;118(7):1526-1531.

[9] Lai YL, Wu WC. Nipple reduction with a modified circumcision technique. Br J Plast Surg 1996;49:307.

[10] Megumi Y. Correction of inverted nipple with periductal fibrous flaps. Plast Reconstr Surg 1991;88:342.

[11] Pitanguy I. Aesthetic plastic surgery of head and body. 1st ed. Berlin Heidelberg:Springer-Verlag, 1981.

[12] Pitanguy I. Inverted nipple. Aesthetic Plast Surg 1978;2:53.

[13] Regnault P. Nipple hypertrophy: A physiologic reduction by circumcision. Clin Plast Surg 1975;2:391.

[14] Sakai S, Sakai Y, Izawa H. A new surgical procedure for the very severe inverted nipple. Aesthetic Plast Surg 1999;23:139.

[15] Skoog T. Surgical correction of inverted nipples. J Am Med Womens Assoc 1965;20:931.

[16] Sperli AE. Cosmetic reduction of the nipple with functional preservation. Br J Plast Surg 1974;27:42.

[17] Teimourian B, Adham MN. Simple technique for correction of inverted nipple. Plast Reconstr Surg 1980;65:504.

[18] Teimourian B. Surgical correction of inverted nipples using the modified namba or Teimourian technique. Plast Reconstr Surg 2004;113(1):337-338.

[19] Terrill PJ, Stapleton MJ. The inverted nipple: To cut the ducts or not? Br J Plast Surg 1991;44: 372.

[20] Vecchione T. The reduction of the hypertrophic nipple. Aesthetic Plast Surg 1979;3:343.

[21] Wolfort FG, Marshall KA, Cochran TC. Correction of the inverted nipple. Ann Plast Surg 1978;1:294.

[22] 강진성. 성형외과학. 6권. 3판. 서울:군자출판사, 2004.

[23] 설정현. 유방성형외과학. 서울:군자출판사, 2005.

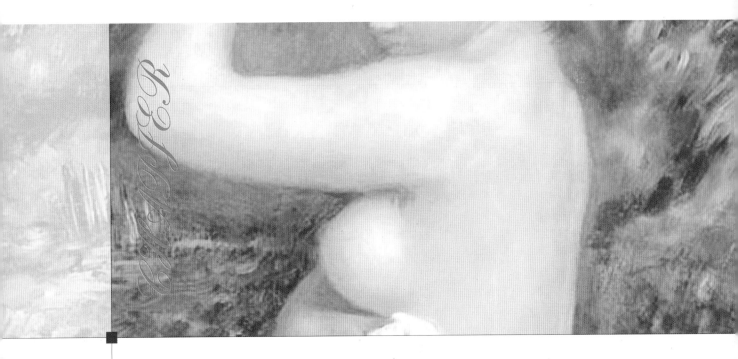

19 乳头缩小术和乳头凹陷矫正术 II
Nipple reduction and correction of inverted nipple

1.乳头缩小术

　　不同的个体其乳头的大小也有所差距，而东方人怀孕期间具有乳头增大的倾向，而且还会随着是否哺乳及哺乳时间的长短有较大的改变。有些没有妊娠经历的未婚女性因为乳头过大而感到了压力，且希望缩小乳头。另外，有部分人经过生产及哺乳过程而导致了乳头肥大，自我感觉在美观上有所欠缺，所以也希望缩小乳头。多数情况下乳头本身肥大会造成压力，相比乳房大小乳头显得过大时也会造成压力。如果同时对乳房的大小也感到不满意，则可以先进行隆胸手术，然后再考虑乳头缩小。

1）术前设计

　　缩小乳头的方法主要分为切断乳头的方法（amputation）和保留乳头中央部的乳管同时切除皮肤的方法。笔者选择的是同时或者分别进行缩小乳头的长度和直径的方法（**图19-1A**）。为了缩小乳头的直径在垂直切除线上设计楔形切除，如果术后不需要哺乳则将楔形切除的顶端更靠近乳头中心部，但在多数情况下不要超过乳管开口密集的部

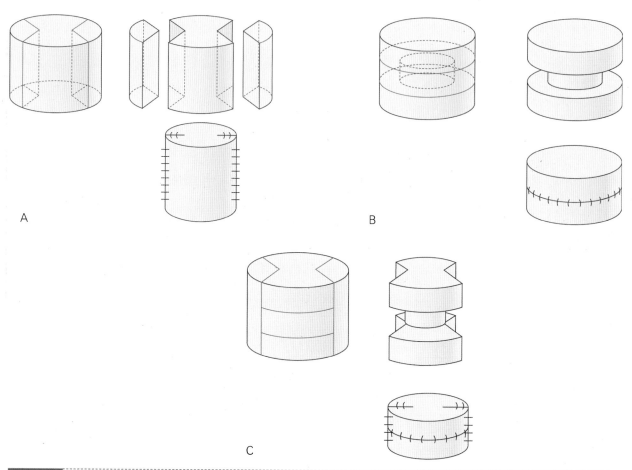

乳头缩小模拟图

A.乳头直径缩小模拟图。B.乳头长度缩小模拟图。C.乳头直径，长度缩小模拟图。

位。对于未婚女性来说，笔者的保留大部分乳管的术式比乳头切除法更为有利。对于没有再生育要求的女性来说，乳头切断法具有简单易行的优点。但笔者认为，如果完全切除了乳管开口部位会带来感觉减弱及影响分泌物排出的负担。

2）手术过程

（1）手术设计（图19-2A～C）

将乳头直径缩小1/3以上时，会有缝合困难的情况发生。另外，事先设计缩短乳头长度2/3时，术后实际效果往往会减小为1/2程度。虽然手术者往往期待过度矫正的效果，但在实际操作中较比过度矫正还是以留有余地的保守性矫正为宜，这样效果不满意时还可以追加缩小。

（2）切口（图19-2D,E）

用混有1∶400 000肾上腺素的1%利多卡因进行局部浸润麻醉，在乳头上部用4-0尼龙线缝合做牵引线，这样切开时会比较容易。

（3）乳头组织切除（图19-2F）

缩小乳头直径的切除在设计线上垂直进行，缩小乳头长度时，深达真皮层为好，根据乳头大小深1～1.5mm。

（4）缝合（图19-2G,H）

只需要缝合皮肤，可以用7-0尼龙线或者普通的皮肤缝合线。缩小乳头直径时，如果切除量大导致缝合皮肤张力过大时，先缩小一侧，另一侧则与缩短长度的切口相互弥补进行。

3）术后处置

术后第2天观察乳头的血液循环，如没有出血术后3天即可以冲洗淋浴，术后2周拆除缝线。

4）综述

Regnault报道的手术方法与笔者的方法相同，Pitanguy的报道提示将乳头做L形切除的方法。另外还有V形切除乳头的方法，Cheng等著者在2006年还发表了利用改进的草帽状皮瓣的方法。每侧乳头包含20个左右的乳管，且主要集中在乳头中央部，所以按照Regnault的方法可以最大限度地减少乳管的损伤，而且这种方法可以有效缩小乳头的长度，但对缩小乳头的直径则难以达到好的效果。Ferreira等则在Regnault方法的基础上，增加了3个左右的楔形切除以达到缩小乳头直径的效果。笔者也在利用改良的Ferreira方法对同时需要缩小乳头长度和直径的所有患者施行了手术。

2.乳头凹陷矫正术

1）乳头凹陷矫正的机制

为了矫正乳头凹陷而来院的患者中，不同的个体之间乳头凹陷的原因和程度都有大的差异，且矫正的方法也多种多样。乳头凹陷患者普遍关心的问题是术后是否可以哺乳，外观、瘢痕及是否复发等。对于术者来说，最关注的是术后复发的问题，因为乳头凹陷矫正术后的复发率本身就较高。在发表乳头凹陷矫正术的著者之间，既有经验丰富的术者，也有根据教科书或相关论文来进行乳头凹陷矫正术的医生，医生之间术后复发率的差异较大。

特别是乳头凹陷程度越严重，这种差异就越大。其理由就是术者需要在乳头凹陷矫正术的复发率和保留乳头的血液供应之间找到相对安全的平衡点。在凹陷乳头矫正的过程中，首先要确立减少复发率、扩大安全范围的概念，然后才能实施有效的乳头凹陷矫正术。

（1）是将凹陷的乳头牵拉出来还是做一个乳头？

有些情况下，凹陷的乳头带有完整的乳头组织和皮肤（**图19-4A**），但大多数的情况下是乳头发育到了一定程度，但乳头的皮肤相对不足（**图19-4B**）以及乳头组织本身没有得到发育（**图19-4C**）。所以对单纯乳头凹陷，使用荷包缝合方法即可取得好的效果，但是对于复杂的乳头凹陷则需要复原不足的

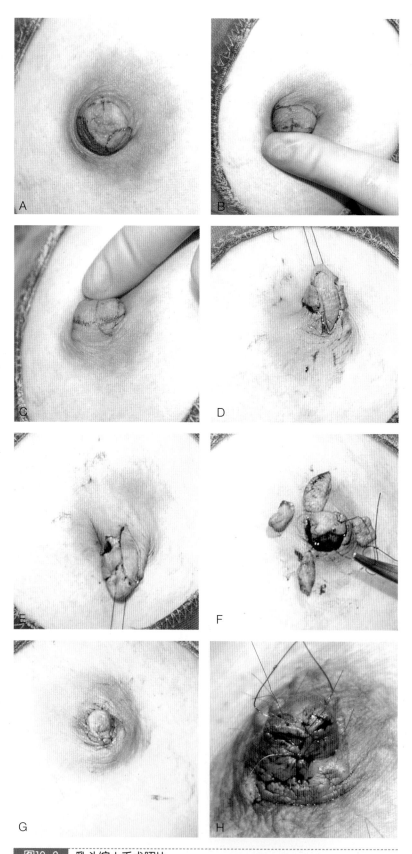

图19-2 乳头缩小手术照片

A,B,C.术前设计。D,E.按设计线切开。F.切除的乳头组织。
G.缝合后。H.切口缝合张力过大时也可以改变缝合方向。

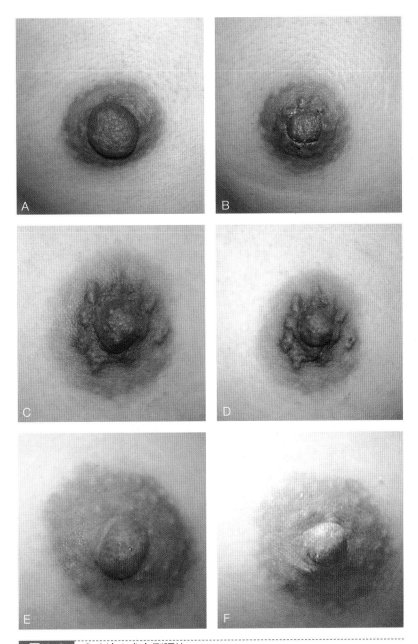

图19-3 乳头缩小术实例照片

A,B.术前及术后2周。C,D.术前及术后6个月。E,F.术前及术后1个月。

组织。

（2）需要松解多少牵拉乳头的乳管和纤维条索？

如果稍加刺激乳头即可突出，则不需要这个过程。即使持续刺激也无法使乳头突出时，就需要松解牵拉乳头的纤维条索，松解到轻柔牵拉乳头即可牵出乳头的程度。如果钩状纤维组织在乳头周边造成入口狭窄，并导致乳头不能突出，这时就需要松解钩状的纤维组织（**图19-4D，E**）。松解纤维条索时，如果纤维化严重无法松解，需要用手术刀来进行松解，但大部分的情况下都可以使用梅增姆剪刀做扩张动作来进行松解（**图19-4F**）。

（3）使乳头顶端周径比乳头基底周径要大

A．增大乳头顶端周径的方法

如Teimourian法，可以将乳晕组织作为补充乳头组织的方法来进行，也可使用在牵拉乳头的状况下，松弛牵拉乳头的组织，并将乳头后方组织向前移位的方法。

B．缩窄乳头基底周径的方法

可以利用三角皮瓣或菱形皮瓣来缩小乳头基底周径。Teimourian方法就是在增加乳头顶部体积同时缩小乳头基底周径的方法（**图19-4G**）。

（4）乳头后方的组织复原

如果不能填充复原乳头牵拉出来后形成的空间，则乳头就会失去支撑力，在术后就会有重新凹陷的倾向。荷包缝合或者金正太等（2006）的扭曲和锁定原理（twisting and locking principle）可以在缩窄乳头基底的同时，复原乳头后方组织，从而达到预防复发的目的。

（5）不要勉强缝合脱皮部位（raw surface）

在皮肤量不足时往往会出现乳头侧面没有皮肤组织覆盖的情形。在乳头颈部缩进导致经静脉回流不畅而出现瘀血时，这些部位的出血可以帮助血液的循环，而且还可以起到增加乳头表面积的作用（**图19-4H**）。随着恢复时间的延长，这些部位几乎不会留下瘢痕。

2）手术方法的选择

（1）刺激后乳头可以突出的患者

给予刺激后乳头即可突出，且没有皮肤不足的患者，则没有必要松弛乳管或纤维组织，直接进行荷包包埋即可维持效果（**图19-5A**）。

（2）乳头组织存在但皮肤量不足的乳头凹陷患者

A．手术设计（**图19-5B**）

沿着乳头基底画一圆形，然后在上下左右4个位置做切开设计。

B．皮肤切开

沿着乳头横行方向切开乳头，使牵引乳头时，对皮肤血运不构成障碍（**图19-5C**）。

C．乳头牵引及纤维组织松弛

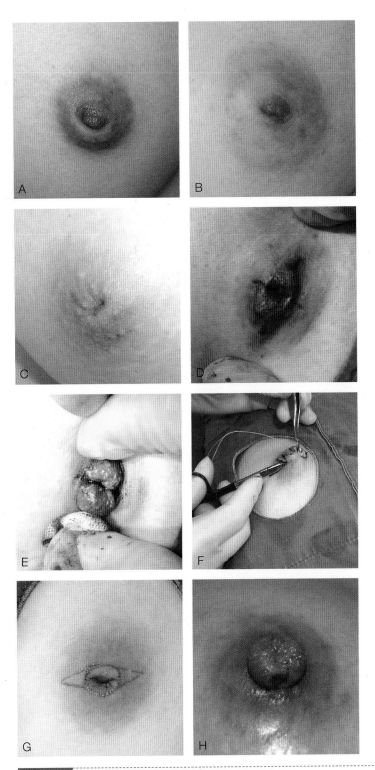

图19-4 凹陷乳头矫正的一般概念

A.皮肤或乳头组织完整，但有凹陷的情况。B.乳头组织存在，但皮肤量不足的情况。C.乳头组织量不足，且皮肤量也不足的情况。D,E.钩状纤维组织阻碍乳头外翻时，通过切开给予松解。F.将牵绊乳头的纤维组织给予松解，然后将乳管骨骼化。G.利用乳头周边的组织瓣增加乳头的容积，缩窄乳头颈部。H.张力过大时，不需一定缝合，而可以旷置。

　　用2-0尼龙线缝合乳头做牵引线（**图19-5D**），沿着切口两侧用梅增姆剪刀或者弯曲虹膜剪松解牵拉乳头的纤维组织（**图19-5E**）。如果牵拉乳头的力量较强时，垂直先前的横行切口做一垂直切口，然后进行松解（**图19-5F**）。

　　D．荷包缝合（**图19-5A,G,H,I**）

　　边牵引乳头，边用4-0尼龙线进行皮下缝合。

　　E．皮肤缝合（**图19-5J**）

　　将4个切口部位进行缝合。而不用缝合形成乳头表面的切口，并因为造成出血，直到术后静脉回流恢复正常。

　　D．美德乐胸衣术后包扎（**图19-5K，L**）

　　使用美德乐进行包扎，在保护乳头的同时，检验乳头的血流状态。

　　（3）乳头组织发育不全的患者（图19-6）

　　有必要利用周边组织来补强乳头组织。

　　A．手术设计（**图19-6A**）

　　在乳晕左右或上下部位设计两个三角形皮瓣，并将三角形底边设计成乳头的基底部位。

　　B．去上皮组织（deepithelization）

　　将设计好的三角皮瓣脱去上皮组织，并沿着皮下脂肪层掀起真皮瓣（**图19-6B**）。

　　C．交叉缝合皮瓣

　　在真皮瓣下面，形成一隧道，然后将牵拉乳头的纤维组织松解（**图19-6C**），再用将两侧的真皮瓣通过皮下隧道牵拉至对侧，用6-0白色尼龙线（white nylon）缝合固定（**图19-6D,E,F**）。

　　D．补强乳头后方组织（back-up）

　　随着乳头体积增大，乳头不再回缩时，通过缝合皮下隧道的两侧组织，可以防止乳头回缩至后方（**图19-6G,H,I**）。如果还有乳头被向后牵拉的感觉，则边将乳头向前牵拉边进行荷包缝合（**图19-5A,G,H,I**），但收紧缝合的部位要位于乳头的后方。

　　E．皮肤缝合（**图19-6J**）

　　用黑色7-0尼龙线缝合皮肤。

　　F．美德乐胸衣包扎

　　术后利用美德乐包扎，以保护乳头，并检验乳头的血流状况。

3）术后管理

　　术后2个月之内要穿戴辅助性器具。如果使用Medela制品不方便时，可以利用小的乳头保护器。

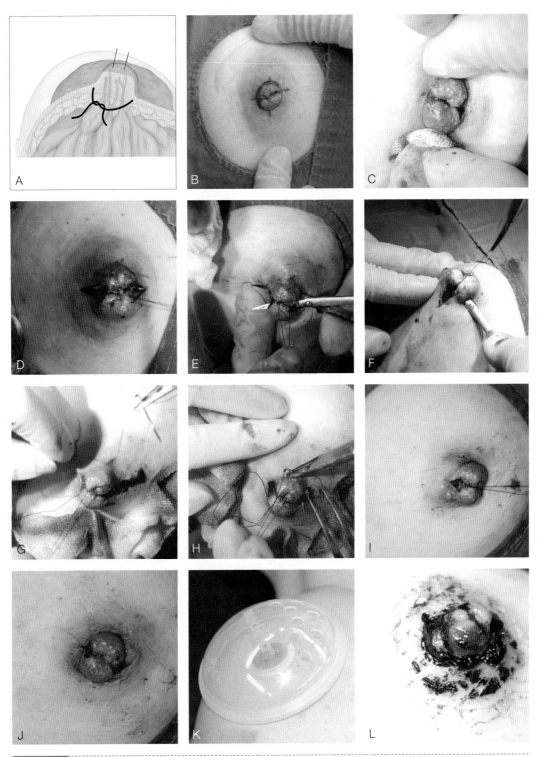

图19-5　经过刺激后可以膨出的乳头

A.荷包缝合。B.术前设计。C.切开。D.牵引。E.松解纤维组织。
F.垂直松解组织。G,H.4-0白色尼龙线荷包缝合。I.荷包缝合后。
J.皮肤缝合后。K.使用乳头保护罩给予包扎。L.术后第1天。

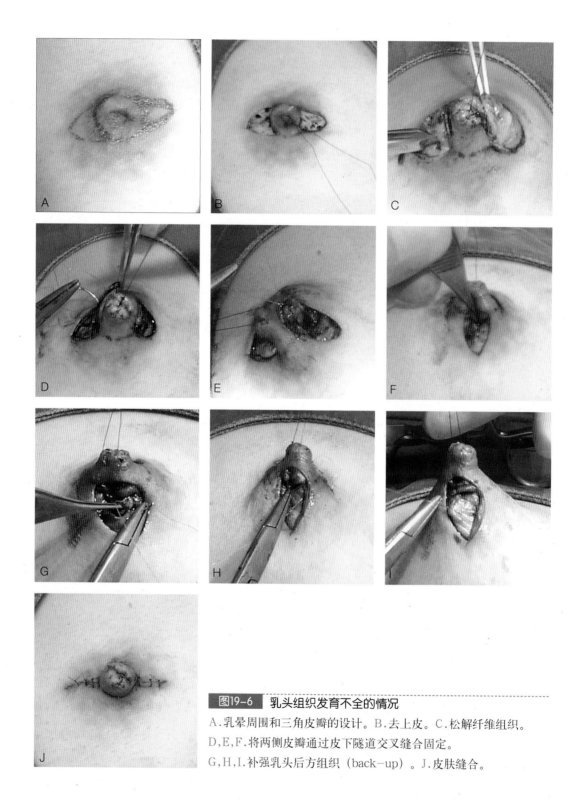

图19-6 乳头组织发育不全的情况

A.乳晕周围和三角皮瓣的设计。B.去上皮。C.松解纤维组织。

D,E,F.将两侧皮瓣通过皮下隧道交叉缝合固定。

G,H,I.补强乳头后方组织（back-up）。J.皮肤缝合。

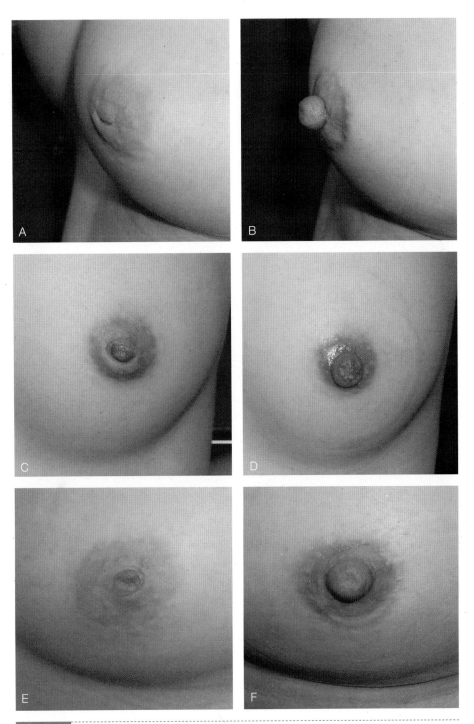

图19-7 手术前后照片

A、B. 术前及术后6个月。C、D. 术前及术后2周。E、F. 术前及术后6个月。

参考文献

[1] Cheng MH, Smartt JM et al: Nipple reduction using the modified top hat flap. Plast Reconstr Surg 2006:118(7):1517-1525.

[2] Ferreira LM, Neto MS, et al: Surgical correction of nipple hypertrophy. Plast Reconstr Surg 1995:95: 753-754

[3] Regnault P: Nipple hyertrophy: A physiologic reduction by circumcision. Clin Plast Surg: 1975:2:391

[4] Han SH, Hong YG: The inverted nipple: Its grading and surgical correction. Plast Reconstr Surg 1999:104(2):389-395.

[5] Kim JT, Lim YS et al: Correction of inverted nipples with twisting and locking principles. Plast Reconstr Surg 2006: 118(7):1526-1531.

[6] Teimourian B: Surgical correction of inverted nipples using the modified namba or Teimourian technique. Plast Reconstr Surg 2004: 113(1):337-338.

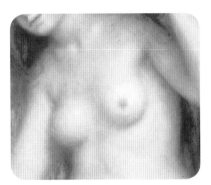

第4部分 乳房再造术
(Breast reconstruction)

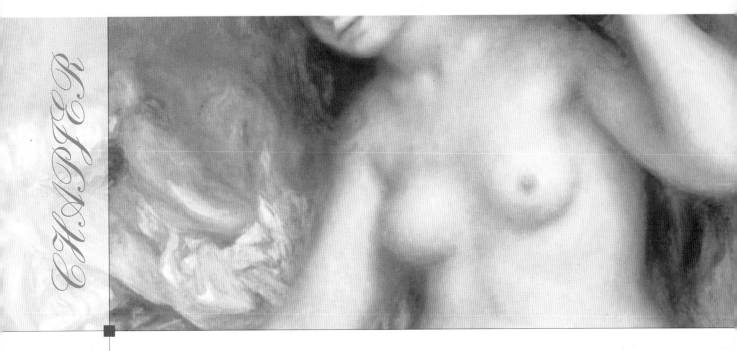

20 乳房再造术
Breast reconstruction

据调查，1996年韩国女性的乳癌发生率为16.7/100 000，到了2006年则增加到了46.8/100 000，10年间增长了3倍左右。乳腺癌的发病年龄上，40多岁女性占据了40%，50多岁女性占据了25.7%。乳腺癌多发于社会活动比较频繁的女性。2005年韩国女性乳腺癌相对生存率为82.2%，观察接受乳腺癌手术患者五年生存率，0期为99%，2期为89%。以上这些统计提示在韩国乳房再造术的需求在急剧增加。在美国，接受乳房切除术的患者中25%的人接受了乳房再造术，在韩国也是呈现逐年递增的趋势。

1.影响乳房再造术的因素

1）吸烟

吸烟可以诱发乳房切除皮瓣的坏死、组织扩张器周围的感染、脂肪坏死、皮瓣坏死、创面破裂、腹横肌皮瓣供区并发症等，所以至少术前4周开始要禁烟。

2）肥胖

肥胖患者发生再造皮瓣或乳房切除皮瓣坏死及供区并发症的概率增高。所以对体重指数（body mass index）超过30的患者，在施行腹直肌肌皮瓣术时要注意。

3）全身性疾病

糖尿病患者行假体或皮瓣术后，发生并发症的概率增加。冠状动脉疾病可以伴发很多血管疾病，慢性肺疾病患者无法耐受长时间的手术。

4）药物

阿司匹林可以影响血小板功能，所以至少术前5天开始禁止服用。布洛芬等非甾体类消炎药要在术前2天停止服用。利用大蒜、人参、生姜、银杏叶提取物制作的药物可以造成出血，所以在术前2周开始禁止服用。

2.选择乳房再造术时需要考虑的因素

选择乳房再造方法时需要考虑的因素有：乳房的大小和形状、体重和健康状态等关联患者的因素，肿瘤的大小和恶性程度、抗癌辅助治疗的时机和方法、再造时机等关联肿瘤的因素，乳房切除方法和结果、再造手术医生的熟练度等关联医生的因素，患者对乳房再造手术效果的期待值等精神性因素等。为了有效地评价这些因素，整形外科医生在乳腺癌的诊断和治疗、再造以前都需要与乳腺外科医生之间密切合作。

1）乳房再造的时机

乳腺癌切除术同时进行乳房再造不会促进癌细胞的生长，且不会对乳腺癌的复查有妨碍，随着这种理论的阐明，目前对于早期乳腺癌手术后即刻行乳房再造术已经相当普遍。作为即刻乳房再造的方法，可以根据皮肤切除的量、整形外科医生的熟练程度、患者的期望等因素来决定是否施行组织扩张术后植入假体或者是皮瓣术。组织扩张后假体植入方法适用于保留皮肤的乳房切除术（skin-sparing mastectomy）或者乳腺癌改良根治术（modified radical mastectomy）的患者，且术后的恢复和回归日常生活的时间快。即使接受了保留皮肤乳房切除术，如果怀疑在乳房切除部位的皮瓣有坏死可能时，进行自我组织皮瓣的再造术也是安全的。乳房切除术后即刻再造术可以减少手术次数和手术费用，不但可以重建更好的外形，也可以减少因乳房切除带给患者的精神上的负担（**图20-1**）。虽然有报道认为，进行了乳腺癌局部切除的患者，即刻再造术是安全有效的，但是因术后放疗可以出现多种并发症，所以还是延迟再造为宜。接受延迟再造的患者，由于已经经历了乳房切除的状态，所以相比即刻再造的患者，对手术效果的满意度会更高，而且术后的生活质量也会大幅提高（**图20-2**）。最近由Kronowitz

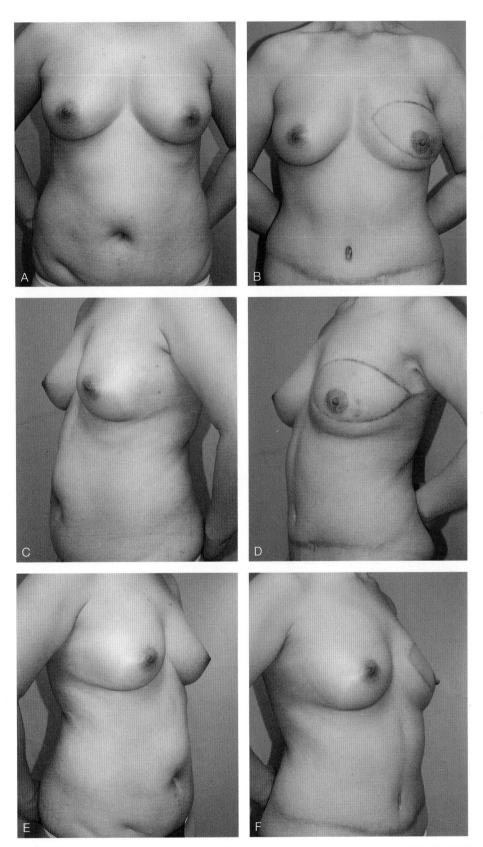

图20-1　37岁女性，左侧乳房改良乳癌切除术后，利用游离横行腹直肌肌皮瓣（free TRAM flap）进行即刻乳房再造术

A,C,E.术前正面及双侧面照片。B,D,F.术后1年正面及双侧面照片。

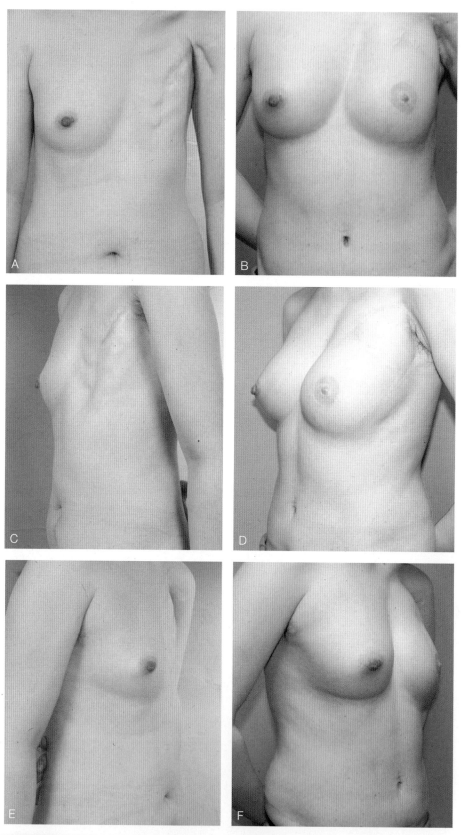

图20-2 40岁女性，曾接受乳癌根治术（radical mastectomy），利用横行腹直肌肌皮瓣和乳房假体进行延迟乳房再造

A, C, E. 术前正面和双侧面照片。B, D, F. 术后2年正面及双侧面照片。

（2007）提出的延迟即刻再造术（delayed-immediate reconstruction），是在开始接受放射线治疗时，排除皮肤扩张器内的生理盐水，在放疗结束后给予迅速再扩张，之后用假体或自我组织完成再造。

2）乳房切除术

近些年来，几乎不再使用根治性乳腺癌切除术（radical mastectomy），而在保留胸大肌的乳腺癌改良根治术的基础上进一步发展了保留皮肤切除术，且这种术式呈现逐渐增加的趋势（**图20-3**）。虽然根据乳癌的发展程度其切除方法也有所不同，但在乳房切除时保留了皮肤组织则在乳房再造时会更容易，且乳房外形也更趋良好。对于接受了保留皮肤切除术的患者，可以接受假体植入法或自体组织再造等所有方法。在那些已经接受了放射线治疗的患者，有发生皮肤扩张器或假体外露的危险性，所以还是利用自体组织进行再造是安全的。

如果缺损部位较大，一般是肿瘤较大的情况，往往需要辅助性抗癌治疗，建议还是延迟再造。如果

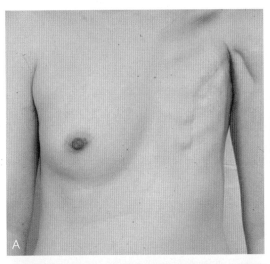
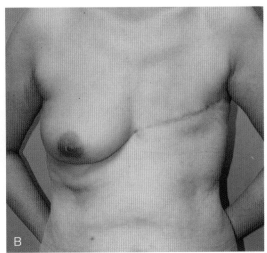
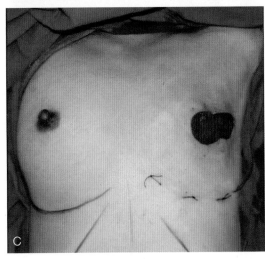

图20-3 乳癌切除术
A.乳癌根治术（radical mastectomy）。
B.改良乳癌根治术（modified radical mastectomy）。
C.保留皮肤的乳癌切除术（skin-sparing mastectomy）。

因缺损过大无法一期缝合时，就需要利用皮瓣术进行再造（**图20-4**）。

3）辅助抗癌治疗

乳房切除术后接受放射线治疗的患者，不仅是使用假体时，即使利用了皮瓣，在乳房再造的部位发生局部并发症的危险性也会相应增加。接受放疗后，会引起创伤延迟治愈、包膜挛缩、假体的移位及外露、感染概率增加等问题，所以还是避免使用假体为好。Tran等（2001）报告，利用腹直肌进行即刻乳房再造术的患者中，28%的患者因为接受放射线治疗而发生了严重萎缩而需要再次手术。如果患者期望利用皮瓣行乳房再造术，但还需要接受放射线治疗，这种情况下为了防止皮肤坏死和皮瓣萎缩，还是建议在放疗结束后再进行延迟乳房再造术。但是由于在乳腺癌切除组织的组织学检查没有结果之前，无法决定是否放射线治疗，所以在术前难以决定再造时机和方法。万一植入了组织扩张器后，需要进行放射线治疗，则在维持组织扩张器的状态下，等结束放疗后更换为假体为好。

4）对侧乳房

根据乳腺癌的病理学特征及家族史、遗传史等因素，如果确认为乳腺癌高危患者，施行对侧乳房预防性切除术，并植入组织扩张器或假体，或以双侧腹直肌肌皮瓣双侧乳房再造术为好（**图20-5**）。如果对侧乳房非常巨大且下垂，要利用背阔肌肌皮瓣和假体，或者腹直肌肌皮瓣来进行重建（**图20-6**）。如果患者希望对侧乳房缩小或上提，则可以利用组织扩张器和假体的方法再造乳房，获得大体上对称的乳房。

5）手术医生熟练程度

整形外科医生要熟知所有的再造方法，并在满足患者期待的同时，告知患者危险性最小但结果最好的手术方法。让患者选择最适合自己的方法，然后去寻找可以做此种手术方法的医生；或者是先选择医生，再接受这位医生最熟练的手术方法。

6）患者的期待值

要事先掌握患者主要关心的问题，比如手术时机、手术的难易度、与对侧乳房的对称性、喜欢的运动等。对于那些希望手术时间短且可以尽快回归家庭和职场的患者来说，适合选择组织扩张器和假体的方法。对假体有顾虑，对复杂的手术有充分的心理准备，希望获得永久且自然效果的患者来说，适合选择利用自体组织的再造术。进行特定肌肉运动的运动员来说，要避开这个特定肌肉，根据目前发表的研究结果来看，利用背阔肌或腹直肌皮瓣进行再造时，不会对周边的肌肉造成畸形。根据2007年美国整形外科协会的统计，接受乳房再造术的患者中75%的患者接受了利用假体的乳房再造术，25%的患者则是接受了利用自体组织进行乳房再造术。2003年美国整形外科协会针对54名女性整形外科医生进行了调查，调查内容是如果医生本人接受乳房切除后再造术会选择哪种重建方式，其中61%的人选择了组织扩

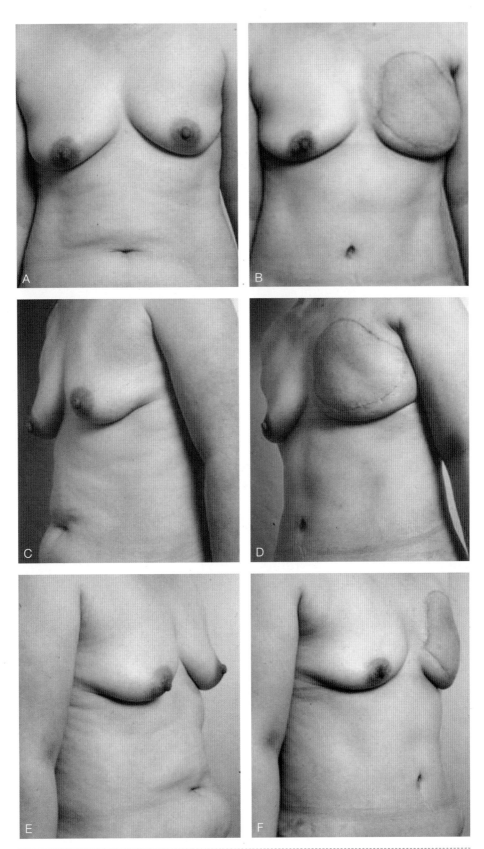

52岁女性，左侧乳房接受包括皮肤在内的大范围改良乳癌根治术，利用有利横行腹直肌肌皮瓣进行即刻乳房再造术

A,C,E.术前正面和双侧面照片。B,D,F.术后8个月正面和双侧面照片。

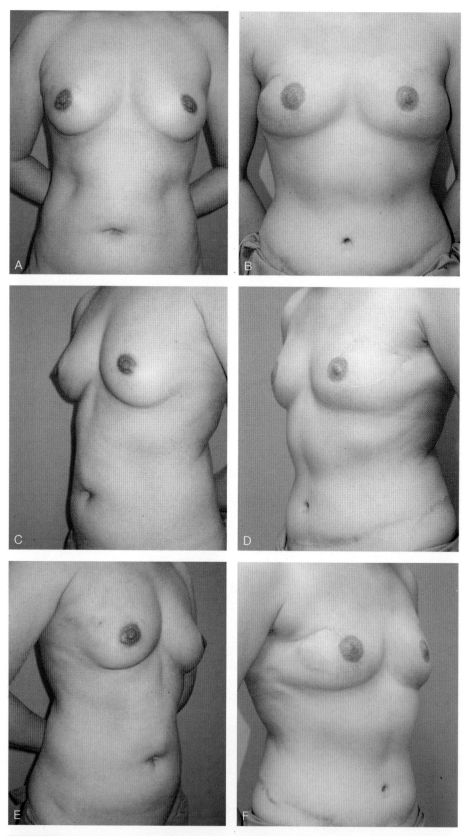

图20-5 38岁女性，接受双侧乳房的改良乳癌根治术后，接受利用双侧横行腹直肌肌皮瓣的即刻乳房再造术

A、C、E.术前正面和双侧面照片。B、D、F.术后15个月正面和双侧面照片。

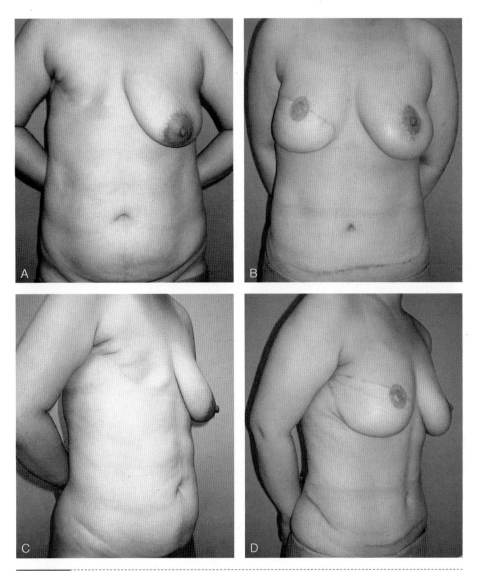

图20-6　46岁女性，曾接受右侧乳房改良乳癌根治术伴有左侧乳房肥大下垂，利用横行腹直肌肌皮瓣进行右侧延迟乳房再造术，左侧乳房进行乳房悬吊术

A,C.术前正面和右侧面照片。B,D.术后1年正面和右侧面照片。

张器和假体，6%的人选择了背阔肌肌皮瓣及假体，33%的人选择了腹直肌肌皮瓣术式。另外，她们对假体的选择上，79%的人选择了组织扩张器，在与背阔肌肌皮瓣术式同时进行时，则有67%的人选择了硅凝胶假体。这表明进行手术的术者立场和接受手术的患者立场会有所不同，担当再造手术的术者不要单纯考虑手术本身的优缺点，重要的是要站在患者的立场进行考虑，并选择适合的再造手术方法。

3.乳房再造术

1）利用组织扩张器和假体进行乳房再造术

对于乳房小、没有接受过放射线治疗、乳房切除后胸壁皮肤留有余地的患者是个好的方法。手术分为两个阶段，在第一个阶段在胸大肌下面植入组织扩张器，让患者每1～2周来院一次进行组织扩张。大约3个月后扩张到比预计假体大30%程度，然后置换成假体。这个方法的最大优点就是手术时间短，患者的负担轻。由于没有供区手术问题，术后恢复也会相应加快。缺点是可能发生包膜挛缩、假体破裂、移位等假体隆胸的并发症。缺点就是需要第二阶段手术以及外观及手感不大自然（**图20-7**）。

2）带蒂腹直肌肌皮瓣法（Pedicled TRAM flap）

这是将包含腹壁上动脉（Deep superior epigastric vessels）的腹直肌作为皮瓣蒂部，将脐以下部位的皮肤和皮下组织通过皮下隧道移到胸部进行乳房再造的方法（**图20-8**）。下腹部组织的主要供应血管是腹壁下动脉，施行带蒂腹直肌肌皮瓣乳房再造术时，在肚脐以上的腹直肌内将形成腹壁上、下血管间的血流再分布。所以在术后可能出现一过性的皮瓣瘀血现象或者发生局部脂肪坏死甚至皮瓣坏死。对于吸烟、肥胖、接受过放疗的患者，如果术前2周提前进行腹壁下血管的切断（flap delay procedure），则可以增加皮瓣的血流。带蒂腹直肌肌皮瓣内包含相当部分的腹横肌和筋膜，所以会减弱腹部的弯曲运动。如果是单侧皮瓣则可以因周边肌肉的代偿作用而对运动机能没什么影响，但是在双侧皮瓣时，腹壁薄弱会对一些运动产生影响。为了防止因腹直肌缺损带来的疝块，有时需要腹壁的加强缝合。

3）游离腹直肌肌皮瓣法（Free TRAM flap）

此法利用与带蒂腹横肌肌皮瓣相同的组织，并将皮瓣的主要供应血管——腹壁下血管作为主要的血管蒂，所以不用担心脂肪坏死而使用更多的组织。由于血液供应丰富，所以对有吸烟史、糖尿病史、肥胖等高危患者比较安全。但是此术式需要熟练掌握显微手术的医生团队，且手术时间会有所增加，还有小血管吻合后因血栓造成皮瓣整体坏死的可能。作为受区血管主要使用胸背血管（thoracodorsal vessels），但最近也多使用容易接近的胸廓内动脉（internal mammary vessels）。利用保留肌肉的皮瓣（muscle-sparing free TRAM flap），只需要切下包含穿支（perforator）的肌肉部分，所以对腹直肌的损伤少，且无须皮下隧道，所以腹壁的剥离范围也相应减小，对比带蒂皮瓣可以减少供区的并发症发病率。由于容易进行皮瓣的移位和固定，且可以进行重量和容积的测定，所以容易塑造乳房的外形（**图20-9**）。

4）游离腹壁下血管穿支皮瓣术（Free DIEP flap）

这是分离出下腹壁血管的穿支（deep inferior epigastric artery perforator），将包括少量腹直肌

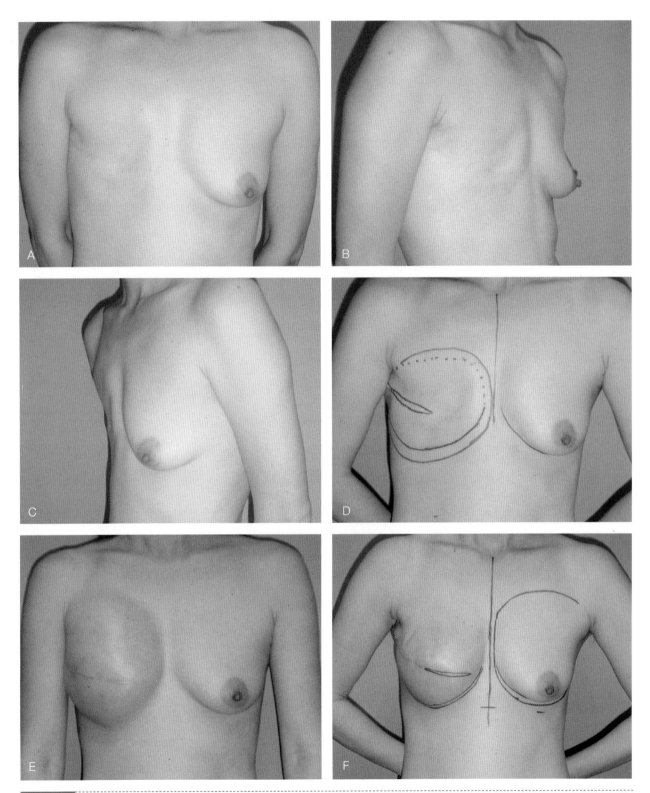

图20-7 30岁女性，曾接受右侧乳房改良乳癌根治术，利用组织扩张器和乳房假体的延迟乳房再造术

A,B,C.术前正面和双侧面照片。

D.植入组织扩张器前设计。

E.经过6周的组织扩张，形成过度扩张（over expansion）的外观。

F.准备抽取扩张器内的生理盐水，决定患者期望的假体大小及双侧乳房植入假体前的设计。

302·现代韩国乳房整形术

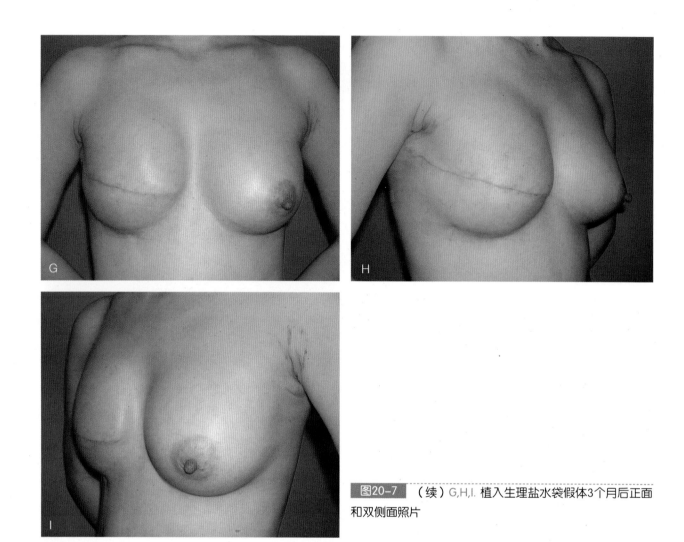

图20-7 （续）G,H,I. 植入生理盐水袋假体3个月后正面和双侧面照片

在内的下腹壁皮肤和皮下组织作为皮瓣的一种方法（图20-10）。这种术式的优点是血管蒂部较长，容易固定在期望的部位，并且可以保留腹直肌。据报道，此方法相比游离腹直肌肌皮瓣方法发生腹壁疝和疼痛的概率更低，相比带蒂腹直肌肌皮瓣方法发生腹壁并发症和脂肪坏死的概率更低，住院时间缩短，而皮瓣组织吸收率则基本相似。但是此术式通常要依靠一两支穿支血管来提供血液，所以相比游离腹直肌肌皮瓣方法，发生脂肪坏死的概率增加。有糖尿病病史及吸烟史的患者，需要掀起大的皮瓣时，就要格外注意血供问题。对血管穿支的分离需要相当高的手术技巧，所以手术时间会相应延长，而且随着手术时间的延长，皮瓣坏死的可能性也相应增加。还有人主张保留肌肉的游离皮瓣术，此方法在机能及外观上没有更加突出的优点。

5）游离下腹壁动脉浅支皮瓣术（Free SIEA flap）

仍然使用下腹壁组织，但是由于血管蒂位于腹壁的浅层，所以在剥离过程中不会损伤腹壁。此方法具有供区并发症发病率低的优点，但由于作为蒂部的血管管径较细，甚至在某些患者无法找到，所以只

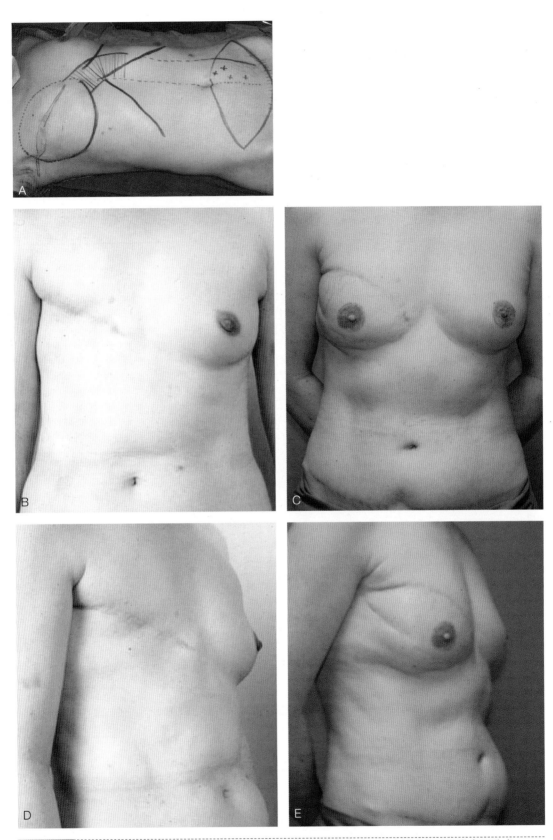

图20-8　53岁女性，曾接受右侧乳房改良乳癌根治术，利用带蒂腹直肌肌皮瓣进行延迟乳房再造术

A.在乳房再造部位设计横行腹直肌肌皮瓣，肌皮瓣蒂及皮瓣转移所需的皮下隧道。

B,D.术前正面和侧面照片。C,E.术后1年正面和侧面照片。

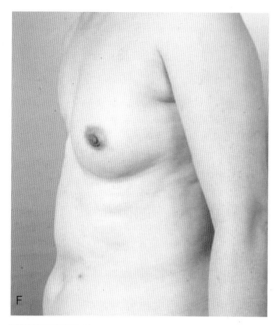 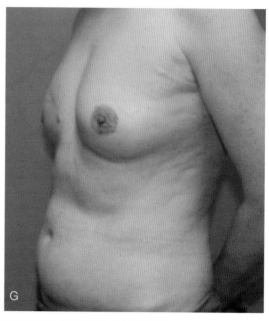

图20-8 （续）

F.术前侧面照片。G.术后1年侧面照片。

在大约30%的患者可以适用。另外，由于蒂部血管供应的组织范围不大，所以只适合于乳房容积较小的患者，而且皮瓣缩小的可能性也比较大。

6）背阔肌肌皮瓣术（Latissimus Dorsi flap）

背阔肌肌皮瓣使用的是解剖学上位置相对固定的管径大的胸背动脉（thoracodorsal artery），所以对有吸烟史、糖尿病及肥胖等高危人群是相对安全的一种皮瓣。由于皮瓣内包括薄而宽大的肌肉组织，可以选择多种大小和转移位置，所以对乳癌部分切除患者（**图20-11**）或胸壁畸形患者的重建（**图20-12**）是一种有效的手术方式。对于乳房全切除的患者，同时使用假体的情况较多，这时可以在假体外下方覆盖皮瓣从而可以塑造更为自然的乳房（**图20-13**）。对于乳房较小的患者，则不需要假体植入，在皮瓣上附着脂肪层进行移位即可进行乳房的再造。但此种术式需要在术中变换体位，发生血清肿的概率高，因假体的问题需要进行修复手术的概率也高。供区的左右不对称明显时，可以进行脂肪抽吸。因背阔肌的移位而引起的肩关节活动、肌力、肌腱机能等方面的损伤并不明显。

7）胸背动脉穿支皮瓣术（Thoracodorsal artery perforator flap）

此术式使用和背阔肌肌皮瓣相同的血管和皮瓣，但是不需要切取肌肉组织而只是需要将其穿支作为蒂部。是一种对背阔肌无损伤的手术方法，但是由于胸背动脉穿支的解剖学结构多种多样，难以分离，所以尚未被广泛使用。

8）其他游离血管穿支皮瓣术（Free perforator flaps）

　　由于血管穿支的分离较难，且皮瓣大小不充分或者所在位置不容易操作，所以并没有普遍施行。但在某些特定的情形，可以作为替代方式的皮瓣有上臀肌动脉穿支皮瓣（superior gluteal artery perforaror flap）、下臀肌动脉穿支皮瓣（inferior gluteal artery perforator flap）、旋髂深血管为蒂的髂部皮瓣（free Rubens flap）、大腿前外侧皮瓣（anterolateral thigh flap）、横向上股薄肌皮瓣（transverse upper gracilis flap）皮瓣等。

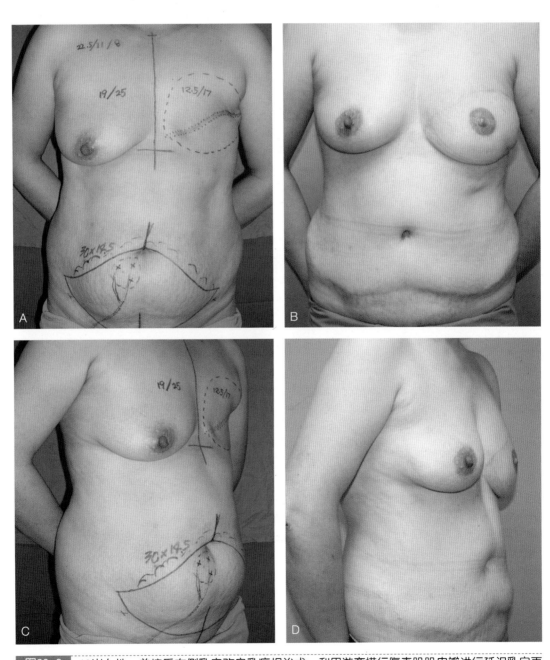

图20-9　48岁女性，曾接受左侧乳房改良乳癌根治术，利用游离横行腹直肌肌皮瓣进行延迟乳房再造术

A、C.术前正面和右侧面照片。B、D.术后1年正面和右侧面照片。

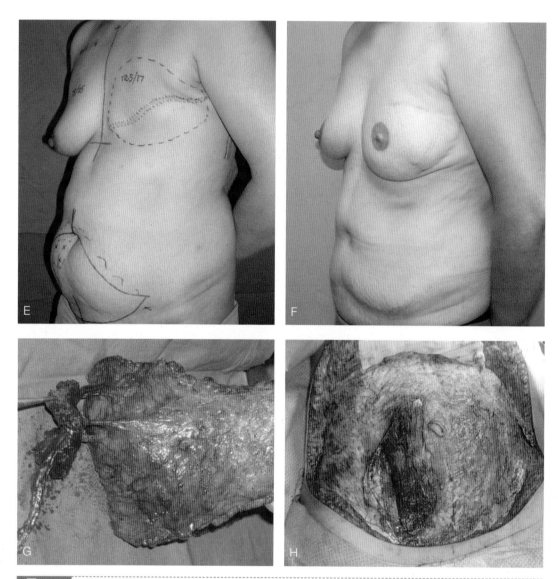

图20-9 （续）

E, F. 术前术后的侧面照片。

G. 血管蒂部附带最小量肌肉的保存肌肉横行腹直肌肌皮瓣的掀起。

H. 利用皮瓣蒂供区剩余的腹直肌进行供区腹壁缝合的图。

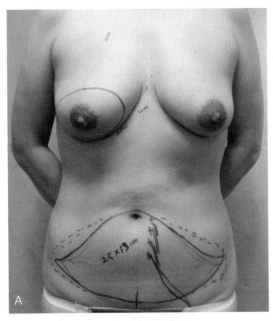

图20-10 34岁女性，右侧乳房接受改良乳癌根治术后，利用腹壁下动脉穿支皮瓣（DIEP flap）的即刻乳房再造术

A.术前设计。

B.将腹壁下动脉穿支从腹直肌处分离的照片。

C.游离肌皮瓣。

D.术前正面照片。

E.术后1年正面照片。

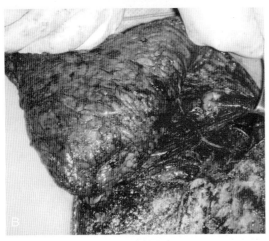

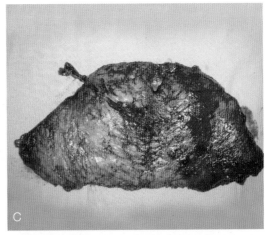

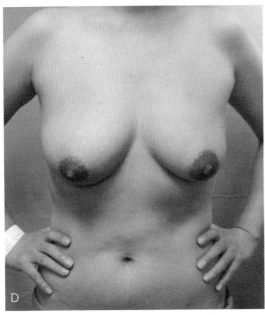

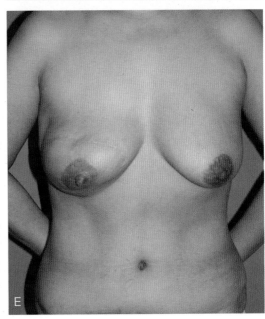

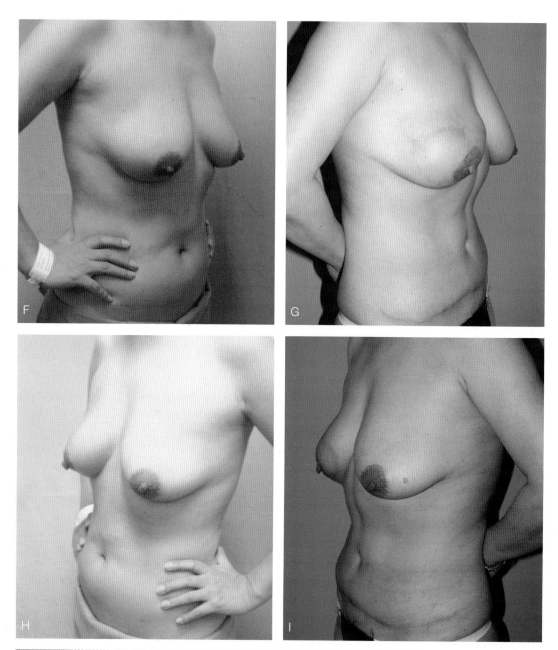

图20-10 （续）

F,H.术前双侧面照片。G,I.术后1年双侧面照片。

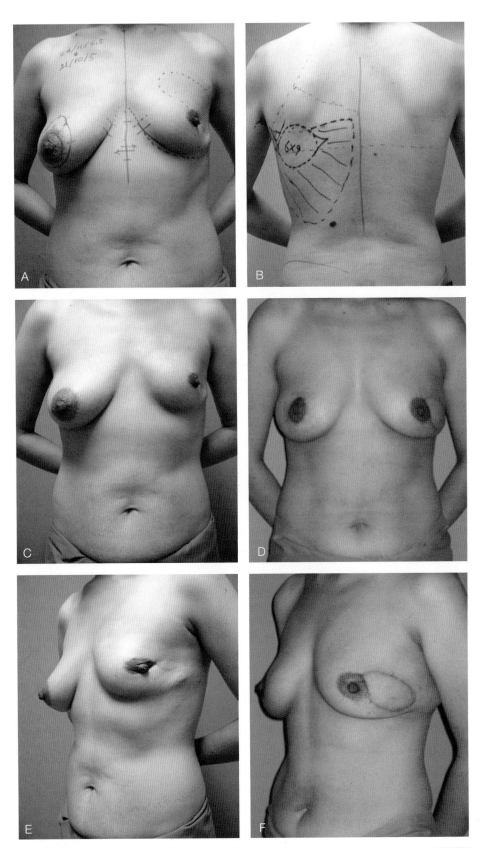

图20-11 35岁女性，左侧乳房接受部分切除术，利用背阔肌肌皮瓣进行乳房部分再造术

A,B.术前进行左侧乳房部分再造术及右侧乳房悬吊术的设计。

C,E.术前正面和左侧面照片。D,F.术后5周正面和左侧面照片。

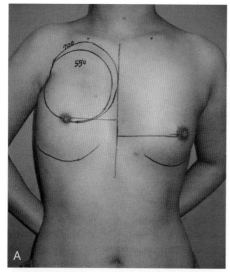
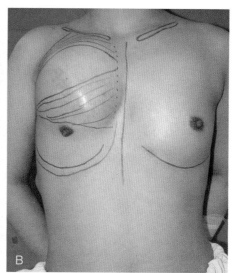
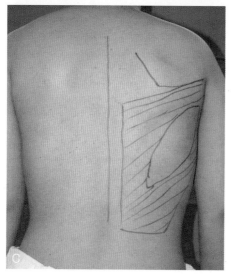

图20-12 23岁女性，因Poland's syndrome 造成右侧胸大肌的缺损以及右侧乳房发育不良和乳头上方移位，利用组织扩张器，背阔肌肌皮瓣及假体进行乳房再造术的例子

A. 为了矫正右侧乳头的位置，设计组织扩张器的植入范围。

B. 右侧乳房的组织扩张结束后，进行背阔肌肌皮瓣移位和双侧乳房植入假体的术前设计。

C. 设计背阔肌肌皮瓣的范围。

4. 不同再造手术的效果对比

根据对乳房再造术后患者满意度的调查，有些报道认为，使用自体组织进行重建的患者满意度明显高于使用假体进行重建的患者，而另一些报道则认为两者之间并没有什么差异。有些学者认为，从美学上考虑腹直肌肌皮瓣法更为出色，但是从生活质量上来看使用假体进行重建的人更为满意。Spear等（2008）对目前为止使用最普遍的组织扩张及假体植入方法、背阔肌肌皮瓣方法、腹直肌肌皮瓣方法的效果进行了调查，结果在接受了这3种术式的患者中，大体上都感觉满意，其中接受组织扩张器和假体植入方法的患者虽然修复率和美观上有瑕疵，但满意率却高居榜首。从美学角度上看，腹直肌肌皮瓣法的效果最佳，而背阔肌肌皮瓣的并发症发病率则最高。如上，对各种重建术式效用性的观点有大的分歧，所以对那些面对重建手术的患者、医生来说有时也很困惑。手术结果可以随着术者选择的手术方式

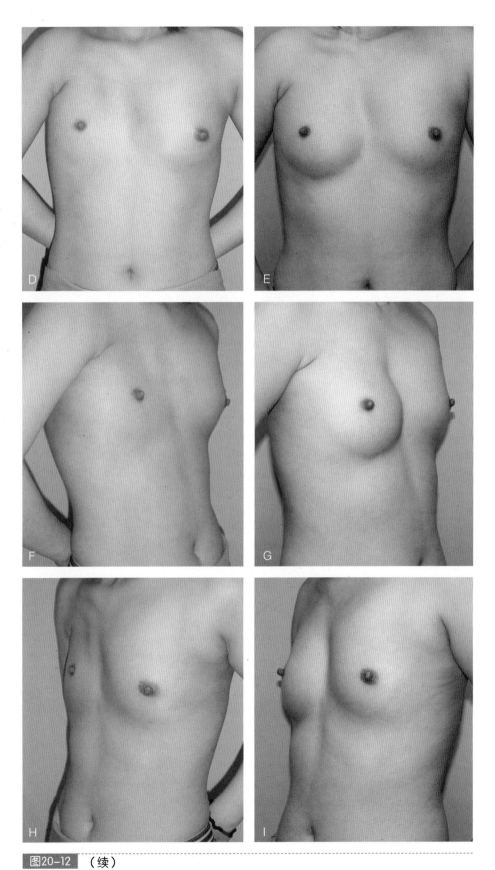

图20-12 （续）

D,F,H.术前正面和双侧面照片。E,G,I.术后18个月后正面和侧面照片。

和手术团队的熟练度而有所不同，所以不能将特定医院或者特定医生的结果作为选择手术方式的标准。通常来说，年轻、活跃、乳房较小、体型较小的患者如果需要双侧同时进行乳房再造，则适合组织扩张器和假体植入；反之，那些年龄偏大、活动量少、乳房肥大、体重较重的患者，如果需要单侧乳房再造，则更适合于腹直肌肌皮瓣方式。

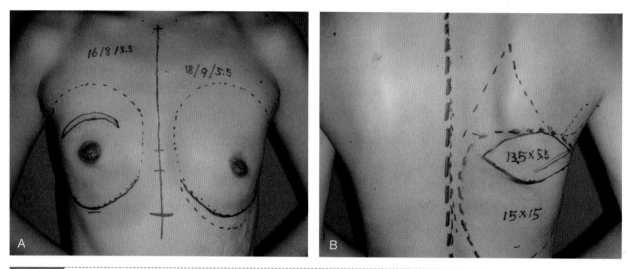

图20-13 37岁女性，接受右侧乳房改良乳癌根治术，利用背阔肌肌皮瓣和乳房假体进行乳房再造术

A.术前进行右侧乳房背阔肌肌皮瓣转移和双侧乳房植入乳房假体的设计。

B.背阔肌肌皮瓣的设计。

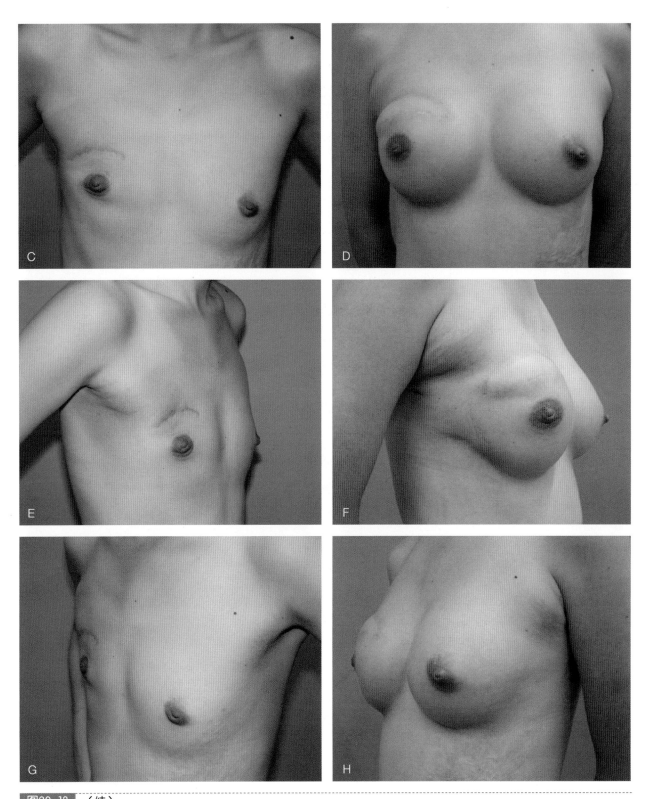

图20-13 （续）

C，E，G．术前正面和双侧面照片。D，F，H．术后5个月正面和双侧面照片。

参考文献

[1] American Society of Plastic Surgeons. 2007 Reconstructive surgery procedures. Available at: www.plasticsurgery.org/Media. Accessed January 30, 2009

[2] Bajaj AK, Chevray PM, Chang DW. Comparison of donor-site complications and functional outcomes in free muscle-sparing TRAM flap and free DIEP flap breast reconstruction. Plast Reconstr Surg 2006;117:737.

[3] Chang DW, Wang B, Robb GL, et al. Effect of obesity on flap and donor-site complications in free transverse rectus abdominis myocutaneous flap breast reconstruction. Plast Reconstr Surg 2000;105:1640.

[4] Chang DW, Youssef A, Cha S, et al. Autologous breast reconstruction with the extended latissimus dorsi flap. Plast Reconstr Surg 2002;110:751.

[5] Chevray PM. Breast reconstruction with superficial inferior epigastric artery flaps: A prospective comparison with TRAM and DIEP flaps. Plast Reconstr Surg 2004;114:1077.

[6] Clough KB, Louis-Sylvestre C, Fitoussi A, et al. Donor site sequelae after autologous breast reconstruction with an extended latissimus dorsi flap. Plast Reconstr Surg 2002;109:1904.

[7] Disa JJ, McCarthy CM, Mehrara BJ, Pusic AL, Hu QY, Cordeiro PG. Postmastectomy reconstruction: An approach to patient selection. Plast Reconstr Surg 2009;124:43-52.

[8] Dulin WA, Avila RA, Verheyden CN, et al. Evaluation of abdominal wall strength after TRAM flap surgery. Plast Reconstr Surg 2004;113:1662.

[9] Elliott LF, Hartrampf CR Jr. The Rubens flap: The deep circumflex iliac artery flap. Clin Plast Surg 1998;25:283.

[10] Granzow JW, Levine JL, Chiu ES et al. Breast reconstruction with gluteal artery perforator flaps. J Plast Reconstr Aesthet Surg 2006;59:614.

[11] Gui GP, Kadayaprath G, Tan SM, et al. Evaluation of outcome after immediate breast reconstruction: Prospective comparison of four methods. Plast Reconstr Surg 2005;115:1916.

[12] Hamdi M, Van Landuyt K, Monstrey S, et al. Pedicled perforator flaps in breast reconstruction: A new concept. Br J Plast Surg 2004;57:531.

[13] Hodges PJ, Kam PC. The peri-operative implications of herbal medicines. Anaesthesia 2002;57:889.

[14] Kronowitz SJ. Immediate versus delayed reconstruction. Clin Plast Surg 2007;34:39.

[15] Langstein HN, Cheng MH, Singeltary S, et al. Breast cancer recurrence after immediate reconstruction: Patterns and significance. Plast Reconstr Surg 2003;111:712.

[16] Mathes SJ, Lang J. Breast cancer: Diagnosis, therapy, and postmastectomy reconstruction. In: Mathes SJ, ed. Plastic Surgery. Volume VI. 2nd ed. Philadelphia: Elsevier, 2006:631-789.

[17] Nahabedian MY, Momen B, Galdino G, Manson PN. Breast reconstruction with the free TRAM or DIEP flap: Patient selection, choce of flap, and outcome. Plast Reconstr Surg 2002;110:466-475.

[18] Nahabedian MY, Tsangaris T, Momen B. Breast reconstruction with the DIEP flap or the muscle-sparing(MS-2) free TRAM flap: Is there are difference? Plast Reconstr Surg 2005;115:436.

[19] Nahabedian MY. Breast reconstruction: A review and rationale for patient selection. Plast Reconstr Surg 2009;124:55-62.

[20] Randolph LC, Barone J, Angelats J, et al. Prediction of postoperative seroma after latissimus dorsi breast reconstruction. Plast Reconstr Surg 2005;116:1287.

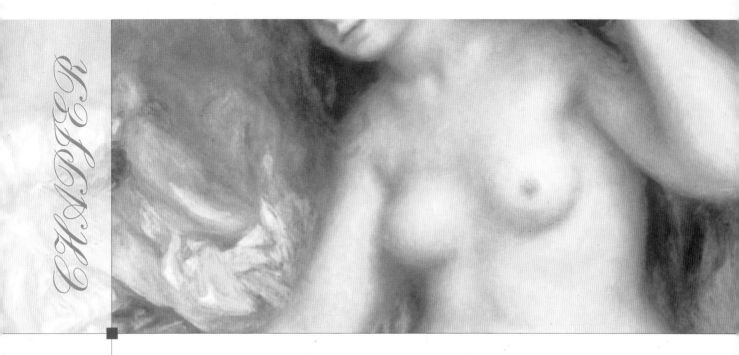

21 带蒂腹直肌肌皮瓣乳房再造术
Pedicled TRAM flap breast reconstruction

　　腹直肌肌皮瓣法是利用自体组织进行乳房再造术中最为广泛使用的方法之一，可以说是目前利用带蒂或游离的腹部组织进行乳房再造的方法中，结果最为接近圆形乳房形状的手术方法。另外，腹直肌肌皮瓣术最大的魅力就在于可以提供充足的软组织，使得术后的乳房如同切除前的乳房一般柔软温暖。患者对乳房外观的满意度非常高，可以消除癌症手术后患者心理上的不安，还可以避免手术患者对体内植入异物的心理排斥感。乳腺癌的治愈率较比其他癌症要高，但是其治愈后留下的畸形是其致命的缺点，可以给这些患者带来满意的，且可以终身成为自己身体一部分的乳房是利用腹部组织进行乳房再造的最大价值所在。掌握了整形外科基本手术技法的医生都可以成功施行带蒂横向腹直肌肌皮瓣乳房再造术，在所有整形外科医院几乎都可以开展此项手术。相关皮瓣的生存非常安全可靠，且不会对术后恢复有影响，对患者和手术医生没有大的危机这点也可以说是其优点。相比游离腹直肌肌皮瓣法（free TRAM flap）最大的缺点是血供上面稍微差一些，但可以通过对穿支的仔细分离及果断切除第二区域（zone Ⅱ）大大减少部分坏死或脂肪坏死的发生。供区发生的问题也可以通过更加细心的手术操作来充分地避免。总之，不能认为带蒂腹直肌肌皮瓣乳房再造术的效果要差于游离腹直肌肌皮瓣乳房再造术。

1976年Millard最早利用腹部组织进行了乳房再造术，当时利用了管型皮瓣（tubed flap）移到胸前，进行了非常成功的重建。之后多个著者发表了利用纵向腹直肌肌皮瓣法（vertical rectus abdominis musculcutaneous flap），但留下了重建组织的量不足、供区出现纵形手术瘢痕的问题。Hartrampf开始果敢地施行了利用横向的下腹部皮瓣来提供充分的组织量，且可以改善腹部瘢痕的手术，这也可以说是现代带蒂横向腹直肌肌皮瓣术式的鼻祖。随着对深部腹壁下动脉及腹壁上动脉的走行及其肌肉分支的解剖结构的深入了解，大大减少了皮瓣的完全坏死及部分坏死，以及脂肪坏死等并发症，再进一步发展为游离横向腹直肌肌皮瓣及腹壁下动脉浅支皮瓣等。

1.带蒂横向腹直肌肌皮瓣的解剖及血供区域（Vascular zone）

1）皮肤及脂肪

下腹部的皮肤不同于背部等皮肤，属于比较薄的皮肤。这在与乳房的皮肤相延续时具有更加协调的优点，但是在重建后不易维持乳头高度上则是一种弱点。下腹部皮肤的颜色较乳房皮肤颜色略白，但还是属于比较协调的颜色。有时会有体毛长而粗的情形。下腹部的脂肪堆积是一般女性典型的体型状态，主要从肚脐上面开始脂层逐渐增厚，到了肚脐下部达到了最厚，且延续到了耻骨上方。虽然有些个体差异，但总体来说可以取得维持乳房正常隆起状态的脂肪组织。脂肪属于非常柔软的组织，所以只要没有脂肪坏死发生，即可获得同正常乳房几乎相同的触感。

2）腹壁和腹直肌

腹壁具有抵挡腹腔内脏器造成的压力作用，在动态的构造物和静态的构造物之间发挥着协调功能。动态的构造物是形成腹壁的5种肌肉，即各有一对腹直肌、腹横肌、腹内斜肌、腹外斜肌和锥状肌。腹壁中间的白线和两侧的半月线（linea semilunaris）从肋骨处向下形成纵行的坚韧组织，形成了腹壁的静态构造物，支持着腹腔，术中一定要注意不要损伤到这两种韧带样的组织。横行起到支撑作用的是腹直肌前鞘和腹直肌腱，还有部分腹直肌后鞘参与。但是腹直肌后鞘在弓状线后方则会消失，所以在维持这个部位其他支撑作用的构造物上面要多加留意（图21-1）。总之，在掀起腹直肌时，只有保留腹白线和半月线，并紧密关闭腹直肌前鞘才可以预防腹壁疝和腹壁膨隆（bulge）等并发症。

腹直肌起始于第5、6、7肋软骨和剑突处，止于耻骨，具有3～5个腱划。在腱划部位腹直肌和腹直肌前鞘紧密融合不容易剥离。如果剥离腱划时附着肌肉，则会弱化腹直肌前鞘从而有可能形成腹壁疝；如果同腱鞘一同剥离，则会全层切断肌肉，有显露深部腹壁动脉进而损伤到该血管的危险。

3）腹直肌的血供和穿支

腹直肌在横向腹直肌肌皮瓣中的主要作用是血液供应的媒介，而在增加乳房容积方面贡献则不大。

从上下贯通腹直肌的腹壁上动脉、腹壁下动脉分出来的肌肉穿支，主要供应皮肤和脂肪层的血流（**图21-2**）。腹壁上动脉是胸廓内动脉的终末支，胸廓内动脉紧贴肋软骨下层向腹部走行，在第6肋间分出肌膈动脉（musculophrenic artery），然后延续为腹壁上动脉继续向下走行。腹壁上动脉穿过横膈穿入腹直肌后鞘，其主行线路距离中央线约1.25cm。紧贴肋软骨下方向下走行，在肋软骨下缘分出分支与第8肋间动脉合并，这条分支叫作肋骨边缘动脉（costomarginal artery）。腹壁上动脉沿着腹直肌的底面向下走行，大概在第一个腱划之前进入腹直肌内。在其经过第一个腱划前分出一个比较大的穿支，这个穿支可以成为腹壁上动脉穿支皮瓣的蒂部血管（**图21-2**）。

腹壁下动脉作为髂外动脉（extemal iliac artery）的分支，在腹股沟管深环内侧（deep inguinal ring）斜向内上方，穿过腹横筋膜上行至弓状线下3～4cm处进入腹直肌鞘后方。达腹直肌后依然沿着腹直肌下面走行然后进入腹直肌。腹壁下动脉大概分为两个大的分支，各自在腹直肌内外侧走行，在此之前也会分出2～3个小分支供应腹直肌下部的血流。腹壁下动脉分为内外侧分支的位置经常有变化，可以在弓状线上面或下面，多在进入肌肉前分开，但有时也在肌肉内分开。这两条分支在超过肚脐部位后，其血管管径变小，并与腹壁上动脉相接续。大约40%的情况下可以肉眼看到与腹壁上动脉的接续，但是在60%的情形下只能依靠手术显微镜来看到血管的接续。随着血管管径的减小逐渐形成螺旋形的阻流血管（choke vessel）并与腹壁上动脉的阻流血管相遇，形成分水岭（**图21-2**）。

皮瓣的血液回流系统由与同名动脉并行的静脉和腹壁浅静脉组成，与动脉系统不同，穿支的静脉及腹壁下静脉浅支更为发达。这种情况在上肢或下肢的静脉系统中可以见到，腹壁下动脉浅部穿支皮瓣可

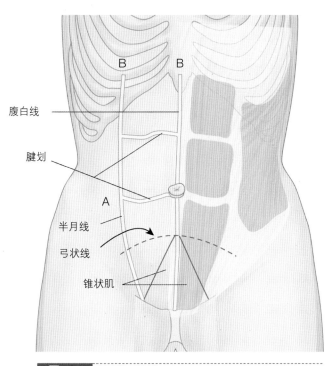

图21-1 腹壁的结构

以成立的理由也在于此。下腹部的带蒂腹直肌肌皮瓣的静脉血液回流至腹壁下静脉，由于这些血管术中已经被结扎，所以需要通过腹壁上静脉进行回流。但是由于回流方向是相反的，所以有可能因为静脉瓣膜，血液回流会受到限制。

穿支起始于像腹壁下动脉的两个分支和腹壁上动脉这样肉眼可见的大血管，能够充分供应皮肤和脂肪组织血流的穿支大多位于肚脐和弓状线之间区域与肋骨下缘区域。其中管径最粗的穿支位于肚脐下1～3cm的情况最多见。一般血管穿支从其上级血管垂直发出，然后走向皮肤方向，但也有斜着走行或者走行到肌肉前面，再在肌肉前面横行或纵行一段距离再穿过腹直肌腱鞘的情况，所以在处理腱鞘时一定注意不要损伤到血管穿支。血管穿支到达皮肤附近后，形成了真皮下血管丛，并与其他穿支形成互通。穿支在脂肪层下面分为小的分支，也会形成血管丛，这被称为筋膜上血管丛（prefascial vascular plexus），此血管丛对皮瓣边缘部的血供起到了一定的作用。但在最近有人认为，只要保留好真皮下血管丛，筋膜上血管丛的作用可以忽略，所以为了皮瓣的形态即使果敢地去除了皮下脂肪层也不会对皮瓣的成活有什么大的影响。

对于利用下腹部组织的带蒂横向腹直肌肌皮瓣，腹壁下动静脉的穿支用来供应皮肤和皮下脂肪层的血液，而腹壁上动脉则作为主要的供血管。随之腹壁上动脉的血流要逆行通过阻流血液到达腹壁下动脉，并通过穿支到达皮肤。所以说，带蒂横向腹直肌肌皮瓣不是具备最理想血流构造的皮瓣，但为其转化为游离肌皮瓣提供了线索。但是Hartrampf认为，之所以无法通过造影术来证明两条动脉之间的联

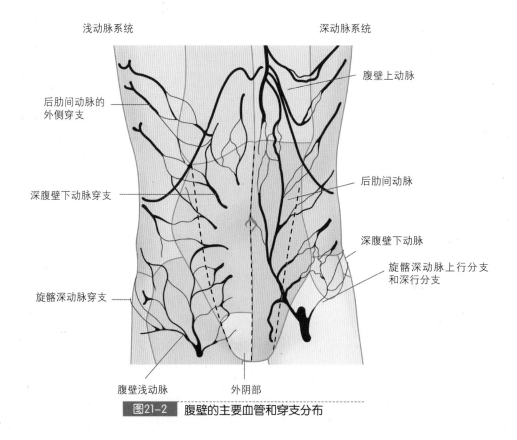

图21-2　腹壁的主要血管和穿支分布

系，是因为动脉的压力导致了造影剂无法到达对侧动脉，如果将腹壁下动脉的近段结扎后再施行血管造影术则可以看到血流容易流向腹壁下动脉，所以Hartrampf认为在大多数的情况下这两条动脉之间存在直接的联系。

4）血流区域

Hartrampf根据血流状况将横向腹直肌肌皮瓣分成了4个区域（**图21-3**）：

第一区域：肌肉瓣上的部位。
第二区域：超过正中线临近第一区域的部位。
第三区域：临近第一区域的同侧部位。
第四区域：第一区域的对侧，临近第二区域的部位。

第一区域的血液供应最好，然后是第三区域，第二区域则是仅仅内侧血供比较可靠，而剩余的第四区域则无法预计血供情况。第四区域的血液供应多不太好，所以要去除。实际上保留好穿支的基础上掀起皮瓣，第三区域的大部分可以纳入皮瓣范围。对于正中线对侧的第二区域由其血供不是很好，所以不能将第二区域的全部部位纳入皮瓣，如果怀疑血供不好或者血液颜色发暗时，就要果断地去除相应发暗的组织。甚至在进行游离皮瓣的时候，也不能对第二区域的血流完全放心，仅能将这个区域的部分组织纳入皮瓣范围内。所以包括笔者在内多位著者认为Hartrampf的区域分类有不妥的地方，应该将第二区域和第三区域的名称相对调。Hartrampf认为腹壁的正中线不是血流的障碍，但第二区域的血供不比第三区域的要好，而第三区域的外侧与第二区域的内侧相似。但笔者们认为第三区域的外侧血供要比第二区域的内侧血供要好。

2.患者的选择

虽然横向腹直肌肌皮瓣是可以取得最好结果的手术方法，但是不能一律适用于所有的患者。此种术式的手术范围广，所需手术时间长，术后恢复也需要比较长的时间。只有健康状态可以耐受这种手术的患者以及下腹部有足够组织量的患者才可以接受这种手术。对于大多数中年经产妇来说，多数具备充足的皮肤和脂肪组织，可以做出适合对侧乳房大小的皮瓣，

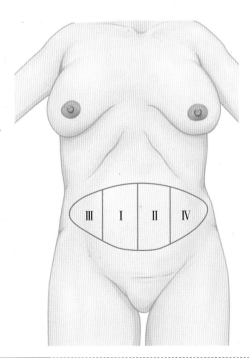

图21-3 横向腹直肌肌皮瓣的Hartrampf区域划分

并且进行一期缝合。但是韩国的乳腺癌患者年龄较比西方乳腺癌患者年龄普遍较低，在40岁、50岁年龄段达到了发病高峰。这意味着有不少20岁、30岁年龄段的乳腺癌患者，还有不少未婚的女性患者罹患乳腺癌，这些患者往往没有分娩史，而且因为持续的健身运动维持着下腹部苗条的身材。这些患者的问题就是难以获得充裕组织量的皮瓣，供区难以一期缝合，而且不希望下腹部留下长长的手术瘢痕。最困扰的情形就是未婚的女性，要慎重考虑会留下被误认为是剖宫产手术的切口瘢痕的问题。另一方面考虑，这些未婚患者将来还要面对结婚，所以要给她们重建一个最自然、触感最好最柔软的乳房，且可以终身不变。所以术前要同患者充分沟通，选择适合于不同个体的最佳的手术方式。

糖尿病或高血压等疾病对横向腹直肌肌皮瓣的结果没有大的影响，但是慢性肺部疾患、心血管疾患患者则是手术禁忌证。过度的肥胖不光对腹直肌肌皮瓣手术，对其他所有手术都可以成为危险因素，肯定会对皮瓣的结果产生影响，所以尽可能地选择游离皮瓣法来进行重建手术为好。有吸烟史的患者，也可以造成部分皮瓣坏死，所以术前要向患者充分说明可能发生的并发症，并在术前四周开始禁烟。

腹部的瘢痕可以影响皮瓣的成败，但多数不会引起大问题。最常见的腹壁瘢痕——剖宫产横切口的瘢痕大部分不会引起任何问题。一般的横切口手术不会在弓状线上部分离皮肤，也不需横行切断腹直肌，而是在两侧腹直肌之间进入。如果腹部有纵行的正中瘢痕，则施行单侧皮瓣为好，如果皮下容积不够则可以施行双侧带蒂皮瓣。如果正中部瘢痕位于脐部下面，则可以设计将皮瓣位置略微移向上部，从而形成包含肚脐周围组织较多的皮瓣。如果有胆囊切除术后的肋骨下切口瘢痕，则很有可能已经损伤了腹壁上动脉，所以要利用对侧（左侧）的腹直肌。另外阑尾炎切除瘢痕，可以对瘢痕外侧的皮瓣造成血供障碍，并且可以减少皮下容积，所以也是利用对侧腹直肌为好。

3.手术方法

1）皮瓣的设计

腹直肌横向肌皮瓣主要位于下腹部，也可以肚脐为中心，也可设计在肚脐上边。下腹部是最好的供区，肚脐下边的脂肪堆积量多，腹直肌的长度也足够到达胸部，术后瘢痕位于不易被发现的耻骨上边。让患者取站立位，臀部轻轻倚在床沿，进行下腹部皮瓣的设计。完全松弛腹部使腹部自然凸出的情况下，测量皮肤的松弛度和脂肪组织的容积。从肚脐上缘至两侧髂前上棘（anterior superioriliac spine）画一曲线作为皮瓣的上缘，在距离皮瓣上缘可以将一期缝合的最大距离设计为皮瓣的下缘，在韩国女性，皮瓣的上下宽度在8~12cm。在肚脐周边画一圆形切口线。

2）皮瓣的切取

根据术者的选择，可以取患侧的腹直肌横向肌皮瓣，也可以取对侧腹直肌横向肌皮瓣。同侧腹直肌横向肌皮瓣手术的优点是看不到血管蒂斜穿过腹部正中线时的肌肉轮廓，皮瓣的移动范围也更加广阔，缺点是不能重建明确的乳房下皱襞线，所以比较适合乳房容积小，且乳房下皱襞线不明显的患者。对侧腹直肌横向肌皮瓣术的优点是几乎可以保留乳房下皱襞线，缺点是乳房下皱襞线的内侧可能会受到损伤，腹直肌容积大的时候会在腹部正中线处形成突起。

首先切开环肚脐切口，将肚脐与皮瓣相分离。在肚脐周围保留部分脂肪可以防止肚脐周围小血管的损伤。然后沿着设计好的皮瓣上缘切开皮肤，分离皮下组织直到显露腹直肌前鞘为止。为了增加皮瓣的宽度和皮瓣的容积以及尽可能保留肚脐上部的穿支，可以斜行向上进行分离而不是垂直分离。显露腹直肌前鞘后，改变分离方向，向上掀起切口上部的皮瓣，此时要注意处理正中部周边的血管穿支，不要损伤腱鞘，一直分离到剑突和肋弓下缘处，形成与胸部相通的皮下隧道。这个隧道的位置在对侧血管蒂时只能设在乳房的内侧，如果是同侧血管蒂时设计在乳房中央稍外侧为好（**图21-8**）。

切开皮瓣下缘切口线，从血管蒂所在部位的对侧下腹部外侧开始分离皮瓣。在分离过程中标记好遇到的血管穿支的位置，可以在分离对侧皮瓣时有帮助。分离皮瓣过中线时要小心不要损伤肚脐的蒂部（**图21-4，图21-5**）。过了中线遇到第一个血管穿支后停止剥离，而开始对侧皮瓣的分离。沿着腹外斜肌腱膜前进行剥离，遇到半月线（linea semilunaris）后要注意穿支出血。遇到独行的小穿支时给予切断结扎，遇到较大的穿支时在其上下找到更多的穿支，并确认是否是纵行一列的位置。这些穿支是起始于下腹壁动脉的外侧分支的穿支即外侧列（lateral row）（**图21-6**）。贴着这些穿支外侧切开腹直肌前鞘显露腹直肌，此时穿支紧贴腱鞘下面向上走行一段距离的情况较多，所以要仔细操作不要损伤到这些穿支（**图21-7**）。在位于皮瓣上方的腹直肌上保留约2cm的腱鞘，切开腱鞘，然后将腱鞘从腹直肌上分离，如同前述在有腱划的部位要注意维持腱鞘和腹直肌的连续性。

大部分情况下，笔者使用的是将全部肌肉包含在皮瓣内的方法（whole muscle technique）。保留部分肌肉的方法（muscle-sparing technique）具有支持腹壁支撑结构的优点，但是也有出血导致手术时间延长，有腹壁上动脉受到损伤的可能性，连接腹壁上、下动脉的小血管减少等缺点，剩余的肌肉由于缺少了神经和血管能否保留其机能也是疑问。实际上，在笔者们施行的使用全部腹直肌的手术中，几乎没有因腹壁薄弱而出现腹壁疝或腹壁膨隆的并发症。

完成腹直肌鞘上部的腹直肌分离后，在腹直肌鞘下部也进行分离，使得腹直肌完全从腱鞘分离下来，然后将腹直肌的下端切断。这时找到腹壁下动脉用缝线或回形针进行处理。这样整个皮瓣将从腹壁完全分离出来（**图21-9**）。为了最大限度扩大皮瓣的移动度将腹直肌掀起直到肋弓缘下方，在外侧可以看到第8肋间神经沿着肋骨下缘走行然后进入腹直肌内（**图21-10**）。切断这支神经为好，但是这样可以引起腹直肌的萎缩，而造成乳房下皱襞线下方的膨隆减少。由于一些小血管与神经同行，所以需要确切地止血（**图21-12**）。切断第8肋间神经后提起腹直肌，可以看到腹壁上动脉下端在肌肉下方走行并进入腹直肌内。皮瓣的分离结束后通过皮下隧道移向因乳房切除而造成的缺损部位（**图21-11**）。

3）皮瓣的塑形及固定

将通过皮下隧道移到胸前的皮瓣进行塑形从而形成乳房的形状。首先切除第四区域和第二区域的部分组织，第二区域的切除是根据必要的组织容积和血流供应的范围来决定。必要的组织容积以切除的乳

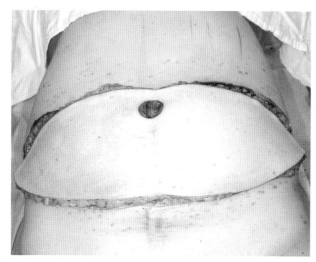

图21-4 沿肚脐周边及皮瓣切口线切开，进行皮下脂肪分离直至显露腹直肌前鞘

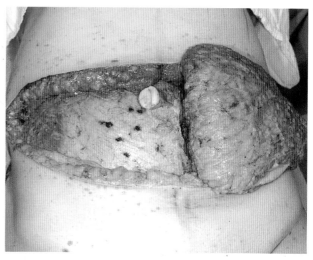

图21-5 首先在血管蒂对侧腹壁，将皮瓣从腹直肌鞘掀起，这个过程中要仔细结扎处理贯穿腹直肌出来的穿支血管，然后标记好穿支血管的位置，这样有助于预测血管蒂侧穿支血管的位置。但是血管穿支的位置往往并不是对称的，所以要多加留意

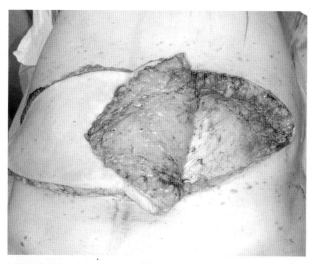

图21-6 掀起血管蒂侧皮瓣时，沿着腹外斜肌腱膜上进行剥离，遇到半月线后，就要注意穿支血管的出血。单独游离或者较小的血管穿支则给予切断结扎。遇到相当于外侧列的穿支则停止剥离，预估将附着在皮瓣内的腹直肌鞘的宽度

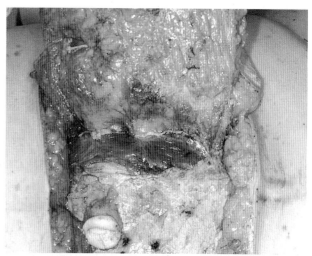

图21-7 紧贴保留下来的穿支血管的外侧，切开腹直肌鞘，显露腹直肌。这里多有血管穿支紧贴腱鞘下面走行在肌肉前面一段距离，所以要细心操作，避免损伤穿支血管

房重量及容积为参考，但是即使组织容积量不足也要尽量去除血流供应不好的组织，这样可以预防脂肪坏死，对越过正中线的第二区域的血流供应不能完全信赖。皮瓣过厚时也可以去除Scarpa筋膜下的脂肪组织，脂肪的去除部位主要是在上部和外侧，要尽可能地保留乳房内侧和下方的脂肪。

　　对于皮瓣的旋转，各个术者间有比较多的分歧，但是最大限度地减少腹直肌的旋转，并将血流供应好的第三区域皮瓣移到乳房内侧是最有利的。如果脂肪坏死发生在乳房内侧，则不容易切除坏死组织且会发生明显的乳房变形。脂肪坏死发生在外侧，由于是在切口附近所以容易进行坏死组织切除，而且即使发生了乳房变形，患者的宽容度也会较高。皮瓣的旋转结束后将其固定在胸大肌上。使患者在手术床上取坐位，然后与对侧正常乳房比较决定皮瓣与胸大肌的固定位置。根据乳头附近乳房凸出程度和乳房下垂程度调整乳房的凸度，尽可能地增加位于乳房内侧的皮瓣容积。术后乳房的凸度不会有大的变化，但往往会发生向外侧的倾斜，从而会有乳房内侧特别是内下方乳房容积量不足的情况发生。

4）腹部缝合

　　腹部供区缝合是非常重要的过程。腹直肌鞘内部的出血要彻底止血，并确认结扎好的腹壁下动脉的

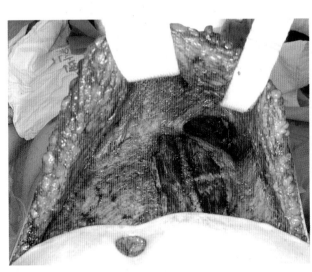 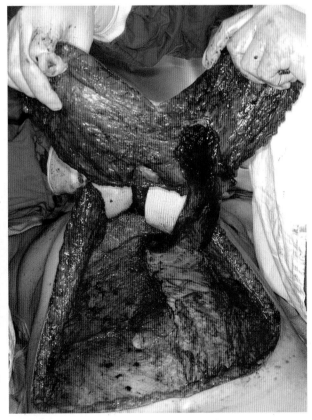

图21-8　切开皮瓣上部的腹直肌鞘，分离出腹直肌和腱鞘。在肌肉的上方可看到通向缺损部的皮下通道

图21-9　掀起后的皮瓣状态

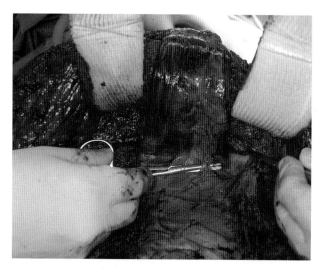

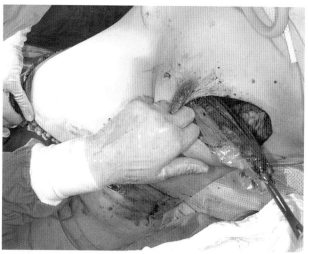

图21-10　分离出第8肋间神经并给予切断。可看到第8肋间神经沿着肋骨下缘走行然后进入到腹直肌鞘内。往往有小血管伴行神经，所以需要确切地止血

图21-11　将皮瓣通过皮下隧道移向缺损部位的图片。此时如果过于野蛮地通过隧道，有可能会损伤到血管穿支，所以一定不要过于野蛮地牵拉皮瓣

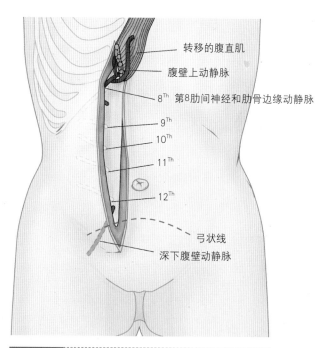

转移的腹直肌

腹壁上动静脉

8Th　第8肋间神经和肋骨边缘动静脉

9Th

10Th

11Th

12Th

弓状线

深下腹壁动静脉

图21-12　连接到腹直肌的神经、血管的位置

状态。用粗的可吸收缝合线缝合腹直肌前鞘，然后再用非吸收线加强缝合。腹直肌鞘的下方由于腹外斜肌和腹内斜肌没有融合，可以看到腹直肌前鞘分为两个不同的层次，必须要将这两个层次全部给予缝合。为了加强弓状线以下的部位，将剩余的腹直肌缝合到弓状线上方腹直肌后鞘为好。坚实的腹直肌前鞘的缝合对防止腹壁疝及腹部膨隆，可以起到最重要的作用。对侧的腹直肌前鞘也给予折叠加强缝合，可以使中线两侧的力量均衡。通常对于单侧乳房再造术，大部分不需要在腹直肌前鞘前用网状人工材料或人工真皮替代物来进行补强，但在双侧带蒂皮瓣乳房再造术时则往往会需要这些物质来进行腹壁的补强。大部分的情况下，不需要进行皮瓣下缘切口下方的皮下分离，如果分离范围过广，可能会发生耻骨上部的感觉减弱或异常感觉。腹部皮肤的缝合，首先在正中线将上下皮瓣用缝合器（staple）固定1针，然后决定肚脐的新位置。肚脐的位置决定后，在其相应位置切开皮肤切除皮下组织，使肚脐周围形成略微凹陷的形状。这时如果过分地去除肚脐下方的皮下脂肪，可能会发生皮肤坏死或切口裂开等问题，所以要加以注意。缝合好肚脐部位，然后进行其他部位的皮肤缝合。这时如果皮肤张力过大，则用无菌切口胶布进行拉合粘贴可以减少缝合时的张力。

4．术后并发症

腹直肌横向肌皮瓣乳房再造术是一种手术范围广泛、手术时间长的术式，其术后并发症也多种多样，且发生频率较高。但是几乎没有致命性的并发症，而且大部分并发症都是经过术前沟通患者可以接受的，利用简单的追加手术即可矫正。

1）皮瓣坏死

带蒂横向腹直肌肌皮瓣术后发生皮瓣完全坏死的概率非常低，只要在分离皮瓣的过程中不发生切断腹壁上动脉的严重错误就不会发生，而这点是较比游离皮瓣最大的优点。皮瓣的部分坏死可以发生，在保留皮肤的部分乳房切除术（skin-sparing mastectomy）后即刻进行乳房再造术时，大部分皮瓣掩藏到了皮肤下面，所以实际上难以判断皮瓣的坏死程度，往往过后以脂肪坏死的形式出现。而延迟乳房再造术（delayed reconstruction）时，皮瓣的大部分外露，所以可以通过皮肤的坏死来观察。但是如果由富有经验的整形外科医生细心操刀，果断地去除第二区域的怀疑有血供障碍的组织则几乎不会发生这种并发症。

2）脂肪坏死

脂肪坏死是术后相当多发的并发症之一，不仅造成患者的不便，还易与肿瘤复发相混淆。要判断是否存在有临床意义的脂肪坏死，而且要经过1年以上的长期追踪观察才能得到结果。从临床上，对脂肪坏死的定义随着不同的著者有着不同的定义，一般来说，对于可触及面积超过整个乳房10%的坚硬肿块或者融合在胸大肌上出现剧烈疼痛的情况，可以认为是有临床意义。从双侧带蒂横向腹直肌肌皮瓣术后几乎不发生脂肪坏死的情况来看，大部分脂肪坏死发生在第二区域，多因组织容积不够而将血供不好的脂肪组织也包含进皮瓣内时发生。不能因为第二区域的组织充血而判断为可以存活的组织，如果血液的颜色略微发暗，就要高度怀疑脂肪坏死的可能性。导致脂肪坏死的危险因素还有肥胖、吸烟、放疗、腹部瘢痕等。

3）乳房切除皮瓣（mastectomy flap）和腹部皮肤坏死

乳房切除术后即刻乳房再造术的最大优点就是可以保留乳房的皮肤以及根据情况保留乳头乳晕。在完好保留的皮肤和乳头的下面用健康的自体组织进行的重建术可以达到最高的满意度。但是即使施行了保留皮肤的部分乳房切除术，皮肤也不总是能够完全成活的。按笔者的经验来看，腹直肌横向肌皮瓣术后最常见的并发症就是乳房切除皮瓣的坏死，其原因可能就是保留的皮肤过薄，以及乳房切除过程中过度牵拉所致。但是治愈乳腺癌是患者和乳腺外科医生的首要目标，所以不能有转嫁责任的态度，也无法要求总是保留厚而健康的皮肤皮瓣。所以乳房切除后形成皮瓣出现坏死可以认为是负责乳房再造的整形外科医生的责任，术中要准确地区分出因血供不好导致乳房区域皮瓣坏死的部分，并且果断地给予切除。但是切除过多皮肤会导致乳房上面留有预想外的手术瘢痕，而影响整个手术的效果，所以也不能轻易地作出决定。

腹部的皮肤坏死偶尔发生在没有皮肤余地的年轻女性或者过度肥胖的女性患者，主要发生在正中线的两侧。重建新的肚脐时，如果过度去除皮下脂肪，则可能会发生皮肤坏死。为了预防皮肤坏死，适当调整皮瓣大小使得缝合皮肤时没有过度的张力，另外分离腹部皮瓣时要尽最大可能保留肋骨下缘的双侧血管穿支。

4）腹壁疝和腹壁膨隆

因腹壁薄弱而造成的腹壁疝和腹壁膨隆等并发症是早期腹直肌横向肌皮瓣手术后非常严重的并发症之一。实际上因为腹直肌前鞘的缝合松脱而导致的腹壁疝并不常见，偶有因部分腱鞘薄弱而会导致局部的腹壁膨隆。发生这些并发症后，患者往往主诉膨隆周围疼痛感和压痛感，这时候就要进行加强腱鞘的修复术。术中尽可能减小切取腱鞘的幅度以及牢固的腱鞘缝合可以减少术后腹壁疝和腹壁膨隆的发生。

5）乳房上部的凹陷或阶段变形（stepping deformity）

由于下腹部皮瓣的宽幅受限，不容易全部覆盖乳房切除的部位，特别是皮瓣难以到达锁骨下部位，从而会有乳房上部只剩下薄的皮肤造成肋骨轮廓外露的情况发生。另外，由于皮瓣的上缘较厚，在皮瓣上面会形成阶梯样的变形。所以术中要将皮瓣上缘适当打薄，可以在一定程度上预防这种并发症。发生了凹陷的部位可以通过自体脂肪填充来进行矫正。

6) 感觉减弱或感觉异常

分离皮瓣时需要腹部大范围剥离，其过程中可能会损伤到很多神经分支，大部分的情况是以切口为中心在其上下的皮肤出现感觉减弱或感觉异常。但感觉会逐渐恢复，经过12个月到18个月后会恢复正常。但是切口下方的感觉异常往往会持续更长的时间，甚至还有永久性感觉异常的情况。移到胸部的横向腹直肌肌皮瓣的感觉在术后丧失，术后逐渐恢复，1年后会出现痛觉，这种感觉恢复在术后2年达到顶峰。

7) 深静脉血栓及肺动脉栓塞

手术过程需要较长时间是乳房再造术并发深静脉血栓或肺动脉栓塞发生的危险因素，以及因为饮食文化和生活习惯的西化，血管疾病的发生频率逐渐增加，所以要对术中或术后可能发生的肺动脉栓塞症格外留意。必须使用预防性低分子量肝素及间歇充气小腿挤压泵等预防性措施。

8) 血肿及血清肿

由于手术范围广泛且在肌肉浅面进行手术，所以有可能会发生血肿。术后1~3天发生的大量出血主要是因为从胸廓内动脉分出来的穿支或腹壁下动脉的穿支受损而造成。这些穿支的出血往往在数小时内就可以达到300mL以上，如果怀疑这些穿支出血就应该回到手术室进行止血处理。在横向腹直肌肌皮瓣术后发生的血清肿不像背阔肌肌皮瓣那样常见，但也不少见。主要发生的部位是腹部，胸部的皮瓣上部即锁骨下方，以及皮瓣的内侧。腹部或者胸部的血清肿经过注射器抽吸即刻大部分消失。

9) 增生性瘢痕

腹部供区增生性瘢痕是经常发生的并发症，在年轻皮肤厚，具有褐色及深色皮肤颜色的人群中易发。另外在皮肤缝合后皮肤张力大的时候也容易发生。乳房上面发生的瘢痕则在改良乳房根治术的情况下更容易发生，特别是横行的长切口可以引起挛缩从而引起乳房外形的改变，通过在切口的外侧增加小的z-皮瓣可以减小皮肤的张力。

5.手术实例

以下介绍一些利用带蒂横向腹直肌肌皮瓣行乳房再造术的实例（**图21-13~图21-15**）。

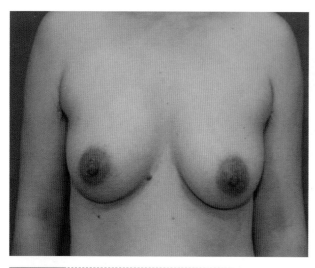
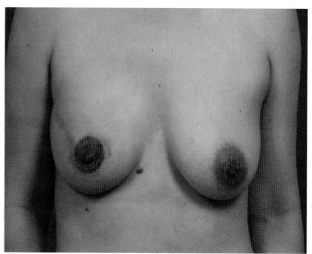

图21-13　47岁患者，术前、术后正面照片

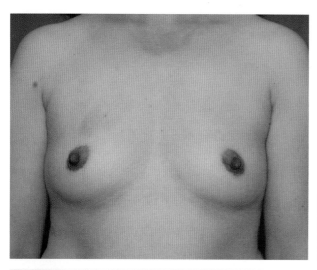
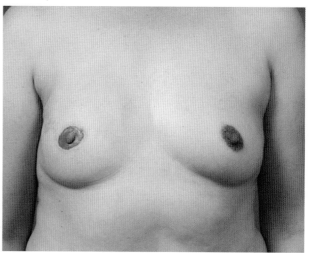

图21-14　49岁患者，术前、术后正面照片

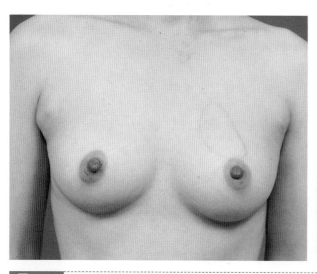
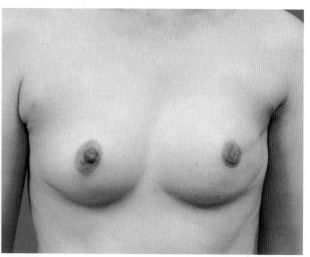

图21-15　38岁患者，术前、术后正面照片

参考文献

[1] Alderman AK, Wilkins EG, Kim HM, et al. Complications in postmastectomy breast reconstruction: Two-year results of the Michigan Breast Reconstruction Outcome Study. Plast Reconstr Surg 2002;109:2265.

[2] Boyd JB, Taylor GI, Corlett R. The vascular territories of the superior epigastric and the deep inferior epigastric systems. Plast Reconstr Surg 1984;73: 1.

[3] Clugston PA, Gingrass MK, Azurin D, et al. Ipsilateral pedicled TRAM flaps: The safer alternative? Plast Reconstr Surg 2000;105:77.

[4] Drever JM, Hodson-Walker N. Closure of the donor defect for breast reconstruction with rectus abdominis myocutaneous flaps. Plast Reconstr Surg 1985;76:558.

[5] Ducic I, Spear SL, Cuoco F, et al. Safety and risk factors for breast reconstruction with pedicled transverse rectus abdominis musculocutaneous flaps. Ann Plast Surg 2005;55:559.

[6] Edsander-Nord A, Jurell G, Wickman M. Donor-site morbidity after pedicled or free TRAM flap surgery: A prospective and objective study. Plast Reconstr Surg 1998;102: 1508.

[7] Grotting JC, Urist MM, Maddox WA, et al. Conventional TRAM flap versus free microsurgical TRAM flap for immediate breast reconstruction. Plast Reconstr Surg 1989;83:828.

[8] Hartrampf CR, Scheflan M, Black PW. Breast reconstruction with a transverse abdominal island flap. Plast Reconstr Surg 1982;69:216.

[9] Hartrampf CR Jr, ed. Hartrmpf's breast reconstruction with living tissue. Norfolk, Va: Hampton Press, 1991.

[10] Jones G. The pedicled TRAM flap in breast reconstruction. Clin Plast Surg. 2007;34(1):83-104.

[11] Miller LB, Bostwick J III, Hartrampf CR Jr, et al. The superiorly based rectus abdominis flap: Predicting and enhancing its blood supply based on an anatomic and clinical study. Plast Reconstr Surg 1988;81:713.

[12] Moon HK, Taylor GI. The vascular anatomy of rectus abdominis musculocutaneous flaps based on the deep superior epigastric system. Plast Reconstr Surg 1988;82:815.

[13] Kroll SS, Netscher DT. Complications of TRAM flap breast reconstruction in obese patients. Plast Reconstr Surg 1989;84:886.

[14] Kroll SS, Marchi M. Comparison of strategies for preventing abdominal-wall weakness after TRAM flap breast reconstruction. Plast Reconstr Surg 1992;89:1045.

[15] Kroll SS, Schusterman MA, Reece GP, et al. Abdominal wall strength, bulging, and hernia after TRAM flap breast reconstruction. Plast Reconstr Surg 1995;96:616.

[16] Lejour M, Dome M. Abdominal wall function after rectus abdominis transfer. Plast Reconstr Surg 1991;87:1054.

[17] Mizgala CL, Hartrampf CR, Bennett GK. Assessment of the abdominal wall after pedicled TRAM flap surgery: 5?7 year follow-up of 150 consecutive patients. Plast Reconstr Surg 1994;93:988.

[18] Moran SL, Serletti JM. Outcome comparison between free and pedicled TRAM flap breast reconstruction in the obese patient. Plast Reconstr Surg 2001;108:1954.

[19] Moscona RA, Ramon Y, Toledano H, et al. Use of synthetic mesh for the entire abdominal wall after TRAM flap transfer. Plast Reconstr Surg 1998;101:706.

[20] Moscona R. Further clinical experience with synthetic mesh for the entire abdominal wall after TRAM flap breast reconstruction. Plast Reconstr Surg 2005;116:1724.

[21] Nahabedian MY, Dooley W, Singh N, et al. Contour abnormalities of the abdomen after breast reconstruction with abdominal flaps: The role of muscle preservation. Plast Reconstr Surg 2002;109:91.

[22] Paige KT, Bostwick J III, Bried JT, et al. A comparison of morbidity from bilateral, unipedicled and unilateral, unipedicled TRAM flap breast reconstructions. Plast Reconstr Surg 1998;101:1819.

[23] Pennington DG, Lam T. Gore-tex patch repair of the anterior rectus sheath in free rectus abdominis muscle and myocutaneous flaps. Plast Reconstr Surg 1996;97:1436.

[24] Schusterman MA, Kroll SS, and Weldon ME. Immediate breast reconstruction: Why the free TRAM over the conventional TRAM flap? Plast Reconstr Surg 1992;90:255; discussion 262.

[25] Shestak KC. Breast reconstruction with a pedicled TRAM flap. Clin Plast Surg 1998;25(2):167-82.

[26] Spear SL, Ducic I, Low M, et al. The effect of radiation on pedicled TRAM flap breast reconstruction: Outcomes and implications. Plast Reconstr Surg 2005;115: 84.

[27] Spear SL, Ducic I, Cuoco F, Taylor N. Effect of obesity on flap and donor-site complications in pedicled TRAM flap breast reconstruction. Plast Reconstr Surg 2007;119:788-95.

[28] Spear SL ed. Surgery of the breast: principles and Art. 2ed. Philadelphia, PA: Lippincott Williams & Wilkins, 2006.

[29] Suominen S, Asko-Seljavaara S, von Smitten K, et al. Sequelae in the abdominal wall after pedicled or free TRAM flap surgery. Ann Plast Surg 1996;36:629.

[30] Taylor GI, Caddy CM, Watterson PA, et al. The venous territories (venosomes) of the human body: Experimental study and clinical implications. Plast Reconstr Surg 1990;86:185.

[31] Trabulsy PP, Anthony JP, Mathes SJ. Changing trends in postmastectomy breast reconstruction: A 13-year experience. Plast Reconstr Surg 1994;93:1418.

[32] Watterson PA, Bostwick J III, Hester TR Jr, et al. TRAM flap anatomy correlated with a 10-year clinical experience with 556 patients. Plast Reconstr Surg 1995;95:1185.

[33] Zienowicz RJ, May JW Jr. Hernia prevention and aesthetic contouring of the abdomen following TRAM flap breast reconstruction by the use of polypropylene mesh. Plast Reconstr Surg 1995;96:1346.

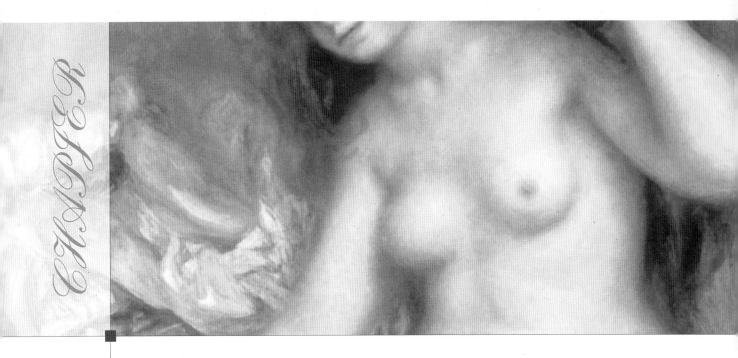

22 横向游离腹直肌肌皮瓣乳房再造术 I
Free TRAM flap breast reconstruction

TRAM皮瓣术作为现阶段最常用的乳房再造术，随着游离皮瓣技术的持续发展取得了较好的临床效果。目前在韩国，游离TRAM皮瓣术的应用较比带蒂TRAM皮瓣术有逐渐增加的趋势。利用自体组织的方法较比利用假体的方法，虽然手术时间更长，但是只要熟练掌握了其方法就会更加容易地塑造自然逼真的乳房，而且从长期来看因为没有假体所带来的副作用，所以需要修复手术的概率也低。随着对侧乳房的老化，用自体组织再造的乳房也会随之发生老化，所以笔者在乳房再造术时首选TRAM皮瓣术。当然利用假体的方法也具备很多优点，最近也多使用硅凝胶假体。所以术前给予患者充分的说明后，让患者选择具体的术式。

游离皮瓣的供区有后背、臀部等部位，但选择腹部的理由就是可以提供充分的组织，而且术中不需要变换体位。另外，两个手术组可以同时进行手术，还可以获得腹部减肥的效果。最近游离TRAM皮瓣的手术成功率达到了95%以上，所以可以预计将来接受这种术式的患者和施行这种手术的医院会更趋增多。

1.患者的评估和选择

手术时机的选择大部分由手术医生的判断来决定。对于乳癌复发率低的患者，如果患者同意可以在乳癌切除同时施行乳房再造术。多数情况在乳腺外科医生决定手术计划之前，先让患者与整形外科医生沟通以决定乳房再造的问题。对于乳癌复发危险高的患者，在进行了乳癌手术后，由乳腺外科进行追踪观察后在可能的时间点上转诊整形外科。最近多数患者通过网络或乳腺癌患者聚会掌握了乳房再造术的很多知识，所以主动找到整形外科医生希望进行乳房再造术的患者也逐渐增多。现在随着乳癌体检的普遍化，早期发现乳腺癌的患者也逐渐增多，现在的趋势是即刻再造术要比延迟再造术增多。所以乳房再造需要整形外科医生和乳腺外科医生之间的紧密联系，对于整形外科医生来说需要掌握乳腺癌的相关基本知识，乳腺外科医生也需要掌握乳房再造的相关基本知识。手术方面如保留皮肤的乳房切除术（skin-sparing mastectomy）或前哨淋巴结清除术（sentinel node dissection）等，现在的趋势是尽可能地保留乳腺组织。由于患者较比过去更加期待美容效果优秀的乳房外形，所以只有充分掌握手术的相关知识，以及积累更多手术经验才可以满足患者们的需求。

目前笔者医院的乳房专科包含乳腺外科、医学影像科、血液肿瘤内科、康复医学科、神经精神科等，使得患者在同一个医院就可以进行乳腺癌的检查及手术、重建及术后的追加治疗。而且由于可以系统地进行精神科方面的术前沟通，术后的康复治疗以及乳腺外科、整形外科的追踪观察，所以患者的术后满意度也非常高。

2.游离皮瓣的优点

相比带蒂皮瓣，游离皮瓣的最大优点是可以更容易地进行乳房塑形。由于保留了乳房下皱襞，所以对乳房下皱襞的处理也相对简单。没有皮下隧道，也不会造成乳房下部出现隆起，使得术后的乳房外形更趋完美。TRAM皮瓣的主要供应血管是深部的腹壁下血管，所以较比以腹壁上血管作为血管蒂的带蒂皮瓣能够提供更好的血液供应。这些意味着可以将所需的组织更多地转移到预期的部位使得乳房更加饱满。而且不需要皮下隧道，只要熟练掌握了血管吻合技术，手术花费的时间也不会比带蒂皮瓣术增加很多。另外，由于保留了供区的大部分腹直肌，所以术后供区的并发症发病率也低。当然这个术式也有缺点，就是需要长时间的学习过程，手术复杂，还需进行术后皮瓣的检测等，但是只要手术技法熟练这些缺点就不会成为问题。总之，最近的乳房再造术的手术方法选择上是首选游离TRAM皮瓣的趋势。

3.手术适应证

最近随着游离皮瓣术的普遍使用，除了之前的某种手术切断了腹壁下动脉的情形外，对于游离TRAM皮瓣术来说，没有绝对的禁忌证。依笔者的经验，既往的剖宫产手术瘢痕不会成为问题。即使有半月形横行切口和正中线垂直切口瘢痕，如果已经经历了数年的恢复时间也不会成为问题。当然如果半月形的横行切口向外过度延续，则应怀疑主要供血血管有可能受到损伤。存在正中线垂直瘢痕的情况下，在分离皮瓣数小时后，曾有皮瓣比对侧略呈瘀血状态的情况发生，但大部分即刻就出现了缓解。在既往有腹部吸脂史的患者来说，如果没有什么特殊的并发症也不被认为是禁忌证，当然对于进行了数次腹部吸脂及吸脂时出血较多的患者最好是考虑其他的手术方法。最近多探头（multi-detector computed tomography）可以在术前确认穿支的位置，从而对手术提供了帮助。

有些患者希望乳房切除术后怀孕，如果是延迟TRAM皮瓣法，则建议分娩后再进行乳房再造术，如果是即刻再造术则在术前与患者充分沟通后，建议在乳房再造术后1年左右再怀孕为好，当然这些都是在乳腺癌的辅助性治疗已经结束的前提下。

4. 游离TRAM皮瓣的解剖（图22-1）

游离皮瓣的主要供应血管是深部的腹壁下动脉。腹壁下动脉起始于髂外动脉，并向上内侧走行。在腹直肌的外侧进入腹直肌的后面，沿着腹直肌走行，然后在肚脐和耻骨连线中点部位进入腹直肌。根据不同个体，进入肌肉的位置有所变异，所以在术中一定要给予确认。在水平方向大概在肌肉的中间位置，但也可以在外侧1/3和内侧1/3之间。主要在外侧1/3左右进入肌肉，极少情况下是不进入肌肉内而只是沿着肌肉后走行。进入肌肉或分为2～3个分支，向上与腹壁上动脉延续。有些情况下没有分支，而只是单干走行。虽然外侧分支占优势，但要以包含在皮瓣内的穿支为基准进行分离。血管在肌肉内走行并分出走向皮肤的穿支，其中较大的穿支有2～3支，多在肚脐周围发出穿支。虽然利用一个穿支就可以充分担当TRAM皮瓣的血液供应，但在术中还是要将两个以上的穿支包含在皮瓣内而进行分离。

有两只静脉沿着同名动脉走行，可以分别进入髂外静脉（External iliac vein）或可以并干进入髂外静脉。

5. 手术方法

1）术前准备（图22-2）

施行即刻乳房再造的时候，除了乳腺外科进行的必要检查外，不需要再进行其他的检查。在延迟乳房再造术时，除了全身麻醉所需检查外也不用特殊的其他检查。由于手术时间较长，从前一天开始进行输液以维持充分的血容量。月经期不会成为特别的问题，但是由于术中可以增加出血量，而且可以造成术前的贫血状态，所以术中要加以留意。术前2周开始要禁烟。

术前设计中最重要的是乳房下皱襞。在进行即刻乳房再造术时，在乳腺外科进行手术前就要标记好原有的乳房下皱襞线，如果担心术中标记线被擦掉可以用缝线进行缝合来进行标记。在乳腺外科手术当中有时会有手术范围超过乳腺下皱襞的情况发生，虽然肿瘤的切除是优先考虑的问题，但是如果术前和

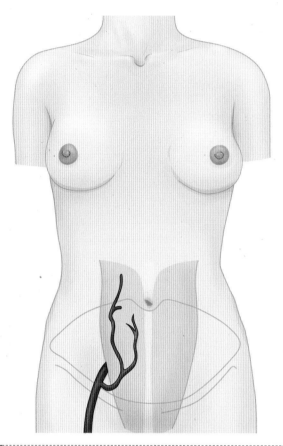

图22-1　供区设计及深腹壁下动脉的解剖

供区的下缘为会阴部体毛的部位；上缘的位置如上图在肚脐下方时，大多数
情况下可以掀起充足的皮瓣组织，但是如果腹部脂肪较少，而乳房较大时，
因需要更多的供区组织量，所以必要时可以将供区上缘设计到肚脐的上方
（除外肚脐）。腹壁下动脉起始于髂外动脉，在腹直肌的外侧进入腹直肌的
后方，沿着腹直肌走行，在肚脐和耻骨之间进入到腹直肌内。在腹直肌内分
为1～3个分支，向腹壁发出血管穿支并与腹壁上动脉相延续。

乳腺外科医生进行了深入的沟通，则大多数情况下是可以保留乳房下皱襞的。其次是乳房容积的设计，
在延迟乳房再造时，测量对侧乳房容积，对比对侧乳房容积后决定再造乳房的容积，这和其他多种乳房
再造术相同。在即刻乳房再造时，标记好原有乳房的高度和宽度，委托乳腺外科医生在切除乳房皮肤
时，将切除皮肤的范围拓印在纸张上，这样可以在之后的乳房再造时作为保留多少皮肤的参考。血管的
主要走行线路通过多普勒超声进行体表标记，然后再标记认为是穿支的部位。确认穿支的最好方法中，
最简单的方法是轻压多普勒超声波检查认为是穿支的部位，如果多普勒超声波的声音本来较大，轻压后
听不到声音，则此部位多数是穿支的部位。但是这个方法不是确切的方法，所以只能用作参考。

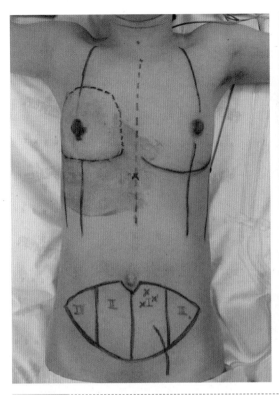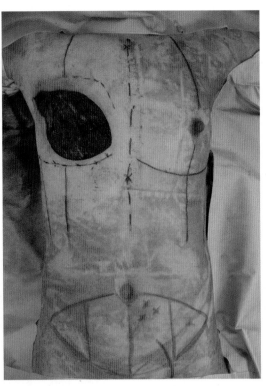

图22-2 术前腹部供区及胸部设计以及外科施行改良乳癌根治术后状态

为了保留乳房下皱襞，提前在乳房下皱襞线处用缝线缝合做标记。

2）受区准备

在延迟乳房再造的时候，切开原有手术瘢痕，直到胸大肌层次。切除的原有瘢痕送交病理检查。大部分延迟TRAM皮瓣术是改良乳癌根治术（modified radical mastectomy）后的重建，所以不需要为了准备受区血管而做其他的切口。目前的乳腺癌切除术大多保留了胸大肌，但是也有胸大肌变薄的情况，所以要在肌肉和皮肤之间小心进行剥离。按设计的大小进行皮瓣分离。

在即刻乳房再造的时候，如果分离的范围超过了乳房下皱襞的位置，则将皮瓣和底部进行缝合形成新的乳房下皱襞线。缝合要从内侧开始向外侧进行以确实形成乳房下皱襞。在保留皮肤的乳房再造术时，为了分离受区血管，有时需要在腋窝或乳房内侧部分再做一切口。但是在大部分的情况下，乳腺外科会在腋窝已做一切口以进行腋窝淋巴清扫。如果是两组同时进行手术，则可以一组进行受区的准备，另一组则在第一组准备受区血管的时候进行供区的皮瓣分离。

3）皮瓣的分离（图22-3～图22-6）

笔者通常是准备对侧皮瓣血管蒂，其理由就是将血管蒂的距离延长后可以充分将皮瓣转移到乳房内侧部分。有些文献则认为，为了便于腋窝处吻合受区血管或者固定垂直皮瓣，及尽量多地使用血液供应较好的第一、第三区域的组织，建议使用同侧血管蒂。但是在韩国，大多数患者的乳房容积并不大，不

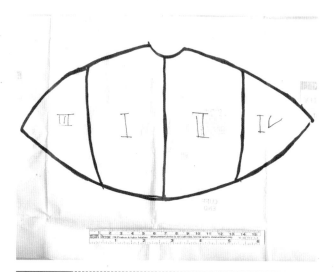

图22-3 供区术前设计结束后，为了计算预计的容积量，先用纸张拓下设计图，然后用AutoCAD程序测定面积。利用超声波检查测定各个部位的厚度再乘以面积，就可以预测到要掀起的肌皮瓣容积量

切开腹直肌

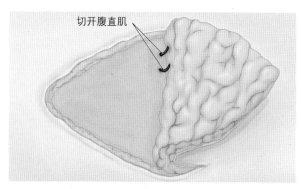
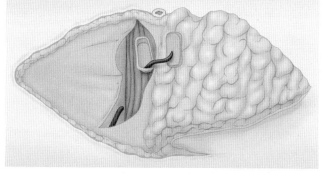

图22-4 供区皮瓣的剥离

在内外侧确认穿支血管后，切开包含穿支血管的腹直肌。可靠直径的穿支血管有1～3支，且主要分布于肚脐周围。尽可能保留内外侧的肌肉，只将血管进入部位的肌肉掀起。剥离肌肉时要注意保留肋间神经。

需要使用4个区域的全部组织，另外，即使乳房容积较大，也因为同时施行对侧乳房缩小术，所以在血管蒂不存在问题的情况下，对于任何形式的皮瓣固定都可以使用对侧血管蒂，还可以利用血管蒂的长度，使得皮瓣的固定变得容易。

首先按照术前设计切开皮肤，皮瓣的下部边界位于双侧髂前上棘（anterior superior iliac spine）连线上，如果有剖宫产横行切口时则将供区皮肤下缘放在瘢痕处。皮瓣的上部界限则是两侧髂前上棘到肚脐之间的连线，但肚脐部分不包括在皮瓣范围内。在需要较多软组织时，且拉起腹壁后感觉供区皮肤可以容易缝合关闭时，可以保留肚脐在原位，而将切口线延长到肚脐上部。然后对这些部位进行超声波检查可以得出需要分离的皮瓣容积量，其方法就是利用超声波来测定各个区域的软组织厚度，再利用AutoCAD电脑程序计算出各部位的面积,然后将得到的两个数据相乘得到分离后皮瓣的容积量,这与皮瓣的重量大致相同。将这样得到的数据与乳腺外科医生去除的组织量作比较。如果不是即刻乳房再造术,则根据之前乳腺外科手术记录中的记载确认切除的组织量。如果没有过去的记载,则根据术者的经验来推测大概需要的重建乳房组织的重量。如果预计供区可提供的组织量很多,则将术前设计范围适当缩小。而在需要扩大术前设计范围的时候,可以在保留肚脐的情况下适当延长到肚脐上部。万一这样做可转移的组织量还是不

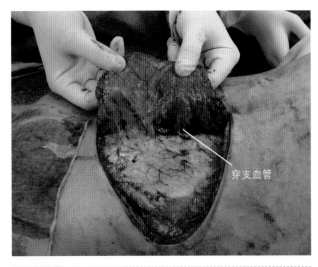

穿支血管

图22-5　剥离供区皮瓣时,找到穿支血管并做好标记

够,这时即使将分离范围向两侧延长也无法得到足量的组织,因为越往外侧皮下的脂肪组织就越少而且组织的可信赖程度也随之降低,所以这种情况下应该考虑对侧乳房的缩小术。

切开皮肤后,进行同侧的皮瓣分离。事先利用多普勒超声波标记血管穿支的部位,大概确认是否有穿支存在、在什么部位、存在几只穿支等,并在对侧皮肤上做好标记。此后分离到正中线,然后开始分离对侧皮瓣。一直到腹直肌的外侧界线处分离都比较容易,进入腹直肌区域后边确认血管穿支边小心进行分离。从外侧首先确认较粗的血管穿支后,在内侧也继续小心分离确认血管穿支(**图22-5**)。通常有2～3支可信赖的血管穿支,但有时只有一只穿支存在。保留两个血管穿支比较安全,但在只有一个穿支时如果这支血管穿支管径足够粗则不会影响皮瓣的血液供应。血管穿支存在于腹直肌筋膜内侧1/3、外侧1/3的情况最多见,另外就是多见于肚脐周边。术中画线将所需的血管穿支包括到皮瓣内(**图22-6**)。为了分离血管蒂,筋膜的切开方向是朝向下外侧,并超过腹直肌的外侧缘,这样可以确保剥离血管蒂时的手术视野。要确认血管蒂确实进入了腹直肌内。确认血管时,将筋膜向外侧牵拉,可以看到肋间神经和血管进入腹直肌,要注意保留这些结构,这样可以减少术后供区的并发症。有时血管蒂只在肌肉后方走行,有时则是先分成两支然后再分别进入肌肉后方内侧及外侧,再进入肌肉组织内。包含在皮瓣内的血管穿支也许只是从内侧或者外侧出来的一个分支,所以在确认之前要主要保留好内、外两个分支。在外侧确认进入腹直肌的血管穿支,然后再从内侧进一步确认。画线标记出血管穿支和血管进入部位的部分腹直肌。为了切取穿支皮瓣需要分离腹直肌后边走行的所有血管蒂,所以在肌肉内分离要花费较长时间。笔者的方法是保留肌肉的内外侧,只将部分肌肉留在皮瓣内。供区的并发症主要决定于移走的肌肉宽度,所以要尽可能地保留水平方向上的肌肉组织。经过数年的术后追踪观察,没有供区功能受损的患者。最近一些论文报道,提出包含少量肌肉的手术与利用穿支的手术,在患者功能性并发症的发生上面没有什么差异。

切断肌肉时,先将外侧和内侧基底部垂直切开,此时利用血管钳分开肌肉就会使分离变得容易。由

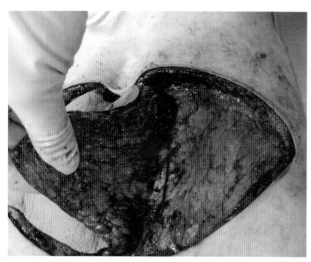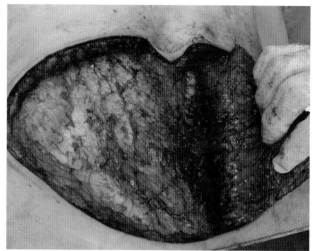

图22-6 在腹直肌腱膜内外侧标记切口线，以包括所有的穿支血管

于在肌肉内走行的血管分支会出血，所以要边止血边进行，这样能确保手术视野清晰。然后先切断下边的肌肉，理由就是万一切断下方肌肉时损伤了血管蒂，在需要时可以转换为以腹壁上动脉为蒂的带蒂TRAM皮瓣术。切断下方腹直肌时，要切实分离好血管和血管蒂，当血管蒂确实从肌肉分离后，边保护血管蒂边进行肌肉的切断。切断上部的肌肉时，肌肉内部存在与腹壁上动脉相延续的血管，只有将这部分血管彻底止血，术后才可以避免出血。笔者主要使用血管夹（hemoclip）来夹住血管。切断了肌肉后，如果能将皮瓣通过外侧剩余肌肉后方牵拉出来，那么血管蒂的剥离会更加容易。但是如果考虑肋间神经不方便这么做时，可以将其放置原处，然后进行血管蒂的分离。

4）血管蒂的分离（图22-7）

分离血管蒂的时候，要在距离血管起始部数厘米的范围内保留血管周边脂肪等软组织，这样可以尽可能地减少对血管的刺激。另外在分离过程中要时常用利多卡因和温盐水给予浸润，这样也可以减少对血管的刺激。分离时不要引起血管的收缩，一旦静脉血管出现了收缩，要等待血管收缩缓解，分离结束后也要观察是否有血管收缩，如果还有收缩，要用温热纱布覆盖血管等待半小时到1小时，这样大部分收缩都会缓解。笔者使用的是腋窝处的血管，所以必须确保血管蒂的长度，只有保证足够长度的血管蒂才可以将皮瓣无张力地移动到内

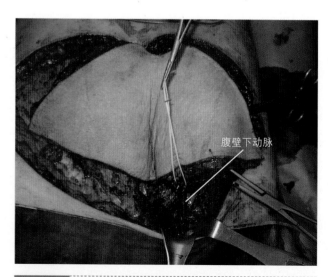

腹壁下动脉

图22-7 分离出供区皮瓣的主要供应血管——腹壁下动脉

侧，并在内侧移入充分的组织，从而形成美观的乳房外观，所以血管蒂的分离要尽可能地从起始部位开始。将血管断端前几厘米附着在血管上的周边组织全部去除，这样可以减少血管吻合时的操作时间。从起始部位分离血管时有可能会撕裂髂外动脉，所以要多加注意。分离结束至受区血管准备好之前，用温热生理盐水浸润血管。受区血管准备结束后，用止血钳夹住动脉，静脉则用血管钳或止血钳夹住，静脉多为两支，偶尔会在起始部位出来后合并为一支静脉血管。切断血管时要一次性进行，这样血管断端才会整齐，笔者使用显微直剪刀剪断血管。如果受区血管管径较粗时，切断动脉时其断面可以呈斜面，而静脉的拉伸性较好，所以即使与受区静脉管径有差异也不会成为问题。切断之前熟知动脉、静脉内外侧关系，有助于防止血管吻合时出现血管旋转。将游离皮瓣取出后，进行皮瓣称重并保护夹好的血管。

5）受区血管的准备（图22-8，图22-9）

受区血管大体上分为腋窝处血管和胸廓内血管，这两种血管有各自的优缺点，腋窝处的血管最大的优点就是容易分离且没有移动，因此易于血管吻合。与胸廓内动脉相比手术视野好，在手术层面上更加容易，但也有乳房不足的可能，而且内侧容积容易出现朝向外侧局部隆起的缺点。反之，利用胸廓内血管，乳房的外观会更趋美观，但从技术层面上具有血管的分离和吻合相对困难，且无法确保清晰的手术视野。另外，在保留皮肤的乳房切除术后重建时，需要另做一切口，这时的手术瘢痕从美观角度上不如腋窝部的切口瘢痕。笔者主要使用的受区血管是腋窝部血管，其中使用最多的是胸背动脉走向前锯肌的分支，其理由是皮瓣坏死时可以改用扩大背阔肌肌皮瓣来挽救手术。大部分的即刻再造术，由于乳腺外科已经将腋窝部进行了分离，所以可以非常容易地找到受区血管，当然这需要事先嘱托乳腺科医生术中尽量减少腋窝部血管的损伤。有时如果胸廓外侧血管（laterl thoracic vessel）露出，根据这支血管的

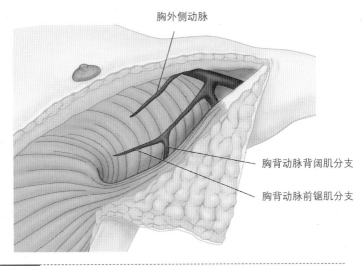

胸外侧动脉

胸背动脉背阔肌分支

胸背动脉前锯肌分支

图22-8 腋窝血管

血管吻合时，主要使用胸背动脉的前锯肌分支。尽可能保留背阔肌分支（Latissimus dorsi muscle branch）以备将来修复手术时使用。如果胸廓外动脉被保留，且血管大小适合吻合时，也可以用于血管吻合。

管径，也可以使用该血管。最近进行前哨淋巴结清除的情况增多，所以往往需要首先进行受区血管的剥离。

进行延迟再造分离血管时，往往会因瘢痕造成与周边组织的粘连，所以要小心分离。而且静脉可能会在吻合部位近段瘢痕内引起管径缩窄，所以必须要确认吻合部位近段的血管情况。术后如果出现静脉造成的瘀血时，一定要确认静脉是否在瘢痕内形成了管径缩窄。血管吻合结束后，笔者会静脉注射1250IU的肝素。

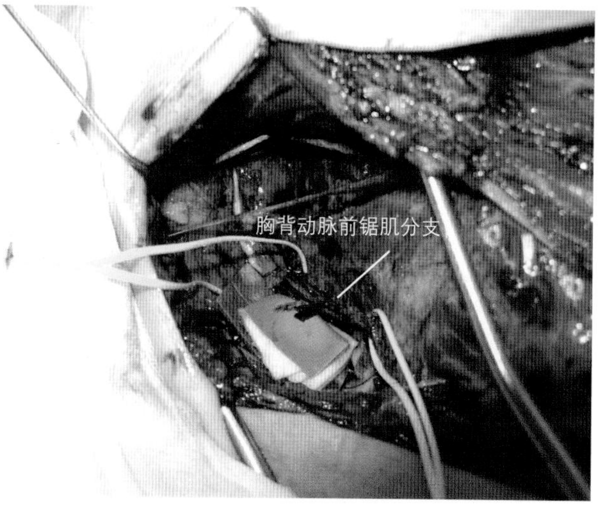

图22-9 准备受区血管的状态
事先剥离好胸背动脉的前锯肌分支。

6）皮瓣转移

受区血管分离完毕，并称重游离皮瓣的重量后，将皮瓣转移进行血管吻合。为了防止皮瓣被过度牵拉造成血管的张力，在血管吻合期间缝合固定皮瓣。吻合血管前观察血管的位置关系以确认血管没有旋转，之后进行血管吻合。血管吻合方法同其他游离皮瓣时的方法，这里不再赘述，但是要注意静脉管壁会逐渐增厚，所以不要将静脉误认为是动脉而进行动静脉间吻合。不仅要观察静脉的管壁，还要在静脉的远端确认两支静脉之间的连接状态，从而可以确信无误。笔者的方法是在两支静脉血管中挑选管径更粗的那支作为吻合血管。吻合后，边观察另一只静脉血管是否血流畅通，边确认血管吻合是否完好、血流是否畅通。之后用海默回形针结扎剩余静脉，术后因静脉瘀血进行应急处理时可以作为备用血管。血管吻合结束后，可以针刺皮瓣观察是否有血液畅通流出，如果出血顺畅，用温热生理盐水浸润吻合部位后等待大约15分钟。在等待期间缝合关闭供区筋膜。15分钟后重新确认吻合部位，如果没有问题进行皮瓣的塑形和固定。

7）皮瓣的塑形和固定（图22-10～图22-18）

皮瓣固定是整个手术过程中最重要的部分。TRAM不仅是重建手术，更是美容手术。随着游离皮瓣技术取得了好的效果且逐渐普遍化，TRAM技术在整形外科领域占据了很高的比例，所以目前在重建基础上更强调的是美学部分。这样我们要把TRAM技术当作一种美容手术，在塑形和固定方面加以最大的努力和关注。

笔者的方法是，首先切取与切除乳房组织容积相似的皮瓣组织。将皮瓣放置胸前受区范围上，将明显超过受区腔隙的部分皮瓣切除，切除的部位尽可能地分为4个区域进行。东亚女性的乳房普遍不大，所以大多是将皮瓣以水平或者从上内方斜向下外方的方向植入皮瓣。斜行放置皮瓣可以增加乳房内侧的容积。在腋窝方向有凹陷的患者，可以将皮瓣从上外方斜向下内方放置，这样可以减少乳房外侧的局部隆起，还可以减少腋窝处的容积。在乳房肥大且下垂的患者，可以垂直方向放置皮瓣，这时要尽可能

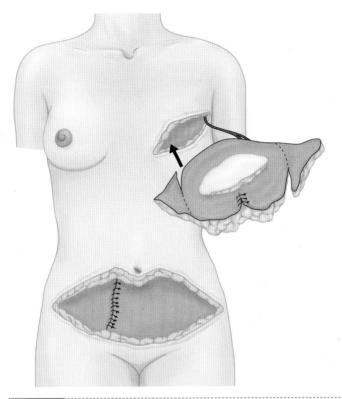

图22-10　皮瓣的塑形

将皮瓣移位并进行血管吻合后，对照胸部剥离腔隙将超过腔隙范围的多余皮瓣给予切除。继续测量皮瓣重量使之与期望的乳房重量相符合。上皮组织则保留缺损部位所需要的部分，其余部分全部切除，首先进行临时缝合，观察形态后再切除多余的上皮组织。

地保留第一、第三区域的皮瓣。放置皮瓣时，与对侧乳房相比较塑造最相似的乳房外形。如果不知道乳腺癌切除时的组织切除量，则估计对侧乳房的大概容积，在保留比对侧预估容积量稍大的前提下切除多余的皮瓣，每切除一块皮瓣组织都要进行称重，以掌握剩余皮瓣的量。然后将皮瓣植入受区腔隙内，适当调整皮瓣组织的容积，观察是否与对侧乳房最为相似。为了防止牵拉皮瓣造成血管吻合部位的张力过大，用可吸收缝线将皮瓣内腹直肌缝合固定在受区基底部。皮瓣塑形和固定时，要将手术床上半部抬起，使患者保持坐位下进行。皮瓣塑形时，考虑胸部切除皮肤部位的形状，或者按照乳腺外科医生事先拓好的皮肤切除部位的形状，用皮肤缝合器暂时将皮瓣皮肤与受区皮肤缝合固定。在不知道切除皮肤部位的形状时，以皮肤缝合处没有过度张力为标准给予皮瓣塑形并暂时给予缝合，然后做好标记并拆除临时缝合。大部分之前施行了改良乳癌根治术的重建，会形成如下图样的皮瓣皮肤的形状（**图22-11**），这样一旦形成了与对侧乳房相似的外形，就在超过皮肤缺损范围的皮瓣外围进行画线标记（**图22-13**），然后去除临时缝线，从受区腔隙内重新取出皮瓣组织，按照标记好的画线切除多余的皮肤表皮组织（**图22-14，图22-16**）。笔者在切除多余的皮肤上皮组织时多使用剪刀，但偶尔也会使用表皮切除用的手术刀（**图22-15**）。表皮切除时尽可能地多保留真皮组织，特别是要注意皮瓣周边

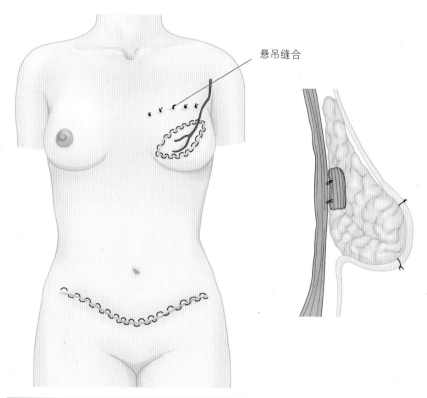

悬吊缝合

图22-11　皮瓣的植入和固定
边确认乳房的形状边放置皮瓣，使患侧乳房形状与对侧乳房相似，先在上部与内侧进行悬吊缝合。注意不要将皮瓣向内侧过度牵拉以避免血管蒂张力过大，为了避免血管蒂部张力过大还要将皮瓣的肌肉部分与基底部组织缝合固定。

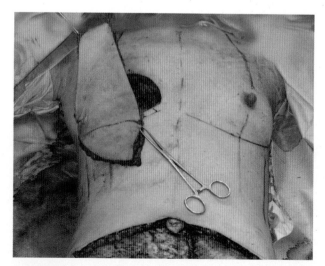

图22-12　将血管吻合结束后的皮瓣与腔隙相对照，并在需要切除多余皮瓣处画线做好标记

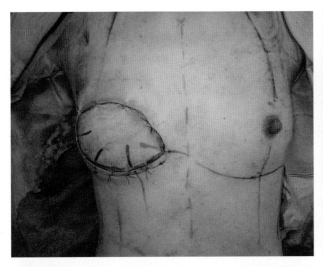

图22-13 切除多余的皮瓣组织，并将剩余皮瓣组织植入腔隙内，塑造成与对侧乳房相似的外观后，进行临时缝合

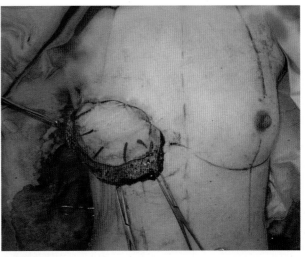

图22-14 将皮瓣下方从腔隙内取出，然后按图中所标记的线处切除上皮组织

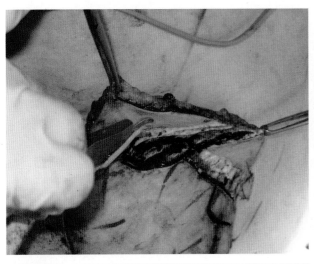

图22-15 用刀片切除上皮组织

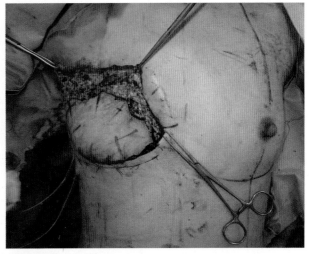

图22-16 缝合皮瓣下方后，同样方法处理皮瓣上方上皮组织

的真皮不要过薄。然后将皮瓣重新植入受区腔隙内，将皮瓣的上端与内侧用可吸收缝线缝合固定在基底（**图22-17**）。在腋窝处及皮瓣下各植入一负压吸引管，腋窝处的吸引管要保留适当长度以避免损伤到血管蒂，然后缝合吸引管头端两侧组织使得吸引管不会移动。

8）供区缝合（图22-19，图22-21）

麻醉时氮气会诱发腹部膨胀，所以事先嘱托麻醉医生不要使用氮气，这样缝合供区时会更加容易。1-0聚丙烯缝线（prolene）连续锁边（continous interlocking suture）缝合腹直肌鞘。需要注意的是，

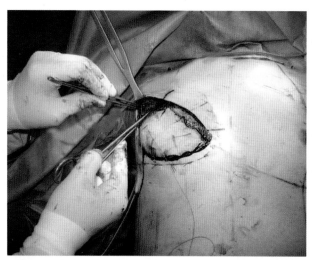

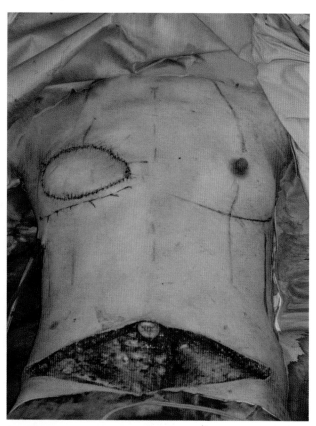

图22-17 为了维持乳房的形状，在上方及内侧进行悬吊缝合

图22-18 完成乳房再造的状态

腹直肌鞘在弓状线以下分为了两层，所以一定要将两层一同缝合。缝合要紧，缝合线的起始和末端线结要用其他缝线使其不会凸起，因为某些消瘦的人术后会主诉腹壁可触及线结立起，且有感觉。分离皮瓣时可以尽可能保留供区的腹直肌鞘，这样缝合时张力不会过大，一般来说，没有腹直肌鞘关闭不上的情况，但是如果张力过大或关闭不上时可以使用网格状聚丙烯材料（prolene mesh）来代替腹直肌鞘。

结束腹直肌鞘的缝合后，为了腹壁的缝合，进行腹壁皮瓣的剥离。大部分分离到胸骨的下端，但外侧的剥离范围不要过大，因为腹壁皮瓣的血液供应来自肋间动脉，如果剥离范围过大有可能会导致腹壁的坏死。剥离结束后将对侧腹直肌鞘进行折叠缝合，这样可以使肚脐居中，折叠缝合时越是接近肚脐就越容易移动肚脐位置。腹直肌鞘的缝合可以从肚脐上方约10cm处开始直到肚脐下方10cm处，也可以在肚脐周边做几处8字缝合，重要的是将肚脐位置摆到正中线后，在皮瓣相对应的位置上开一窗口形成一个新的肚脐。如果脐不在正中位置，却在皮瓣正中做一窗口缝合肚脐，则在术后有可能形成脐歪斜的奇怪外形。上述折叠缝合结束后，上抬手术台上部使患者腹部弯曲，这样可以容易转移皮瓣。在肚脐相对位置做几处标记缝合，然后在皮瓣下面用手指顶住肚脐位置，切开皮肤做一窗口。笔者是采取垂直切口，切开后拆除标记缝线，去除窗口周边皮下脂肪使皮瓣变薄。如果皮瓣窗口过小则会因瘢痕收缩导致肚脐外观变形，但也不能因为窗口过小而做一垂直的长椭圆形切口。考虑术后瘢痕挛缩的因素，可以略微做大窗口，但是注意不要做得过大。在窗口周边2cm范围内去除皮下脂肪组织，越是接近皮瓣窗口的皮下脂肪就越要清除充分，这样才会形成美观的肚脐外观。将肚脐边缘和皮瓣窗口边缘组织缝合固定于基底筋膜上，笔者是在2点、6点、10点方向进行缝合固定。基底筋膜缝合时，要在紧贴肚脐边缘的地方缝合，这样可以防止因肚脐被牵拉而出现肚脐变形。将腹壁皮瓣向下移动后，缝合关闭肚脐。

留置两个负压吸引管开始腹壁缝合。为了防止猫耳现象，最大限度地将上部皮瓣推向内侧，由外侧开始缝合。缝合至内侧后确认外侧有无猫耳现象，如果有则要彻底地去除。因为猫耳现象不会随着时间延续而消失，所以术中一定要消除。

6.术后处置及皮瓣的监测

术后乳房包扎时要将皮瓣皮肤外露，这样才能进行皮瓣的监测。术后患者的姿势要维持缝合腹壁时的弯曲姿势。按笔者的经验，术后2天要保持绝对的安静，并禁食，以准备皮瓣出现坏死时随时可以进行应急手术。皮瓣的监测与其他皮瓣类似，笔者是主要观察皮瓣皮肤的温度、颜色、毛细血管的充盈等。怀疑皮瓣的状态时可以用26号针头刺入皮瓣观察有无新鲜血液流出也是一种方法。皮瓣血运不好时，如同大多数教科书里所提及的那样，首先进行应急手术以查看血管蒂的情况，这是最为确切的方法。按照笔者的经验，在延迟TRAM再造术时，受区静脉发生问题的时候居多，在即刻TRAM再造术时，因乳腺外科切除部位的出血引起血肿的时候居多。血管蒂发生问题时，救助方法同普通的游离皮瓣法，所以在这里不加以更多说明，只是在救助手术时，只有在走向背阔肌的血管分支得以保留的情况下，才可以施行背阔肌肌皮瓣救助手术。另外在应急手术打开缝合部位时，要事先做好标记，这样可以在处理完血管后能够恢复之前的外形。如果静脉的损伤是不可逆的，即使重新吻合也不会恢复血流

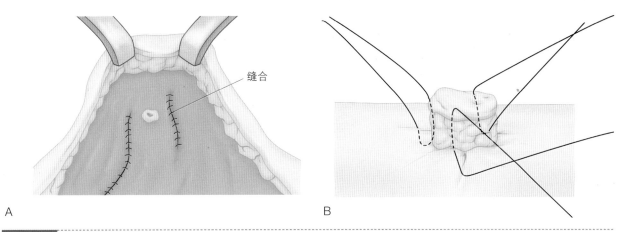

A   缝合   B

图22-19 供区缝合

缝合供区时要将肚脐位置准确地放置到正中线。为了达到这种效果可以进行如图所示的折叠缝合，也可以进行多个8字形缝合。在肚脐周围进行这些缝合最有效，笔者在将肚脐和皮瓣窗口与基底组织缝合固定时，如图所示在2点、6点、10点位置进行缝合，此时也要缝合在紧贴肚脐旁边的基底部才可以防止肚脐的翻转。

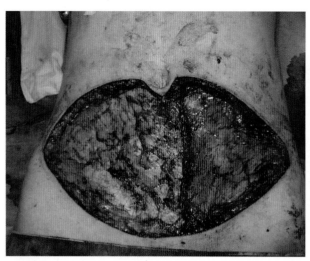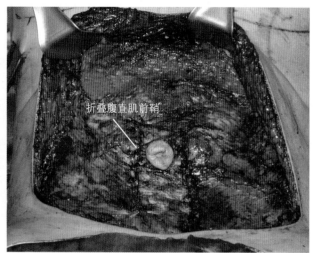

折叠腹直肌前鞘

图22-20 供区腹直肌鞘的缝合结束后，进行腹部皮瓣的剥离。为了将肚脐移到正中线处，在右侧施行折叠缝合

时，可以进行静脉移植。而且，如果将上腹壁浅静脉（superficial epigastric vein）与头静脉（cephalic vein）相连接，形成静脉增压作用（venous supercharging）的皮瓣，可以提高再次吻合的生存率。

术后调整好体液平衡，如果患者尿量适当，则可以补充足量的液体，这样可以帮助皮瓣的血流恢复正常，但是较比患者尿量，液体的补充量过多时要进行放射线检查，以确认有无肺水肿。如果有肺水肿则使用利尿剂并补充维持血容量的高渗透性溶液，以避免对皮瓣的损伤。笔者在术后使用右旋糖酐（dextran）和PGE-1，右旋糖酐使用5天左右，PGE-1则使用7天。右旋糖酐主要作用在于增加血容量，PGE-1的作用在于扩张血管，使用PGE-1时可能会引起头痛，所以要向患者加以说明。术后的血液检查主要是确认血色素和白蛋白数值，血色素通常要维持在9g以上，不是低于9g以下的特殊情况时不需要输血。如果需要进行输血时，要按1：1的比例输入生理盐水以防止血液黏稠度增加。白蛋白的监测也是为了保证血容量，有些报道认为白蛋白降低时可以造成创伤延迟治愈，所以控制其不要降到3g以下。术后48小时之内会出现大部分血浆进入血管内而形成血液稀释的情况，所以术后2~3天会有血色素与白蛋白降低的情况。过了这个时期一般不用进行跟踪血液检查。

经过术后两天的稳定后，从第3天开始可以进行步行，由于腹部供区皮肤上有张力，所以步行时要采取弯腰姿态，拆除了缝线后要逐渐练习正常的步行姿态。由于腋窝处有血管蒂，所以注意不要张开双臂，术后2周开始逐渐进行外展。如果没有特殊的问题，则在使用7天PGE-1后可以出院。在门诊进行拆线，通常在2周之内进行完毕。拆除缝线后，追踪观察1~3个月，第3个月来访时要进行乳头乳晕复合体再造事宜的商讨。

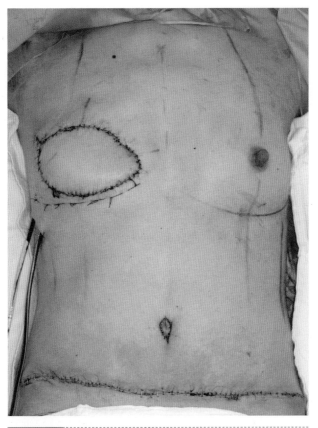

图22-21 腹部缝合结束后的状态

7.二次手术

在进行乳头乳晕复合体再造时，可以同时进行塑造乳房外形的手术。笔者是将腋窝处血管作为受区血管蒂，所以术后会有乳房外侧膨隆，内侧乳房容积不足的问题出现。大多数外侧膨隆可以通过吸脂解决，有必要时也可以通过之前的手术切口进行皮瓣的脂肪切除。内侧乳房容积不足的问题主要可以利用脂肪移植来纠正。脂肪移植的脂肪可来自腹部、大腿或两者。发生增生性瘢痕或者切口瘢痕扩张时，可以进行瘢痕修复术，乳房上的瘢痕增生主要来自乳房的上部，因为受到乳房重力作用，乳房上部受到的张力要比乳房下部大，所以在瘢痕修复术之后佩戴可以托起乳房下部的内衣，可以有效预防瘢痕增生的再次发生。如果需要改善肚脐的外形以及受区部位的猫耳现象，也可以同时进行。乳头乳晕复合体再造后1个月，根据患者的时间可以进行文身。

8.术后并发症

并发症有多种多样，其中最严重的是皮瓣的完全坏死。在皮瓣问题中，因皮瓣血管穿支损伤造成的皮瓣坏死即使进行应急手术也无法救活。皮瓣坏死最常见的原因是，没能及时发现静脉瘀血，错过了治疗的最好时机，导致皮瓣的坏死变成了不可逆的过程。出现皮瓣完全坏死时，只要患者身体状况允许就要尽早地施行救助手术。如果患者不愿意这样的救助手术，则可以完全切除坏死的皮瓣组织，进行一期缝合，术前要向患者充分说明情况，也可以进行其他方式的救助手术。救助手术可以利用其他游离皮瓣，但多数情况下是首选乳房假体或背阔肌，或者两者同时使用的方法。

　　皮瓣发生部分坏死时，要等待二次治愈。皮肤出现部分坏死时，如果愈合缓慢可以进行缝合。术后皮瓣局部变硬，可以是因为局部瘢痕的原因，也可以是因局部脂肪坏死造成。这种情况大部分在一年后可以恢复到柔软的状态。

　　其他的并发症还有炎症、腹壁疝、血清肿、血栓等。大部分的炎症可以通过合适的抗生素来解决，但在症状持续时要进行影像检查，如果局部有脓肿则应进行排脓治疗。出现腹壁疝时，可以重新缝合加强腹直肌鞘，也可以使用网状物来防止腹壁疝的复发。也可以使用Acelluar dermal matrix（脱细胞真皮基质）来加强缝合部位。

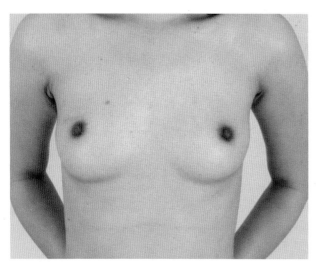
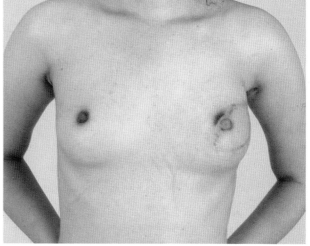

图22-22　左侧乳房乳管上皮内癌施行改良乳癌根治术后即刻进行TRAM乳房再造术。术后3个月进行乳头-乳晕复合体重建术，之后1个月为进行文身来院时的照片

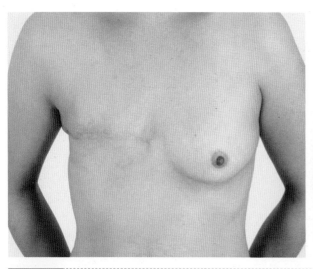
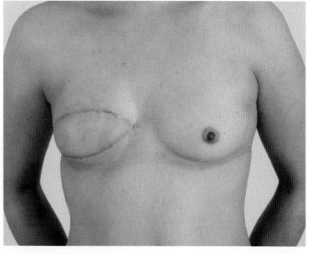

图22-23　右侧乳房行改良乳癌根治术后，进行延迟TRAM乳房再造术后3个月的照片

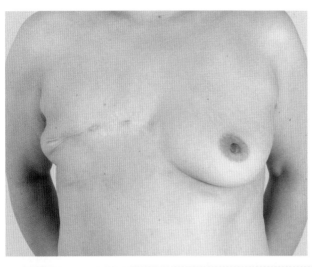 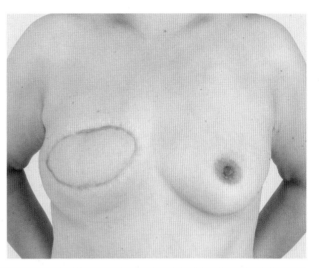

图22-24 右侧乳房行改良乳癌根治术后，进行延迟TRAM乳房再造术后3个月的照片

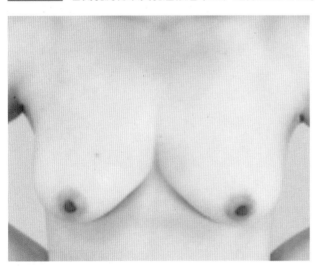 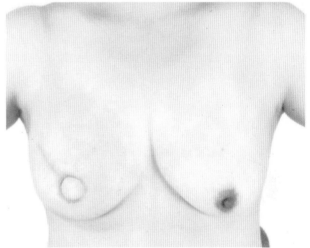

图22-25 右侧乳房因乳管上皮内癌行保留皮肤的乳房切除术，术后即刻进行TRAM乳房再造术，术后1个月进行文身后的照片

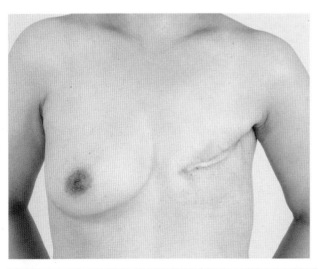 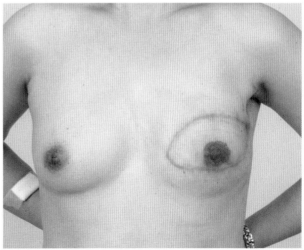

图22-26 左侧乳房行改良乳癌根治术后，利用TRAM皮瓣进行乳房再造，3个月后施行了乳头乳晕再造术，术后1个月进行文身后的照片

参考文献

[1] Agarwal JP, Gottlieb LJ. Double pedicle deep inferior epigastric perforator/muscle-sparing TRAM flaps for unilateral breast reconstruction. Ann Plast Surg 2007;58(4):359-63.

[2] Booi DI, Debats IB, Boeckx WD, van der Hulst RR. Risk factors and blood flow in the free transverse rectus abdominis (TRAM) flap: smoking and high flap weight impair the free TRAM flap microcirculation. Ann Plast Surg 2007;59(4):364-71.

[3] Cohn AB, Walton RL.Immediate autologous breast reconstruction using muscle-sparing TRAM flaps with superficial epigastric system turbocharging: a salvage option. J Reconstr Microsurg 2006;22(3):153-6.

[4] Collin TW, Coady MS. Is pregnancy contraindicated following free TRAM breast reconstruction? J Plast Reconstr Aesthet Surg 2006;59(5):556-9.

[5] Elliott LF, Seify H, Bergey P. The 3-hour muscle-sparing free TRAM flap: safe and effective treatment review of 111 consecutive free TRAM flaps in a private practice setting. Plast Reconstr Surg 2007;120(1):27-34.

[6] Glasberg SB, D'Amico RA. Use of regenerative human acellular tissue (AlloDerm) to reconstruct the abdominal wall following pedicle TRAM flap breast reconstruction surgery. Plast Reconstr Surg 2006;118(1):8-15.

[7] Hammond DC, Simon AM, Khuthaila DK, Hoberman L, Sohn S. Latissimus dorsi flap salvage of the partially failed TRAM flap breast reconstruction. Plast Reconstr Surg 2007;120(2):382-9.

[8] Kronowitz SJ, Kuerer HM, Hunt KK, Ross MI, Massey PR, Ensor JE, Robb GL. Impact of sentinel lymph node biopsy on the evolution of breast reconstruction. Plast Reconstr Surg 2006;118(5):1089-99.

[9] Lipa JE. Breast reconstruction with free flaps from the abdominal donor site: TRAM, DIEAP, and SIEA flaps. Clin Plast Surg 2007;34(1):105-21.

[10] Munhoz AM, Aldrighi CM. Breast cancer local recurrence after mastectomy and TRAM flap reconstruction: incidence and treatment options. Plast Reconstr Surg 2006;118(7):1664-5.

[11] Pomahac B, Recht A, May JW, Hergrueter CA, Slavin SA. New trends in breast cancer management: is the era of immediate breast reconstruction changing? Ann Surg 2006;244(2):282-8.

[12] Rosson GD, Williams CG, Fishman EK, Singh NK. 3D CT angiography of abdominal wall vascular perforators to plan DIEAP flaps. Microsurgery 2007;27(8):641-6.

[13] Saulis AS, Mustoe TA, Fine NA. A retrospective analysis of patient satisfaction with immediate postmastectomy breast reconstruction: comparison of three common procedures. Plast Reconstr Surg 2007;119(6):1669-76.

[14] Schaverien MV, Perks AG, McCulley SJ. Comparison of outcomes and donor-site morbidity in unilateral free TRAM versus DIEP flap breast reconstruction. J Plast Reconstr Aesthet Surg 2007;60(11):1219-24.

[15] Scheer AS, Novak CB, Neligan PC, Lipa JE. Complications associated with breast reconstruction using a perforator flap compared with a free TRAM flap. Ann Plast Surg 2006;56(4):355-8.

[16] Selber JC, Kurichi JE, Vega SJ, Sonnad SS, Serletti JM. Risk factors and complications in free TRAM flap breast reconstruction. Ann Plast Surg. 2006 May;56(5):492-7.

[17] Williams EH, Rosenberg LZ, Kolm P, de la Torre JI, Fix RJ. Immediate nipple reconstruction on a free TRAM flap breast reconstruction. Plast Reconstr Surg 2007;120(5):1115-24.

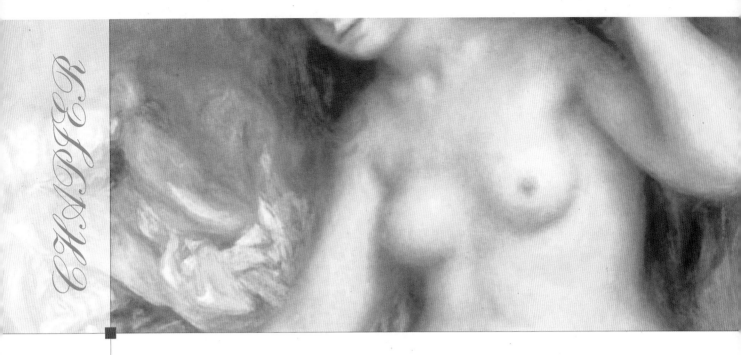

23 横向游离腹直肌肌皮瓣乳房再造术 II
Free TRAM flap breasts reconstruction

1.绪论

乳房再造术是给那些因乳癌等后天性原因造成的乳房切除患者，或者是先天性乳房缺失的患者进行新的乳房重建的手术。较比外伤，因乳癌造成的乳房切除的比例最高，接受了乳房切除术的患者不但要经历癌症带来的恐惧，还要承受因丧失了女性象征的乳房而带来的精神上的冲击。所以乳房再造术通过复原患者正常的外形，可以给予患者自信感，并且减轻精神上的痛苦。

虽然通过单次手术就可以同时重建乳房和乳头乳晕，但大多数分为两个阶段来施行。通过第一次手术重建乳房隆起，在经过了3~6个月后或者接受了抗癌、放疗等治疗后，可以给予乳头乳晕重建并补充进行使双侧乳房大小及外形更加对称的手术。乳房重建时，如果供区、受区血管健康，而且有熟练的血管吻合医生，则可以使用游离皮瓣进行安全且值得信赖的重建手术。通过术前与患者的充分沟通，如果患者不希望假体植入体内，乳房切除部位需要皮肤和软组织的补充，作为供区的下腹部组织充足且以往没有进行过腹部手术，受区的胸背动脉和胸廓内动脉健在，既往进行了假体再造乳房但因术后并发症需要重新进行乳房再造，以上这些情形都是游离TRAM的适应证。显微手术方法对于以往的带蒂TRAM手术具有多种优势并且可以适用于——需要大量皮肤和脂肪组织的时候，乳房周边邻近组织不适于转移的时候，在所需的皮瓣组织需要更多的血液供应的时候，通过改善皮瓣的位置和设计重建更为美观的乳房外形的时候，想尽量减少供区肌肉的损伤及坏死等并发症的时候。但是，游离皮瓣完全依赖于血管蒂的情况，如果作为蒂部的血管受到了损伤或者出现了血栓，都会马上造成皮瓣的坏死。以往的带蒂TRAM手术使用的是下腹部的组织，由于蒂部过长，且静脉回流是通过肌肉的逆行回流，会导致第三、第四区域的血流不是很通畅，从而增加皮瓣局部和脂肪坏死的发生率。但是如果是游离皮瓣，则可以使用下腹部的主要血管——腹壁下动脉，可以提供充足的血流供应从而避免上述的并发症。而且还因为最大化地减少了腹直肌的损失，所以还可以预防供区的并发症。因为血管蒂的长度足够长，可以进行皮瓣的自由移动、排列及加减，所以可以塑造与对侧乳房对称、自然的乳房形态。

利用下腹部组织的游离皮瓣手术，使用全部腹直肌的情形非常少见。使用游离皮瓣时可以使用包括第三、第四区域的组织，不会有重建所需组织不足的情况，所以没有必要牺牲腹直肌而丧失游离皮瓣的优势。但是在某些消瘦但乳房容积较大的女性，为了增加乳房的突度，会将腹直肌植入皮瓣下面，从而需要分离全部腹直肌。如果对下腹部游离皮瓣的解剖学构造不熟悉或者对此手术经验不足时，为了安全分离皮瓣可以将肚脐周围的腹直肌与鞘膜一起包含在皮瓣范围内。随之出现了根据供应能力强的血管穿支穿出位置将腹直肌的外侧1/3或者内侧1/3包含在皮瓣内的保留肌肉方式，或者根本不包含肌肉的深腹壁下动静脉（Deep inferior epigastric artery and vein）穿支皮瓣方式，或者不切开腹直肌鞘的浅腹壁下动静脉（superficial epigastric artery and vein）皮瓣方式。

1）即刻再造和延迟再造的区别

因乳癌接受乳房切除术的患者中，适合接受乳癌切除同时即刻乳房再造术的患者是——患者的原发癌已经完全根治，且切除部位没有炎症、感染、放射线损伤等，对于手术的动机和对于重建手术效果的期待很现实的患者。另外，乳腺癌的0期、1期、2期这些较早期癌症患者是即刻乳房再造的适应证。即刻乳房再造术时，血管已经显露且没有瘢痕挛缩，使得术后重建的乳房外观自然，可以避免因乳房切除术带来的对体型变化的担忧和精神上的痛苦，还可以减少手术的次数，从经济方面减轻负担。但是由于是和乳癌切除术同时进行，手术时间会大大延长，术后并发症发病率也相对增高，而且患者对重建手术必要性的认识会降低。

延迟乳房再造则是在乳房切除术后6个月到数年之间进行的重建手术，所以患者在乳房切除术后有充分的时间进行身体的恢复，也有进行辅助化疗、激素疗法、放疗等的时间余地，而且患者可以和进行乳房再造的整形外科医生进行充分的术前沟通。这种患者往往能够切实感受到乳房切除术后乳房再造的必要性，而且对术后的效果大多保持很高的满意度。但是由于乳房的缺失，有些人会患有抑郁症，有些人则因为瘢痕、纤维化、放疗造成的挛缩和变形等因素，只有完全去除皮下的瘢痕组织才会塑造成自然的乳房形状。特别是在即刻乳房再造术时可以使用已经被乳腺外科医生分离出来的胸背动脉作为受区血管蒂。但是在延迟再造的时候，往往因为腋窝严重的纤维化和瘢痕，导致受区血管的分离变得困难，如果胸背动脉的分离十分困难可能会导致血流不畅，则需要改用胸廓内动脉。延迟再造的时候，需要重建消失的乳房下皱襞线，需要更加细心的手术技巧和丰富的手术经验，需要更多的时间和治疗费用。

2）游离皮瓣的解剖

术前设计供区游离皮瓣的时候，利用多普勒超声事先掌握血管穿支的走行位置，这样分离皮瓣时会更加安全。血管穿支往往在腹直肌内侧缘和外侧缘1/3处纵行分出4~5个穿支，多利用其中管径超过2mm以上的穿支包含在皮瓣内进行皮瓣分离（**图23-1**）。供应下腹部腹直肌的一级血管是腹壁下动脉，覆盖肚脐后方腹直肌的区域（第一区域、第二区域）则是通过深腹壁下动脉和浅腹壁下动脉的穿支血管来供血。设计好的椭圆形皮瓣的两侧边缘（第三区域、第四区域）则是通过浅腹壁下动脉和浅旋髂浅动脉得到血液供应。

蒂在上方的腹直肌肌皮瓣的供血管是腹壁上动脉，腹壁上动脉起始于胸廓内动脉，并且是其终末支。腹壁上动脉在肋弓缘附近平行肋弓缘发出多个不同管径的肋弓缘动脉。腹壁上动脉最初走行在腹直肌后面，然后进入腹直肌内向下走行，在肚脐附近与腹壁下动脉的终末支相延续。在腹直肌内垂直走行的腹壁上动脉系接受从大动脉分支的肋间动脉终末支提供的血液供应。肋间动脉的终末分支与静脉、神经同行，进入腹外斜肌的深处并进入腹直肌鞘内。

腹壁下动脉起始于髂外动脉，然后向上内侧走行，距离腹直肌附着部7cm处，从外侧进入腹直肌内，大部分情况下分为内外侧两个大分支，20%的情况下分为3个分支。其中外侧分支作为主要分支，其血管管径更粗，拥有更多数量的近皮穿支，并且与众多腹直肌的终末支互相连接形成血管网。浅腹壁下动脉起始于腹股沟韧带上方1~2cm 处股动脉，沿着腹外斜肌浅面向肚脐方向走行，与腹壁下动脉、

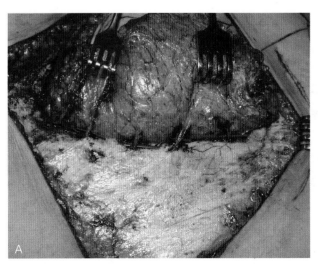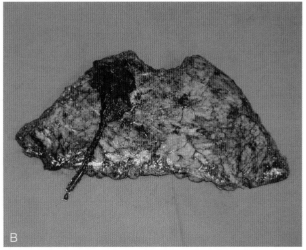

图23-1 A. 可见从腹直肌鞘外缘1/3处穿出鞘膜的穿支血管。内侧1/3处也可见相似数目的血管穿支穿出鞘膜 B. 包含最小限度的腹直肌，保留有3个穿支的皮瓣被剥离掀起的状态

腹壁上动脉穿支相互贯通。浅腹壁下动脉主要供应同侧下腹壁的血液，与旋髂浅动脉则没有贯通。

　　垂直走行在腹直肌内的腹壁上动脉发出许多穿支，穿过腹直肌鞘提供腹壁皮肤的血液供应。这些穿支不但与轴性血管系有联系，还会与对侧穿支相互贯通，从而形成了丰富的真皮下血管丛。所以即使只利用一侧附着在皮瓣的横向腹直肌肌皮瓣方法，也可以提供对侧皮肤的血液供应。从腹直肌穿出的血管穿支在肋弓缘到弓状线之间穿出腹直肌前鞘，这些穿支在肚脐周围特别集中，而在弓状线以下几乎没有具备临床意义的穿支。所以在分离横向腹直肌肌皮瓣时，不将弓状线以下的腹直肌和腹直肌鞘包含在皮瓣范围内也可以。

　　横向腹直肌肌皮瓣的静脉则伴行腹壁上动脉，然后进入纵隔内。将肌皮瓣转移使得静脉血流因其重力作用而通畅，然后抬高患者的头部为好。

　　T7～T12肋间神经沿着腹直肌底面走行，所以分离腹直肌时难免会切断这些神经，这样可以引起下腹壁中央部位的麻痹和感觉异常，以及下腹壁的松弛。

2.手术方法的选择和术前准备

1）游离皮瓣术式皮瓣的选择

　　根据术者的经验以及患者对侧乳房的形态，受区需吻合的血管，供区腹壁的状态等因素，决定是选择与乳房切除部位同侧还是对侧的下腹壁皮瓣。进行游离皮瓣术式时，选择左右哪一侧都可以进行皮瓣的自由移动和转动，从而塑造和对侧乳房相似的乳房形状。但是不论吻合血管是胸背动脉或者是胸廓内动脉，利用同侧的血管蒂，将第三区域的表皮切除形成乳房下方的隆起，用第一、第二区域形成乳房中央最突出的部位，将第四区域切除或者用来填充锁骨下凹陷部位都是首选的方法。如果腹壁有既往阑尾炎切除术等手术瘢痕时，要尽可能地不要将原有瘢痕外露在乳房的皮肤上。

2）术前准备和设计

　　术前设计要在术前准备完毕。下腹壁的皮瓣大小，上下边缘在肚脐上1～3cm至耻骨阴毛上3～5cm处，左右则是在两侧髂嵴之间。如果患者下腹部有剖宫产切口瘢痕，则尽可能将腹壁瘢痕作为下腹部皮瓣的下缘。如果有纵行瘢痕，则将皮瓣宽度向两侧腰部扩展以取得更多的皮肤面积，对于跨过瘢痕的部位则将表皮组织去除，然后将皮下脂肪卷入皮瓣内侧并固定在胸壁上，以利于乳房的前凸。

　　与乳房切除术同时进行乳房再造术时，术前要与乳腺外科医生沟通，决定切除乳房皮肤的面积。如果是改良乳癌根治术，则需要由腹壁的组织来填充乳房切除后的缺损处，但是在只切除乳头乳晕的保留皮肤乳癌切除术时，则要将脐周最厚的皮肤部位设计为乳晕。

　　延迟再造的时候，要将新的乳房下皱襞线设计在比对侧乳房下皱襞高大约2cm的位置。这是由于以往乳癌切除术中，进行缺损部位的缝合时往往会将乳房下皱襞线向上进行了移动，而且乳房再造术后，进行下腹壁缝合时可以将乳房下皱襞向下牵拉，还有因转移到胸部的下腹部组织随着时间会因重力出现向下移位的倾向。在乳房切除术后造成的瘢痕，由于其周边皮肤的张力较大，所以尽可能地给予切除会对塑造更加自然的乳房形状是有帮助的。纤维化和瘢痕造成张力较大的皮肤和转移前腹壁组织的皮肤弹性不一样，所以容易造成术后圆形的瘢痕挛缩或者不自然的乳房形状。

虽然有时也会同时进行对侧乳房的轻度乳房下垂矫正或乳房缩小术，但是对于对侧乳房增大术或乳房缩小术来说，最好是在术后3~6个月进行乳头乳晕再造术时进行，这样可以减少因长时间的手术和出血等因素造成的并发症，还可以塑造更为对称的乳房外形。

乳房再造是需要比较长时间的、范围广泛的软组织手术，所以需要准备出现感染和出血及其他脂肪栓塞等并发症的对策。在手术前一天和手术开始前静脉输入抗生素，这样可以减少感染的发生率，准备1.0单位的血液以备输血使用。为了防止下肢血栓，在术中可以穿戴定期施加压力的空气压迫带或防止血栓用长弹力袜或者弹力绷带。

3.手术方法

1）切除部位的准备

将乳腺外科医生在乳房切除术中切除的乳房组织的大小和容积给予记录，对稍后进行的即刻再造术会起到很好的参考作用。确认切除的乳房范围内的胸壁和胸大肌有无出血，并重新给予一次彻底的止血，可以预防术后由于出血造成的并发症。如果乳房下皱襞线已消失，则用丝线或尼龙线找到乳房下皱襞韧带并将其固定在胸壁上（图23-2）。如果施行了腋窝淋巴结廓清，则在显露的胸背动脉上直接进行血管吻合，将受区血管侧上臂外展90°，使腋窝部血管剥离更为容易。在背阔肌的前沿分离胸背部动静脉，并保证血管安全，在距离腋动脉下方8cm处，前锯肌分支上部用血管夹（hemoclip）钳夹血管。如果没有进行腋窝淋巴结廓清，则紧贴胸骨切除第3肋软骨并确认胸廓内动脉，此时在胸大肌内侧胸骨附着点打开骨膜切除肋软骨则在其下方即可发现血管。注意剥离血管过程中不要损伤胸膜，在第四肋软骨上方结扎血管，从而确保血管蒂的长度足够轻松进行血管吻合。

延迟再造时，受区血管使用切除第3肋软骨后的同侧胸廓内动静脉。偶尔会有因接受放疗导致同侧胸廓内动静脉闭塞而无法使用的情况，这时可以利用对侧胸廓内动脉或同侧胸大肌动静脉作为第三选择而使用。

2）皮瓣分离

手术人员可以分为两组，在受区和供区两个部位同时开始手术。在下腹部皮瓣的下方和肚脐周边做一圆形切口，斜向上方切开皮下脂肪层，这样可以尽量增加重建乳房的容积。到达腹直肌鞘后，结扎穿出腹直肌的血管穿支，或给予电凝止血，如同腹壁整形术一样，分离腹壁皮瓣直到肋骨及胸骨下缘，分离到剑突附近时要注意保留较大的血管和皮神经，这样可以保留腹部的感觉和血流。这个腹壁皮瓣向左右两侧一直充分剥离到腋前线，使得进行皮肤缝合时没有皮肤张力。之后再沿着下腹部皮瓣的下缘切

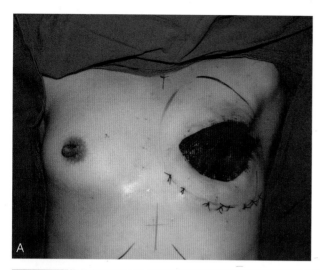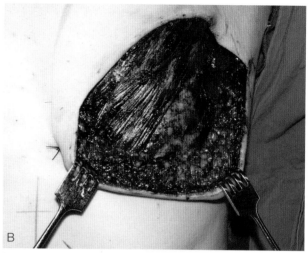

图23-2 **乳房下皱襞线的重建**

用不可吸收缝合线缝合复原到正确位置，可以固定乳房的位置，并可维持乳房的突度。

开，垂直切开到达腹直肌鞘后，在双侧髂嵴处进行止血，这时可以确认浅腹壁下动静脉的位置和大小，如果血管管径粗，血流充足，则可以依此血管为蒂进行下腹部组织游离皮瓣术。

从要吻合的血管对侧髂骨开始，从外侧向正中沿着腹直肌鞘进行皮瓣的分离。利用手术目镜（Loupes）从腹直肌外侧缘小心地进入中央部位，途中遇到外侧穿支后给予结扎，再向内侧分离可遇到纵行的内侧穿支。这样进行了对侧的皮瓣剥离，可以大概标记出血管蒂侧皮瓣分离时，血管穿支的位置和个数。完全剥离出肚脐周围的组织后，越过正中线进入血管蒂侧，在腹直肌鞘下面进行分离，确认内侧穿支后，从血管蒂侧皮瓣外侧髂嵴处开始分离皮瓣直到腹直肌外侧缘，并确认穿支位置。在左右两列穿支中找到主要供应皮瓣的穿支，以这个血管穿支为中心切开腹直肌鞘进入腹直肌内，然后沿着血管剥离腹直肌，此时将3～5个血管穿支以椭圆形和鞘膜一起附属在皮瓣内，并将部分腹直肌与皮瓣一同转移。将腹直肌鞘的切口向下延长，从腹直肌外侧向内侧牵拉腹直肌，在牵拉的腹直肌后边可以看到腹壁下动脉深支从会阴部向上的走行。结扎腹壁下动脉左右各个分支，向其起始部方向进行剥离，尽可能最大限度地延长供区血管蒂的长度。分离依据血管蒂的岛状皮瓣，确认血流是否通畅，用血管钳钳夹腹壁下动脉深支，并从腹直肌和腱鞘之间抽出血管，准备做转移。

3）皮瓣转移

确认皮瓣血流通畅，在受区按照必要的皮肤位置以及组织容积切除第三区域和第四区域或者脱去表皮组织。脱去表皮组织的第三区域组织可以固定在胸壁上，用于维持乳房的突度和防止下垂。第四区域则可以填充锁骨下凹陷部位。特别在只保留乳头乳晕的保留皮肤乳房切除术时，要注意将岛状皮肤正确对合到乳晕内。

4）血管吻合

吻合腋窝部胸背动静脉时，可以在腋窝处皮肤缝合两三针皮肤牵引线，这样可以使得血管外露。血管吻合时，将皮瓣折叠放在体外使两个血管断端更加接近，然后在显微镜下，将动脉和静脉各一支用9-0或者10-0 ethilon进行端端吻合，也可以将胸背静脉的两个分支与腹壁下静脉的两个分支进行吻合。如果腋窝部血管位置较深，影响助手的姿势，则可以将手术台向助手方向旋转以利于手术。

使用胸廓内动静脉时，将皮瓣放在胸骨上，再将两个血管断端接近的情况下进行吻合。即使只切除了第3肋软骨，受区血管的长度也会达到第3、第4肋间和肋软骨的宽度，长约5cm，所以对于血管吻合没有什么不方便。偶尔会因胸廓内静脉管径过于狭窄无法进行吻合，可以利用在第4肋软骨上方出现两个分支的地方，扩大血管管径，使得吻合顺利进行。

5）供区鞘膜缝合和脐成形

为了尽量减少供区并发症以及维持术后腹壁的外形，需要根据腹直肌鞘不同的特性和区域，仔细缝合腹直肌鞘。分离皮瓣后，在肋弓缘下到脐上3cm之间的上腹部，如同腹壁整形术一样，在腹直肌分离的部位进行双重垂直缝合。在脐上3cm到脐下3cm之间的脐周边部位，为了让脐位置居中，可以牵拉缝合对侧腹直肌鞘，以取得对侧的效果。从肚脐下方到弓状线之间的皮瓣采取部位，是腹直肌鞘部分缺损的部位，为了对称性的腹部整形效果，在对侧腹外斜肌腱膜上也要做一椭圆形标记，并进行缝合。从弓状线到耻骨的下腹部是为了分离腹壁下血管而切开的部位，由于没有腹直肌后鞘，所以是腹壁疝和腹壁变弱、腹壁松弛好发的部位。这个部位为了防止鞘膜松弛薄弱，将左右的腹直肌鞘向内重叠，并用2-0mersilk（慕斯）缝合，以加强腹壁并防止腹壁疝的发生（图23-3）。

单侧乳房再造时，所有的腹直肌鞘膜缺损部位都不需要网状移植物等移植，可以通过对侧腹直肌鞘和腹外斜肌、腹内斜肌腱膜的牵拉缝合达到腹壁整形的效果。另外，即使为双侧乳房再造进行了双侧下腹部游离皮瓣术，也可以不用网状移植物移植而进行一期缝合。在腹部裙样皮瓣下垂直耻骨部位而没有张力的情况下，将Scarpa（斯卡帕）筋膜牢牢地缝合到耻

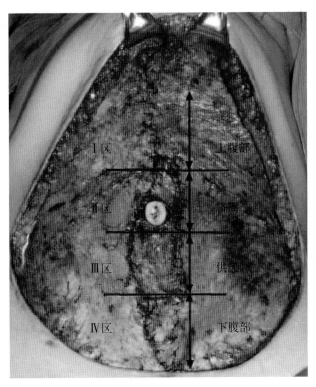

图23-3 根据不同区域进行的鞘膜的复原。根据上腹部、肚脐周围、鞘膜采取部位、血管剥离部位等区域进行鞘膜复原及塑形，可以防止术后腹壁并发症，还可以带来腹壁整形的效果

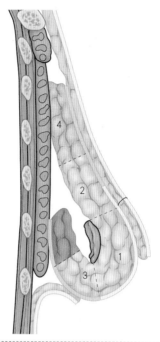

图23-4 脱去上皮的第四区域在锁骨下凹陷处，第三区
域则为了维持乳房下部的突度而内卷曲

骨筋膜处，才能有效防止瘢痕变宽及脂肪凹陷畸形的出现。将新肚脐位置设计在正中线位置上，然后在
新肚脐相对应的皮肤位置上做一横行切开，将肚脐拉出皮肤外，将肚脐蒂部与周边皮肤作牢固的皮下缝
合，然后缝合皮肤。缝合腹部切口之前，在左右会阴部放置两个负压吸引管，然后进行皮肤的连续缝合
关闭腹壁。

6）皮瓣位置固定和塑造乳房外形

　　血管吻合结束后，将包含在皮瓣上的腹直肌和鞘膜与胸壁固定缝合两三针，从而避免因皮瓣活动造
成血管打卷或弯折。抬高手术台上部，使患者取坐位，对比左右两侧的乳房位置和大小，参照对侧正常
乳房进行患侧皮瓣的移位、去表皮、切除、缝合固定等操作以塑造患侧乳房外观。脱去表皮的皮瓣固定
在内侧胸壁上以增加乳房的突度，或缝合固定在锁骨下骨膜或胸骨上，以防止日后出现乳房下垂。进行
了腋窝部胸背动静脉吻合的情况，要将背阔肌前沿重新缝合到胸壁上，这样才能防止卧位时重建的乳房
组织移向腰侧造成乳房向两侧撇开的模样。这个操作与再固定乳房下皱襞线的原理相同，会起到将乳房
的位置和突出部放置在期望的部位的作用。同样道理，如果胸部正中处的剥离范围过大，超过了正中线
时，也可以将乳房组织缝合到肋骨内侧或者胸骨外缘，以防止乳房组织超越正中线移到对侧胸部上。

　　皮瓣的位置参照对侧乳房形态给予纵行排列，多将第三、第四区域经过脱去表皮后卷向后侧，以
利于增加乳房的突度（**图23-4**）。但是在横行放置皮瓣的时候，则将原肚脐周围的组织放置在乳房下
部，并将两侧肚脐边缘靠拢缝合就会在皮瓣中央形成猫耳一样的突起，这样就会表现出自然的乳头位

置。很多中年女性的乳房呈现向左右两侧展开的形状，所以可以将皮瓣的肚脐部位放置在内侧，使之从内上方稍斜向外下方。但是有时会有胸大肌随着乳癌切除术被切除，且腋窝淋巴结被广范围地清除，所以造成了锁骨外缘及肩部凹陷明显，如果对侧乳房堆积在乳房下内侧，则将患侧皮瓣从外上方斜向内下方放置，这样可以重现与对侧乳房相同的轮廓。这样自如的皮瓣转移和排列不会受限于受区血管蒂的长度和位置及方向等因素，而且还可以利用下腹部的所有组织，这些是游离皮瓣的很重要的优点，可以容易地根据对侧乳房进行调整。而且这些过程可以利用皮肤缝合器暂时缝合观察乳房外形后，再进行皮瓣的再调整，虽然这会消耗一些手术时间，但是随着术者的手术经验不断积累，可以大幅减少手术时间及简化过程。即刻乳房再造术的时候，结合缺损部位的皮肤量和外形，只保留乳晕周围的皮肤，进行表皮去除或再调整乳房的突度和大小（**图23-5**，**图23-6**）。延迟再造的缺损部位，由于已有的手术瘢痕及

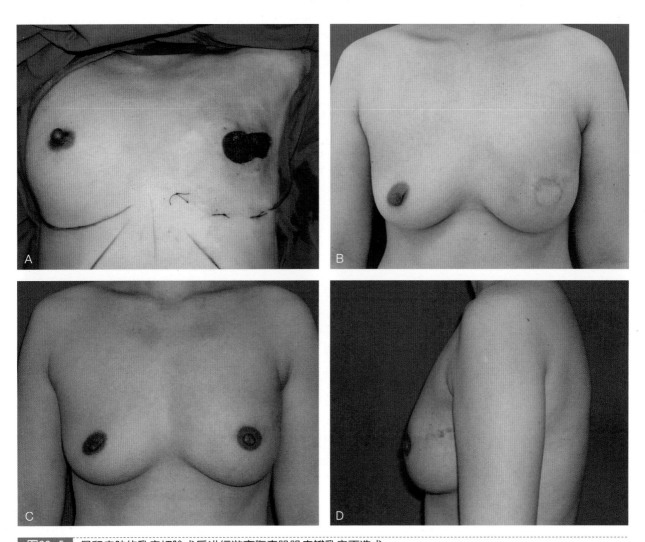

图23-5　保留皮肤的乳房切除术后进行游离腹直肌肌皮瓣乳房再造术

A.左侧乳房行保留皮肤的乳房切除术后照片。B.将游离横行腹直肌肌皮瓣转移后，除了乳头乳晕外利用脱上皮皮瓣进行乳房再造术。C.利用对侧乳头进行乳头再造及乳晕文身后正面照。D.重建术后侧面照片。

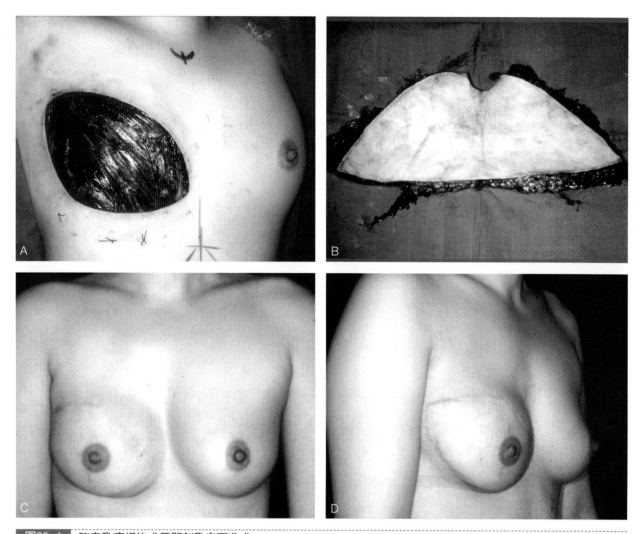

图23-6 改良乳癌根治术后即刻乳房再造术

A.改良乳癌根治术后的胸部缺损。B.剥离好的横行腹直肌肌皮瓣。C.重建后的正面照片。D.重建后的侧面照片。

其周围组织失去了弹性，所以去除这些部位皮肤为好。尽可能使皮瓣的下缘与乳房下皱襞保持同一位置，这样可以掩藏皮瓣下缘瘢痕，而且上缘的瘢痕也可以形成隆起的倒U形或V形，这样较比一字形瘢痕更能体现自然的乳房曲线（图23-7）。

进行完腋窝部血管吻合后，在乳房下皱襞及腋窝放置引流管。如果血管吻合在胸廓内动脉施行，则将放置乳房下皱襞的引流管长度延长，使之到达靠近血管吻合部位下面。为了监测皮瓣的血流，用多普勒测定血管波动的部位并用5-0尼龙线在皮肤上缝合做标记并外露。切口部位铺纱垫然后穿用腹带。

4.术后处置

术后使用镇痛剂减轻术后疼痛。大部分的情况下，不需要使用防止血栓的肝素等抗凝剂。术后3天

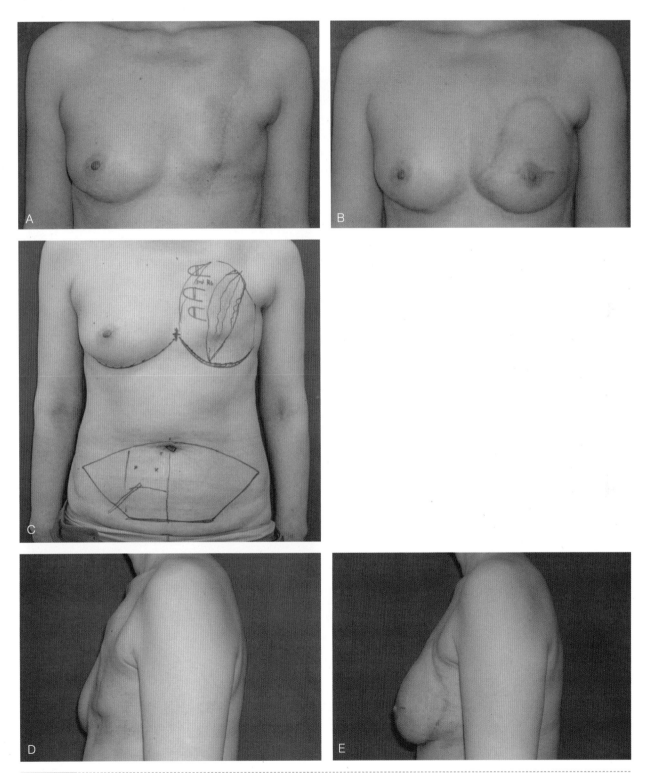

图23-7 利用游离横行腹直肌肌皮瓣的延迟乳房再造术

A.左侧乳房改良乳癌根治术后正面照片。

B.将脱去上皮的皮瓣维持乳房的突度及填充锁骨下凹陷处，重建后的正面照片。

C.下腹部游离皮瓣术前设计。

D.左侧改良乳癌根治术后侧面照片。

E.重建后乳房轮廓对称的侧面照片。

之内每间隔2～3小时利用多普勒在术中已标记好的血管部位进行动脉血流的监测，而静脉的栓塞则可以通过观察皮瓣的颜色变化来判断。患者术后保持半坐位，术后3天开始可以下床活动，1周后可以出院。负压引流管在引流量少于20mL时可以拔除，该过程需要术后7～10天。腹带穿用1个月，如游泳、高尔夫等腰部活动则在术后2个月后可以进行。

5.为双侧对称而进行的对侧乳房整形以及二次修复手术

乳房再造要达到美观、自然的效果，而且双侧乳房的大小、外观也要达到对称。通过第一次手术重建乳房的隆起时，有时会与对侧乳房的大小、外观及位置不一致，从而在进行乳头乳晕重建时需要第二次补充手术。这时就需要乳腺外科医生的美学感觉和整形外科的手技。重建的乳房略大或膨隆，则可以利用脂肪抽吸来进行局部的轮廓矫正，如果相差过多，则需要切除部分皮瓣组织。反之，在锁骨下区域或者乳房内侧有凹陷，则可以利用脂肪移植来进行矫正。

重建的乳房另一种不对称是乳房下皱襞的位置和轮廓。乳房重建时大概都会进行乳房下皱襞韧带的再固定，但是有时会出现乳房下皱襞消失，从而造成重建的乳房下缘要比对侧乳房下缘位置更靠下。这时就需要进行乳房下皱襞的重建，并修正皮瓣的位置。在部分患者，因为对侧乳房下垂，所以为了显得更年轻，会有进行乳房悬吊术的要求，或者进行巨乳缩小术的要求。还有部分患者要求缩小健侧乳头乳晕缩小，或纠正健侧乳头凹陷。

6.接受放疗患者的乳房再造术

对于乳癌患者来说，放射线治疗是非常有效的治疗方法，但是放疗可以阻止纤维亚细胞的增殖，还可以闭锁毛细血管，妨碍创面愈合。所以对于这类患者，要慎重寻找重建方法。放疗对使用组织扩张器或硅胶假体进行的乳房再造可以带来很高的并发症发病率。所以如果乳房切除之前进行过放疗或术后有接受放疗的计划，则有必要准备自体组织移植。所幸在自体组织乳房再造术时，放疗带来的并发症并不严重，但其脂肪坏死发生率为17%～31%，大概是没有接受过放疗患者的2倍以上。重建手术后的放射线治疗可以造成瘢痕挛缩、皮肤硬化、着色等问题，还可以破坏重建乳房的外观和轮廓。所以如果有术后进行放疗的计划，选择放疗后延迟重建要比乳房切除术同时进行的即刻乳房再造术会取得更好的效果。

对于接受放疗的患者，即使给予延迟重建手术，也要注意一些问题。腋窝部的放疗经常会带来腋窝动脉和胸背动脉的损伤或闭塞，所以对于背阔肌肌皮瓣方式的选择来说会受到很大的限制。术后瘢痕以及因放疗带来的组织纤维化会造成腋窝部血管的分离困难，所以在游离皮瓣方法手术时也许会遇到无法使用腋窝部的血管，而只能选择胸廓内动脉的情况。延迟重建时偶尔会遇到因乳癌术后放疗造成同侧胸廓内动脉受损而无法使用的情形，这时可以使用对侧胸廓内动脉或者同侧胸肩峰动脉（thoracoacromial）。经过放疗后，随着纤维化的进程，如果皮肤出现变硬或色素沉着，可以将手术瘢痕及周围坚硬组织全部切除，并以健康的皮瓣来替代，这样不但有助于乳房外形美观，还可以防止放射线性坏死和并发症。

7.其他

植入组织扩张器后，如果没能取得满意的乳房外形，或者因异物带来的并发症以及挛缩造成乳房再造失败时，可以选用自体组织来进行重建。这时要将乳房假体以及假体包膜完全去除，这样可以避免自体组织移植后的粘连或者包膜挛缩的复发。如果因人工假体植入的位置不恰当造成乳房下皱襞的不对称，需要重建乳房下皱襞线，还要利用剩余的包膜组织用非吸收缝线缝合固定到胸大肌、前锯肌筋膜上。有时会出现因组织扩张器造成肋骨向胸廓内凹陷的情况，这时要充填更多的组织，才能形成满意的乳房前凸。

在需要两侧同时进行乳房再造术时，游离皮瓣术也是非常好的手术方式。在以往设计的下腹部皮瓣区域之外，向两侧腰部进行皮瓣范围的扩张，使得第三区域的范围更加广泛。两侧腹壁下动静脉的剥离操作是一致的，但为了供区筋膜的缝合，可以最小限度地将筋膜和肌肉包含在皮瓣内，这样即使不使用网状物也可以进行腹直肌鞘的一期缝合。转移皮瓣时，将第一区域的皮瓣纵行放置在乳房下皱襞处，可以形成合适的乳房隆起和下垂（图23-8）。照比单次乳房再造术需要更多的手术时间，也会引起更多的出血，所以术前有必要准备1～3U的血液。

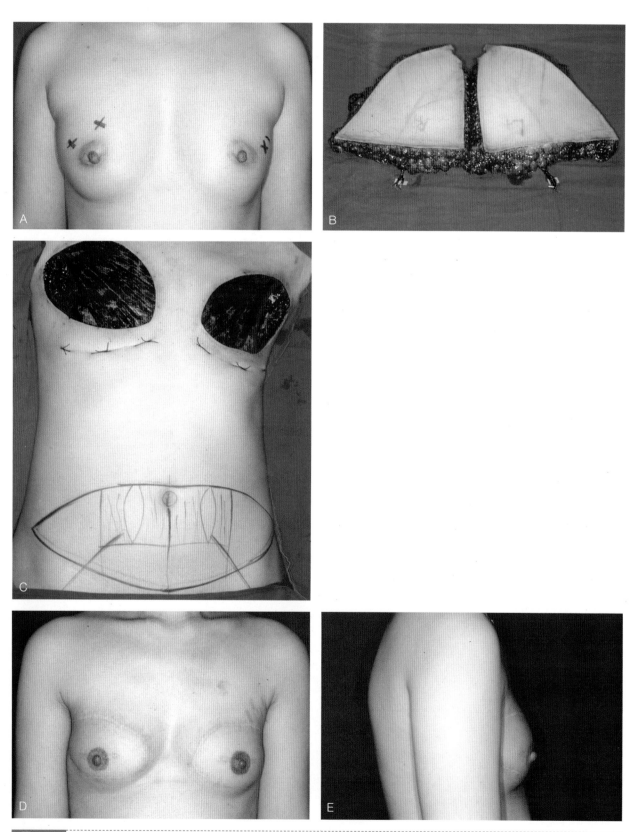

图23-8 利用游离横行腹直肌肌皮瓣的双侧乳房再造术

A.术前双侧乳房标记的肿块位置。B.双侧乳房改良乳癌根治术后胸部缺损。C.剥离结束的双侧横行腹直肌肌皮瓣。
D.重建后正面照片。E.重建后侧面照片

参考文献

[1] Carlson GW, Jones G, Bostwick J Breast reconstruction. Bruce M. Achauer : Plastic Surgery, vol 1. Mosby, St. Louis, 2000; p587.

[2] DeBono R. Immediate versus delayed free TRAM breast reconstruction: an analysis of perioperative factors and complications. Br.J Plast Surg. 2002;55:111.

[3] El-Mrakby HH, Milner RH. The vascular anatomy of the lower anterior abdominal wall: A microdissection study on the deep inferior epigastric vessels and the perforator branch. Plast Reconstr Surg 2002;109:539.

[4] Elliot LF, Eskenazi L, Beegle PH. Immediate TRAM flap breast reconstruction: 128 consecutive cases. Plast Reconstr Surg 1992;92:217.

[5] Feller AM, Galla TJ. The deep inferior epigastric artery perforator flap. Clin Plast surg 1998;25:197.

[6] Georgiade GS, Riefkohl R, Cox E, McCarthy KS, Siegler HF. Long-term clinical outcome of immediate reconstruction after mastectomy. Plast Reconstr Surg 1985;76:415.

[7] Grotting JC. Immediate breast reconstruction using the free TRAM flap. Clin Plast Surg 1994;21:207.

[8] Hartrampf CR, Scheflan M, Black PW. Breast reconstruction following mastectomy with a transverse abdominal island flap. Anatomical and clinical observations. Plast Reconstr Surg 1982;69:216.

[9] Kroll SS, BaldwinB. A comparison of outcomes using three different methods of breast reconstruction. Plast Reconstr Surg 1992;90:455.

[10] Neil AF, Thomas AM. Breast reconstruction. Jay R. Harris: Disease of the Breast, Lippincott Williams & Wilkins, Philadelphia, 2004;p802.

[11] Teimourian B, Adham MN. Survey of patients' response to breast reconstruction. Ann Plast Surg 1982;9:321.

[12] 김순진, 안희창, 오전근, 안동현, 허윤석, 횡복직근 유리 피판술을 이용한 유방재건환자의 심리적 변화에 대한 전향적 분석. 대한성형외과학회지 2004;31:296.

[13] 김창연, 오정근, 김정태, 안희창. "심부 하복벽 천공지의 국소해부학적 고찰" 대한미세수술학회지 제11권 2호 2002;10:p141-145.

[14] 남영수, 안희창. 유방암치료에서 변형근치유방절제술과 동시에 시행한 유리 횡복직근 근피판술. 대한외과학회지 1996; 51:637.

[15] 박봉권, 안희창, 김정철. 유리횡복직근 피판술을 이용한 즉시 유방재건술. 대한성형외과학회지 1999;26:582.

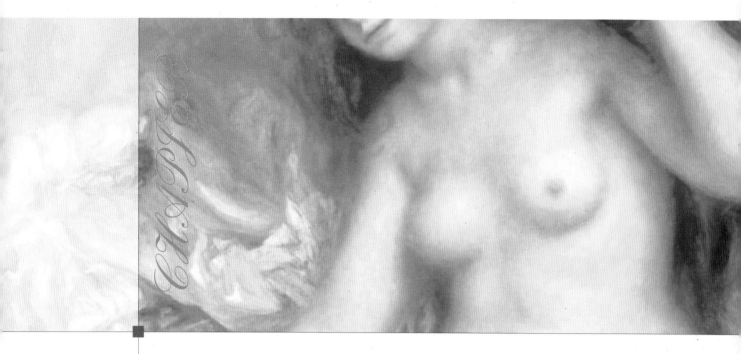

24 游离腹壁下动脉深部穿支皮瓣乳房再造术
DIEP free flap breast reconstruction

　　对于乳房再造术来说，可以提供充分的软组织的最合适的部位就是下腹部。利用下腹部组织的方法，可以避免患者在术中变换体位。对于腹部肥胖的患者来说，还可以改善腹部的外观，特别是步入中年期后，腹部脂肪有增加的趋势，还可以同时进行双侧的乳房再造。在传统的腹直肌肌皮瓣乳房再造术（TRAM flap），需要将相当量的肌肉组织包含在皮瓣内，会造成腹壁的薄弱，如果进行双侧乳房再造，会造成更加严重的腹壁薄弱。最近由于显微手术技术的发展，通过只剥离贯通肌肉的穿支就可以进行乳房的重建，从而几乎不需要肌肉的参与，只是利用必要的皮肤和脂肪组织就进行乳房的再造。

　　腹壁下动脉深部穿支皮瓣与传统的将下腹壁的组织移向乳房的腹直肌肌皮瓣方法一样，都将腹壁下动脉作为血管蒂部。但是通过剥离贯通腹直肌的血管穿支，可以最大限度地保留腹直肌和腹直肌前鞘，使得供区的缺损最小化，从而可以避免术后腹壁的薄弱，这是这个术式最大的优点。另外，照比传统的腹直肌肌皮瓣方法，还具有术后患者疼痛感轻、恢复快的优点，术后1周即可以出院。这个方法的缺点是，需要能够剥离直径在1mm左右纤细穿支的熟练的显微手术技巧，以及手术时间会增加1小时左右。

1.腹壁下动脉深部穿支的解剖

　　腹壁下动脉在耻骨联合处沿着腹直肌的外侧进入肌肉后面，在耻骨联合和肚脐之间在肌肉后面上行，途中分出6~8个穿支，这些穿支穿过腹直肌和腹直肌前鞘到达皮下脂肪层。穿支穿过腹直肌鞘的位置大概形成两列，内侧列位于距离腹部正中线1~1.5cm处，外侧列位于腹直肌外侧缘的内侧（**图 24-1A,B**）。外侧列的较粗穿支通常与肋间神经的感觉神经分支相伴行，如果利用这支感觉神经也可以做成感觉皮瓣（**图24-2**）。腹壁下动脉的管径大概在2mm，伴行的静脉管径大概在3mm，腹壁下动脉的穿支管径大概在1mm，由于其穿支在肌肉内弯曲走行而不是直线走行，所以在剥离血管穿支时要非常小心。

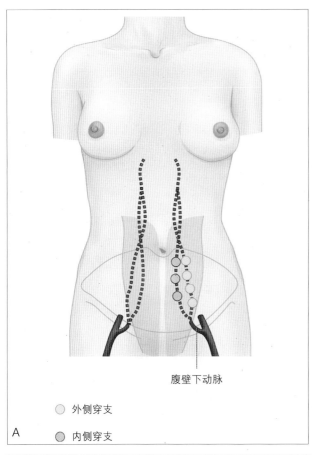

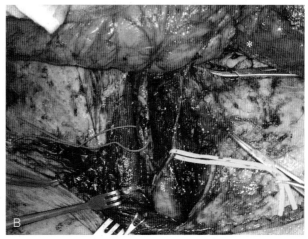

图24-1 下腹壁的解剖学结构

A. 腹壁下动脉及内外侧血管穿支列的模拟图。

B. 下腹部的内侧穿支（黄色标记）和外侧穿支（橙色），图片中上部为皮瓣，右上部（＊）可见肚脐。

2.手术适应证

　　无论是乳癌切除同时进行的乳房再造术或者延迟乳房再造术，对于希望乳房重建的大部分患者来说，都可以适用本术式。特别是对于腹部脂肪堆积过多的患者来说，不仅不会带来腹壁的严重薄弱，还会带来体型的改善，所以不失为一种好的方法。而对于既往有腹壁整形或者长期吸烟史的患者来说则无法施行本术式。做过腹部吸脂的患者，在术前要进行超声波检查，以确定穿支的状态，然后再进行手术方为安全。既往接受过开腹手术而腹部留有瘢痕的患者，由于绝大多数保留了腹壁下动脉，所以也可以施行本术式，但是要根据瘢痕的位置慎重考虑皮瓣的位置。

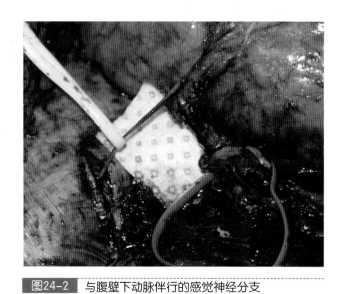

图24-2　与腹壁下动脉伴行的感觉神经分支

剥离过程中发现与血管穿支伴行的肋间神经感觉分支（黄色标记）后，则要小心地进行剥离，在确保大约5cm长度后给予切断。此神经分支与胸部的感觉神经相互连接，将有助于重建乳房感觉功能的恢复。

　　对于乳癌切除术后需要放射线治疗的患者，虽然也可以进行腹壁下动脉穿支皮瓣的即刻乳房再造术，但是由于放射线治疗会造成重建的乳房容积大大减小，还可以带来皮肤的变化，从而不能带来好的手术结果，所以尽可能地选择放疗结束后的重建为好。已经接受了放疗的患者，在结束放疗以后，进行延迟乳房再造术时也可以选择腹壁下动脉穿支皮瓣手术。这时通常供区皮瓣的血管管径已经变细，所以在术前确认是否有可靠的供区血管，这样才可以保障手术的安全。对于因放疗带来的胸部皮肤及皮下组织的损伤，给予充分切除反而对乳房重建更为有利。

3.术前计划

1）术前沟通

　　乳房重建的过程往往和预想的不同甚至会更加艰难，大部分患者对手术结果抱有过高的期待，所以主刀医生要和患者进行充分的术前沟通，要将患者的期待变得现实。这对治疗过程中患者与主治医生之间形成理想的信赖关系非常重要。术后也要对可能出现的并发症加以说明，并说明术后重建的乳房大小可以变化，告知可以通过脂肪抽吸术来进行乳房大小和外形的改善。还要事先告知根据乳癌的情况需要切除乳头乳晕时，可以在术后追加乳头乳晕的再造术。对于皮瓣供区下腹部会留下的长瘢痕以及新形成的肚脐也要给予充分的说明。

2）术前与乳腺外科医生的互动

乳房再造术的结果可以因乳腺外科切除方法的不同而出现不一样的结果。与过去不同，由于最近普及了保留皮肤的乳房切除术（skin sparing mastectomy），所以乳房重建的结果也越来越好。术前与乳腺外科医生针对切口位置，术后的抗癌治疗及化疗等问题进行充分的信息交换，可以减少术后并发症，并可以取得美学上满意的效果。

3）术前设计

（1）胸前设计

标记好胸部正中线与乳房下皱襞线，设计胸廓内动脉为受区血管时，要标记患侧胸骨的外侧界限以及第2、第3、第4肋间的位置。

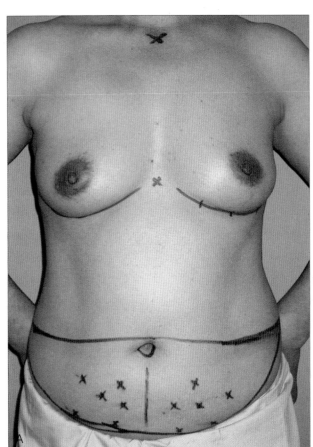
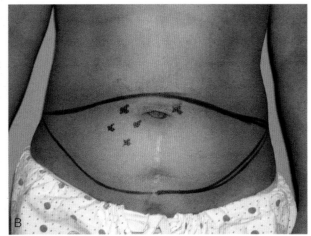

图24-3 胸部及腹部的术前设计

A. 标记胸部正中线和乳房下皱襞线。将乳房内动脉作为受区血管时，在患侧乳房标记胸骨外侧边界线和第3、第4肋间的位置。对于乳房较小的东方人来说，尽可能将皮瓣的范围局限在肚脐下面可以降低下腹部瘢痕的位置，所以在大多数情况下将皮瓣的上部界限放置在肚脐位置会使得手术变得相对容易。

B. 在下腹部存在垂直瘢痕的情况下，将皮瓣的上缘设置在肚脐上方会有助于对侧的血液供应，但也有供区瘢痕位置变高的缺点。

（2）腹部设计

对于乳房巨大的患者，皮瓣的范围需要包含肚脐上部的软组织。但对大多数的东方人来说，乳房的容积并不大，所以要将皮瓣的范围尽量局限在肚脐以下，这样可以降低术后下腹部瘢痕的位置。所以大部分的情况下将皮瓣的上部界限设计在肚脐位置，可以使得手术进行得更加容易（图24-3A）。

术前利用多普勒事先确认下腹部血管穿支的位置，并事先标记好回声大且清晰的血管穿支的位置，通常来说，内侧列的血管穿支较粗，血流量更大。利用多普勒确认穿支的方法是，寻找下腹部血管穿支特有的高调摩擦音，此时重要的是区分来自腹壁下动脉的低调摩擦音。在听到高调回声的位置，轻压多普勒探头时，如果回声变弱或者消失，则可以判定为血管穿支。可以选择邻近的2～3个血管穿支，这样可以提供给皮瓣充分的血液供应，使得手术更加安全。下腹部有垂直瘢痕时，也可以利用此术式，但是在垂直瘢痕对侧由于血液供应减弱，造成皮瓣坏死或脂肪坏死的危险性相应增加，所以瘢痕对侧组织不要过多地包含在皮瓣内是安全的做法。这种情况下，可以将皮瓣的范围扩大到肚脐上方，从而可以起到增加对侧组织血流量的作用，但也有供区瘢痕位置过高的缺点（图24-3B）。

4.手术方法

在进行乳房切除及受区血管准备时，可以同时进行下腹部的皮瓣分离，如果两个手术组同时进行手术会大大减少整个手术的时间。在即刻乳房再造时，准确标记切除的乳房皮肤的位置、形状以及测定切除乳房组织的重量，对于术后形成自然且对称的重建乳房非常重要。在延迟乳房再造时，通过胸部已有手术瘢痕做切口，从胸大肌筋膜上剥离皮肤，形成容纳皮瓣的充分空间，在这个过程中要设计好乳房下皱襞线的位置，超过此线不要进行过多的分离。

1）受区血管的准备

作为受区血管，最被广泛使用的是胸廓内动脉，由于此动脉管径适当，而且解剖学上的位置变异也少，所以现在被利用率呈现逐渐增高的趋势。胸廓内动脉位于胸部前面，植入皮瓣后血管蒂能保持相对稳定，这在塑造乳房的过程中也会起到有利的作用。通过胸前切口，在第3肋软骨附近，将胸大肌顺着肌肉方向逐渐分开显露肋软骨，这时为了胸廓内动脉的显露，多在此切除从胸骨缘到外侧2.5～3cm之间的第3肋软骨。如果不切除肋软骨也可以通过第2或第3肋软骨进入并进行血管吻合，但这种方法由于手术空间狭小不容易进行充分的剥离。取下切除的肋软骨可以显露胸廓内动脉（图24-4），大多数情况下，胸廓内动脉内外侧各有一伴行静脉，一般动脉内侧的静脉管径更粗。由于肋软骨下面即胸廓内动脉，而且血管下即胸膜，所以在去除肋软骨时要多加小心，避免损伤血管或胸膜。偶尔会在胸骨缘处肋间发现起始于胸廓内动脉的穿支经肋间肌穿出，如果这支穿支的管径适当，则不需要进行肋软骨的剥离，而直接利用这个穿支作为受区血管。接受乳癌切除术的患者既往有胸部放疗史时，胸廓内动脉会变细，且容易撕裂，所以在血管吻合时要多加小心。

既往多利用胸背动脉作为受区血管，但其使用率逐渐减少。其理由就是在乳癌切除术过程中有可能会造成损伤，术后也可能会由于血管蒂被压迫或被牵拉而影响其稳定性。另外少见的是，在其他血管无法进行吻合时，也可以利用胸肩峰动脉作为受区血管。

2）皮瓣的分离

首先切开肚脐周围切口，确认术前多普勒标记好的穿支位置后，从两侧腰部向内侧进行分离。确认了双侧全部外侧列穿支后，选择相对好的血管用外科用皮筋做好标记，结扎对侧穿支血管。继续向内剥离并观察内侧列穿支的状态，这样可以选择到最好的血管穿支。在所有穿支中选择可靠的穿支时，是以管径粗、搏动有力作为选择的依据。将选择好的血管穿支附近的腹直肌前鞘做一小切口，用手术剪刀小心地将腹直肌前鞘从腹直肌表面剥离开并显露肌肉。这个过程中可能会损伤紧贴腹直肌鞘下的穿支，所以要格外小心。沿着选择好的血管穿支外侧纵行切开腹直肌前鞘显露腹直肌。牵开切开的腹直肌前鞘，进入肌肉内进一步分离腹壁下血管穿支，由于穿支的管径大多在1mm所以要非常小心，这时较比直接分离血管穿支，利用双极电刀一点点切除血管周围的肌肉组织进行分离会更加安全。分离穿支时即使是遇到小的血管分支也要利用电凝或血管夹进行止血。在这过程中如果发现了与穿支伴行的肋间神经的感觉分支，则要小心地剥离，并在确保5cm的长度后给予切断。这个感觉分支与胸部的感觉神经分支吻合后，可以帮助重建乳房的感觉恢复（**图24-2**）。如果可能，将相邻的2～3个穿支一同分离，直到腹壁下动脉，在穿支远端进行双重结扎，而近端再进行剥离以确保足够长度的血管蒂，然后等待受区血管蒂的准备完成，直到转移皮瓣之前维持血管蒂部的完整。

3）皮瓣的转移，显微血管吻合以及皮瓣的植入

受区血管准备完毕后，切断皮瓣的血管蒂，测定皮瓣的重量，然后将皮瓣转移至胸部，利用手术显微镜进行显微血管吻合。首先使用9-0尼龙线吻合静脉血管，然后再吻合动脉血管。动静脉的吻合顺序根据不同术者的习惯可以有所不同，首先吻合动脉时，在动脉吻合结束后，可以利用血管夹夹住血管近段，再进行静脉吻合。这样可以避免动脉血流入皮瓣内造成皮瓣血肿而形成的损伤。显微血管吻合结束后，利用多普勒确认血管穿支在体表上的投影，然后用6-0尼龙线做缝合标记。

将切除的乳房组织和皮瓣的重量作比较，如果判断皮瓣过大时，可以适当去除第四区域的组织，然后用粗的可吸收线缝合调整皮瓣的形态，使之形成自然的乳房形态。将皮瓣植入胸前剥离好的腔隙内，决定好合适的位置后，将皮瓣固定缝合在胸大肌筋膜上。这个过程中要注意不要使锁骨下部呈现凹陷状态，另外利用可吸收线缝合调整腔隙的外侧边界，使皮瓣不会过度向外侧突出。调整手术台使患者取坐位，观察乳房外观是否满意，最后去除多余的皮肤，将皮瓣植入腔隙内然后进行缝合。如果部分皮瓣的皮肤显露在外，可以将这部分皮肤作为观察窗。在乳癌切除时即使没有切除皮肤，如果留有一硬币大小的观察窗，也会有助于术后皮瓣的肉眼监测（**图24-5**）。经过一定的时间后，可以简单切除观察窗，形成线状瘢痕。如果没有留置观察窗，可以利用多普勒在体表通过穿支血管特有的高调摩擦音找到穿支

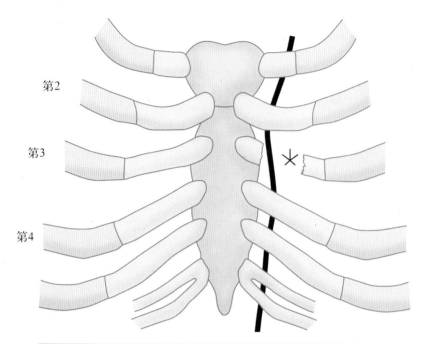

第2

第3

第4

图24-4 将胸廓内动脉作为受区血管时的软骨切除

切除第3肋软骨后即可看到胸廓内血管。胸廓内动脉的内外侧大多各有一静脉，动脉内侧的静脉血管更粗。软骨后方即有胸廓内血管，血管下方即胸膜，所以切除肋骨时要小心不要损伤到血管或胸膜。也有不切除软骨而在第2、第3软骨间进入的方法，但是由于空间狭窄不方便，也不容易进行充分的剥离。

的位置，并用6-0尼龙线在相应位置缝合做标记，然后利用多普勒来观察皮瓣的血流状态。进行皮肤缝合之前必须放置引流管，以避免皮下血肿的发生。手术结束后，给予简单的包扎，然后穿戴手术用内衣，这种内衣可以托起乳房，避免乳房下垂，还可以起到将乳房向内侧聚拢，减轻血管吻合部位张力的作用。

4）皮瓣供区的缝合

在皮瓣供区由于几乎没有肌肉或腹直肌前鞘的缺损，所以缝合上没有什么难处。用2-0尼龙线缝合关闭开放的腹直肌前鞘。如果感觉腹壁松弛明显，可以如同腹壁整形术一样，将双侧腹直肌前鞘重叠缝合以增加腹壁的强度，然后重建肚脐。以重建的肚脐为中心在其周围5cm内，去除皮下脂肪组织，使肚脐周围皮瓣变薄，这样可以形成更加自然的肚脐形态。供区内也要放置引流管，以防止上下腹部的血肿出现，然后进行皮肤的缝合。

5.术后处置

术后的患者至少要经过24小时的监护。皮瓣的监测方法有多种，但主要是利用简便的多普勒来进行。利用多普勒在术中用6-0尼龙线标记好的位置定期观察穿支所特有的高调摩擦音，这种方法对于有一定手术经验积累的手术组来说，是可以相当信赖的方法。在留置部分皮瓣皮肤外露的观察窗时，可以被有效地用于皮瓣的温度测定，毛细血管充盈情况观察等方面。穿支皮瓣的血管蒂部对轻微的张力（tension）或血肿会产生敏感的反应，所以术后需要48小时的监护，如果判断血流出现了问题，必须迅速回到手术室进行适当的处理。

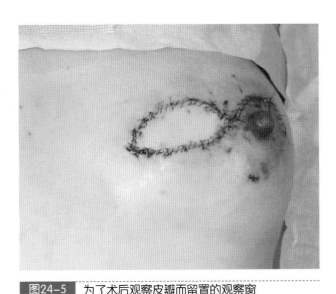

图24-5 为了术后观察皮瓣而留置的观察窗

当部分皮瓣外露时，可以将这部分外露皮瓣作为观察窗使用。即使乳癌切除术时没有切除皮肤，如果留置一铜钱大小的观察窗，也会对术后的观察有帮助。

将胸廓内动脉作为受区血管蒂时，利用手术用内衣将乳房内拢可以有助于血管蒂的稳定，还可以起到支撑重建乳房的作用，对患者来说不但带来安全感还可以比较容易地进行术后伤口的换药。但是在利用胸背动脉作为受区血管蒂时，因为手术用内衣可以压迫腋窝处的血管蒂，所以要避免穿用手术用内衣。虽然较比以往的腹直肌肌皮瓣手术，疼痛已经减轻了许多，但是在术后24小时内还是给予少量的镇痛剂为好。大概过了48小时后，可以拔除导尿管，可以在病床上进行坐姿训练，并鼓励被搀扶着去洗手间。通常术后1周就可以出院回家。

出院后逐渐小心地恢复日常生活，3周后可以恢复轻微的运动，大约1个月后可以从事游泳、健身等术前喜欢的运动。腹壁下动脉穿支皮瓣乳房再造术后大约3个月时，乳房大小会有效减小，会逐渐变得柔软，如果双侧乳房不对称明显时，可以在术后6个月后局麻下进行脂肪抽吸来调整。经过6个月的恢复后，患者就可以拥有比较柔软且对称的乳房，而腹部的瘢痕这时也开始逐渐变软（**图24-6**）。

6. 术后并发症

根据文献报道，因为显微血管吻合部位发生问题而需要再次手术的概率大概在6%，其中静脉栓塞（5%）要比动脉栓塞（1%）多见。术后早期严重并发症是转移的皮瓣全部坏死（0.5%～1%）或者部分坏死（2.5%～4%）。可以发生比带蒂腹直肌肌皮瓣方式范围更小的脂肪坏死，其发生率达到了12%。血清肿的发生率约为4%，感染发生率约为2%。腹壁疝属于比较严重的并发症，发生率约为1%。

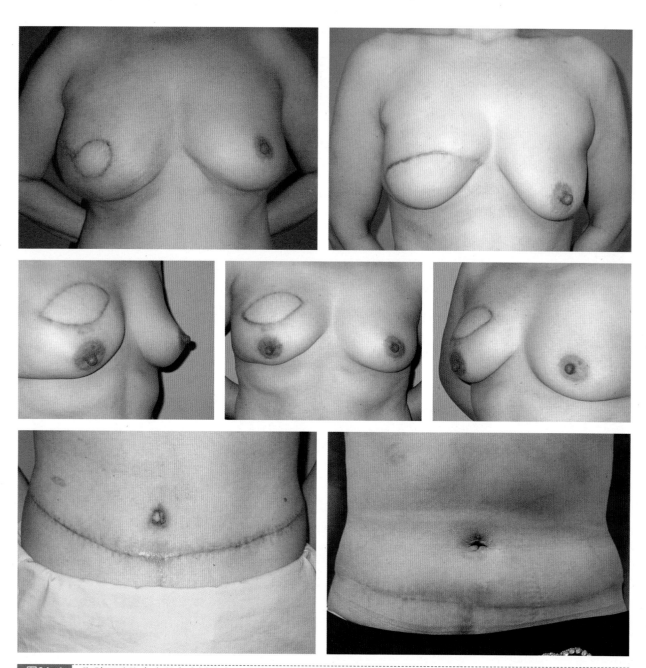

图24-6 腹壁下动脉穿支游离皮瓣乳房再造术

大约经过6个月后，利用腹壁下动脉穿支游离皮瓣再造的乳房会逐渐变得柔软，腹部瘢痕也会从此时开始逐渐软化。

参考文献

[1] Allen RJ, Treece P. Deep inferior epigastric perforator flap for breast reconstruction. Annals of Plastic Surgery 1994;32:32~38.

[2] Gill PS, Hunt JP, Guerra AB, et al. A 10-year retrospective review of 758 DIEP flaps for breast reconstruction. Plastic and Reconstructive Surgery 2004;113:1153~1160.

[3] Koshima I, Soeda S. Inferior epigastric artery skin flaps without rectus abdominis muscle. British Journal of Plastic Surgery 1989;42:645~648.

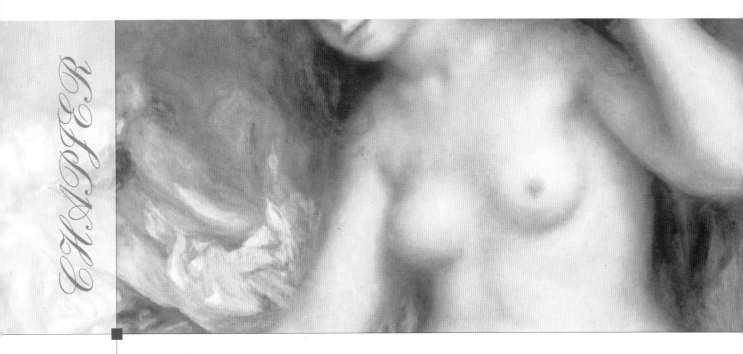

25 扩大的背阔肌肌皮瓣乳房再造术

Extended LD flap breast reconstruction

　　对于乳腺癌患者来说，乳房切除术后的乳房重建对于提高患者生存质量可以起到非常重要的作用。所以乳房切除后利用自体组织进行类似于正常乳房形态重建的努力一直在继续，其手术方法也发展了很多。1979年Robbins开发了腹直肌肌皮瓣方法并被广泛使用，腹直肌肌皮瓣可以提供宽阔的皮肤和充分的皮下脂肪组织，即使不使用乳房假体也可以提供完全充足的组织容积，而且术后的供区瘢痕位于内裤可以遮盖住的位置，还可以同时进行腹部多余脂肪组织的去除，起到了腹壁整形的作用。虽然腹直肌肌皮瓣方法具有这么多优点，但是也有发生腹壁疝、腹壁薄弱的可能性，对于高龄、长期吸烟、妊娠以及非常肥胖或非常消瘦的患者来说并不适用，还有可能造成上腹壁的突起、乳房下皱襞消失等缺点。特别是在皮瓣血运不好的第三和第四区域发生皮瓣的部分坏死及脂肪坏死等并发症的概率较高。

　　背阔肌肌皮瓣手术由Schneider首次（1977）介绍以后，在根治乳癌切除术为主要乳癌手术方式的20世纪70年代成为主要的乳房重建手术方法。为了增加乳房的容积追加使用了乳房假体植入到皮瓣下方的方法，以替代不足的皮肤和肌肉组织。但是由于肌肉的容积不够充分时需要植入假体，以及后背留有较长的明显的手术瘢痕等缺点，逐渐被腹直肌肌皮瓣方法所取代，成为二次选择的术式。为了克服既往背阔肌肌皮瓣术式不能提供充足组织的缺点，以前就开始了这方面的努力。如前述，利用乳房假体进行背阔肌肌皮瓣乳房再造术具有手术容易，时间短，且不受乳房大小限制的优点，但也有发生乳房假体移动、脱出、包膜挛缩等并发症发生率高的缺点。另一种方法就是利用自体组织，在掀起肌皮瓣时尽可能地获取更多的组织，这就是扩大背阔肌肌皮瓣方法。

1983年Hokin和Silfverskiold尝试了不使用乳房假体的方法，他们充分剥离皮下脂肪组织，将腰部脂肪组织包含在皮瓣内，使附着在皮瓣上的脂肪-筋膜组织增多。1984年MmLraw和Papp利用皮肤皮瓣增加了背阔肌肌皮瓣的容积，1996年Germann利用肩胛、副肩胛部位的脂肪施行了扩大背阔肌肌皮瓣术。就这样，即使不使用乳房假体，单纯依靠扩大背阔肌肌皮瓣就可以重建对称的乳房。特别是最近随着改良乳癌切除术以及保留皮肤的乳房切除术的逐渐增多，背阔肌肌皮瓣手术重新呈现逐渐增多的趋势。基于这些努力的基础上，Chang等在2002年将扩大背阔肌肌皮瓣方式作为乳房再造的首选手术方法。

1.背阔肌的解剖

背阔肌的血液供应主要来自起始于腋动脉的肩胛下动脉的分支——胸背动脉。胸背动脉在腋窝后部沿着前锯肌外侧下行，在腋动脉的下方10～12cm处，在背阔肌的外侧缘内侧2.5～3.0cm处，穿过背阔肌的底面进入肌肉内。这样穿过背阔肌的血管的主要分支在距离背阔肌外侧缘约3cm内侧作为胸背动脉的延续继续向下走行。胸背动脉与胸背神经和两个静脉伴行，前锯肌分支（serratus branch）在胸背动脉进入背阔肌之前从主干分出，穿过前锯肌外面进入肌肉内。因为多个肋间动脉在前锯肌内与前锯肌分支相交通，所以即使切断了胸背动脉的血流，血液也可以通过前锯肌分支逆流入背阔肌内。这样即使锁骨下动脉和腋动脉被堵塞也可以通过从大动脉分支出来的肋间动脉提供血液给背阔肌，所以这种情况下也可以使用背阔肌。胸背动脉进入背阔肌后即分为许多分支，形成丰富的血管网。穿过背阔肌走向皮肤的肌肉皮肤穿支（musculocutaneous perforating branch）可以提供超过背阔肌范围至少3cm以内范围皮肤的血液供应。背阔肌的神经受从臂丛C6～C8后支发出的胸背神经的支配，这支神经与胸背动脉相伴行。皮肤的感觉神经在分离背阔肌肌皮瓣时会被切断。

2.手术方法

术前在患者取站立位的情况下，标记患者乳腺肿瘤的位置以及乳房下皱襞的位置，并设计皮瓣范围。皮肤皮瓣设计成宽6～10cm、长20～28cm的纺锤形。对于接受了乳癌根治术的患者来说，通常需要全部的背阔肌，如果使用部分背阔肌也需要设计将背阔肌的哪个部分纳入到岛状皮瓣之内，这取决于皮瓣要转移的位置以及患者希望将切口瘢痕留置在哪里的态度。因乳癌根治术导致锁骨下方凹陷时，需要设计背阔肌上部的肌皮瓣，如果是接受了改良乳癌根治术的患者，则需要在背阔肌的下部设计肌皮瓣。

皮瓣的设计要将纺锤形的长轴平行于皮纹方向，这样术后的瘢痕会位于胸罩带的位置，便于遮盖，从而可以提高患者术后的满意度。将岛状背阔肌肌皮瓣置于重建乳房的下外侧，可以起到上推乳房的作用，使得乳房形态更加自然，而且岛状皮瓣的缝合部位位于乳房下皱襞处，这样可以遮掩瘢痕，在美学方面可以起到更加良好的作用。

在乳房切除术同时进行即刻乳房再造术时，首先在仰卧位由乳腺外科医生进行改良乳癌切除术，如果此时过薄剥离皮肤会造成真皮下血管网受损，可能会引起术后乳房切除部位的皮肤坏死，所以要多加注意。在延迟乳房再造时，将原有乳房切除部位的切口瘢痕切除，然后参考对侧乳房的大小和形状，进行放置背阔肌肌皮瓣的腔隙的剥离。

乳房切除术完毕后，患者变为健侧的侧卧位，测定切除乳房组织的外形、重量、大小后，对术前的设计进行适当的修改。标记好背阔肌前缘和肩胛骨下角后，沿着胸罩带的位置从背阔肌前缘5~7cm处开始到棘突外1~2cm的范围内设计岛状皮瓣的范围。在距离皮瓣头侧约7cm、腿侧10cm设计为扩大脂肪-筋膜的范围，然后沿着皮瓣边缘切开皮肤和皮下组织，从皮瓣上、下开始沿着脂肪组织层内的胸背筋膜进行剥离。向上超过肩胛骨下角包含肩胛、副肩胛的脂肪组织，向下则进行广泛的剥离，使髂嵴（iliac crest）上的腰部脂肪、臀上脂肪以及腹外斜肌上方的脂肪-筋膜组织都包含在皮瓣范围内。这时为了防止供区皮肤的坏死、感染等并发症，要将背部的皮下脂肪适当地进行保留，以避免损伤真皮下血管网。在髂嵴及脊柱位置切断背阔肌，为了增加背阔肌的移动性，在肱骨结节间沟（humerus intertuberculous groove）扁腱处分离背阔肌，此时可以遇到胸背动脉走向前锯肌的分支，确认血管蒂后，沿着胸背动脉的走行径路分离血管，从而确保足够的血管蒂长度。支配背阔肌的胸背神经也位于血管蒂附近，所以在掀起背阔肌皮瓣时要注意避免损伤到该神经，使该皮瓣形成包括神经、血管、肌肉的皮瓣。掀起皮瓣后，在腋窝处做一皮下隧道，将皮瓣转移至胸前，留置引流管，并维持10~14天，以防止血清肿的发生。

皮瓣转移至胸前，变为仰卧位，然后抬高头侧手术床使患者取坐位，将掀起的皮瓣旋转180°，放置在乳房切除的部位。将背阔肌肱骨附着部位缝合到胸大肌外侧，参照对侧乳房重建腋窝前缘和乳房外上方，以对侧正常乳房外形和容积为基准塑造乳房的形状。此时考虑术后可能会出现的重建乳房的容积减少，重建的乳房可以比健侧稍大。为了形成新的乳房下皱襞，用3-0Vicryl将皮瓣和胸大肌间断缝合，然后再进行连续缝合固定。考虑到术后发生挛缩的可能性，可以将患侧乳房下皱襞线位置设计的比健侧稍低，大概位于第6肋间中下方处。之后为了防止血肿或血清肿需留置引流管进行引流，然后进行皮肤的缝合。

术后经过4~6个月的恢复，皮瓣的肿胀消失，重建的乳房形成了固定的形状和位置，这时可以参照健侧乳房、乳头的位置，施行C-V皮瓣乳头再造术。这个时期也可以通过进行患侧乳房的脂肪抽吸、瘢痕切除术及健侧乳房的乳房悬吊术、乳房缩小术等方式，使得双侧乳房的外形及大小进一步对称。再过3个月后可以通过文身进行乳头乳晕复合体的重建。

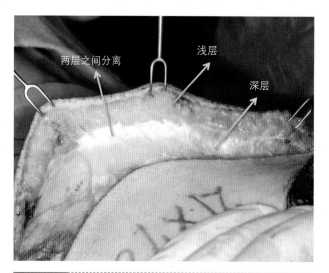

图25-1 在背阔肌筋膜深浅层之间进行剥离

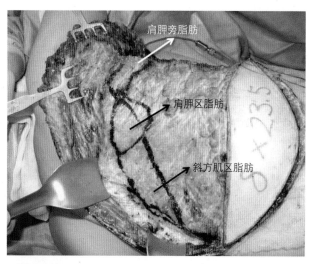

图25-2 脂肪-筋膜层剥离

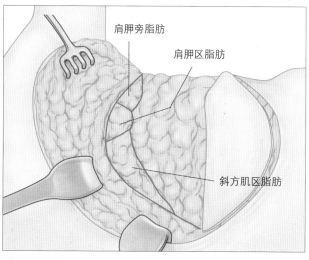

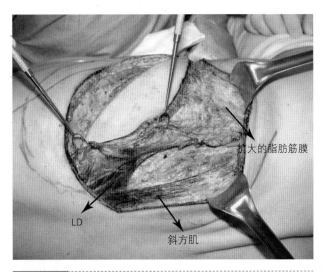

扩大的脂肪筋膜

LD

斜方肌

图25-3　皮瓣剥离

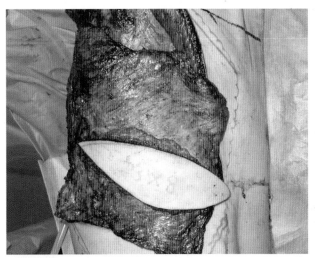

图25-4　扩大背阔肌肌皮瓣的剥离结束

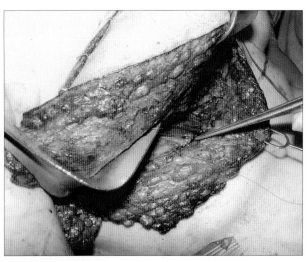

图25-5　乳房下皱襞的形成

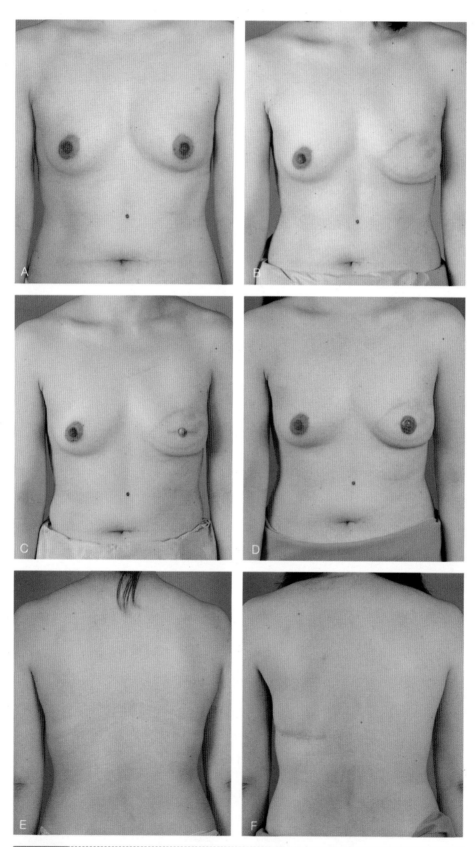

图25-6 改良乳癌根治术后，利用扩大背阔肌肌皮瓣的乳房再造术

A.术前。B.乳房再造术后。C.乳头重建后。D.乳晕文身后。E.术前供区。F.术后供区。

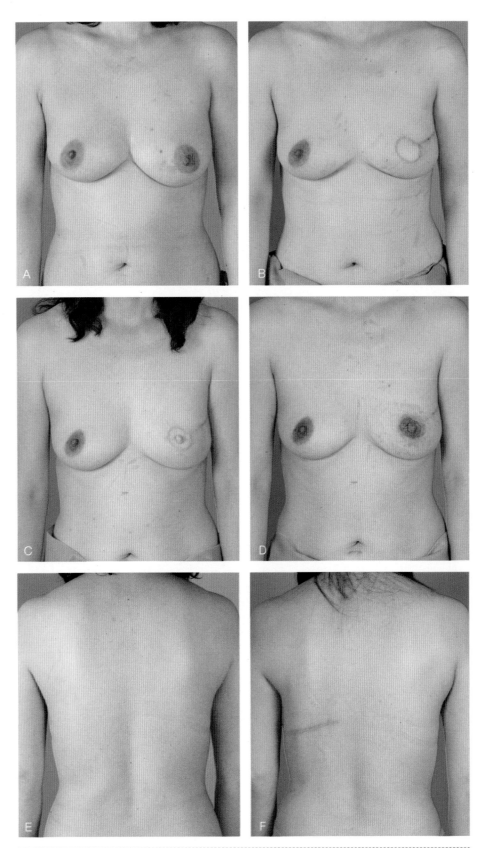

图25-7 保留皮肤的乳癌切除术后，利用扩大背阔肌肌皮瓣的乳房再造术

A.术前。B.乳房重建后。C.乳头重建后。D.乳晕文身后。E.术前供区。F.术后供区。

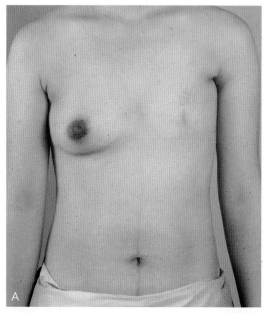

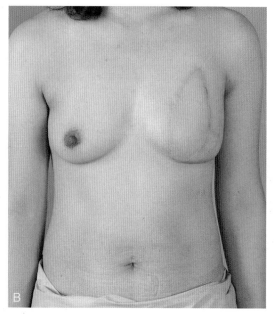

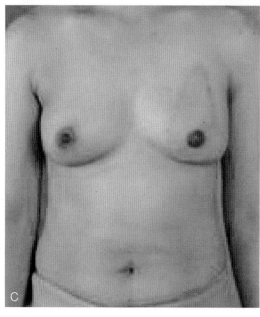

图25-8 乳房切除术后，利用扩大背阔肌肌皮瓣的延迟乳房再造术

A.术前。B.乳房再造术后。C.乳头重建、文身后。

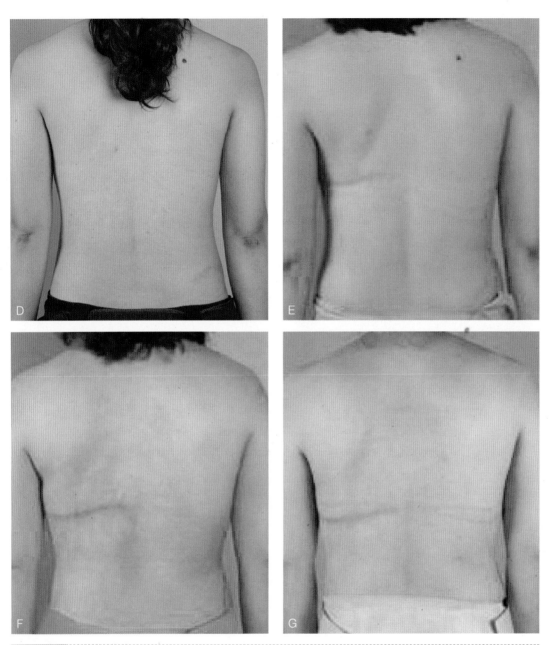

图25-8 （续）对侧背部进行脂肪抽吸，供区则进行脂肪移植，使背部双侧相对对称
D. 术前供区。E. 术后供区。F. 术前。G. 术后。

参考文献

[1] Bostwick J. Breast reconstruction. In: McCarthy, eds. Plastic Surgery. Vol 6. Philadelphia: W.B. Saunders, 1990.

[2] Chang DW, Youssef Am, Cha S, Reece GP: Autologous breast reconstruction with the extended latissimus dorsi flap. Plast Reconstr Surg 2002;110: 751.

[3] Choi BC, Kim SE, Woo SH, Jeong JH, Seul JH: Immediate breast reconstruction after mastectomy for breast cancer. J Korean Soc Plast Reconstr Surg 1997;24: 748.

[4] Fujino T, Harashina R, Aoyagi F: Reconstruction for aplasia of the breast and pectoral region by microvascular transfer of a free flap from the buttock. Plast Reconsrt Surg 1975;56:178.

[5] Georgiade GS, Riefkohl R, Cox E, et al. Long-term clinical outcome of immediate reconstruction after mastectomy. Plast Reconstr Surg 1985;76: 415.

[6] Germann G, Steinau HU: Breast reconstruction with the extended latissimus dorsi flap. Plast Reconstr Surg 1996;97: 519.

[7] Hokin J AB, Silfverskiold KL: Breast reconstruction without an implant: Results and complications using an extended latissimus dorsi flap. Plast Reconstr Surg 1987;79: 58.

[8] McClean DH, Buncke HJ: Autotransplant of omentum to a large scalp defect with microsurgical revascularization. Plast Reconstr Surg 1972;49:268.

[9] McCraw JB, Papp CT: Latissiumus Dorsi Myocutaneous Lap: "Fleur de Lis"Reconstruction. In C.R. Hartrampf(Ed.), Breast Reconstruction with Living Tissue. Norfolk, Va.: Hampton Press, 1991; p 211.

[10] Miller LB, Bostwick J III, Hartrampf CR, Hester RT, Nahai F: The superiorly based rectus abdominis flap: Predicting and enhancing its blood supply based on an anatomic and clinical study. Plast Reconsrt surg 1988;81: 713.

[11] Ministry of Health and Welfare. 2002 Annual Report of the Korea Central Cancer Registry (Published 2003).

[12] Moore TS, Farrell LD: Latissimus dorsi myocutaneous flap for breast reconstruction: Long-term results. Plast Reconstr Surg 1992;89:666.

[13] Olivari N: The latissimus flap. Br J Plast Surg 1976;29: 126.

[14] Robbins TH: Rectus abdominismyocutaneous flap for breast reconstruction. Aust NE J Surg 1979;49:527.

[15] Semple JL: Retrograde microvascular augmentation(turbo-charging) of a single-pedicle TRAM flap through a deep inferior epigastric arterial and venous loop. Plast Reconstr Surg 1994;93: 109.

[16] Shaw WW: Breast reconstruction by superior gluteal microvascular free flapswithout silicone implants. Clin Plast Surg 1982;11: 490.

[17] Shin KS, Yim JH: Breast reconstruction with latissimus dorsi island flap in orientals. J Korean Soc Plast Reconstr Surg 1997;24: 1179.

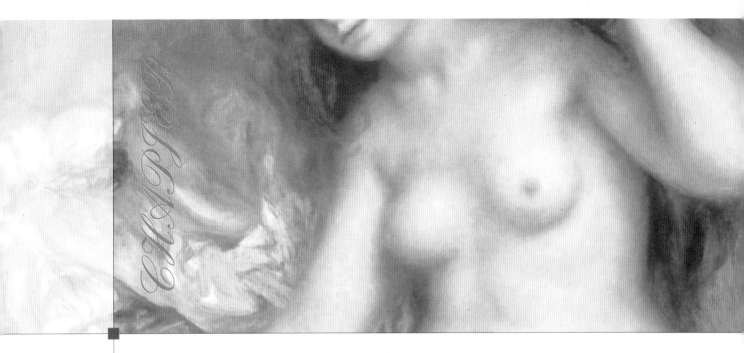

26 扩大的背阔肌肌皮瓣联合乳房假体的乳房再造术
Breast reconstruction with extended LD flap and implant

1. 扩大的背阔肌肌皮瓣（ELD）的适应证及优缺点

　　由于背阔肌肌皮瓣血供良好，稳定且容易剥离，所以最近在重建领域中越来越被更多地应用。1983年Hokin JA等报告了不使用乳房假体，而最大限度地将皮下脂肪组织包含在背阔肌肌皮瓣内，成功实施乳房重建的方法，而且这种扩大背阔肌肌皮瓣法如今已成为一种普遍的术式。剥离扩大背阔肌肌皮瓣时可以切取到比包含脊椎、腰部脂肪（lumbar fat extension）时更多的皮下脂肪量，但是这种广泛的脂肪采取会造成背部大范围剥离及背部凹陷，所以往往会引起背部供区的诸多问题。虽然不同患者的BMI指数也各不同，但是通常来说需要超过400mL的组织容积来进行乳房再造时，尽量避免过于牵强的手术，而用乳房假体来代替不足的组织容积部分，可以减少供区的并发症，还可以提高手术患者术后的满意度。

　　上述扩大的背阔肌肌皮瓣乳房再造术较比游离皮瓣术具有手术简单、安全且手术耗时短的优点，但也有血清肿及假体包膜挛缩发生率高以及术中需要变换患者体位等缺点。

2.扩大的背阔肌肌皮瓣的解剖

背阔肌起始于第7～第12脊椎的棘突和髂嵴后方1/3，腰椎筋膜（Lumbar fascia）以及第11～第12肋骨，经过肩胛骨下端终止于肱骨结节间沟，是人体中最大的一块肌肉（**图26-1**）。主要血供来自肩胛下动脉的最终分支胸背动脉，该血管拥有3mm左右的管径以及7cm以上的长度。如果将旋肩胛分支（circumflex scapular branch）或前锯肌分支切断，血管蒂的长度可以延长到15cm以上，从而可以大大增加皮瓣的旋转半径。

通常具有正常或超过正常BMI指数的脂肪层，在肌肉前分为深层及浅层脂肪，在这两层之间存在与Scarpa's 筋膜相似的疏松结缔组织（loose connective tissue）。在剥离扩大的背阔肌肌皮瓣时，会将浅层脂肪和越过脊椎、肩胛骨及腰部的脂肪组织包含在皮瓣内，这样过于广泛的剥离会造成供区过大的切口瘢痕以及组织坏死或供区凹陷等并发症。

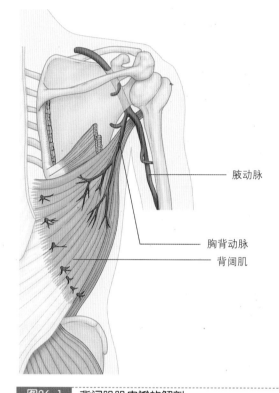

腋动脉

胸背动脉
背阔肌

图26-1 背阔肌肌皮瓣的解剖
背阔肌是人体最宽的肌肉，肩胛下动脉的最终分支胸背动脉提供充分的血液供应

3.血管蒂的剥离

在乳房切除术同时进行乳房再造时，剥离供区皮瓣之前，仰卧位下事先进行胸背动静脉血管蒂的剥离，对手术进程是有利的。这样的血管蒂剥离，可以获得更大的皮瓣旋转半径，必要时可以容易地切断肌肉，也可以容易地切断走向胸背肌的神经。通过胸部的手术创口显露腋窝部位，找到背阔肌的外侧缘并用艾利斯钳牵拉开，将其近段从背侧皮肤瓣分离，使得背阔肌的止点可以完全与皮肤分离，然后分离背阔肌的止点在腋窝内侧寻找血管蒂。同时剥离血管蒂的动脉、静脉及神经，从腋动脉分支处开始一直剥离到进入肌肉的位置（**图26-2**）。这时为了更加自如的皮瓣移动以及延长移动的距离，可以结扎旋肩胛分支或前锯肌分支，如果对血管蒂的分离足够充分则可以保障皮瓣的自如移动，所以通常没有必要一定要结扎胸背动脉的分支。另外，皮瓣的外侧是必需的部位，所以在不需要过大皮瓣旋转半径时，也不用对血管蒂进行过长的剥离。

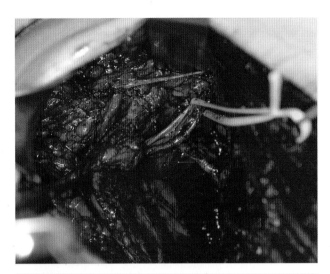

图26-2　血管蒂部剥离结束后的状态

肩胛下动脉分出旋肩胛分支及前往前锯肌的分支后，最终分布于背阔肌。为了获得更好的皮瓣旋转度可以结扎这些分支，但是依靠血管蒂的充分剥离即可获得充分的旋转半径。

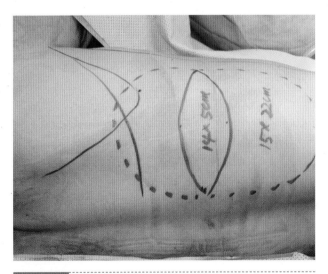

图26-3　术前供区设计

作为设计基准点，在肩胛骨下角、髂前上棘、肱骨头部做标记，并根据这些基准点画出背阔肌的起始部与终止部之间的连接线，以标记出背阔肌的范围。

4.术中体位的变动

血管蒂的剥离完成后，清洁手术部位，利用有黏性的手术用切口透明胶布及无菌敷料完全密封胸部创面，然后将患者的体位改变为侧卧位。将患者侧卧于手术床的最边缘，使患者与术者保持最短距离，这样可以有利于手术操作，双臂成90°固定。对侧腋窝部垫凝胶垫（gel padding）防止挤压腋神经，并且在双膝之间、脚踝及臀部等受压的部位也垫凝胶垫。首先在臀部用高强度的医疗用胶布或绷带进行体位固定，然后固定双上臂。体位固定结束后，进行供区皮肤消毒，铺无菌单，显露术侧肩部和腋窝、胸椎部位及髂嵴等部位。

5.供区的设计

将肩胛下角、髂前上棘（anterior superior iliac spine）、肱骨头（humerus head）作为设计的参照点，并在体表相应位置做好标记。画出肩胛骨轮廓，并画出背阔肌起点及止点的连线以表示背阔肌的范围（**图26-3**）。术前在站立位佩戴胸罩，在背部标记好与胸罩带重叠区域的上下边缘（**图26-4D**），然后平行此位置设计皮瓣（**图26-4E**）。

皮肤瓣的设计，可以根据乳房切除术时的切口方向设计成水平或者斜行（**图26-4A，B，C**），但是尽可能地要设计成术后切口线可以被胸罩带遮盖的效果。而且通过充分的血管蒂的剥离，皮瓣的旋转及移动可以自如进行，所以皮肤瓣的水平或者斜向设计都不会成为问题，皮肤瓣的大小最好是与切除的乳房组织样本（specimen）一致，但为了皮瓣内包含尽可能多的脂肪组织，在能够保障无张力缝合皮肤的状况下，尽可能地扩大皮肤瓣的面积为好。皮肤瓣的宽度通常为7~8cm，这样可以无张力情况下进行皮肤的一期缝合，但不同

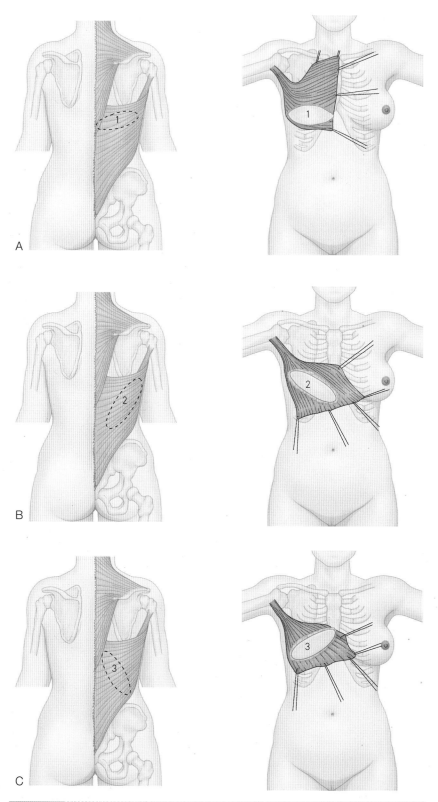

图26-4 各种背阔肌肌皮瓣的设计

背部的水平切口，术后的切口瘢痕可以被女性的乳罩带所遮盖，所以最为广泛使用。A.水平切口——切口窗横行位置时最为有利。B.内侧斜切口——切口窗内侧斜行位置时最为有利。C.外侧斜切口——切口窗外侧斜行位置时最为有利。

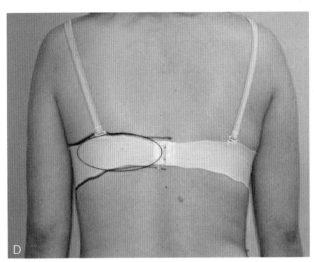
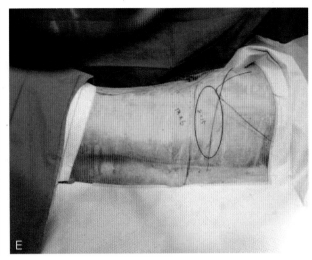

图26-4 （续）

D,E.背部的水平切口，术后的切口瘢痕可以被女性的乳罩带所遮盖，所以是最值得推荐的方法，剥离血管蒂时可以不用考虑切口窗的方向。

的患者皮肤的紧张度都有所不同，所以可以术前捏起皮肤，来决定皮瓣的宽度。设计好皮肤瓣后，在体表标记需要剥离的肌皮瓣的大概范围，剥离范围内侧至腰椎部位，外侧至腰部边界，上至肩胛下角上方约5cm处，向下则根据需要的组织容积量来决定范围。但是过于广泛的剥离会造成血清肿或皮肤缝合部位的坏死等并发症，所以在需要转移较多组织容积时，只进行必需的组织容积量的剥离，其余则利用乳房假体来增加乳房的隆起度，这样可以减少供区并发症的发生。

6.皮瓣的转移及供区缝合

用含有1∶100 000比例肾上腺素的利多卡因20mL在皮瓣边界及剥离部位进行浸润麻醉以减少出血。切开皮肤至浅筋膜，利用皮肤牵引器牵拉皮瓣，在深层及浅层脂肪组织之间的疏松结缔组织层次进行皮下剥离。为了取得更多的组织容积可以在靠近真皮处进行剥离，但这样术后可能会出现供区皮肤凹凸不平、坏死及凹陷等并发症，而且术后的疼痛感会增强，所以一般不建议这样剥离皮下。在供区可移植的组织容积不足时，与其将浅层脂肪过多地纳入到皮瓣内，不如使用乳房假体，这样会提高术后患者的整体满意度。在皮肤瓣的上下剥离进行到事先设计好的线时，将剥离层次逐渐变深，斜行剥离直至显露背阔肌。上下剥离结束后，向两侧剥离找到之前已经剥离好的背阔肌的前沿，用艾利斯钳钳夹背阔肌前缘进行肌肉下剥离，肌肉下疏松组织可以用手指进行剥离，但是使用电刀操作会更加干净、容易。在背阔肌的远端有较多需要进行结扎的较粗血管穿支要加以注意，另外过多的电刀操作会破坏淋巴管通路从而引起血清肿，所以也要加以注意。与其将肌肉下的脂肪组织包含在皮瓣内进行转移，不如将其保留在供区，这样对防止术后供区凹陷以及缓解患者的背部疼痛会有帮助。肌肉下剥离结束后，将肌皮瓣从起始部进行剥离。为了减少出血，利用电刀首先剥离、切断附着在肋骨的部分，然后向下依次剥离附着在背部中央及内侧腰椎筋膜处的部分并切断，附着在内侧腰椎的部位也要剥离、切断，同时将腰椎侧筋膜周边的脂肪组织加入到皮瓣内，这样可以增加皮瓣的容积量。然后再向上进行剥离，此时在内侧背阔肌与斜方肌（trapezius muscle）相互交叉，如果将斜方肌切断纳入到皮瓣内，不但会造成出血还会引起术后的凹陷等并发症，所以要将斜方肌从背阔肌分离并留在原位。背阔肌的剥离结束后，利用牵引器，将背阔肌的止点在腋窝部剥离出来从而显露全部的背阔肌，并将剥离完毕的肌皮瓣从事先做好的皮下隧道移到胸前部位（**图26-5**）。

用生理盐水清洗术区，彻底止血后留置两个引流管（**图26-6C**），然后进行一期缝合。为了防止术后血清肿，可以使用纤维蛋白黏合剂（Fibrin sealant），但其效果随着使用方法的不同有较大差异。在供区的皮下缝合进行到1/3程度后，其余2/3切口先进行缝合但不结扎，然后拉起皮瓣，用喷射器将纤维蛋白黏合剂均匀喷射到创面上（**图26-D，E，F**），然后马上双手压迫住皮瓣并静止约2分钟，再将事先缝合好的缝线进行打结（**图26-6G，H**）。纤维蛋白黏合剂喷得过厚反而会影响创面的愈合，一定要在肉眼直视下均匀地喷洒薄薄的一层。这个过程中压迫皮瓣并绝对静止2分钟，对于纤维蛋白黏合剂能够起到黏合作用起到至关重要的作用，不然即使喷涂了纤维蛋白黏合剂也不会起到正确的作用，也不会对预防血清肿起什么作用。

皮肤缝合结束后，用无菌敷料包扎供区，然后再将患者体位变为平仰卧位。

7.皮瓣固定及假体植入

患者变为仰卧位后，重新进行术区消毒。由于在坐位进行皮瓣的固定对手术有利，所以将手术床

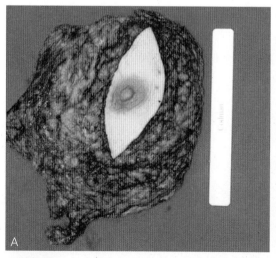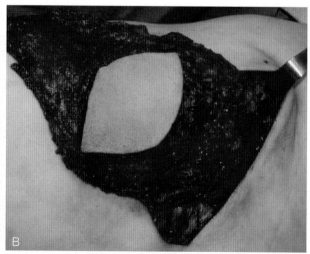

图26-5 A. 切除的乳房组织。B. 皮瓣剥离结束后的状态。根据已切除的乳房组织的specimen，设计皮瓣大小和容积量，这样可以剥离与健侧外观相似的皮瓣组织量

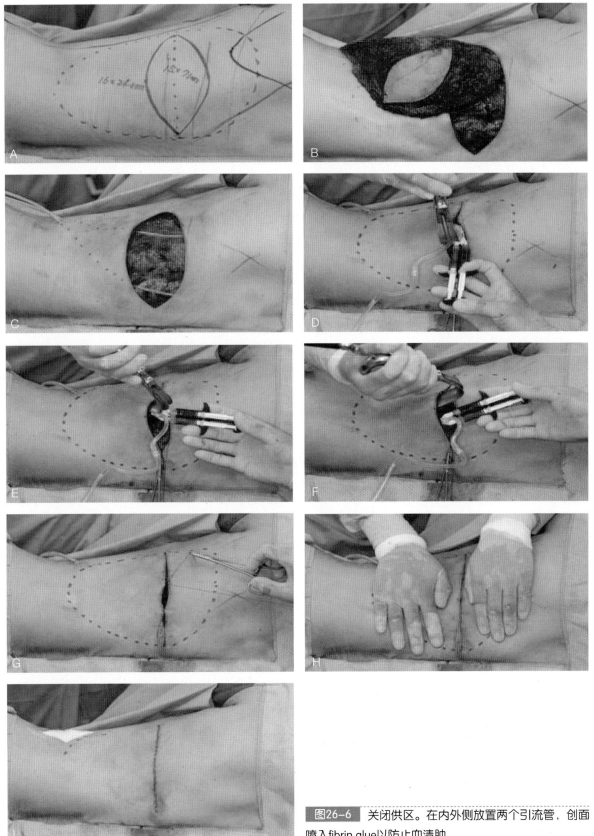

图26-6 关闭供区。在内外侧放置两个引流管，创面喷入fibrin glue以防止血清肿

头侧抬高并固定患者的头部和双臂。显露患者的腋窝部位，找到前移的扩大背阔肌的止点部位，将剥离好的肌肉与事先剥离好的血管蒂完全分离（**图26-7**），保护血管蒂的情况下，切断肌肉止点，从而形成完整的岛状皮瓣（island flap）。通过如上操作，皮瓣的移动会更加自如，也可以防止腋窝部的组织堆积。另外，还可以防止术后因背阔肌的活动，造成重建的乳房随着上臂活动而进行连带活动（synkinesis）的现象。如果皮瓣旋转半径足够时，只进行神经切断就可以预防连带活动。肌肉完全分离后，将切断的肌肉止点用3-0 vicyle缝合固定在胸大肌的止点处，可以防止皮瓣塑形时牵拉血管蒂造成损伤。

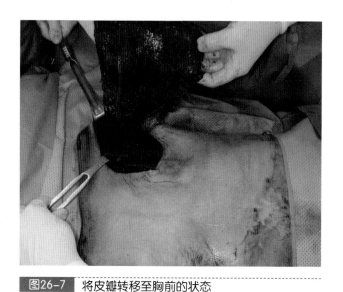

图26-7 将皮瓣转移至胸前的状态

为了获得充分的皮瓣旋转半径，在血管蒂剥离结束后，切断肌肉附着点形成岛状皮瓣。

将患者上身抬高70°~80°，从患侧乳房内下缘开始进行缝合固定，皮瓣的固定可以从上方开始，也可以从乳房下皱襞处开始。皮瓣容积足够大时可以从上部开始固定。但是在皮瓣容积较小，不够充分时，先从上部开始固定则不会形成充分的乳房自然下垂，无法形成乳房下皱襞而影响乳房的美丽外观，所以在这种情况下从乳房下皱襞处的内侧开始向外侧进行固定，然后再进行内侧及上部分的固定。固定皮瓣前，在预设的乳房下皱襞线，特别是形成乳房外侧缘的部位进行标记并给予准确的固定，对于术后形成对称的乳房外观是必需的。但是在全然没有乳房下垂的情形下，上述的操作会造成皮肤的凹陷，所以要避免皮下缝合。肌皮瓣的固定结束后，在胸大肌和背阔肌肌皮瓣之间植入乳房假体，暂时将受区剩余皮肤收拢缝合初步形成重建的乳房外观。不同患者的BMI指数或背部脂肪的容积量会有所差异，但通常来说要达到300~400mL的乳房容积，即使不使用乳房假体也可以达到，如果想达到更大的乳房容积，与其进行过度的供区皮瓣的分离，不如使用乳房假体，会对供区的恢复更有利。最近使用频率逐渐增多的硅凝胶假体在手感方面更为优秀，但是在调节双侧乳房容积方面较比盐水假体多少有些缺陷，所以在使用硅凝胶假体时，可以利用扩张器（sizer）来准确地测定乳房容积需要量，从而决定假体的大小。对于这两种假体来说，都是前面被覆转移来的较厚皮瓣，所以在手感上没有什么大的差别。这样假体可以植入胸大肌和背阔肌肌皮瓣之间，如果患者的皮肤和肌肉厚度不够时，也可以剥离胸大肌的肋骨附着部位，然后将其与背阔肌肌皮瓣的上缘缝合，最后将假体植入胸大肌后腔隙内（**图26-8**）。

确认双侧乳房对称后，将多余的供区皮肤按术前设计标记切除（**图26-9**）。这时重建的乳房容积要比健侧大10%左右，根据不同的著者进行的统计，背阔肌肌皮瓣乳房再造术后，有20%~25%的乳房容积减小。但按笔者的经验，在不切断扩大背阔肌肌皮瓣的神经时，约有10%以内的乳房容积减小。将多余的皮肤去表皮，然后将引流管在腋窝及皮瓣下各留置一根，缝合皮肤（**图26-10~图26-12**）。

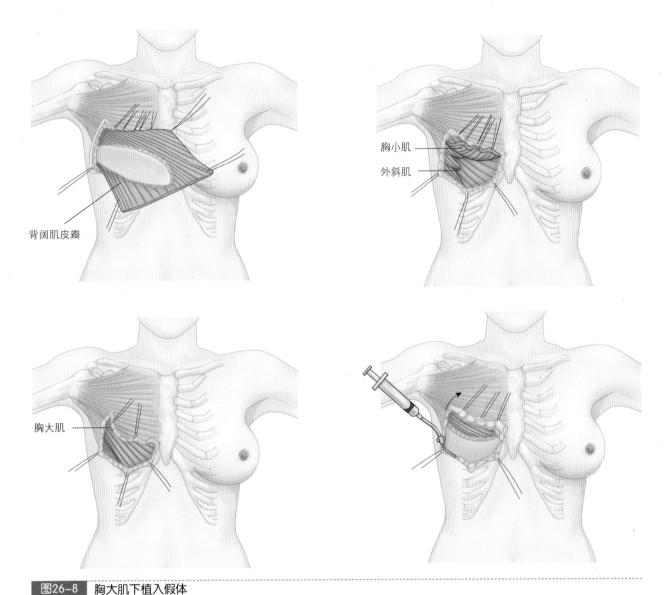

背阔肌皮瓣

胸小肌

外斜肌

胸大肌

图26-8 胸大肌下植入假体

将假体植入胸大肌下间隙时，将胸大肌的下缘离断，连接于背阔肌上，这样乳房下缘会形成自然的下垂。

8.术后处置

术后坐位利用弹力胶布固定乳房下皱襞线，为了防止乳房假体向外侧移位，在外侧用多层弹力胶布加以固定，之后在上部及内侧用弹力胶布固定，使假体固定在正中央的位置。利用弹力绷带给予轻度加压包扎，上臂没有必要一定要固定。既往早期是将患侧上臂固定1周时间，但是由于可以带来患者的不便和肩部僵硬感，以及对防止血清肿的发生没有什么作用，所以现在已经不再固定上臂。但是术后可以用肩带将上臂挂在胸前，这样可以限制肩部的过度活动，可以减小供区的交叉力（shearing force），起到预防血清肿的作用。使用乳房假体时最麻烦的就是过度的包膜挛缩。为了防止包膜挛缩的发生，术后3周起要坚持对假体周边的按摩。

9.血清肿的发生和处置

背阔肌肌皮瓣术后最常见的并发症就是持续时间较长的供区血清肿。这种血清肿的发生率，不同的著者发表的数值各自不同，相差较大，在8%~79%之间。这是由于术中背部进行了大范围的剥离，由此带来的残留死腔的大小也不同，以及因为各自手术方法的不同带来的淋巴管及血流通路破损的程度也不同所造成。没有经过有效治疗的血清肿可以转为慢性，不但增加患者的不便感，还会成为感染、创口裂开、皮瓣坏死、术后

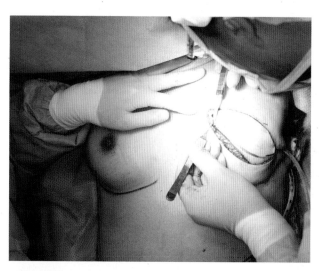

图26-9　皮瓣的固定
切除多余的皮瓣，使得双侧乳房对称。这个过程需要将患者取90°的坐位，这样缝合才可以塑造正确的乳房外形

瘢痕等的发生原因，而且治疗起来需要很长的时间。为了防止这种血清肿，尝试了多种方法，如剥离皮瓣时限制性使用电刀操作、利用内窥镜的方法、多重缝线、弹力衣等，但是实际上并没有确实减少血清肿发生的方法。

喷涂纤维蛋白黏合剂对防止血清肿有一定的作用，但是用合适的方法使用适量纤维蛋白黏合剂最为重要。笔者为了确认纤维蛋白黏合剂对血清肿起到的作用，以接受了扩大背阔肌肌皮瓣手术的61名患者为对象，对血清肿的发生率和纤维蛋白黏合剂使用量之间的关系进行了调查（**表26-1**）。结果显示，在正确使用了适量纤维蛋白黏合剂的患者发生血清肿的概率大大降低，将这个换算成数值，就是剥离手掌面积大小的皮瓣时，大约需要2mL的纤维蛋白黏合剂的喷雾。虽然经过了这么多的努力，但是扩大背阔肌肌皮瓣手术的患者中，还是会出现大约30%的血清肿发生率。

表26-1　使用量和血清肿发生率之间的关系（$P<0.05$）

组别	使用量 （mL）	患者数 （名）	皮瓣大小 （cm²）	引流管拔除时间 （POD）	引流量 （mL）	血清肿发生率 （%）
1	0	7	300	27	1130	71（5/7）
2	1	17	330	24	952	76（14/17）
3	2	18	303	24	929	61（11/18）
4	4	18	310	17	553	27（5/18）

血清肿一旦发生后，给予反复的针管抽吸（needle aspiration）和弹力绷带加压包扎是基本治疗。但是在不满10mL的少量血清肿时可以有效，如果血清肿量超过这些时，就有转变为慢性的可能，所以要重新放置引流管或者利用留置针或负压引流管进行持续的引流排出血清肿。上述治疗后，仍然无效时可以使用抗癌药物OK432（picibanil）起到组织化学凝固的作用。通常抽取了50mL左右的血清肿时，

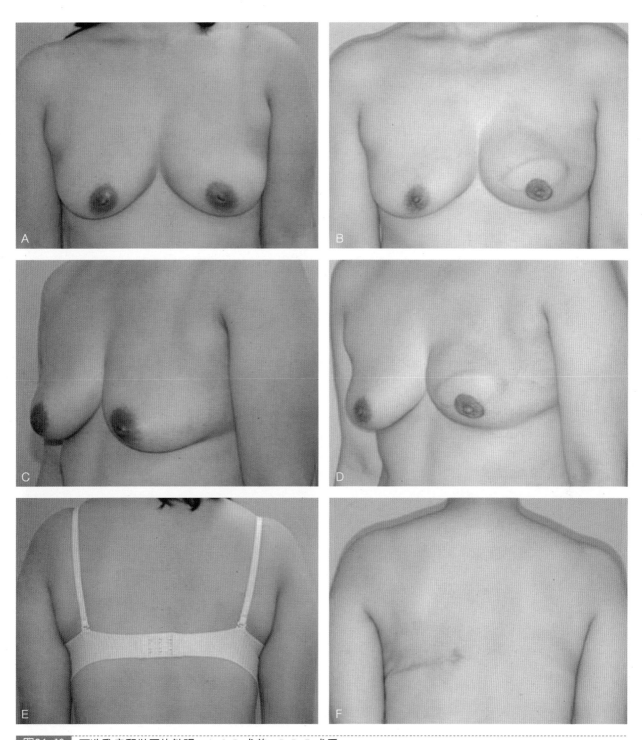

图26-10 再造乳房和供区的外观。A、C、E. 术前。B、D、F. 术后

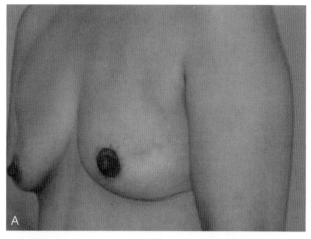
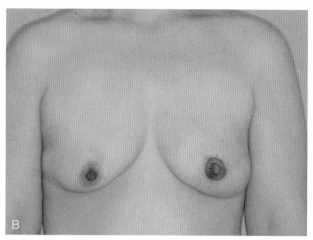
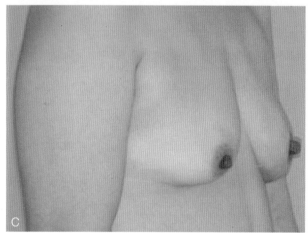

图26-11 保留皮肤的乳癌切除术后左侧乳房再造术

保留皮肤的乳癌切除术后的乳房再造，除了乳头-乳晕及侧面的斜行瘢痕外，其他瘢痕都看不见，所以在美学效果上非常优秀。

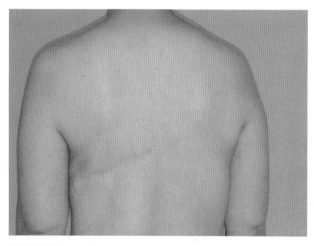
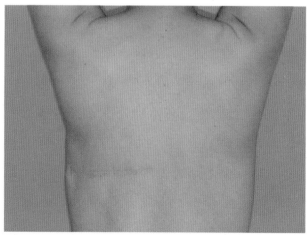

图26-12 供区外观。为了形成适当的背部供区瘢痕，尽量不要进行过多的组织剥离

可以将1/2安瓿的OK432（0.5mg）与5mL生理盐水相混合注入死腔内，将药物维持在血清肿腔隙内1天后，抽出注入药物及产生的血清肿。通常注入药物后1天之内患者主诉较重的肿胀和灼热感，有时会出现全身症状，所以注入药物前，要事先向患者给予说明。注入OK432后2～3天内，会有更多应激性渗液（reactive fluid）出现，要将这些渗液排出，然后组织会互相融合变硬，死腔也随之消失。

参考文献

[1]   Cho Hw, Lew DH, Tark KC. Effect of fibrin sealant in exterded Lattisimus dorsi flap donor sites. J Korean soc plast Reconstr Surg 2008;35(3):267-272.

[2]   Currie L, Sharpe J, Martin R. The use of fibrin glue in skin grafts and tissue engineered skin replacement: a review. Plast Reconstr Surg 2001;108:1713-1726.

[3]   Delay E, Gounot N, Bouillot A,Zlatoff P, Rivoire M. Autologous latissimus breast reconstruction: a 3-year clinical experience with 100 patients. Plast Reconstr Surg 1998;102:1461-1478.

[4]   Hay-Roe V. Seroma after lipoplasty with abdominoplasty. Plast Reconstr Surg 1991;87:997-998.

[5]   Hokin JA. Mastectomy reconstruction without a prosthetic implant. Plast Reconstr Surg 1983;72(6):810-818.

[6]   Kulber D, Bacilious N, Peter E, et al. The use of fibrin sealant in the prevention of seromas. Plast Reconstr Surg 1997;99:842-849.

[7]   Lin C, Wei F, Levin S, Chen MC. Donor-site morbidity comparison between endoscopically assisted and traditional harvest of free latissimus dorsi muscle flap. Plast Reconstr Surg 1999;104:1070-1077.

[8]   Porter K, O'Connor S, Lopez M. Electrocautery as a factor in seroma formation following mastectomy. Am J Surg 1998;176:8-11.

[9]   Saltz R, Sierra D, Feldman D, Saltz MB, Dimick A, Vasconez LO. Experimental and clinical applications of fibrin glue. Plast Reconstr Surg 1991;88:1005-1015.

[10]   Schwabegger A, Ninkovic M, Brenner E, Anderl H. Seroma as a common donor site morbidity after harvesting the latissimus dorsi flap: observations on cause and prevention. Ann Plast Surg 1997;38:594-597.

[11]   Schwabegger A, Ninkovic M, Anderl H. Fibrin glue to prevent seroma formation. Plast Reconstr Surg 1998;101:1744.

[12]   Titley OG, Spyrou GE, Fatah MF. Preventing seroma in the latissimus dorsi flap donor site. Br J Plast Surg 1997;50:106-108.

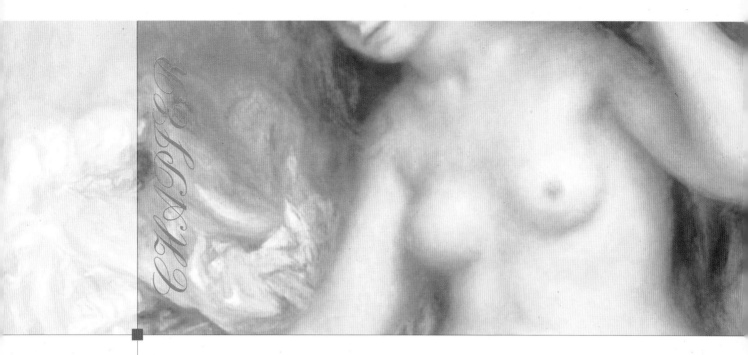

27 | 利用假体行乳房再造术
Breast reconstruction using implant

随着乳腺癌诊断、治疗方法的不断发展，乳腺癌的早期发现也不断增多。随着保留皮肤的乳腺癌切除术及预防性乳房切除（prophylactic mastectomy），双侧乳房切除术等手术的逐渐普遍化，对利用乳房假体和组织扩张器进行乳房再造的关注与需要也在逐渐增强。20世纪70年代后期，Radovan首次介绍了利用组织扩张的方法进行的乳房再造术以来，近30年开发了多种手术方法及扩张器、乳房假体，并取得了并发症发生率降低，手术效果稳定的成绩。通常来说，人们都认为利用自体组织的方法要比利用假体的方法会取得更加自然的重建乳房，其手术效果也更加优秀，但事实上并不是这样。如果由经验丰富的医生对适合假体乳房再造术的患者施行适合的手术，同样可以取得良好的效果。这种术式的优点是：手术方法简单，不需要供区提供组织，可以使用同一色调、质感及感觉的组织进行重建，手术时间短，术后恢复快等。如果患者对于手术结果不满意或者重建失败需要再次手术时，皮瓣的选择余地大，而且是利用已有的假体腔隙进行再造，所以操作上比较容易。反之，也有包膜挛缩、假体破裂等因为假体造成的并发症，也有感染或者假体外露，双侧不对称或者外形不自然，对外部温度的敏感，无法适应随着年纪增大而带来的组织变化等缺点。此术式适用于几乎所有的患者，特别是对于可供移植的组织容积不足的患者或难以耐受长时间手术时间以及恢复期间的患者来说具有良好的效果，对没有下垂的500g以下的乳房组织，且被覆健康的皮肤软组织的情况下可以取得好的手术结果。而对于术后需要接受放射线治疗的患者来说，不但难以使用组织扩张器，而且术后包膜挛缩、感染、外露、肋骨骨折等并发症的发生概率也高，所以较比假体乳房再造术还是使用自体皮瓣组织的方法更为适宜。此术式有只利用假体的方法，利用可调节容量假体的方法，以及组织扩张后再植入乳房假体的方法等多种方法，但对于大多数患者来说，可以保持效果的一贯性，提高可再生性（reproducible）的方法就是组织扩张后再植入假体的两阶段重建方法。根据多位研究者的最新报告，较比与注入口相分离的光面扩张器，利用注入口在前面的毛面扩张器，术后发生包膜挛缩、感染、破裂、注入口堵塞等并发症的发生概率相对更低。利用具备解剖学构造的扩张器，要比利用单纯球形扩张器，取得的重建乳房效果会更加自然。一般来说乳房切除术后同时进行的即刻乳房再造术后出现的血清肿，皮肤坏死，假体外露，注入口堵塞，假体外渗、破裂等并发症的发生概率要比延迟重建更高。虽然利用假体的方法较比利用自体组织的方法简单易行，但如果想要取得好的手术结果，则需要正确选择扩张器和假体，周密的术前规划，正确手术技巧的使用，术中的慎重操作，所有这些都需要丰富的手术经验来作为后盾。

1.单纯利用假体的乳房再造术

对于乳房容积在A罩杯或者B罩杯，乳房小在300g以内且呈圆形没有下垂的患者来说，假体乳房重建是最适合的方法。即使伴随轻度的乳房下垂，如果患者希望最低程度的创伤，而且理解并可以接受术后双侧乳房会有一定程度的不对称时，也可以使用假体乳房再造术。最重要的是选择可以与对侧乳房形成对称的乳房假体。

1) 即刻重建

术前站立位进行设计。首先画出胸骨中央线以及双侧乳房下皱襞线。乳房下皱襞线可以位于原有的位置，对侧乳房有轻度下垂时也可在原有乳房下皱襞线下2cm处。重建的乳房下皱襞线比正常稍低要好于稍高，而且2cm以内的不对称并不很惹眼。标记乳晕和有乳腺肿瘤的位置并与乳腺外科医生沟通，以决定皮肤切口位置和乳房切除范围。有多种方法可以测定乳房的容积量和假体的大小，但还是以参考切

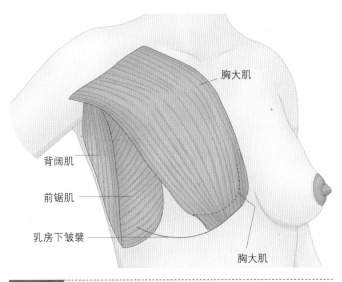

图27-1 **植入扩张器和假体的术前设计**
使用圆盘形扩张器时，下缘设计在乳房下皱襞线的下方2cm处；使用解剖型假体时，下缘剥离到与对侧相同的位置。将胸大肌的内下端切断使得胸大肌无张力地覆盖在假体的上面。

除下来的组织重量及容积为好。对于没有下垂，呈扁圆形的乳房，通常使用圆盘假体，对于伴有轻度下垂，乳房下方饱满的患者，使用水滴形假体为宜。乳房切除结束后，即通过胸大肌的外侧下缘剥离胸大肌下腔隙（**图27-1**）。这时距离胸骨2～3cm处分离胸大肌的胸骨附着部位，将假体的下端置于皮下位置，这样可以增加乳房下端的隆起，还可以防止胸大肌收缩时假体的受压变形。掀起前锯肌皮瓣并固定在胸大肌外侧，以防止假体向外侧移位变形（**图27-2**）。确认假体下缘准确位于乳房下皱襞线处，然后植入负压引流管在皮肤皮瓣以及胸大肌下，并用4-0PDS缝线进行皮下缝合。通常在24小时引流量在30mL以下时可以拔除引流管。术后第2天开始穿用辅助胸衣至术后4周。

2）延迟重建

假体的选择及术前设计同上述的即刻重建术，但由于剥离范围更小且没有皮瓣坏死的危险，所以可以更加安全、容易地进行乳房再造术。大部分的手术方法如同即刻再造术，切除或切开原有乳房瘢痕，进行皮下剥离显露胸大肌。皮肤过薄时，切开皮肤时直接切到胸大肌前的深度，然后直接进行胸大肌下剥离，同即刻重建一样，从距离胸骨2～3cm处分离切断胸大肌的内侧附着部位，使得假体的上部位于胸大肌下，而下部则位于皮下层。

3）利用去细胞同种真皮的方法

如果需要加强乳房下部的皮下腔隙，可以进行同种真皮（AlloDerm, allogenic dermal graft）的移植。将同种真皮用生理盐水浸湿后，参照假体的宽度、大小以及没有被假体覆盖的面积裁剪同种真皮组

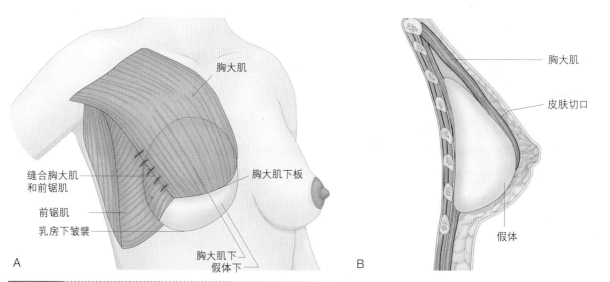

图27-2　扩张器和假体的植入

A.将切断内下端附着点的胸大肌移向外侧，与前锯肌瓣缝合。假体的上部位于胸大肌的后方，假体下方则位于皮下。

B.植入假体的乳房侧面图片。皮肤切口位于胸大肌上部。

织。使基底膜（Basement membrane）与假体相接触，向上与胸大肌下缘、向下与相当于乳房下皱襞线的胸壁位置、向外与前锯肌用2-0PDS线或者较粗的可吸收缝线进行牢固的缝合固定（**图27-3**）。

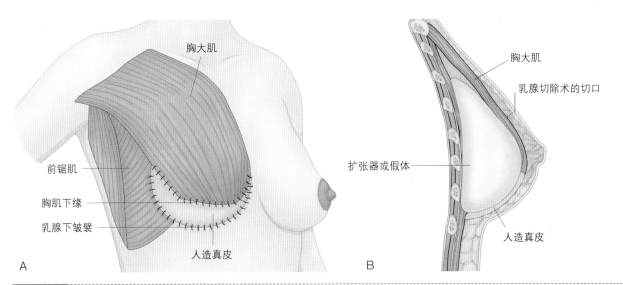

图27-3 利用无细胞同种真皮的扩张及乳房假体的植入

A.为了补强假体腔隙，将人造真皮缝合固定于胸大肌下缘和乳房下皱襞线。不用掀起前锯肌而用人造真皮固定。

B.在假体和假体腔隙之间，人造真皮形成了补强作用。

4）利用可调节假体的乳房再造

无论是即刻重建还是延迟重建，对于乳房小的患者来说，在皮肤容积不足的情况下，可植入可调节的假体，进行术后扩张，这样可以在不需要更换假体的情况下进行乳房再造术。可调节型假体有光面和毛面假体之分，分为100%生理盐水、25%硅凝胶加75%生理盐水、50%硅凝胶加50%生理盐水等3种类型。不希望硅凝胶假体的患者，可以使用100%生理盐水假体，但主要还是在使用硅凝胶和生理盐水容积各一半的假体，而对于组织余地小、皮肤皮瓣张力较大的患者则需要25/75的假体。术前的设计同前述的方法。注入口位于腋前线外侧或乳房下皱襞下方与假体保持一定距离的位置，并做皮下隧道，将注入口用缝线缝合固定，以防止移动或翻动。重建时，只注入部分假体内容，术后逐渐注入直到乳房的大小达到满意为止。如果需要重建略微下垂的乳房，则在重建术中首先进行过度膨胀填充，然后经过3~6个月后重新缩小为希望的乳房大小。确认达到了所希望的大小和形状后，通过另一小切口将注入口去除。这个方法的缺点是因生理盐水注入口引起的感染和不便，注入口的堵塞以及为了注入口的去除需要追加皮肤切口等。

2.组织扩张后利用假体的乳房再造术

这是一种乳房切除后因组织容积不够或者单纯利用假体时无法取得满意的乳房大小和外观时，可以使用的有效的术式。越小的乳房就越容易进行重建，如果利用组织扩张器和假体分两阶段进行重建，可以一定程度上重建略微下垂的自然乳房。这种方法具有多种优点：第一，即使只使用假体进行重建，为了调整假体的位置，乳房下皱襞的调整及乳头再造，调节型假体的注入口取出，也都需要二次手术。第二，患者可以专注于术后抗癌治疗上，而对重建的乳房大小、假体种类这些问题可以有充分的考虑余地。第三，可以有助于医生根据扩张的乳房大小和外形选择假体的外观、位置及大小。患者的选择标准和手术方法同即刻重建和延迟重建的方法。选择延迟重建时，考虑术后的创伤愈合及抗癌辅助治疗可以选择在乳房切除术后3~6个月后再进行。即刻重建则要在乳房切除术后皮瓣的血供良好时进行，具有剥离简单、可以省略几个手术步骤的优点。延迟重建虽然可以造成患者在等待再建过程中的精神压力，且手术过程稍微复杂些，但是较比即刻再建具有并发症少、手术安全等优点。

1）组织扩张

对于与注入口通过注入管相连接的光面圆形扩张器来说，发生破裂、感染、注入口功能异常、外漏、位置移动等并发症的发生概率较高，所以难以取得满意的手术效果。这些并发症随着注入口贴附在前面的解剖型扩张器的开发而大大减少。解剖型扩张器具有注入口堵塞的概率很低、可以很好地膨隆乳房的下部，以及包膜挛缩发生概率较低等优点。反之，也有容易移位的缺点。选择扩张器的时候，要考虑乳房的基底宽度、高度、突出度及大小，使用圆形扩张器的时候，要选择比乳房假体基底稍大的扩张器；而在使用解剖型扩张器时，则要选择与乳房假体的基底宽度同样的扩张器。通常可以使用中突扩张器，但是在小乳房的时候，要使用低突扩张器，而高突扩张器可以造成很大的乳房，所以一般情况下不予使用。Allergan公司和Mentor公司各自生产了3种不同大小的毛面解剖型扩张器，但目前在韩国国内只有Mentor公司的中高突扩张器（style 6200）产品在使用（**表27-1，表27-2，图27-4**）。对于需要重建的患侧乳房的大小和外观需要参照健侧乳房，所以在健侧乳房需要悬吊或者缩小时，首先进行健侧乳房的手术，以确定作为再造乳房参照的健侧乳房的最终形状，然后作为组织扩张和假体选择的指标。再造乳房的位置和组织扩张的设计如同前述假体乳房再造术的设计。按照术前设计进行胸大肌下剥离和下方的皮下剥离，将胸大肌的内侧附着处给予分离切断。胸大肌下剥离向上只进行到扩张器上端达到设计好的位置为止，注意不要让组织扩张进行到设计线以上。向下则在前锯肌、腹外斜肌及腹直肌鞘浅面进行到乳房下皱襞处。如果需要加强假体下部的皮下组织，则将同种真皮组织放置到胸大肌下缘与乳房下皱襞之间，没有胸大肌被覆的乳房下部，这样在组织扩张器和乳房切除后的皮瓣之间添加一层组织，可以加厚乳房切除后的薄皮瓣，而且对有吸烟史、糖尿病史以及使用类固醇史等可能延迟愈合的患者也可以进行安全的组织扩张。而且不需要剥离前锯肌或腹直肌即可以达到肌肉下植入的效果，所以在术后或组织扩张时疼痛感和不便感减轻，还会有助于假体位置的固定以及明确乳房下皱襞的位置。使用解剖型扩张器时，为了防止扩张器的移位，在完全清空腔隙空间后将扩张器的下端准确对位在乳房下皱襞线处。结束皮肤缝合后，扩张器内注入生理盐水至不会造成皮瓣过度张力的程度。术后2周开始，每间隔2周追加注入一定程度的生理盐水，注入量以不引起患者不便为标准，直到患侧乳房比健侧乳房大小或切

表27-1　爱尔建 BioDIMENSIONA® 解剖型组织扩张器

全高型			
建议注入量 (mL)	宽度 (cm)	高度 (cm)	突度 (cm)
300	11	11.5	5.0
400	12	12.5	5.3
500	13	13.5	5.7
600	14	14.5	6.2
750	15	15.5	6.7
850	16	16.5	6.8

中高型			
建议注入量 (mL)	宽度 (cm)	高度 (cm)	突度 (cm)
250	11	10	4.9
300	12	11	5.2
400	13	12	5.6
500	14	13	6.0
600	15	14	6.3
700	16	15	6.6

低高型			
建议注入量 (mL)	宽度 (cm)	内部高度（cm）	突度 (cm)	顶到基底的高度 (cm)
150	11	7.0	4.7	7.6
200	12	7.5	5.3	8.4
300	13	8.0	5.7	9.1
350	14	8.5	6.0	9.7
400	15	9.0	6.3	10.5
500	16	9.5	6.3	11.3

除的乳房组织量大10%～30%的过度膨胀状态。与通常的组织扩张不同，并不需要较大的实质性扩张，而且植入扩张器时扩张器内已经注入了相当量的生理盐水，所以在切口缝合部位的愈合结束后，进行1～2次的追加生理盐水注入，大部分的情况下即可达到充分的膨胀。扩张结束后，再等待1～6个月，就可以用乳房假体来代替扩张器。使用毛面扩张器时不需要过度膨胀，在长时间维持扩张状态后更换假体即可。需要放疗的患者在放疗前完成扩张，在化疗期间为了防止纤维化，要积极进行乳房按摩。化疗结束6个月以后再进行假体更替为好。在进行化疗的患者来说，治疗结束后，等待各种检查数值恢复正常后，再进行假体更换扩张器的手术。

2）假体的植入

选择假体的时候，如同扩张器的选择一样，参照乳房基底宽度、突出度、大小及对侧乳房大小和乳房切除量等因素来进行选择。组织扩张时如果使用了解剖型扩张器，则大多数需要使用解剖型乳房假体。圆盘形盐水假体的乳房突度较低，上部可能会出现皱褶，而且会填充没有必要填充的乳房上部，所以只适合于双侧乳房再造的患者或者乳房扁平呈圆形的亚洲女性（**图27-5**）。术前标记乳房下皱襞线以及剥离腔隙的范围，以及重建乳头的位置。沿乳房切除时的切口外侧1/3瘢痕切开，分开胸大肌显露扩张器，这时在切口两侧皮下保留肌肉附着，这样在皮肤缝合后也可以用肌肉覆盖住植入的假体。去除扩张器后，使用抗生素来清洗腔隙。乳房下皱襞线过高时，沿着腔隙的下端切开包膜，向下剥离到合适的位置以降低乳房下皱襞线。如果乳房下皱襞线位置过低，则将腔隙的下端包膜切除掉一部分，在

表27-2　蔓托 Siltex® 解剖型乳房组织扩张器

低高型			
建议容量 （mL）	宽度 （cm）	高度 （cm）	突度 （cm）
250	11.4	8.1	6.1
350	12.7	9.4	6.5
450	14.0	10.2	7.1
550	15.0	10.9	7.4
650	15.7	11.2	7.9
750	16.5	11.9	8.1

中高型			
建议容量 （mL）	宽度 （cm）	高度 （cm）	突度 （cm）
275	10.7	9.3	6.2
350	11.7	10.0	6.6
450	12.7	10.8	7.0
550	13.5	11.7	7.4
650	14.6	12.6	7.5
800	15.6	13.3	8.0

全高型			
建议容量 （mL）	宽度 （cm）	内高度 （cm）	突度 （cm）
250	10.1	10.7	5.6
350	11.3	11.8	6.0
450	12.3	12.9	6.5
550	13.2	13.8	6.9
650	14.0	14.6	7.3
750	14.6	15.3	7.6
850	15.4	15.8	7.9

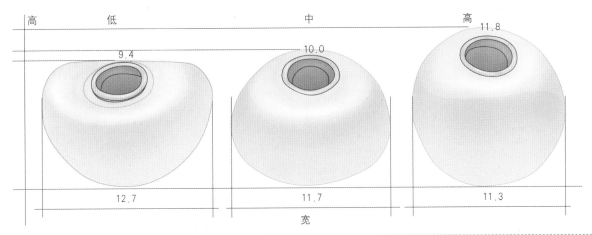

高　低　　　中　　　高
9.4　10.0　11.8

12.7　11.7　11.3
宽

图27-4　Mentor公司的Slltes®和Contour Profile®乳房扩张器，低、中、高—宽度和高度的比较

合适的位置缝合形成新的乳房下皱襞线。将乳房假体的下缘准确对位于乳房下皱襞处，用皮肤缝合器（staples）暂时缝合皮肤。改变患者体位为坐位，观察左右乳房的对称性及乳头位置。如果乳房下部的扩张不充分而造成了乳房下部没有自然地突出，则将胸大肌下方的包膜切开或切除，以扩大腔隙。结束了这些调整后，术区植入引流管，逐层缝合关闭皮肤。术后穿戴辅助内衣，乳房上部加压包扎两周，以防止解剖型假体的移位。

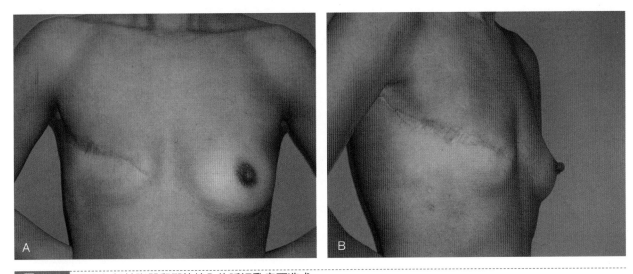

图27-5　利用组织扩张器和假体植入的延迟乳房再造术
A,B.39岁女性，7个月前右侧乳房接受改良乳癌根治术，左侧为A罩杯的较小圆形乳房，术前正面和侧面照片。

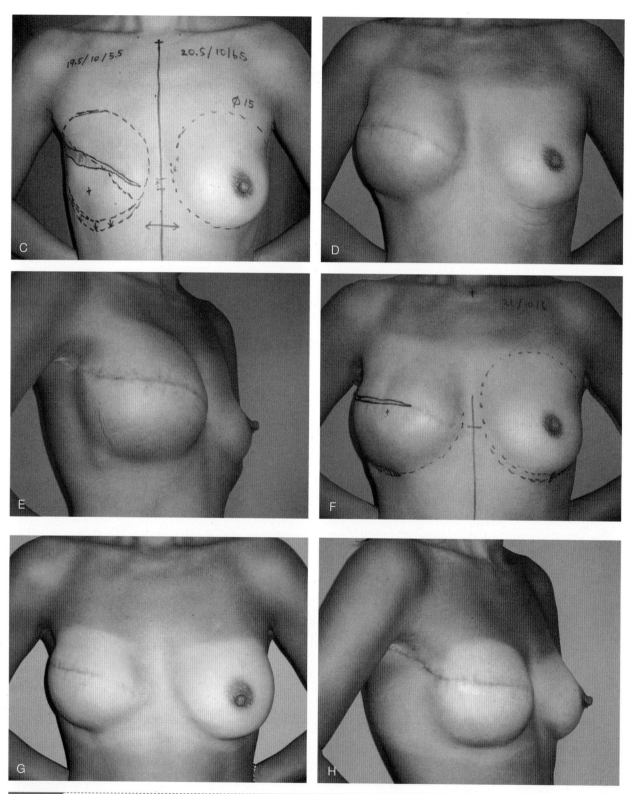

图27-5 （续）

C.根据患者的要求，为了重建B罩杯的乳房，胸前标记适合700mL圆形扩张器的剥离范围和乳房切除瘢痕。乳房下皱襞线下移了2cm。D,E.4个月后扩张器扩张到700mL的状态。F.更换为假体之前，从过度扩张的扩张器内抽取一部分生理盐水，与患者沟通决定期望的乳房大小，然后在胸前标记左侧隆乳，右侧更换假体的切口部位和剥离范围。G,H.右侧植入380mL高凸圆形光面生理盐水袋假体，左侧植入225mL中凸圆形光面生理盐水袋假体后的外观。

参考文献

[1] Beasley ME. Delayed two-stage expander/implant reconstruction. In: Spear SL, ed. Surgery of the Breast. Volume II. 2nd ed. Philadelphia: Lippincott Williams and Wilkins, 2006:489-503.

[2] Becker H. One-stage immediate breast reconstruction with adjustable implants. In: Spear SL, ed. Surgery of the Breast. Volume II. 2nd ed. Philadelphia: Lippincott Williams and Wilkins, 2006:438-450.

[3] Bindingnavele V, Gaon M, Ota KS, Kulber DA, Lee DJ. Use of acellular cadaveric dermis and tissue expansion in postmastectomy breast reconstruction. J Plast Reconstr Aesth Surg 2007;60:1214-1218.

[4] Cordiero PG, McCarthy CM. A single surgeon's 12-year experience with tissue expander/implant reconstruction: Part I. A prospective analysis of early complications. Plast Reconstr Surg 2006;118:825-831.

[5] Cordiero PG, McCarthy CM. A single surgeon's 12-year experience with tissue expander/implant reconstruction: Part II. An analysis of long-term complications, aesthetic outcomes, and patient's satisfaction. Plast Reconstr Surg 2006;118:832.

[6] Eskenazi LB. New options for immediate reconstruction: Achieving optimal results with adjustable implants in a single stage. Plast Reconstr Surg 2007;119:28-37.

[7] Jones G. Decision-making: Sizing and system selection. Innovations in Plast Surg 2005;1:27-38.

[8] Mathes SJ, Massey M. Postmastectomy reconstruction: Expander-implant techniques. In: Mathes SJ, ed. Plastic Surgery. Volume VI. 2nd ed. Philadelphia: Elsevier, 2006:875-971.

[9] Namnoum JD. Expander/Implant reconstruction with AlloDerm: Recent experience. Plast Reconstr Surg 2009;124:387-394.

[10] Radovan C. Breast reconstruction after mastectomy using the temporary expander. Plast Reconstr Surg 1982;69:195.

[11] Spear SL, Boehmler J. Immediate two-stage breast reconstruction using a tissue expander and implant. In: Spear SL, ed. Surgery of the Breast. Volume II. 2nd ed. Philadelphia: Lippincott Williams and Wilkins, 2006:463-483.

[12] Spear SL, Pelletiere CV. Immediate breast reconstruction in two stages using textured, integrated-valve tissue expanders and breast implants. Plast Reconstr Surg 2004;137:2098-2113.

[13] Spear SL, Spittler CJ. Breast reconstruction with implants and expanders. Plast Reconstr Surg 2001;107:177-187.

[14] Strock LL. Low height tissue expanders for breast reconstruction. Innovations in Plast Surg 2005;1:71-84.

[15] Zienowicz RJ, Karacaoglu E. Implant-based breast reconstruction with allograft. Plast Reconstr Surg 2007;120:373-381.

[16] 강진성. 성형외과학. 6권. 3판. 서울:군자출판사, 2004.

[17] 설정현. 유방성형외과학. 서울:군자출판사, 2005.

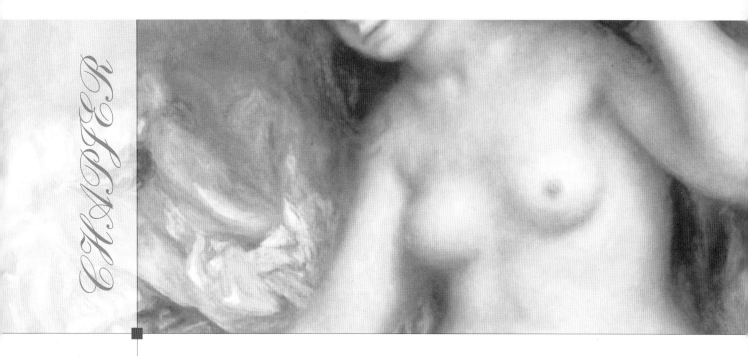

28 乳头乳晕复合体的再造
Algorithm for nipple—areolar reconstruction

　　乳头乳晕复合体的再造是完善再造乳房的阶段。乳头重建的目标是使得重建的乳头外形、突度、质感以及颜色与正常乳头相似。但是大部分的报道，多将注意力集中在重建乳头的突度上，即吸收的程度上，并长期以来将乳头的突度作为乳头重建成功与否的尺度。但重建乳头的质感、触感也是重建乳头必须强调的部分。到目前为止，皮肤移植、文身、剥皮术、局部皮瓣、乳头假体、人工骨等许许多多的方法被用于乳头的重建，但何种方式最优秀的讨论一直在持续，且没有具有代表性的手术方法被推出。在这里笔者根据自己的经验，想介绍以下几种手术操作简单，但效果优秀的乳头重建方法（图28-1）。第一，考虑重建乳头的突度、外形以及质感，将对侧正常乳头的一部分移植到患侧的复合组织移植（composite graft或nipple sharing）方法是最优秀的方法。但是此种方法只适合于对侧正常乳头较大且经过患者同意的情况下才可以施行。第二，如果不适用于复合组织移植，则要考虑三叶皮瓣或C-V皮瓣等利用周边组织的局部皮瓣术。施行这些手术时，可以将尽可能多的真皮组织（也可以包括瘢痕组织）转移到局部皮瓣之间和局部皮瓣供区（皮瓣基底部），这样可以提高重建乳头的质感，减少重建乳头的吸收及回陷，可以抬高乳头的突度。单纯使用局部皮瓣重建的乳头，虽然乳头的突

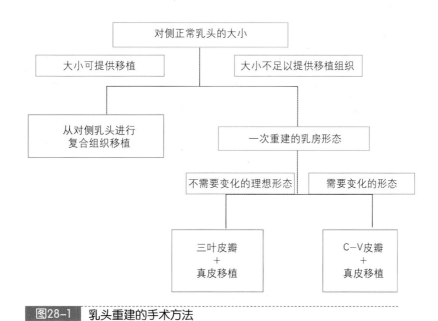

图28-1 乳头重建的手术方法

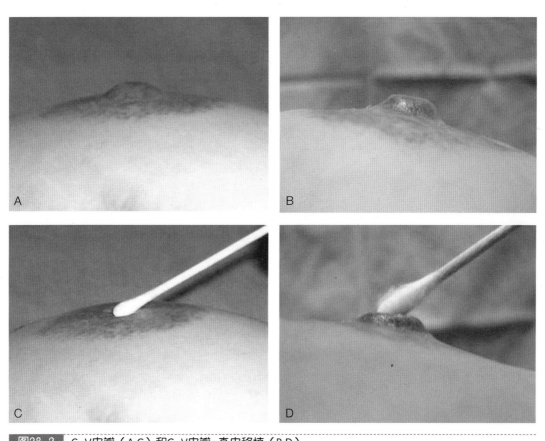

图28-2 C-V皮瓣（A,C）和C-V皮瓣+真皮移植（B,D）

A.单纯利用C-V皮瓣进行的乳头再造。B.利用C-V皮瓣和真皮移植进行的乳头再造。C.单纯利用C-V皮瓣进行再造后，即使轻微的压迫也会造成乳头形态的消失。D.利用C-V皮瓣和真皮移植进行再造后，会形成有轻微硬度的乳头，即使加压压迫也会维持近似正常乳头的外形。

度较好，但是由于重建乳头过软，和正常乳头不同，即使轻微的压力也会造成乳头的形态消失。真皮移植可以作为提供重建乳头坚韧质感以及减少吸收的好方法，真皮组织在二次重建时可以轻易地获得，是一种即使包含有瘢痕组织也会很好生存下来的良好移植材料。

在局部皮瓣的选择上，在重建的乳房形状比较理想而不需要改变乳房外形时则可以选择三叶皮瓣法，其余的情况则可以施行C-V皮瓣术，这些选择的依据就是局部皮瓣的几何学外形。可以作为参考的是，利用局部皮瓣进行乳头再造后，有时会出现乳头凸出程度低，这时如果想利用自体脂肪组织进行填充以增加乳头的突度，则不会取得良好效果。根据笔者的经验，利用C-V皮瓣的患者中，大约40%的患者术后会出现较多的吸收，对这些患者笔者曾进行了自体脂肪移植，但在术后约有80%的患者由于吸收而没有什么效果。虽然是通过离心法尽可能地采取了纯净的脂肪进行移植填充，但是由于移植的乳头小，而且填充的脂肪着床部位由于术后瘢痕等因素造成了血液循环不好，这些就会造成移植脂肪的生存率降低。因而笔者不推荐将自体脂肪移植用于乳头再造上。

1.复合组织移植（Composite graft or nipple sharing）

1）适应证

从重建乳头的突度、外形以及质感等几方面来考虑，乳头再造最理想的方法就是从对侧正常乳头取部分复合组织进行移植。前提是对侧正常乳头的体积充分大，即乳头肥大的时候，而且患者同意这种方式且希望对侧乳头缩小的情形下可以施行。

2）手术

（1）术前设计

首先测定对侧正常乳头的位置，即胸骨上凹、胸骨中线、乳房下皱襞线距离乳头的距离。然后在患侧胸部对照健侧位置决定乳头中心点位置（**图28-3**），然后测定健侧乳头的直径及高度，将再造的乳头直径设计成比健侧乳头直径小1mm左右，这是为了使得重建的乳头能够保持较好的突度。重建乳头时，为了获得移植瓣（graft），在健侧乳头的远位做一水平切口设计，当健侧乳头的直径<1cm，高度<2cm时，按同样高度设计，即移植瓣：剩余乳头=1：1的比例。当健侧乳头比上述数据大时，则按移植瓣：剩余乳头=6：4的比例来设计。这是由于当移植瓣大时，其吸收反而增多而会造成移植瓣的缩小（**图28-4**）。

（2）手术方法

根据二次重建时需要进行的手术内容的不同会有所不同，但大部分是在局麻下进行。首先在重建乳房的预定乳头位置去除表皮组织，此时要小心不要损伤真皮下血管网。然后在健侧乳头的远位端横行切开取得乳头移植瓣，并将其移植到去除表皮的受区，并进行牢固的端端缝合（**图28-5**）。此时要将移植瓣断端与受区创面紧密着床，并进行精密缝合，这样才能使得受区基底的血管最大可能地长入移植瓣

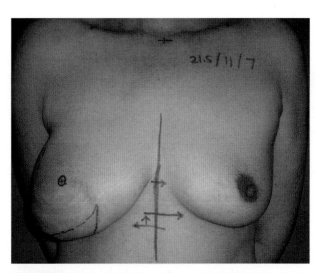

图28-3 横行腹直肌游离肌皮瓣右侧乳房再造术后，二次手术前设计

预计进行乳房缩小以及利用复合组织进行乳头重建

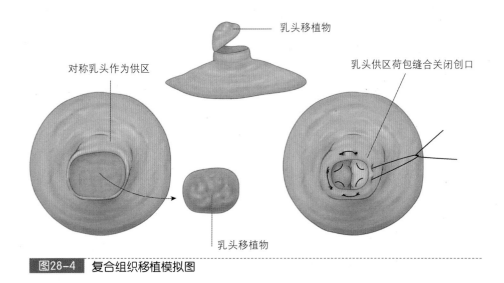

图28-4 复合组织移植模拟图

内，从而增加移植瓣的存活率。然后打包结扎固定防止死腔的出现（**图28-6**）。健侧乳头创面荷包包埋缝合，对位不好的部分可以追加间断缝合（**图28-7**）。

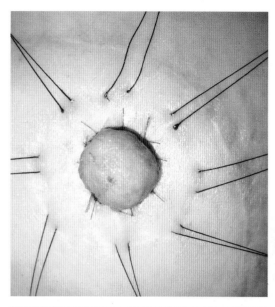

图28-5 在受区乳头进行复合组织移植瓣精密端端缝合后进行打包结扎之前

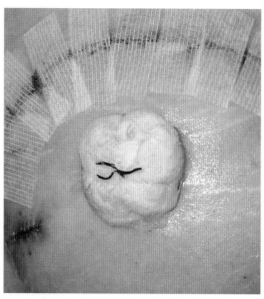

图28-6 为了提高复合组织移植瓣的生存率而进行打包结扎后

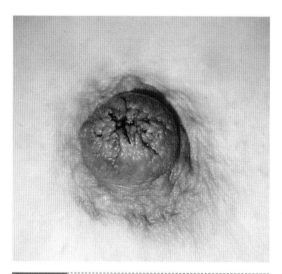

图28-7 复合组织移植供区的荷包缝合

3）手术实例

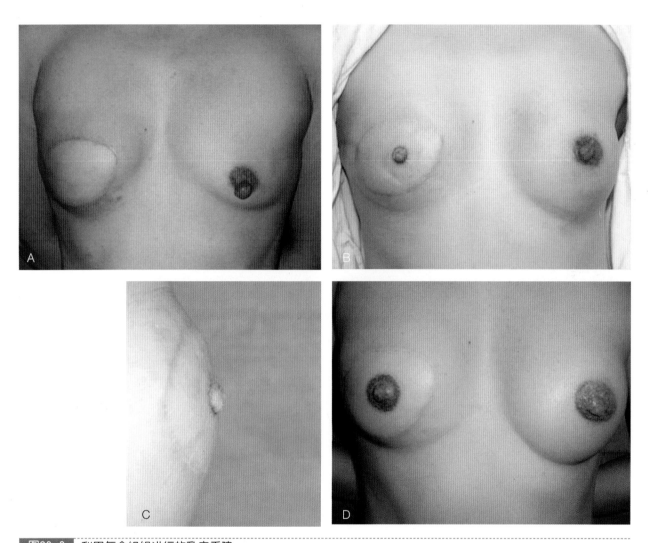

图28-8　利用复合组织进行的乳房重建

A. 右侧进行横行腹直肌游离肌皮瓣乳房再造术后正面照片。

B. 利用复合组织进行右侧乳头再造，左侧通过Ω切口进行隆胸术后3个月时正面照片。

C. 复合组织移植进行乳头再造术后3个月时侧面照。

D. 复合组织移植后3个月时进行乳头乳晕文身，之后2个月正面照。

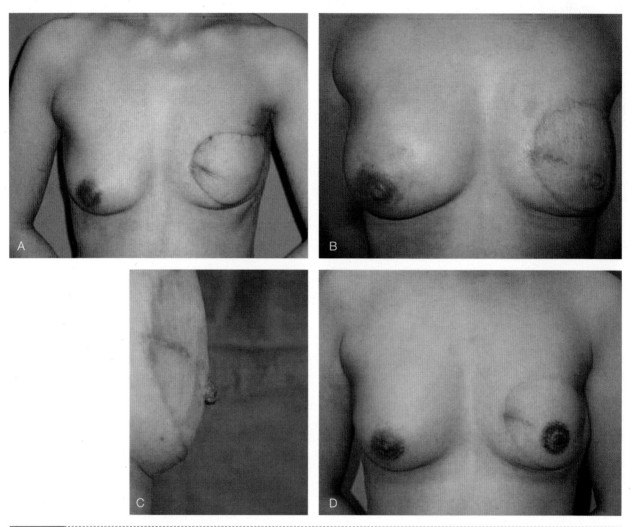

图28-9 利用复合组织移植进行乳房再造

A.左侧进行横行腹直肌肌皮瓣乳房再造术后正面照片。

B.利用复合组织移植进行左侧乳头重建，右侧则通过Ω切口进行隆胸术后3个月时正面照片。

C.复合组织移植乳头再造术后3个月时侧面照。

D.复合组织移植3个月后，进行乳头乳晕文身，之后1年6个月后正面照片。

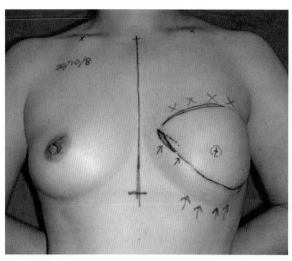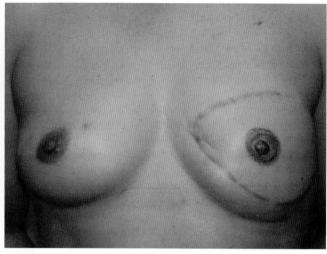

图28-10 利用复合组织移植进行乳房再造

A.横行腹直肌游离肌皮瓣进行左侧乳房再造术后3个月乳头再造及二次手术前设计。

B.复合组织移植乳头再造后，及乳头乳晕文身后3个月时照片。

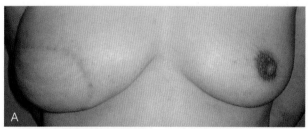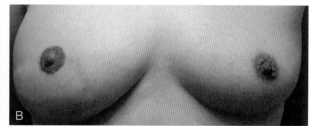

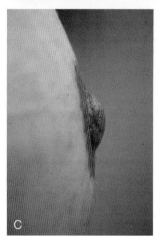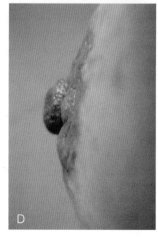

图28-11 利用复合组织移植进行乳房再造

A.横行腹直肌游离肌皮瓣右侧乳房再造术后正面照片。

B.利用复合组织移植进行乳头再造及乳头乳晕文身后1年时正面照片。

C.重建1年后乳头侧面照。

D.供区健侧乳头侧面照。

4）优缺点

复合组织乳头再造术的优点是：再造的乳头从色泽、质感方面与正常乳头最为相似，以及健侧乳头外观更趋美观。缺点则是：由于是复合移植，其移植瓣附着生存需要通过缺血期-充血期-新生血管形成期等过程，所以创伤愈合的时间平均为4~8周的时间，移植瓣越大则需要的愈合时间也就越长。恢复时间过长就是这种术式的缺点。

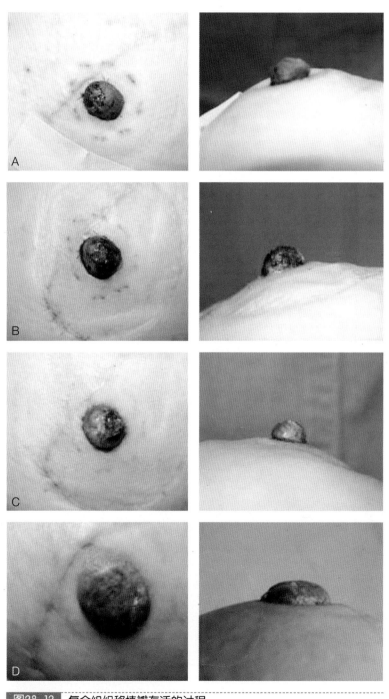

图28-12 复合组织移植瓣存活的过程
A.术后1周。B.术后2周。C.术后4周。D.术后2个月。

5）术后处置

复合组织移植瓣术后进行打包包扎固定，然后为了保护移植瓣需要用盖子盖住乳头2~4周。术后1周左右打开打包包扎并拆除缝线。移植2~4周后，即使移植瓣创面基本愈合，也要注意不要被内衣等物挤压。健侧乳头部位则术后给予简单包扎，术后1周给予拆线即可。

2.三叶皮瓣和真皮移植

1）适应证

三叶皮瓣术适用于健侧乳头较小，或者是虽然健侧乳头较大但患者不希望在健侧乳头施行复合组织移植手术的情况，另外在重建的乳房外观比较理想而不想因为乳头再造而带来乳房外形改变的情况下，也适合于本术式。

2）手术

（1）术前设计

首先测定健侧乳头与胸骨上凹、胸骨中线、乳房下皱襞线的距离，然后在患侧胸部相对应的位置标记再造乳头的中心点。以预定的乳头中心点为中心设计与对侧正常乳晕大小相同的乳晕范围，然后再测定健侧正常乳头的直径和高度。考虑到术后的吸收情况，设计时要过矫正50%左右，将垂直皮瓣的距离设定为健侧乳头高度的2倍左右。而重建的乳头直径设计也要比健侧略大一些。覆盖中间垂直皮瓣的两侧翼状皮瓣的基底宽度则设计成健侧乳头直径的幅度，这样三叶皮瓣基底宽度为健侧正常乳头直径的3倍左右（**图28-13**）。如果预定的再造乳房的位置与乳房切除时的瘢痕相遇的时候，设计三叶皮瓣的轴时要考虑皮瓣的血液供应问题，即设计时瘢痕不能超过中间的垂直皮瓣或两翼的部位。

用于乳晕重建的全层皮肤移植，多采自颜色较深的股内侧。在这个部位按乳晕大小设计皮片大小，为了防止猫耳现象将皮瓣设计为纺锤形。如果不做皮肤移植而直接将缝合皮瓣供区时，会造成重建乳房形态的改变，所以还是要尽量避免。

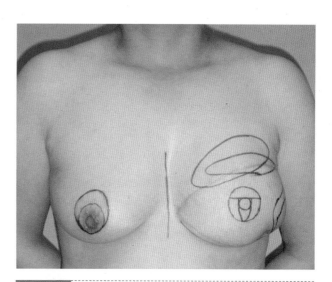

图28-13 利用横行腹直肌游离肌皮瓣左侧乳房再造术后。欲行三叶皮瓣左侧乳头再造以及右侧乳晕周围切口乳房悬吊术而进行的术前设计

（2）手术方法

具体的手术方法会随着二次重建时进行的

手术内容的不同而有所不同，但大部分是在局麻下进行。除了用于重建乳头的皮瓣部位外，其余设定的乳晕位置的表皮要给予去除，此时要小心不要伤及真皮下血管网（**图28-14**）。然后将两侧的翼部向中间垂直皮瓣处掀起中厚皮瓣（**图28-15**）。将中间垂直皮瓣的基底部做垂直切开至皮下脂肪层，然后从基底部向中心方向掀起垂直皮瓣，这时要在垂直皮瓣下方保留充足的脂肪组织，这样才可以提供给再造乳头合适的容积以及维持良好的血液供应，然后将垂直皮瓣掀起后出现的V形缺损区一期缝合

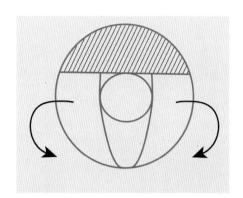

图28-14 图中上部画斜线处作为乳晕的一部分将去除表皮。下面箭头显示的是作为包绕乳头的部位，将以中厚皮瓣掀起的方向

（**图28-15**）。将三叶皮瓣两翼的皮瓣环绕缝合到掀起的中央垂直皮瓣的脂肪组织上形成乳头。这时考虑到术后因吸收造成的乳头缩小情况，最少要过矫正50%左右。另外，为了让再造乳头获得正常乳头般略硬的质感，也为了减少术后再造乳头的吸收，可以将二次重建手术进行重建乳房的外形矫正时获得的瘢痕组织、自体组织供区瘢痕修复术时获得的瘢痕组织移植到重建乳头的中心部位。利用组织扩张器的情况时，可以利用健侧正常乳房进行整形手术时获得的真皮组织或者股部真皮组织。如果因乳晕缺损区的缝合造成了乳晕形态的变形，也要给予矫正使之形成圆形。最后将从股内侧采取的中厚皮片移植到乳晕部位（**图28-16**）。为了提高皮肤移植片的存活率，给予打包结扎固定。

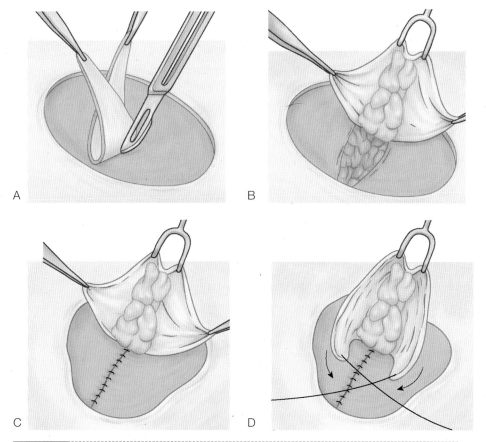

图28-15 三叶皮瓣手术模拟图

A. 将双侧翼状区域以中厚层皮瓣掀起的状态。

B. 将包含脂肪组织的垂直皮瓣掀起的状态。

C. 垂直皮瓣掀起后的供区缝合。

D. 将双侧翼状区域包绕在垂直皮瓣脂肪层上。

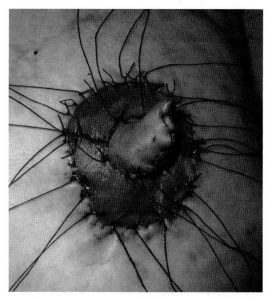

图28-16 利用三叶皮瓣再造乳头，受区接受全层植皮术后的状态，已做好打包包扎的准备

3）手术实例

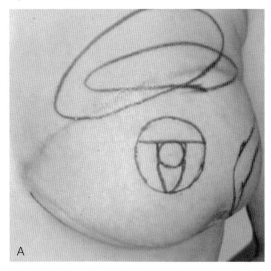
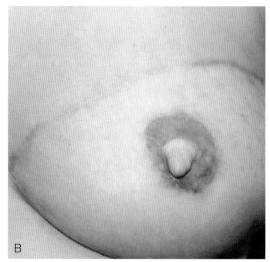

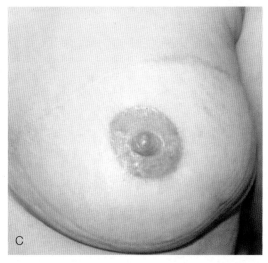

图28-17 三叶皮瓣乳头再造

A.横行腹直肌游离肌皮瓣乳房再造术后，为了进行Skate皮瓣行乳头再造术而进行的术前设计。
B.乳头乳晕复合体重建后2个月。
C.乳头乳晕复合体进行文身后6个月。

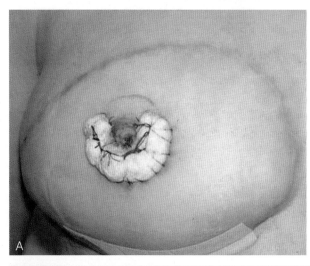
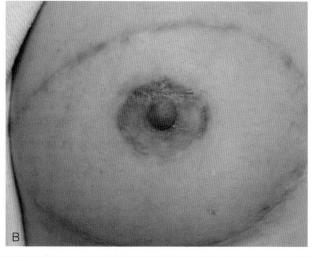

图28-18 三叶皮瓣乳头再造

A.横行腹直肌游离肌皮瓣右侧乳房再造术后，利用三叶皮瓣行乳头再造术后即刻照片，部分乳晕部位进行全层植皮术，其余部分计划施行文身。B.乳头乳晕复合体进行文身后照片。

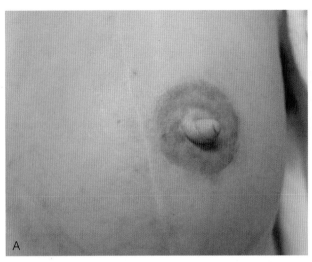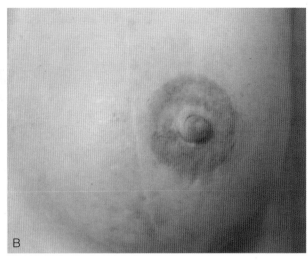

图28-19　三叶皮瓣乳头再造

A.横行腹直肌游离肌皮瓣乳房再造术后利用三叶皮瓣进行乳头再造术后照片。

B.乳头乳晕复合体进行文身后的照片。

4）优缺点

三叶皮瓣的优点：①作为利用局部皮瓣进行乳头再造的方法之一，可以最小限度地改变重建乳房的形态，对于不希望重建乳房有改变的患者来说是最理想的术式。②在利用局部皮瓣的术式中，乳头的突度最为优秀。缺点：虽然尚有可以进行一期缝合的改良术式，但大部分都需要进行皮肤移植。

5）术后处置

打包结扎固定处，可以在术后1周打开然后给予拆线。术后至少3~4周内要小心不要压到再造的乳头。

3.C-V皮瓣和真皮移植

1）适应证

C-V皮瓣法适用于对侧正常乳头小的情况；虽然对侧乳头较大，但患者不希望进行复合组织移植的情况以及需要重建乳房有一定形态变化的所有情况。

2）手术

（1）术前设计

首先测定健侧正常乳头与胸骨上凹、胸骨中线及乳腺下皱襞线的距离，然后在患侧胸部相对应的位置标记重建乳头的中心点。然后测量健侧正常乳头的直径及高度。将利用两个三角形V皮瓣和一个半圆

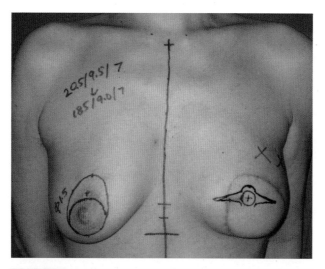

图28-20 横行腹直肌游离肌皮瓣左侧乳房再造术后患者C-V皮瓣乳头再造术前设计，右侧乳房则是利用乳晕周围切口行乳房悬吊术的术前设计

形C皮瓣来重建乳头，其中V皮瓣的宽度将决定重建乳头的高度，而C皮瓣的直径则决定重建乳头的直径。另外，V皮瓣的长度要达到可以覆盖重建乳头周径一半的长度。但是考虑到需要过矫正，C皮瓣的直径要设计得比对侧正常乳头的直径略大，而且两侧V皮瓣的宽度也要比对侧正常乳头的高度略宽一些（图28-20）。

为了提高乳头的硬度和减少术后吸收而使用的真皮移植，大多来自二次修复手术时得到的脱去上皮的皮肤片。如果没有得到脱上皮的皮片则可以取自股部，这时需要在股部沿皮纹方向做一纺锤形设计（图28-21）。

■ 设计C-V皮瓣时需考虑的事项

第一，使用真皮移植时，考虑到术后的吸收情况，要将重建乳头进行20%左右的过矫正。如果不适用真皮移植而只使用C-V皮瓣时则需要50%左右的过矫正。第二，当缝合相当于重建乳头高度的V皮瓣的供区时可能会引起乳房外形的改变，所以在设计V皮瓣时要考虑以上的变化来决定V皮瓣的轴向，即要将C-V皮瓣的V水平轴放置于重建乳房待缩短的方向上。第三，设计皮瓣的基底位置时要考虑C-V皮瓣的血液供应，这与重建乳头的吸收有直接的关联。二次修复手术时如果同时进行瘢痕修复或脂肪抽吸术时，尽可能将C-V皮瓣的基底部位放在其他手术部位的对侧，这样可以有助于术后减少重建乳头的吸收。第四，设计V皮瓣的长度时，要考虑一期缝合后留下的瘢痕以及重建乳头的吸收程度，以决定合

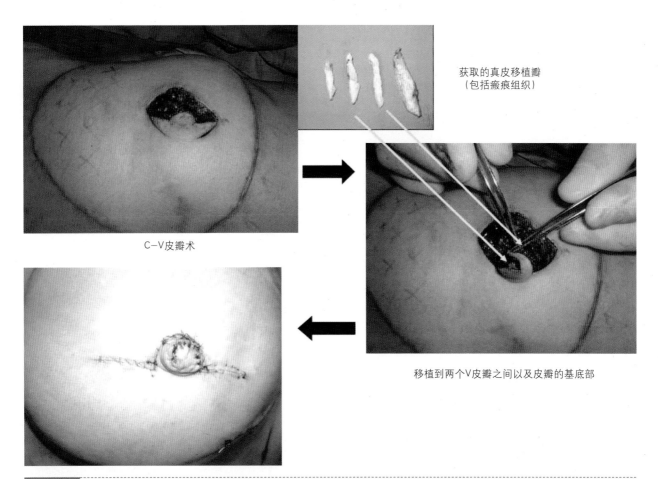

获取的真皮移植瓣
（包括瘢痕组织）

C-V皮瓣术

移植到两个V皮瓣之间以及皮瓣的基底部

图28-21 二次乳房重建时，将包含瘢痕组织的真皮组织用于重建乳头皮瓣之间基底部的图片。这样的真皮移植可以使得重建乳头获得较硬的质感，还可以显著降低重建乳头的凹陷及吸收

适的长度。但是在同时进行真皮移植时，由于局部皮瓣的吸收率大概在20%，所以没有必要过于加大V皮瓣的长度而留下较长瘢痕。

（2）手术方法

大多数情况可以在局麻下进行手术。按照设计好的切口线切开C-V皮瓣（图28-22），将两侧的V皮瓣包含皮下的少量脂肪组织从外侧向内侧掀起，边缘皮下略薄越向中间则越厚（图28-23）。然后掀起C皮瓣，此时皮下尽可能地多包含脂肪组织，这样可以使得皮瓣的血液供应更加良好，C皮瓣的基底处要最厚以防止皮瓣血流减少（图28-24）。将两侧的V皮瓣环绕包裹在C皮瓣的脂肪组织上形成新乳头的侧面，C皮瓣则形成新乳头的头部，然后给予一期缝合（图28-25）。掀起V皮瓣的皮瓣供区也给予一期缝合（图28-26）。另外，在完全缝合皮肤之前，为了让重建的乳头具有对侧正常乳头般较硬的质感，以及减少术后的吸收，可以将二次修复术时获取的或者在股部获取的真皮组织放在两个V皮瓣之

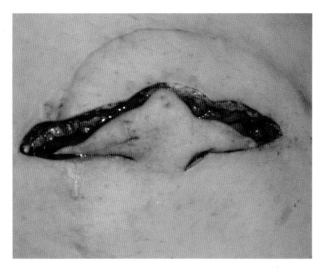

图28-22 按照切口设计线切开皮肤

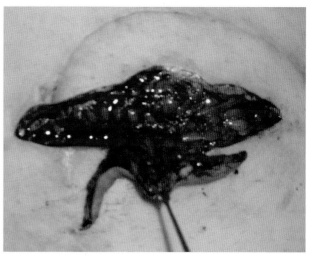

图28-23 将两侧的V皮瓣从外侧向中央部的C皮瓣进行剥离，外侧带少量皮下组织，越往中央则所带皮下组织逐渐增多

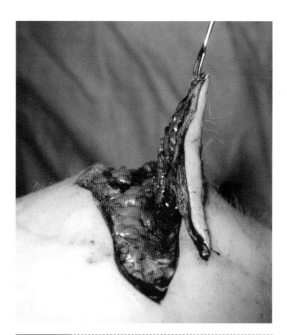

图28-24 剥离C皮瓣时，其基底部要尽量多包含皮下组织，这样可以增加皮瓣的血液供应

间即重建乳头中间和基底部，移植的真皮组织的量要适当，使得皮肤缝合时没有过度的张力。如果皮肤缝合时张力过大，可能会引起皮瓣的血供障碍从而造成皮肤坏死或者重建乳头的吸收增多等情况（**图 28-21**）。

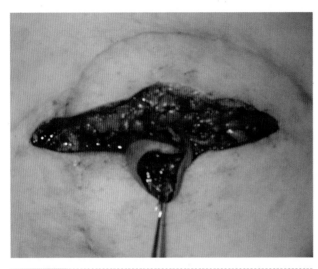

图28-25 C皮瓣覆盖重建乳头的头端，V皮瓣的供区则进行一期缝合

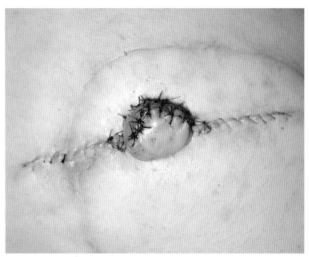

图28-26 将掀起的两侧V皮瓣包绕C皮瓣的皮下脂肪，要将一侧皮瓣与对侧皮瓣重叠然后给予缝合

3) 手术实例（图28-27~图28-30）

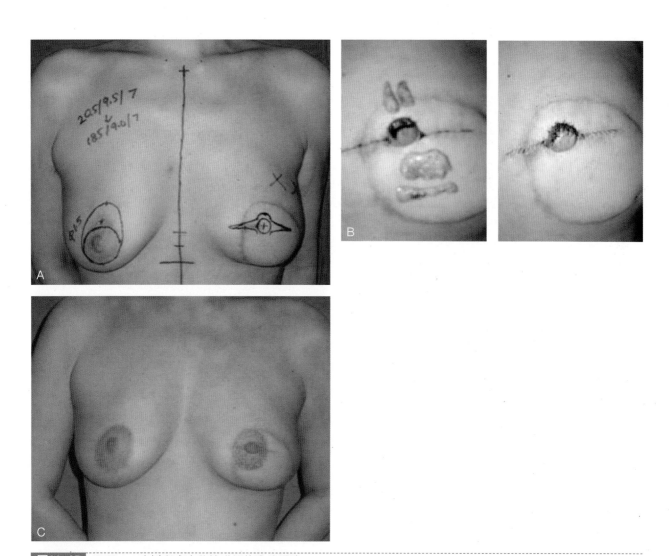

图28-27　利用C-V皮瓣和真皮移植进行的乳头重建

A.横行腹直肌游离肌皮瓣左侧乳房再造术后患者。利用C-V皮瓣和真皮移植进行乳头再造及右侧乳房悬吊术的术前设计。

B.利用C-V皮瓣进行乳头再造的过程。

C.C-V皮瓣乳头再造及乳头乳晕复合体文身术后1年。

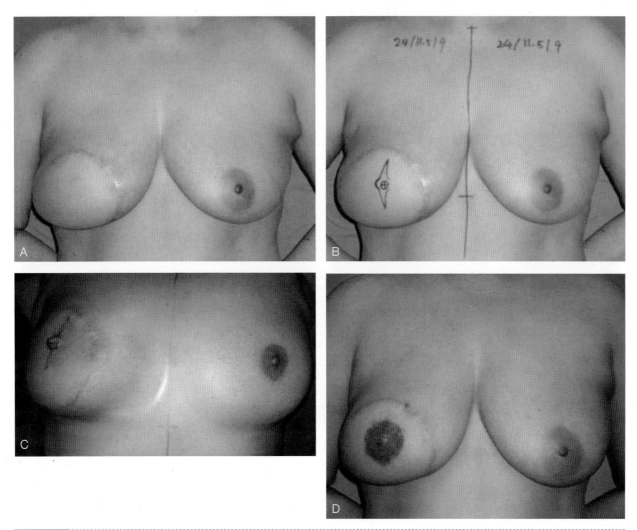

图28-28 利用 C-V皮瓣和真皮移植进行的乳头重建

A.横行腹直肌游离肌皮瓣乳房再造术后。

B.利用C-V皮瓣及真皮移植进行乳头再造术前设计。

C.乳头再造术后2个月。

D.乳头乳晕文身后3个月。

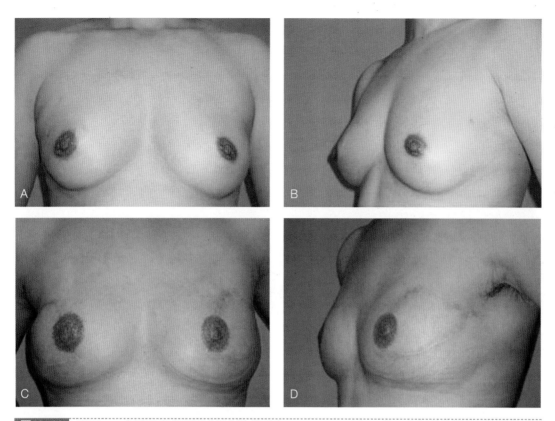

图28-29 利用C-V皮瓣和真皮移植进行的乳头重建
A、B.双侧乳癌根治术以及即刻乳房再造术的术前照片。
C、D.横行腹直肌游离肌皮瓣双侧乳房再造术后，利用 C-V皮瓣和真皮移植进行乳头移植及乳头乳晕文身后1年照片。

4) 优缺点

C-V皮瓣的优点：在利用局部皮瓣重建乳头的方法中设计最简单，手术过程简单，可以保持良好的乳头的突度，与三叶皮瓣不同，不需要皮肤移植。缺点：V皮瓣的一期缝合后可以引起乳房形态的变化，如果缝合不确切，一期缝合部位张力会增加，从而会有重建乳房的乳头变得扁平的倾向。

5) 术后处置

术后1周拆除全部缝线，为了减少真皮移植瓣的吸收，术后3～4周重建乳头上覆盖杯状物防止重建乳头受压。

对于乳房再造术来说，何种乳头重建方法的突度及质感最好尚没有定论，但是考虑重建乳头的结果、手术方法的难易程度，因手术造成的瘢痕以及长期追踪结果等方面，有待将来进行进一步的讨论。

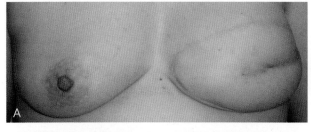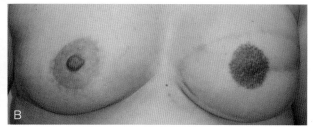

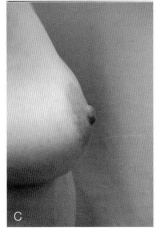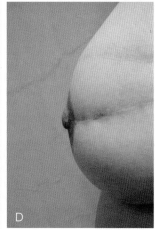

图28-30 利用 C-V皮瓣和真皮移植进行的乳头重建
A. 横行腹直肌游离肌皮瓣左侧乳房再造术后。
B. 右侧乳晕切口乳房悬吊术，左侧利用 C-V皮瓣和真皮移植进行乳头再造及乳头乳晕复合体文身后6个月照片。
C. 健侧乳头侧面近照。
D. 重建乳头侧面近照。

参考文献

[1] Bhatty MA, Berry RB. Nipple-areola reconstruction by tattooing and nipple sharing. Br J Plast Surg 1997;50:331-334.

[2] Lee PK, Lim JH, Ahn ST, Oh DY, Rhie JW, Han KT, Nipple reconstruction with Dermis(scar tissue) graft and C-V flap. J Korean Soc Plast Reconstr Surg 2006;33(1):101-106.

[3] Losken A, Mackay GJ, Bostwick III J. Nipple reconstruction using C-V flap technique：A Long-term evaluation. Plast Reconstr Surg 2001;108:361-369.